Sheila Kitzinger · Geburt ist Frauensache

Constance Müller-Pautle

# Sheila Kitzinger

# Geburt ist Frauensache

*Leitfaden für eine*
*selbstbestimmte Geburt*

*Kösel*

*Übersetzung aus dem Englischen: Inge Olivia Wacker, Magnetsried.*
*Die Originalausgabe erschien unter dem Titel »Freedom and Choice in*
*Childbirth. Making Pregnancy Decisions and Birth Plans« bei Penguin*
*Books/Penguin Group, London.*

ISBN 3-466-34299-6

Copyright © 1987 by Sheila Kitzinger.
© 1993 für die deutsche Ausgabe by Kösel-Verlag GmbH & Co., München.
Printed in Germany. Alle Rechte vorbehalten.
Druck und Bindung: Kösel, Kempten.
Fotos: Nancy Durrell McKenna.
Illustrationen: David Gifford.
Umschlag: Elisabeth Petersen, Glonn.
Umschlagfoto: Gudrun Steinfort, Berlin.

1 2 3 4 5 6 · 98 97 96 95 94 93

*Gedruckt auf umweltfreundlich hergestelltem Werkdruckpapier*
*(säurefrei und chlorfrei gebleicht).*

# Inhalt

# 1 Geheimnisse um die Schwangerschaft lüften

In diesem Buch wird Ihnen nicht mitgeteilt, wie Sie Ihr Kind bekommen oder wie Sie sich während der Wehen verhalten sollten. Vielmehr werden Sie auf eine Bandbreite von Wahlmöglichkeiten aufmerksam gemacht, die Ihnen in der Schwangerschaft zur Verfügung stehen, was sowohl die Vorsorge und Betreuung in der Schwangerschaft als auch bei der Geburt anbelangt, und auf die Veränderungen und Anforderungen in diesen wichtigen neun Monaten. Die körperlichen Veränderungen sind nicht zu übersehen. Doch zudem kommt es auch zu emotionalen Veränderungen und zu Veränderungen in Ihrer Beziehung zu Ihrem Partner, Ihrer Familie, Ihrem Freundeskreis und Ihren Arbeitskollegen, und es entsteht eine Beziehung zu den Menschen, die Sie sich für Ihre Betreuung während der Schwangerschaft und bei der Geburt auswählen.

Eine Schwangerschaft findet nicht nur in Ihrem Beckenraum statt. Sie sind als ganze Person davon betroffen, in Ihrem Selbstverständnis als Frau und in Ihrem Selbstwertgefühl. Es verändert sich dadurch auf fast unmerkliche Weise die Art, wie Sie selbst sich wahrnehmen und wie sie von anderen, Männern wie Frauen, wahrgenommen werden. Durch die Schwangerschaft kann Ihr Selbstwertgefühl gestärkt werden, und Sie fühlen sich bereichert. Oder Sie empfinden, daß Sie dadurch etwas verloren haben.

Die Informationen in diesem Buch sollen Ihnen dazu verhelfen, die möglichen Alternativen, das Für und Wider verschiedener Vorgehensweisen, genauer unter die Lupe zu nehmen und dann herauszufinden, was *Ihren* Bedürfnissen entspricht. Unter diesem Gesichtspunkt finden Sie im ganzen Buch Vorschläge, wie Sie dabei vorgehen können. In jedem Kapitel gibt es spezielle Überlegungen, Themen, die Sie mit anderen besprechen und Gedanken, die Sie noch weiter vertiefen können, oder Fakten, die Sie in Erfahrung bringen müssen, beispielsweise die Angebote in Ihrer Umgebung und die Wahlmöglichkeiten, die Ihnen offenstehen. Und das alles ist nicht auf die Gegebenheiten eines bestimmten Landes beschränkt, so daß Sie mit den Hinweisen in diesem Buch unabhängig davon, wo Sie leben, etwas anfangen können.

Wenn Sie über Ihre Schwangerschaft ein Tagebuch führen, kann das eine große Hilfe sein, denn dann können Sie Ihre Gedanken zu diesen Themen festhalten und die Ergebnisse all Ihrer Erkundigungen nachlesen. Auf diese Weise kommen Sie auch zu einer ausführlichen, ganz persönlichen Dokumentation Ihrer Schwangerschaft. Legen Sie sich also beim Lesen dieses Buches Karteikarten oder ein Notizbuch bereit, damit sie Ihre Gedanken und Dinge, die Sie herausgefunden haben, niederschreiben können. Ich schlage diese Vorgehensweise deshalb vor, damit Sie sich besser mit den Informationen auseinandersetzen, Ihre Gedanken festhalten und Ihre eigenen Strategien entwickeln können. Das ist nicht als Prüfung gedacht, um festzustellen, ob Sie das Kapitel aufmerksam gelesen oder auch wirklich verstanden haben. Wenn Sie das Buch lieber einfach nur durchlesen möchten, überspringen Sie diese Vorschläge. Vielleicht möchten Sie ja später darauf zurückkommen.

Sie werden auch viele Erfahrungsberichte von Frauen lesen, um zu erfahren, wie es diesen erging, was sie machten und wie sie mit der Realität ihrer eigenen Erfahrungen zurechtkamen. Einige dieser Frauen sind Ihnen vielleicht recht ähnlich, andere wiederum völlig anders als Sie. Ihre Aussagen sind deshalb wichtig, weil nicht eine bestimmte Methode oder die Befolgung gewisser Regeln die Gewähr für eine glückliche Geburt bietet, so als würden Sie sich genau an ein Strickmuster oder die Bedienungsanleitung für einen Computer halten. Es gibt keine einzig richtige Art, ein Baby auf die Welt zu bringen. Wir sind von unserer Persönlichkeit und unserer individuellen Lebensweise sehr verschieden, und deshalb sollte niemand Ihnen *Ihre* Erfahrung vorschreiben. Nebenbei bemerkt kann das auch niemand.

Entscheidungen hinsichtlich der Geburt zu treffen ist nicht so einfach wie die Wahl eines Waschmittels im Supermarkt. Oft sind diese Entscheidungen mit starken Gefühlen verbunden, mit Hoffnungen,

Ängsten, Wut und Schuldgefühlen, um nur einige zu nennen. Und das ist auch ganz verständlich, denn die Geburt bedeutet nicht einfach nur das Hinausschieben eines Babys aus Ihrem Bauch als biomechanischer Vorgang; es geht hier vielmehr um grundlegende menschliche *Werte.*

Auch wenn wir meinen, die Freiheit der Wahl zu haben, sind unsere Wahlmöglichkeiten durch die gesellschaftlichen Bedingungen geprägt und daher eingeengt. Durch neue Wahlmöglichkeiten verschließen sich uns die alten. Wenn wir die Möglichkeit haben, mit Hilfe von Empfängnisverhütung Einfluß auf die Zahl der Kinder zu nehmen, die wir auf die Welt bringen wollen, geht uns damit die Selbstverständlichkeit von großen Familien verloren, und Frauen, die viele Kinder bekommen, werden sozialen Randgruppen zugewiesen und als Problemfälle abqualifiziert. Mit der technischen Entwicklung, die es uns ermöglicht, einen Fötus auf Unvollkommenheiten hin zu untersuchen und ein Kind, das nicht der Normalität entspricht, abzutreiben, wird immer mehr Frauen die Entscheidung für ein behindertes Kind abgenommen.[1] Wenn es möglich ist, sich bei der Geburt für völlige Schmerzfreiheit durch Anästhesie zu entscheiden, sind Frauen dem Druck ausgesetzt, der Verabreichung von Schmerzmitteln zuzustimmen, und damit geht ihnen die Möglichkeit verloren, die Wehen ohne Schmerzmittel zu verarbeiten. Wenn allen Frauen die Möglichkeit offensteht, ihr Kind in einer Klinik zur Welt zu bringen, wird es immer schwieriger, sich für eine Hausgeburt zu entscheiden und Helfer dazu zu bewegen, daß sie Hausgeburten betreuen.

Die Wahl zu haben, ist nicht nur eine individuelle Angelegenheit, die mit ganz persönlichen, privaten Entscheidungen zu tun hat. Wahlmöglichkeiten bestehen immer in einem gesellschaftlichen Zusammenhang, und wir sollten uns des ständigen Drucks bewußt sein, dem wir ausgesetzt sind, und durch den unsere Entscheidungsmöglichkeiten bestimmt sind und eingeengt werden.

Innerhalb der vergangenen fünfzig Jahre haben sich enorme Veränderungen auf dem Gebiet der Geburt vollzogen; die Erwartungen der Frauen hinsichtlich dieser Erfahrung haben sich grundlegend gewandelt. Nehmen wir zum Beispiel den folgenden Geburtsbericht, der in den dreißiger Jahren aus der Sicht der Frau geschrieben wurde – und beruhigend auf eine werdende Mutter wirken sollte. Er beginnt mit den Worten: »Eines sollten Sie sich einprägen…, daß Sie sich auf jeden Fall vorbildlich benehmen werden.« Die Frau wird dann darauf hingewiesen, daß sie mit den Ärzten und Hebammen am besten klarkommt, wenn sie tut, was ihr gesagt wird. Anderenfalls muß sie damit rechnen, nicht beachtet und vernachlässigt zu werden. Die Hebammen und Schwestern machten zwar einen hartgesottenen Eindruck, seien aber »innerlich so sentimental wie Kindermädchen«, und wenn eine Frau gut behandelt werden möchte, sollte sie versuchen, sie für sich einzunehmen und eine gute Patientin sein. Es folgt eine Beschreibung dessen, was sie bei der Geburt erwartet:

Die Zeit vergeht, doch das merkt sie gar nicht, denn sie befindet sich in einem »medizinischen Stupor, sie bekommt nichts mit, es kümmert sie auch nicht… sie ist zwar bei Bewußtsein, doch das ist getrübt… sie hat zwar Schmerzen, doch kommen ihr diese unwirklich vor«. Dann wird sie aus ihrer friedlichen Bewegungslosigkeit gerissen. Sie wird auf eine Trage gelegt und in ein anderes Zimmer gebracht, bekommt aber gar nicht richtig mit, was mit ihr geschieht – weil ein völliges Durcheinander herrscht, »wie in einem Alptraum«. Sie empfindet nichts als Schmerzen, »dann wird ihnen ein Gummiring über das Gesicht gestülpt… Sie ziehen tief die Luft ein. Licht wie durch Nadelstiche und ein mahlendes Geräusch wie in einer Spirale schwirren durch Ihren Kopf.« Die Frau weiß nicht, wie lange das so geht, doch nach einer Weile öffnet sie die Augen und nimmt wahr, daß sich eine Hebamme im Zimmer befindet. Sie erinnert sich wieder, daß da irgend etwas mit einem Baby war und fragt: »Wann kommt das Kind denn?«, woraufhin eine der Hebammen verkündet: »Sie haben vor drei Stunden einen strammen Jungen zur Welt gebracht.«

Wir sind heute nicht mehr bereit, auf diese Weise Verantwortung abzugeben. Und es gibt Themen, die über die Schmerzlinderung hinausgehen: Die Beziehung zu den Menschen, die uns betreuen, die Nebenwirkungen von Medikamenten, das körperliche und emotionale Wohlergehen des Babys und unser Selbstbestimmungsrecht als Frau. Im gleichen Zeitraum, in dem diese Veränderungen stattgefunden haben, hat sich eine technische Entwicklung vollzogen, in der die gesamte Schwangerschaft von immer ausgeklügelteren Untersuchungsmethoden bestimmt wird, die Geburt Gegenstand technisierter Kontrollmaßnahmen ist und eine Vielzahl der verschiedensten Eingriffe selbst bei einer augenscheinlich vollkommen komplikationslos verlaufenden Schwangerschaft durchgeführt werden.

Ein geschärftes Bewußtsein hat uns wachsamer gemacht, doch dadurch ist die Erfahrung der Geburt keineswegs einfacher geworden. Und das liegt nicht an den natürlichen Vorgängen, denen wir ausgesetzt sind, sondern an der Behandlung durch das klinische Fachpersonal, wodurch das Ganze immer noch zu einem Alptraum werden kann.

Viele Frauen kommen sich heutzutage wie auf einem Fließband vor, das sie durch die Schwangerschaft und die Geburt befördert wie Autos in einer vollautomatisierten Werkhalle. Sie bekommen Schuldgefühle, wenn sie etwas tun, was den Betrieb aufhält: Fragen stellen oder wagen, beharrlich auf dem zu bestehen, was sie wünschen. Unausgesprochen wird ihnen dann vermittelt, daß sie »schlechte Patientinnen«, unwissend und egoistisch sind, und wenn sie um etwas anderes als absolute Sicherheit besorgt sind, dann denken sie nicht genug an ihr Kind.

Das bedeutet, daß die ganze Schwangerschaft und Geburt von einem Gefühl begleitet ist, unzulänglich und machtlos zu sein. In einer Zeit, in der Frauen neues Leben in sich wachsen spüren und in ihrem Körper eine enorme Kraft freigesetzt wird, fühlen sie sich besonders hilflos. Sie sind in einer Situation gefangen, die sich ihrem Einfluß entzieht.

Die Vorbereitung auf die Geburt bedeutete vor allem, zur Schwangerschaftsgymnastik zu gehen, alles über den Geburtsvorgang zu erfahren und Atem- und Entspannungsübungen zu machen, um gut mit den Wehen zurechtzukommen. Alle Vorbereitungen und das gewissenhafte tägliche Üben erweisen sich jedoch als vollkommen sinnlos, wenn eine Frau es mit einem Gesundheitssystem zu tun hat, das die Kontrolle über ihre Wehen und die eigentliche Geburt übernimmt, und sie mit Ärzten konfrontiert ist, die überzeugt davon sind, daß sie wissen, was für die Frau am besten ist, ungeachtet deren eigener Wünsche und deren Wissen über ihren eigenen Körper. Zu einer sinnvollen Geburtsvorbereitung gehört also auch das Wissen, wie ich mit dem Gesundheitssystem umgehe und partnerschaftlich mit dem Arzt und der Hebamme zusammenarbeite, anstatt passiv von ihnen versorgt zu werden. Es geht um Ihren Körper und um Ihr Baby; Expertenrat ist zwar willkommen, doch die Entscheidungen sollten bei Ihnen liegen.

Eine Frau, die ein Kind erwartet, ist nicht krank, sie ist *schwanger*. Das ist ein ganz normaler physiologischer Prozeß, auf den ihr Körper bestens vorbereitet ist. Doch ebenso wie bei den komplizierten Verdauungsprozessen und der Funktion von Darm und Blase, wie beim Schlaf, bei der Atmung und beim Herzschlag können Ängste und Befürchtungen, daß ihr Körper vielleicht seinen Dienst versagen könnte oder sie einer Behandlung ausgesetzt ist, die sie gar nicht wünscht, Einfluß darauf haben, wie die Gebärmutter der Frau ihre Funktion erfüllt.

Deshalb ist es so gefährlich, nur an Risiken zu denken. Das ist eine Prophezeiung, die sich am Ende selbst erfüllt: Wenn die Ärzte eine Frau ständig auf die Risikofaktoren und all die Katastrophen hinweisen, die jederzeit eintreten könnten, dann verliert sie nach einer Weile das Vertrauen in ihren Körper und betrachtet ihn als Feind und nicht als einen Ausdruck ihrer selbst bei der Geburt. Der Blutdruck steigt, oder durch unwirksame Wehentätigkeit öffnet sich der Muttermund nicht, die Wehen hören vielleicht sogar ganz auf – und die Frau bleibt auf halbem Weg ihrer Angst überlassen, hat Schmerzen und ist völlig erschöpft. Dann *wird* aus ihrer Schwangerschaft eine Risikoschwangerschaft, und dann sind geburtshilfliche Eingriffe und starke Medikamente nötig, die sie möglicherweise auf gar keinen Fall wollte.

Eine wichtige Aufgabe in der Schwangerschaft besteht darin, in Kontakt mit Ihren Gefühlen zu kommen, damit Sie wissen, was für Sie stimmt. Und ebenso wichtig ist, daß Sie sagen, was Sie empfinden, wenn Sie mit den Menschen reden, die Sie betreuen. Manche Frauen meinen, daß ihr Arzt ihnen alles ermöglichen wird, was sie sich wünschen, weil er angenehme Umgangsformen hat. Später zwingt er ihnen bei der Geburt seinen Willen auf, und sie stellen fest, daß sie nicht ernst genommen worden sind und daß das zu seiner Methode gehört, mit Patientinnen umzugehen. Es ist daher sehr wichtig, ganz offen und ehrlich über die Themen zu reden, die Ihnen am Herzen liegen, und sich nicht durch Charme und Beschwichtigungen in ein Wohlverhalten hineinmanövrieren zu lassen.

Nur wenige Ärzte haben in ihrer Ausbildung gelernt, wie sie ein gleichberechtigtes Verhältnis zu ihren Patientinnen herstellen, und kommen sich wie auf einem unerforschten Kontinent vor, wenn sie sich mit einer Schwangeren auf diese ganz neue Art der Arzt-Patientinnen-Beziehung einlassen. Gewöhnlich macht sie das unsicher. Hebammen haben es da im allgemeinen leichter, denn sie sind selbst Frauen, und auch zwischen ihnen und den Ärzten besteht ein Machtgefälle. Schwangere haben die Möglichkeit, die Vorsorgeuntersuchungen größtenteils oder ausschließlich bei einer Hebamme und nicht beim Arzt machen zu lassen, und auch auf diese Möglichkeit wird im folgenden ausführlich eingegangen.

Einen Preis, den wir für die derzeitige Sicherheit bei der Geburt im Vergleich zum 19. Jahrhundert zahlen müssen, ist der Mangel an menschlicher Hilfe und Unterstützung, wenn nicht alles wunschgemäß verläuft, wenn zum Beispiel ein Baby zu früh geboren wird oder krank oder behindert ist. Der schlimmste Schock tritt ein, wenn das Baby stirbt. Nur sehr wenige von uns sind seelisch auch auf eine solche Erfahrung vorbereitet.

Bei Ihren Überlegungen ist es wichtig, auch an Alternativen zu denken, wenn nicht alles planmäßig verläuft, wenn Ihnen zum Beispiel geraten wird, die Geburt einleiten zu lassen, oder wenn die Geburt wider Erwarten schwierig wird, eine Zangengeburt oder ein Kaiserschnitt gemacht werden sollen oder das Baby auf die Intensivstation kommt. Häufig schieben Frauen diese Gedanken weit weg, weil sie Angst machen. Sie geistern aber meist dennoch in ihren Gedanken herum und bekommen mitten in der Nacht noch mehr Gewicht.

Sie werden bemerken, daß dies auch bei anderen Ängste auslöst, wenn Sie solche Dinge ansprechen. Im Freundes- und Familienkreis und selbst mit den Ärzten und Schwestern werden solche Möglichkeiten lieber nicht erörtert. Solche Gedanken gelten als »ungesund«, Sie werden aufgefordert, positiv zu denken. Das Problem wird dadurch nicht gelöst. Und da das eine sehr ausweichende Haltung ist, die völlig verleugnet, wie stark Ihre Gedanken davon besetzt sind, werden Sie um die Möglichkeit gebracht, Fähigkeiten zu entwickeln, um mit

Notsituationen umzugehen und sich klar darüber zu werden, was Sie dann von anderen erwarten. Wenn eine Frau es sich zum Beispiel bisher verboten hat, sich vorzustellen, daß ihr Baby tot geboren werden könnte, weiß sie überhaupt nicht, was sie sich von den Menschen erhofft, die sie betreuen. Möchte sie darum bitten, daß sie das Baby berühren und im Arm halten kann, oder wäre es für sie erträglicher, wenn das Baby schnell weggebracht wird, ohne daß sie es sieht? Möchte sie eine Weile ungestört sein, damit sie und ihr Partner miteinander ihre Trauer erleben können? Oder ist es ihr lieber, wenn sie unter der Wirkung starker Beruhigungsmittel sich selbst überlassen wird? Das alles sind Themen, die sich in der aktuellen Situation schwer klären lassen, wenn Sie nie auch nur im entferntesten an eine solche Möglichkeit gedacht haben.

Doch natürlich ist es so, daß Pläne Pläne sind und in Wirklichkeit alles wieder ganz anders ist. Eine Geburt läßt sich ebensowenig planen wie das Leben! Jeder Plan muß einen Spielraum lassen, darin liegt sein Wert. Die riesigen Äste der Eiche bewegen sich im Wind; sie setzen ihm keinen starken Widerstand entgegen. Und weil sie flexibel sind, brechen sie nicht. Aus diesem Grund liegt das Hauptgewicht in diesem Buch darauf, daß Sie auf Ihrem Weg das für Sie Wichtige lernen. Es geht um die Bereitschaft, das, was passiert und was Sie wollen, wahrzunehmen, immer wieder neu abzuwägen und flexibel zu sein.

---

Notieren Sie sich, bevor Sie weiterlesen, die Dinge, die für Sie in Hinblick auf die Geburt am wichtigsten sind. Reden Sie mit Ihrem Partner oder einer vertrauten Person darüber. Behalten Sie beim weiteren Lesen des Buches diese wichtigen Punkte im Gedächtnis.

Finden Sie heraus, wann Ihr Baby zur Welt kommen wird:

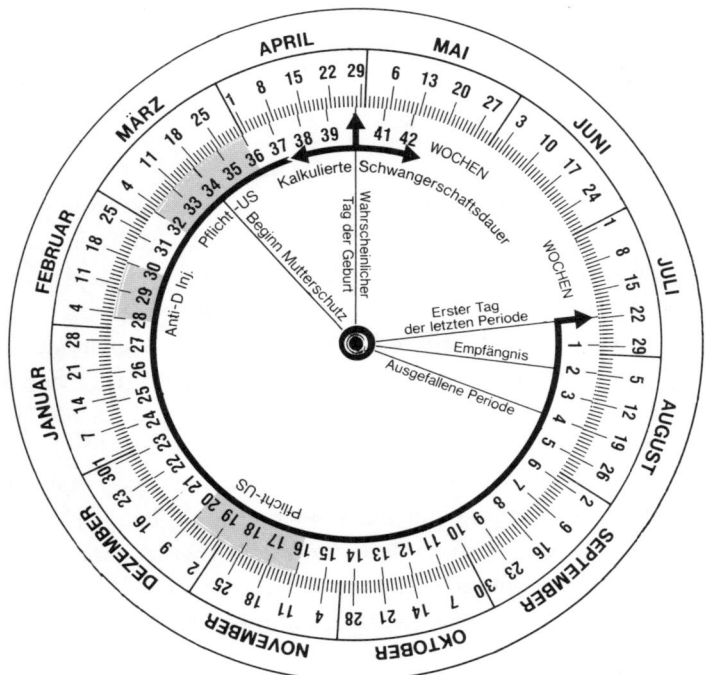

Die Dauer der Schwangerschaft beträgt vom Zeitpunkt der Empfängnis an gerechnet durchschnittlich 266 Tage. Da Sie aber möglicherweise den genauen Zeitpunkt der Empfängnis nicht wissen, können Sie vom 1. Tag der letzten Monatsblutung an rechnen; die Dauer beträgt dann durchschnittlich 10 Lunarmonate (1 Lunarmonat = 28 Tage) = 40 Wochen = 280 Tage. War der erste Tag Ihrer letzten Monatsblutung z.B. der 5. März, so drehen Sie den entsprechenden Pfeil auf dieses Datum. Die Stellung des anderen Pfeils gibt Ihnen nun den wahrscheinlichen Geburtstermin bekannt.

# 2 Die ersten Wochen

Manche Frauen blühen auf, sobald sie merken, daß sie schwanger sind und fühlen sich die ganzen neun Monate hindurch großartig. Andere fragen sich, wenn sie von Schmerzen und Beschwerden geplagt werden, wie sie überhaupt nur je schwanger werden konnten. Vielen Frauen geht es aus zwei Gründen in den ersten drei Monaten besonders schlecht: Sie leiden unter Übelkeit, häufig auch Erbrechen und sind ausgesprochen müde.

Judith hat die Schwangerschaft von Anfang an genossen und meint, daß sie »voll begeistert« war: »Ich hatte eigentlich nicht daran geglaubt, daß ich fruchtbar bin, daß ich überhaupt ein Baby bekommen *könnte*. Es klappte sofort, nachdem ich die Pille abgesetzt und wir drei Monate lang Kondome genommen hatten, damit die Hormone in meinem Kreislauf abgebaut werden konnten. Und dann war ich schwanger, einfach so! Ich fand es toll, schwanger zu sein, aber das ging noch darüber hinaus, denn mein Körper fühlte sich irgendwie, na ja, *veredelt* an.«

Carola geht es ganz anders. Diese ersten Wochen, die Übergangszeit zum Schwangersein, sind für sie wirklich hart. Sie meint: »Ich bin entsetzt darüber, auf was ich mich da eingelassen habe. Jetzt gibt es kein Zurück mehr. Manchmal kommt mir das Baby wie ein kleiner Parasit vor. Und dann habe ich Schuldgefühle, weil ich so empfinde. Ich litt entsetzlich unter Übelkeit und mußte brechen, nicht nur morgens, sondern auch am Abend, und noch nie in meinem Leben bin ich so unendlich müde gewesen. Ich mußte mich ganz und gar umstellen. Ich kann ja nicht einfach ignorieren, wie es mir körperlich geht. Das ist mir noch nie passiert.« Und sie fügt hinzu: »Ich habe wahrscheinlich viel dabei gelernt, aber es war ein furchtbarer Frust.«

Sie mögen zwar eine Menge lesen, vieles vorausplanen und versuchen, das Ganze verstandesmäßig in den Griff zu bekommen, doch sind

Schwangerschaft und Geburt Vorgänge, die durch Ihren Körper hindurchgehen und ihn vereinnahmen. Wenn Sie in den ersten Wochen unter Morgenübelkeit leiden und häufig müde sind, fragen Sie sich vielleicht, ob das die ganze Schwangerschaft hindurch so weitergeht und Ihnen nichts weiter übrigbleibt, als mit der Arbeit aufzuhören und sich ins Bett zu legen. Selbst wenn es Ihnen am Anfang gutgeht, müssen Sie darüber nachdenken, ob Sie weiterhin berufstätig sein wollen, und wenn ja, ab wann, und wenn Sie vorhaben, Ihre Stelle zu kündigen, ob Sie dann ohne Ihr Gehalt auskommen werden. Vielleicht überlegen Sie auch, ob Sie einfach weniger arbeiten oder sich beruflich verändern sollten, falls das möglich ist, also eine Halbtagsstelle übernehmen oder mit Gleitzeit arbeiten. Und dann gibt es da all die Dinge, die für Sie normalerweise ganz selbstverständlich sind: die Wäsche, das Kochen, das Saubermachen. Möglicherweise denken Sie daran, jemanden zu finden, der Ihnen diese Arbeit teilweise abnimmt, oder Sie möchten mit Ihrem Partner besprechen, wie sich diese Arbeit gerechter aufteilen läßt. Wenn Sie schon Kinder haben, stehen Sie vor der Entscheidung, ob Sie zusätzlich Hilfe brauchen. Berücksichtigen Sie bei Ihren Entscheidungen, daß Sie zu Beginn der Schwangerschaft, wenn Ihr Körper sich gerade auf diese ungeheure neue Aufgabe einstellt, und in den letzten sechs bis acht Wochen den größten Belastungen ausgesetzt sind. Sie fühlen sich dann müde und schwer, und ganz normale Alltagsdinge – im Bad saubermachen oder die Einkäufe ins Auto laden, Ihr größeres Kind auf den Arm nehmen oder längere Zeit in einer bestimmten Haltung dasitzen – verursachen Ihnen Rückenschmerzen und führen zu Erschöpfung.

Selbst am Anfang der Schwangerschaft gibt es für viele Frauen Zeiten, wo der Druck, so weiterzumachen, als sei nichts geschehen, einfach zuviel wird, und vielleicht sind Sie frustriert, wütend oder deprimiert, weil Sie nicht alles so in den Griff bekommen und Ihren Körper und Ihre Gefühle nicht so unter Kontrolle haben, wie Sie das vor der Schwangerschaft gewohnt waren. Manche Frauen sagen, daß sie gar nichts von ihrer Schwangerschaft merken würden, abgesehen davon, daß die Periode ausbleibt, und sie können wie gewohnt weitermachen. Doch Sie können sich nicht darauf verlassen, und Sie gewinnen nichts dabei, wenn Sie so tun, als ginge es Ihnen prächtig, auch wenn das gar nicht zutrifft. Sie vernachlässigen damit Ihre körperlichen Bedürfnisse.

Eine Frau, die es gewohnt ist, ihr Leben selbst zu bestimmen und Pläne zu machen, ohne darüber nachdenken zu müssen, ob ihr Körper das auch mitmacht, kann von den emotionalen und körperlichen Veränderungen in der Frühschwangerschaft völlig überrannt werden, vor allem, wenn sie extrem müde ist, unter Übelkeit leidet und sich übergeben muß, was sich, obwohl es als »Morgenübelkeit« bezeichnet wird, über den ganzen Tag hinziehen und am Abend sogar wieder schlimmer werden kann. Es kann sich bei Ihnen sogar das beunruhigende Gefühl einstellen, daß das gar nicht mehr Ihr Körper ist und Sie manchmal meinen, eine feindliche Kraft sei in Sie eingedrungen. Dann bekommen Sie vielleicht wie Carola Schuldgefühle, weil Sie dem Baby in Ihrem Bauch gegenüber solch negative Gedanken hegen. Eine Schwangere ist oft heftigen Gefühlsschwankungen ausgesetzt. Sie kann heute fröhlich und energiegeladen aufwachen und ist am nächsten Tag tief betrübt und fragt sich, warum sie sich überhaupt auf diese Schwangerschaft eingelassen hat.

Die erste Überraschung in der Frühschwangerschaft besteht darin, daß Ihr Körper ganz und gar darauf eingestellt ist, dieses winzige Wesen, das nicht größer als eine Garnspule ist, sich entwickeln zu lassen und zu beschützen, schon lange bevor jemand sehen kann, daß Sie ein Baby erwarten. Und das alles geht vor sich, ohne daß es irgendwelche äußeren Anzeichen dafür gibt, während Sie gerade mit etwas beschäftigt sind und vielleicht voll konzentriert eine wichtige Aufgabe an Ihrem Arbeitsplatz erledigen.

Selbst wenn Ihre Arbeitskollegen wissen, daß Sie schwanger sind – schließlich bekommen alle Augenblicke Frauen Babys – erscheint ihnen Ihre Schwangerschaft zweitrangig angesichts der Arbeit, die erledigt werden muß und der Aufgaben, für die effiziente Lösungen gefunden werden müssen. Termine müssen eingehalten und Schwierigkeiten besprochen werden, an die Arbeitszeiten muß man sich halten, das alles wird nicht plötzlich anders, nur weil Sie schwanger sind. Manchen Arbeitskollegen kommt es vielleicht so vor, als würden Sie zuviel Aufhebens um die Sache machen. Andere, die vielleicht insgeheim neidisch sind, daß Sie ein Baby bekommen, denken vielleicht so, ohne daß sie sich ihrer Neidgefühle bewußt sind. Manche Männer behandeln Sie, sobald sie wissen, daß Sie ein Baby erwarten, als wären Sie jetzt nicht mehr ganz zurechnungsfähig und außerstande, Entscheidungen hinsichtlich Ihrer Arbeit zu treffen. Es kann sein, daß Sie das Gefühl haben, als verantwortungsvolle Mitarbeiterin abgeschrieben zu sein. Wenn Sie jedoch mit Ihrem Arbeitsplatz sehr zufrieden sind und nach der Geburt irgendwann dort weiterarbeiten möchten, dann haben Sie wahrscheinlich das Gefühl, daß Sie sich jetzt nicht gehenlassen können und beweisen müssen, daß Sie Ihr Gehalt wert sind, ganz gleich, wie Ihre Mitarbeiter auf Ihre Schwangerschaft reagieren.

Die in den ersten Wochen so häufig auftretende Müdigkeit wird selten eingestanden, obwohl es wahrscheinlich den meisten Frauen zumindest am Abend so geht. Das kann dermaßen beeinträchtigend sein, daß Sie sich fragen, wie Sie eine Schwangerschaft durchstehen sollen, die schon so anfängt. Der Gedanke erscheint logisch, daß es nur noch schlimmer werden kann, wenn Sie schon jetzt derart erschöpft sind. Das ist jedoch nicht der Fall. Viele Frauen, die in den ersten drei Monaten lustlos und schlapp sind, sprühen in den letzten Monaten vor Energie. Die letzten Schwangerschaftswochen sind möglicherweise deshalb anstrengend, weil Sie so viel Gewicht mit sich herumtragen. Doch selbst das ist nicht mit dem Gefühl zu vergleichen, sich völlig ausgelaugt zu fühlen, wie es oft der Fall ist, wenn die Frau sich anfangs körperlich völlig auf die Schwangerschaft umstellen muß.

Auf den folgenden Seiten finden Sie Vorschläge, die anderen Frauen geholfen haben, um die häufigsten Symptome der Frühschwangerschaft zu überstehen. Wenn Sie unter Übelkeit und Erbrechen oder übermäßiger Müdigkeit leiden, dann schauen Sie sich die Liste daraufhin an, was für Sie paßt. Es kann sein, daß Sie zumindest einen Vorschlag finden, den Sie noch nicht ausprobiert haben. Schreiben Sie sich alle guten Ideen in Ihr Notizbuch und notieren Sie die Ergebnisse. Testen Sie den Vorschlag mindestens vier Tage lang, bevor Sie beurteilen, ob er bei Ihnen wirkt oder nicht.

## Übelkeit und Erbrechen

- Verzichten Sie auf Nahrungsmittel, die Ihnen nicht gut bekommen. Bei manchen sind das Eier, Milch und Fleisch.
- Vitamin B6 (Pyrodoxin): 20 bis 30 mg pro Tag. Da Vitamin B6 die Absorption von Zink reduziert, empfiehlt es sich, zusätzlich Zink zu sich zu nehmen.[1]
- Nehmen Sie nichts Fettes, Gebratenes oder stark Gewürztes zu sich, trinken Sie keinen Alkohol, rauchen Sie nicht und verzichten Sie auf Kaffee.
- Haben Sie immer Glukosetabletten, Kekse oder Obst bei sich. Nehmen Sie oft etwas zu sich, damit Ihr Magen niemals leer ist.
- Essen Sie nachts eine Kleinigkeit, so daß Ihr Blutzuckerspiegel bis zum Morgen nicht zu sehr absinkt.
- Trinken Sie vor dem Schlafengehen ein Milchgetränk.
- Stehen Sie morgens ganz langsam auf. Bleiben Sie zunächst eine halbe Stunde sitzen, trinken Sie eine Tasse Tee (mit Zitrone, falls Sie Milch nicht gut vertragen) und essen sie eine Scheibe Toast; stehen Sie erst dann langsam vom Bett auf.
- Versuchen Sie es mit einer sehr kohlenhydratreichen Ernährung, also mit trockenem Toast, Honig, Bananen, in der Folie gebak-

kenen Kartoffeln, Müsli und anderen Vollkornflocken und mit gedämpftem Reis.

- Essen Sie Weizenkeime in warmer Milch eingeweicht, stündlich einige Teelöffel.
- Versuchen Sie es mit Ipecacuanha-Kapseln (ein altes homöopathisches Mittel).
- Vielleicht hilft Ihnen Pfefferminztee.
- Trinken Sie Ingwer-Tee: Ingwerwurzeln werden in Wasser gekocht und abgegossen. Süßen Sie den Tee mit etwas Honig. Sie können auch Ingwerkapseln nehmen, die es in Naturkostläden und Reformhäusern gibt. Anders als Medikamente gegen Übelkeit, wirkt Ingwer nicht auf das Zentralnervensystem, sondern direkt auf den Magendarmtrakt. Finden Sie die für Sie richtige Dosis heraus. Gewöhnlich reichen 5 bis 15 Kapseln pro Tag aus. Auch kandierter Ingwer kann helfen.
- Wenn Sie Eisenpräparate nehmen, dann testen Sie, was passiert, wenn Sie diese absetzen. Oft verursachen sie in der Frühschwangerschaft, wo sie sowieso selten nötig sind, Übelkeit und Erbrechen. Später in der Schwangerschaft bringen sie die Verdauung nicht mehr durcheinander. Eine gesunde Frau, die sich gut ernährt, braucht während der Schwangerschaft kein Eisen oder zusätzliche Vitamintabletten, und wenn sie unnötigerweise eingenommen werden, können sie sogar schädlich sein. Eisen sollten Sie nur nehmen, wenn eine eindeutige, spezifische Indikation dafür besteht, zum Beispiel wenn Sie zu Schwangerschaftsbeginn anämisch sind.[2]
- Halten Sie sich nicht in verrauchten Zimmern und im Küchendunst auf.
- Wenn Sie abends unter Übelkeit leiden, dann ruhen Sie sich, wenn sie von der Arbeit heimkommen, in einem abgedunkelten Raum aus und lassen Sie sich das Abendessen von jemandem zubereiten. Je müder sie sind, umso heftiger ist wahrscheinlich die Übelkeit.
- Wenn Sie sich sehr viel übergeben müssen, probieren Sie es einen Tag lang mit einer Mono-Diät, die aus nur einem Nahrungsmittel besteht, von dem Sie wissen, daß Sie es vertragen, zum Beispiel

enthäutete Weintrauben, kleine Apfelstückchen, Bananen, gedünsteter Fisch, trockener Toast mit Honig oder Hefepaste. Nehmen Sie dann am nächsten Tag ein weiteres Nahrungsmittel hinzu. Wenn Sie das gut vertragen, dann nehmen Sie am nächsten Tag wieder ein neues und fahren Sie so fort, bis Sie wieder eine gut gemischte Kost essen können. Beginnen Sie mit der Mono-Diät, sobald Sie wieder brechen müssen. Es ist unwahrscheinlich, daß Sie das länger als ein bis zwei Wochen machen müssen.

Übelkeit und Erbrechen dauern meist nicht über den dritten Schwangerschaftsmonat hinaus an, doch manchmal wird das zu einem Dauerproblem bis zur Geburt. Dieses Symptom kann zu einer ernsten Dehydrierung (Austrocknung) führen und dazu, daß es Ihnen wirklich schlecht geht. Das wird als »Hyperemesis« bezeichnet, und die übliche Behandlung besteht in einer Klinikeinweisung. Wenn Sie eine gute Mischkost ohne Fett mit reichlicher Flüssigkeitsaufnahme (in langsamen, kleinen Schlucken) mit der Ingwertherapie kombinieren, können Sie das möglicherweise vermeiden.

### Müdigkeit

- Beschränken Sie die Hausarbeit auf das absolute Minimum und verschieben Sie alles auf morgen, was nicht unbedingt heute erledigt werden *muß*.
- Sorgen Sie für eine reichhaltige Ernährung mit viel frischem, rohem Gemüse, Obst und Vollkornprodukten.
- Bitten Sie Ihren Partner oder Freunde, Ihnen eine gewisse Zeit das Einkaufen, die Wäsche, das Saubermachen usw. abzunehmen.
- Ruhen Sie sich in einem abgedunkelten Zimmer aus, sobald Sie von der Arbeit heimkommen.
- Bleiben Sie einen Tag pro Woche im Bett.
- Wenn Sie es sich leisten können, verbringen Sie ein Wochenende in einem Hotel, oder erklären Sie guten Freunden, bei denen Sie das Wochenende verbringen können, die Situation und bleiben Sie dann die meiste Zeit im Bett.

- Bewegen Sie sich regelmäßig ausgiebig an der frischen Luft.
- Reservieren Sie sich Zeit für sich selbst. Eine Möglichkeit besteht darin, sich für eine Freizeitbeschäftigung zu entscheiden, bei der Sie sich körperlich ausruhen können. Vielleicht fällt es Ihnen leichter, sich regelmäßig Ruhe zu gönnen, wenn Sie mit den Händen und Gedanken beschäftigt sind. Patchwork oder andere Näharbeiten, das früher übliche Stricken von Babyschuhen, Briefe schreiben, Zeichnen oder Malen, auch das Einordnen Ihrer alten Fotos sind einige Möglichkeiten.

## Blutungen

Es ist ein großer Schreck, wenn Sie in der Schwangerschaft auf der Toilette oder beim Ausziehen feststellen, daß Blut aus Ihrer Scheide fließt. Doch das passiert vielen Frauen, die dann aber ganz normale, gesunde Babys zur Welt bringen. Bei 20 Prozent kommt es in der Frühschwangerschaft zu Blutungen.[3] Oft sind es nur ein paar Tropfen, und wenn es aufgehört hat, ist alles wieder in Ordnung. Manchmal jedoch kommt es zu starken Blutungen wie am zweiten Tag der Periode, oder Sie haben ständig Schmierblutungen, die eine Woche und länger dauern. In diesen Situationen besteht eine Wahrscheinlichkeit von 50 bis 60 Prozent, daß es zu einer Fehlgeburt kommt.[4] Sie können eine Ultraschalluntersuchung machen lassen, um festzustellen, ob das Herz des Babys noch schlägt. Wenn das der Fall ist, ist eine Fehlgeburt unwahrscheinlich. Wenn es nicht mehr schlägt, dann läßt sich nichts mehr tun. Es gibt keinerlei Hinweise, daß Bettruhe oder andere Behandlungsformen die Wahrscheinlichkeit einer Fehlgeburt verringern. Möglicherweise haben Sie aber das Bedürfnis, sich ins Bett zu legen, selbst wenn nicht bewiesen ist, daß das hilft. Wahrscheinlich ist es insgesamt am besten, wenn Sie sich von Ihren Gefühlen leiten lassen. Verlieren Sie das Baby, brauchen Sie die Ruhe vielleicht, um mit der Trauer und dem Verlust umzugehen. Wenn Sie einfach weiter zur Arbeit gehen, als wäre nichts geschehen, dann berauben Sie sich selbst dieser emotionalen Rückzugsmöglichkeit und fühlen sich später darum betrogen, bekommen Depressionen und auch

Schuldgefühle, weil Sie der Schwangerschaft nicht mehr Aufmerksamkeit gewidmet haben.

Die Schwangerschaft ist eine Möglichkeit, Ihren Körper besser kennen- und verstehenzulernen. Es geht nicht nur darum, Ihre Körperfunktionen besser zu begreifen, zum Beispiel zu wissen, was passiert, wenn die Gebärmutter größer wird und das Baby wächst; es kann auch bedeuten, daß Sie Ihren Körper in einer Weise akzeptieren, wie das bisher noch nie der Fall war. Dazu kommt es vielleicht oft deshalb, weil die Schwangerschaft mit der »Erlaubnis« verbunden ist, sich auf Ihren Körper und seine Bedürfnisse und Ihre Gefühle dabei zu konzentrieren. Während sich das neue Leben in Ihnen entwickelt, können Sie auf das achten, was passiert, und gut für sich sorgen und *sich selbst* wertschätzen. Die meiste Zeit erfüllen Frauen die Bedürfnisse anderer. Sie können die Gelegenheit, die Ihnen die Schwangerschaft bietet, nutzen, um Ihre eigenen Bedürfnisse herauszufinden, und dadurch, daß Sie positiv damit umgehen und auch entsprechend handeln, eine Strategie entwickeln, wie Sie diese Bedürfnisse auch erfüllen können.

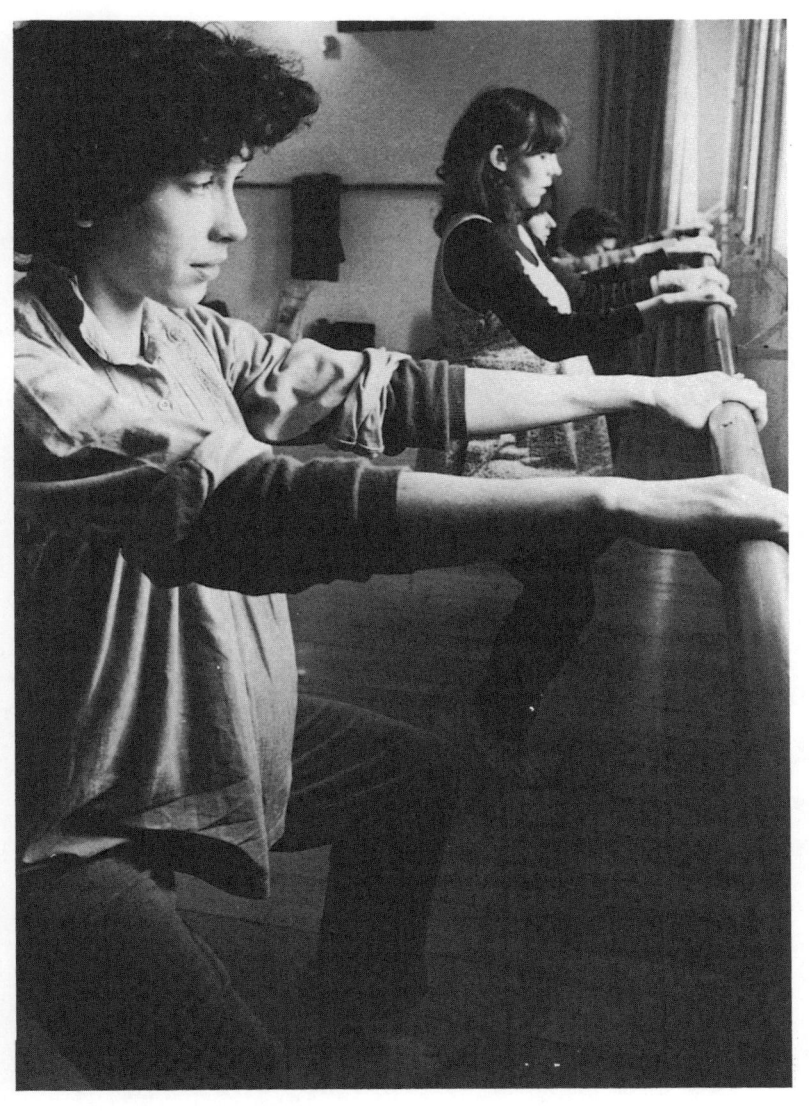

# *Gut für sich selbst sorgen*

# 3 Schädliche Einflüsse und Ihre Gesundheit

## Zigaretten

Alles spricht gegen das Rauchen in der Schwangerschaft. Wenn Sie Raucherin sind, dann ist es um Ihrer selbst und des Babys Willen das Beste, damit aufzuhören, sobald Sie wissen, daß Sie schwanger sind. Die Werbung für Zigaretten und Tabak zielt ganz stark auf Frauen ab, für Zigaretten wird mit Slogans wie »Die neue Frau« geworben, es werden Begriffe wie Schlankheit, Weiblichkeit (in den 60er Jahren wurden Zigaretten als »ebenso weiblich wie der Ring, den Sie tragen« angepriesen), Selbstbewußtsein und Gleichberechtigung verwendet (»Ich habe mich für ... entschieden«, »Ich will den Geschmack, der mir gefällt«) und es geht um sexuelle Befriedigung und persönliche Erfüllung (»Mehr für das zusätzliche Maß an Befriedigung«).

Doch eine Frau, die raucht, setzt ihr Leben und ihre Gesundheit aufs Spiel, egal, ob sie schwanger ist oder nicht. Sie riskiert zum Beispiel eine chronische Bronchitis, Emphyseme und eine Herzkranzgefäßerkrankung, vor allem, wenn sie gleichzeitig die Pille nimmt. (Die amerikanische Gesundheitskontrollbehörde FDA (Food and Drugs Administration) hat folgende Warnung ausgesprochen: »Frauen, die Empfängnisverhütungspillen einnehmen, sollten nicht rauchen.«) Für Raucherinnen ist das Risiko von Muttermundkrebs gegenüber Nichtraucherinnen doppelt so hoch, und je mehr sie rauchen, umso größer wird das Risiko. 1980 hat das amerikanische Gesundheitsministerium einen hohen Anstieg von durch Rauchen verursachte Erkrankungen bei Frauen verzeichnet.[1]

Wenn Sie vor der Schwangerschaft geraucht haben, rauchen Sie möglicherweise inzwischen nicht mehr. Viele Frauen geben das Rauchen in den ersten Schwangerschaftsmonaten auf. Eine amerikanische Untersuchung hat ergeben, daß fast 75 Prozent aller Frauen in der Schwangerschaft nicht rauchen.[2] Eine von der Behörde für Gesundheitserziehung in Auftrag gegebene (bisher unveröffentlichte) Studie zeigt, daß 15 Prozent der Frauen das Rauchen zu Beginn der Schwangerschaft aufgeben. Es kann sein, daß diese Frauen wegen der Auswirkungen auf das sich entwickelnde Baby besorgt sind oder einfach feststellen, daß ihnen vom Rauchen übel wird. Doch der zusätzliche Streß durch die Schwangerschaft führt bei einigen dazu, daß sie mehr rauchen möchten und Verlangen nach einer Zigarette haben, um Spannungen abzubauen. Das mag vor allem bei einer Frau der Fall sein, die beruflich und familiär unter Druck ist, Geld- oder Wohnungsprobleme hat oder ungewollt schwanger geworden ist und sich für oder gegen einen Schwangerschaftsabbruch entscheiden muß. Auch eine Frau, der geraten wird, Untersuchungen zur Feststellung einer möglichen Behinderung ihres Babys machen zu lassen, ist besonders großem Druck ausgesetzt, so daß sie häufiger zur Zigarette greifen möchte. Es ist daher oft nicht nur ein billiger Rat, sondern grenzt an Grausamkeit, wenn einer Frau gesagt wird, daß sie in der Schwangerschaft nicht rauchen soll. Eine Frau dafür zu kritisieren, daß sie raucht, heißt oft, dem Opfer die Schuld geben.

Doch die Fakten sind deutlich. Rauchen gefährdet Ihr Leben und Ihre Gesundheit und auch die Ihres Babys. Fünf Prozent aller Totgeburten und Todesfälle bei Neugeborenen werden dadurch verursacht.[3] Eine Raucherin geht im Vergleich zu einer Nichtraucherin ein um 30 Prozent höheres Risiko ein, daß ihr Baby bei der Geburt oder kurz danach stirbt. Rauchen führt zu Fehlgeburten (das Risiko ist um 70 Prozent höher als bei einer Nichtraucherin) und Frühgeburten (das Risiko ist um 36 Prozent höher). Schwedische Untersuchungen ergeben, daß zudem ein um 50 Prozent höheres Risiko besteht, daß ein Kind, dessen Mutter während der Schwangerschaft geraucht hat, Krebs bekommt.[4]

Das höchste Risiko (es ist um 98 Prozent größer) besteht jedoch in einer Wachstumsverzögerung des Babys in der Gebärmutter, und diese Wachstumsverzögerung setzt sich auch noch nach der Geburt fort.[5] Kinder von Eltern, die rauchen, sind nicht nur kleiner als Kinder von Nichtrauchern, sondern bleiben auch bis zu fünf Monaten hinter deren geistiger Entwicklung zurück.

Verstärkt wird die schädliche Wirkung des Rauchens noch durch Alkohol und eine schlechte Ernährung. Eine Frau, die Alkohol trinkt, sich unzureichend ernährt und außerdem raucht, setzt sich und ihr Kind also dem größten Risiko aus.

Wenn eine schwangere Frau raucht, dann wird durch Kohlendioxid ihren roten Blutkörperchen und denen des Babys Sauerstoff entzogen. Das Nikotin bewirkt eine Verengung der Blutgefäße, auch in der Plazenta. Es ist daher nicht nur weniger Sauerstoff in ihrem Blut enthalten, auch der Blutfluß durch die Plazenta ist eingeschränkt. Zudem bewirkt das Rauchen, daß das Blut des Babys zähflüssig wird; dadurch verlangsamt sich der Blutfluß noch mehr, und das Baby bekommt weniger Sauerstoff.[6]

Die schädliche Wirkung von Zigaretten steht in einem direkten Verhältnis zum Konsum.[7] Deshalb kann es sich deutlich auswirken, wenn die Zahl der täglich gerauchten Zigaretten vermindert oder jede Zigarette nur bis zur Hälfte geraucht wird oder Sie jeden Tag grundsätzlich nur ganz wenig rauchen. Wenn Sie sich für dieses Verhalten entscheiden, dann achten Sie jedoch darauf, daß Sie *nicht intensiver inhalieren.* Es besteht bei Rauchern, die ihren Konsum zu reduzieren versuchen, die Tendenz, die Lungenzüge zu verstärken, und dadurch bleiben die im Kreislauf enthaltenen Giftstoffe sehr hoch.[8]

Passives Rauchen, bei dem Sie den Rauch der anderen einatmen, kann sich ebenso auf das Wachstum des Babys auswirken und dazu führen, daß aufgespaltene Stoffe des Nikotins ins Fruchtwasser gelangen. Es ist daher wichtig, daß andere Familienmitglieder nicht rauchen, wenn sie mit der Schwangeren in einem Raum sind. Das ist auch für den Vater des Kindes eine gute Gelegenheit, das Rauchen aufzugeben. Wenn Sie außer Haus berufstätig sind, sollten Sie nicht in verrauchten Räumen arbeiten und können verlangen, einen Arbeitsplatz in einem Nichtraucherzimmer zu bekommen. Selbst ein Ventilator auf dem Schreibtisch kann für etwas frischere Luft sorgen.

Hier berichten einige Frauen, wie sie entweder ihren Zigarettenkonsum eingeschränkt oder ganz mit dem Rauchen aufgehört haben. Notieren Sie sich ähnliche Vorgehensweisen, die Sie ausprobieren möchten und schreiben Sie Ihre eigene dazu.

- Belohnen Sie sich mit einem neuen Kleidungsstück – für das Geld, das Sie durch das Nichtrauchen gespart haben.
- Wenn Sie herausfinden, daß kleine, spontane Belohnungen für Sie das Beste sind, dann leisten Sie sich jede Woche, die Sie ohne Zigaretten durchstehen, ein kleines Extravergnügen. Gehen Sie zum Beispiel mit Freunden essen, gönnen Sie sich eine Massage oder führen Sie ein langes Telefongespräch mit einer alten Freundin.
- Treffen Sie sich mit einer kleinen Gruppe von Leuten, die beschlossen haben, nicht mehr zu rauchen. Sechs bis acht Personen sind am günstigsten. Vielleicht ist Ihnen aber eine einzige Freundin lieber. Verabreden Sie sich regelmäßig, um sich Ihre Erfolge mitzuteilen und sich gegenseitig zu unterstützen.
- Wenn Sie aus Langeweile rauchen, dann nutzen Sie die Zeit für andere Dinge, die Sie vom Rauchen ablenken und Sie ganz und gar in Anspruch nehmen. Richten Sie zum Beispiel das Kinderzimmer her, kochen Sie Gerichte vor, die Sie für die Zeit, wenn das Baby da ist, einfrieren, machen Sie einen Spaziergang oder tun Sie etwas mit den Händen, bei dem es Ihnen schwerfiele, gleichzeitig zu rauchen.
- Rauchen Sie gerne beim Telefonieren oder beim Fernsehen? Stellen Sie Kaugummi oder Nüsse mit Rosinen bereit, so daß Sie statt dessen etwas zum Kauen haben.

## Alkohol

Frauen, die während der Schwangerschaft gerne ab und zu etwas Alkohol trinken, bringen meist gesunde Babys zur Welt. Vielleicht trinken Sie gerne in Gesellschaft oder schätzen das Gefühl von Gastfreundschaft und von besonderen Anlässen; oder Sie wollen damit Kollegen und anderen Leuten zeigen, daß Sie jetzt »nicht im Dienst« sind, oder in der Familie bzw. unter Freunden ein Gemeinschaftsgefühl aufkommen lassen. Das Trinken von Alkohol hat eine soziale Signalfunktion, die den Übergang von der Arbeit zur Freizeit kennzeichnet, die Entspannung nach erledigter Aufgabe oder bestimmter Belastung darstellt, die symbolisch eine Art Geschenk ist, ein Austausch, um Beziehungen zu festigen. Aus diesem Grund kann die Entscheidung, während der Schwangerschaft keinen Alkohol zu trinken, recht schwierig sein, sofern wir daran gewöhnt sind. Wir geben uns dadurch als unterschiedlich zu anderen im Freundeskreis zu erkennen und vermitteln irgendwie ein Gefühl von Empfindlichkeit, so als ob wir krank wären.

Ab und zu ein alkoholisches Getränk kann sehr zu Ihrer Entspannung beitragen, doch dem Baby tut es gar nicht gut, und es kann sogar schädlich sein. Es gibt also gute Gründe, in der Schwangerschaft keinen Alkohol zu trinken oder sich zumindest auf ein gelegentliches leicht alkoholisches Getränk zu beschränken, vielleicht ein Glas Wein oder Weinschorle.

Jede Frau, die während der Schwangerschaft viel Alkohol trinkt, setzt ihr Baby dem Risiko aus, das es zum *fötalen Alkoholsyndrom* (FAS) kommt. Symptome des FAS sind Wachstumsverzögerung, neurologische Störungen (langsamere geistige Entwicklung oder Retardierung) und eine besondere Gesichtsbildung: schmaler Kopf, dünne Oberlippe und eine Art »Zwergengesicht« oder »E.T.-Gesichtsausdruck«. Bei einem Baby mit FAS besteht außerdem ein größeres Risiko von Gehirnlähmung.[9]

Zum Glück leiden nicht alle Babys Alkohol trinkender Frauen – selbst nicht von Alkoholikerinnen – darunter, allerdings schöpfen viele Kinder möglicherweise ihr Entwicklungspotential auf Grund der Äthanolwirkung in der Gebärmutter nicht voll aus.

Gelegentliches Betrinken – mehr als eine Flasche Wein oder vier bis fünf Schnäpse zum Beispiel – können ebenfalls gefährlich sein, selbst wenn eine Frau sonst wenig trinkt. Sie bekommt davon nicht nur einen Kater, sondern auch die Entwicklung des Babys kann beeinträchtigt sein. Wir wissen noch nicht genau, wann Alkohol den größten oder geringsten Schaden anrichtet. Doch alle bisher vorliegenden Untersuchungsergebnisse weisen darauf hin, daß das Risiko während der Organentwicklung, also in den ersten 12 Schwangerschaftswochen – wenn die Körperorgane des Babys entstehen – und auch während der Wachstumsschübe bei der Gehirnentwicklung – ganz am Anfang und gegen Ende der Schwangerschaft – am größten ist. Möglicherweise können in diesen kritischen Schwangerschaftsphasen Babys schon durch sehr geringe Alkoholmengen gefährdet sein. Und vielleicht ist die Wirkung bei einigen heftiger als bei anderen. Eines der Probleme besteht darin, daß bisher noch nicht mit Sicherheit festgelegt werden kann, daß es eine bestimmte Untergrenze gibt, bis zu der Alkohol nicht toxisch wirkt.

Fest steht jedoch, daß das Risiko für das Baby mit der konsumierten Alkoholmenge zusammenhängt. Wenn Sie weniger als 0,28 l (etwa zwei bis drei Gläser Wein oder ein bis zwei leichte Cocktails ) pro Tag trinken, ist das Risiko geringer. Wenn Sie eine Flasche Wein zu zwei Drittel leer trinken oder drei Cocktails, dann kommt es bei einem von 100 Babys zu Schädigungen. Eine Frau, die täglich eine Flasche Wein leert oder mehr als vier Cocktails trinkt, geht ein 19-prozentiges Risiko ein, daß ihr Baby sich nicht normal entwickelt.[10]

Durch Rauchen wird die Wirkung von Alkoholmißbrauch erhöht. Eine Frau, die raucht und trinkt, geht ein vierfaches Risiko ein, daß ihr Baby in der Gebärmutter unter verzögertem Wachstum leidet.[11]

Es scheinen bei Alkohol noch andere Risiken zu bestehen, selbst bei kleinen Mengen – bei ein paar Drinks zweimal pro Woche zum Beispiel. Eine Untersuchung ergab, daß eine Alkohol konsumierende Schwangere, selbst wenn sie nur wenig trinkt, eher zu Fehlgeburten neigt.[12] Ein anderes Forschungsprojekt, bei dem Frauen untersucht wurden, die ein oder zwei alkoholische Getränke pro Tag zu sich nahmen, ergab als besonderes Risiko spätere Fehlgeburten (nach der 12. Woche). Das Risiko wurde größer, wenn eine Frau zusätzlich rauchte.[13]

Eines der Risiken von Alkohol in der Schwangerschaft ist auf Nitrosamine zurückzuführen, die sich hauptsächlich in Whisky und Bier nachweisen lassen. Sie können neben dem Alkohol selbst zu Schäden beim Baby führen. Die Konzentration ist in Bier höher als in Whisky,

Falls Sie Alkohol trinken, ist die Schwangerschaft der beste Zeitpunkt, sich Ihre Trinkgewohnheiten genauer anzusehen. Schreiben Sie in Ihr Notizbuch, wie oft Sie in der letzten Woche Alkohol getrunken haben. Falls Sie sich noch erinnern, schreiben Sie auch auf, wie viele Gläser Wein oder andere alkoholische Getränke oder wie viele Flaschen Bier Sie jedesmal getrunken haben. Überlegen Sie dann, ob Sie manchmal mehr trinken. Anschließend haben Sie eine ungefähre Vorstellung, ob Sie zu den leichten, gemäßigten oder gewohnheitsmäßigen Alkoholkonsumenten zählen. Bei nicht mehr als zwei oder höchstens drei Gläsern Wein oder zwei bis drei Dosen Bier oder einem starken alkoholischen Getränk am Tag gehören Sie zu den »leichten« Alkoholtrinkern. Wenn Sie mehr konsumieren, gehören Sie zu den »gemäßigten« Alkoholtrinkern; bei jeweils fünf und mehr alkoholischen Getränken gehören Sie zu den gewohnheitsmäßigen Vieltrinkern. Wenn Sie außerdem rauchen, stufen Sie sich eine Kategorie höher ein. Dann können Sie sich überlegen, ob Sie Ihre Trinkgewohnheiten ändern möchten oder für die verbleibende Zeit der Schwangerschaft ganz mit dem Trinken aufhören wollen. Wenn das der Fall ist, können Sie auf alkoholfreie Weinsorten und Cocktails zurückgreifen und Obstsäfte oder Mineralwasser mit Limone oder Zitrone trinken.

Auf jeden Fall wirkt es sich zu jedem Zeitpunkt der Schwangerschaft positiv aus, wenn Sie Ihren Alkoholkonsum einschränken oder völlig einstellen.

und Bier wird natürlich in größeren Mengen getrunken. Trotzdem ist es wahrscheinlich ratsam, Whisky und Bier in der Schwangerschaft zu meiden, und zwar nicht nur wegen des Alkoholgehalts, sondern auch wegen der möglichen Schädigungen durch die Nitrosamine.

Eine Frau, die in der Schwangerschaft viel Alkohol trinkt, kann sich zu jedem Zeitpunkt innerhalb der neun Monate schnell »entgiften«, wenn sie damit aufhört oder ihren Konsum zumindest einschränkt. Ein ermutigender Bericht aus dem City Hospital in Boston zeigt, daß die Babys sofort von dem Moment an den Gewichtsrückstand aufholten, als ihre Mütter bei ihren Bemühungen, nicht mehr zu trinken, beraten und unterstützt wurden.[14]

## Röntgenstrahlen

Die Gefahren von Röntgenaufnahmen während der Schwangerschaft sind allgemein bekannt. Sie können zu Mißbildungen und genetischen Schäden führen, die für das Kind und für die Kinder und Großkinder eines Erwachsenen, der als Fötus Röntgenstrahlen ausgesetzt war, ein erhöhtes Krebsrisiko bedeuten. Röntgenstrahlen erhöhen außerdem die Empfindlichkeit gegenüber gefährlichen Chemikalien. Es gibt keinen sicheren Grenzwert für Strahlen und daher keine Höchstmenge, die für ein Ungeborenes noch ungefährlich wäre.

Wenn Ihnen ein Arzt oder Zahnarzt während der Schwangerschaft eine Röntgenuntersuchung empfiehlt, dann vergewissern Sie sich, ob es wirklich notwendig ist, und holen Sie nötigenfalls eine weitere Expertenmeinung ein. Röntgenaufnahmen des Beckenbereichs sollten in der ersten Schwangerschaftshälfte keinesfalls durchgeführt werden. Stimmen Sie einer Röntgenaufnahme jedoch zu, sollte die Strahlung auf einen möglichst kleinen Bereich Ihres Körpers beschränkt bleiben, und wenn die Röntgenaufnahme nicht den Beckenraum betrifft, dann lassen Sie sich unbedingt einen Bleischurz geben.

## Medikamente in der Schwangerschaft

In den USA nimmt eine Schwangere in der Zeit zwischen der Empfängnis und der Geburt durchschnittlich 11 verschiedene Medikamente (einschließlich Aspirin, Verdauungstabletten und Tranqilizern) ein, und während der Geburt bekommt sie weitere sieben.[15]

Für zwei Drittel der Medikamentenbestandteile, die die Frau in der Schwangerschaft zu sich nimmt, und für ein Drittel der bei der Geburt verwendeten Mittel gibt es keine veröffentlichten Untersuchungsergebnisse, die beweisen, daß sie für das Baby unbedenklich sind.[16] Und von den Medikamenten, über die es Untersuchungsergebnisse gibt, enthalten mehr als die Hälfte einen oder mehr Stoffe, von denen erwiesen ist, daß sie für den Fötus schädlich sind. Teratogen sind alle Stoffe, die das fötale Wachstum beeinflussen oder Mißbildungen hervorrufen könnten. Teratogene Stoffe wirken sich wahrscheinlich in den ersten 12 Wochen der Embryonalentwicklung – wenn sich die wichtigsten Organe und das Skelett ausbilden – am schlimmsten aus. Doch es kann in jedem Schwangerschaftsstadium zu leichteren Schäden des Zentralnervensystems kommen, denn das Zen-

Fertigen Sie eine Liste der Medikamente an, die Sie manchmal nehmen. Der Beipackzettel liefert Ihnen meist ausreichende Informationen, um einschätzen zu können, ob das Medikament in der Schwangerschaft angebracht ist. Fragen Sie Ihren Arzt bei allen Mitteln, für die Ihnen diese Informationen fehlen. Stellen Sie sich folgende Fragen, bevor Sie Medikamente nehmen, und zwar sowohl bei verschriebenen als auch bei rezeptfreien Medikamenten:
– Worauf wirkt das Mittel und wie?
– Gibt es andere Möglichkeiten der Behandlung?
– Worin bestehen die möglichen Nebenwirkungen?
– Könnte es sich auf das Baby auswirken? Falls ja, ist bekannt, wie es sich auswirkt?
– Wenn ich das Mittel *nicht* nähme, wie würde sich das bei mir auswirken?
– Wenn ich es *nicht* nähme, könnte das schlecht fürs Baby sein, und wenn ja, inwiefern?
– Entscheiden Sie sich dafür, daß Sie ein bestimmtes Medikament während der Schwangerschaft nicht nehmen wollen und Sie weiterhin unter den Beschwerden leiden, die es behandeln soll, dann sprechen Sie mit Ihrem Arzt darüber, denn es könnte eine Alternative geben, die Sie während der Schwangerschaft anwenden können.

| Medikament | Behandeltes Symptom | Mögliche Wirkung auf den Fötus | Alternative |
|---|---|---|---|
| **Antacidum** | Verdauungsstörungen, Sodbrennen | Keine, doch wenn das Medikament Natriumbikarbonat enthält, verstärkt es Wasseransammlungen im Gewebe. | Magnesiummilch |
| **Antiemetika** | Übelkeit und Erbrechen | *Kann* zu Mißbildungen führen. | s. S. 41 |
| **Antihistamine** | Übelkeit und Erbrechen, Heuschnupfen | Kann zu Mißbildungen führen. | s. S. 41 |
| **Aspirin** (Azetylsalicylsäure: in vielen Mitteln enthalten, z.B. in Alka-Seltzer; lesen Sie den Beipackzettel sorgfältig) | Kopfschmerzen, Zahnschmerzen, Grippe | Wenn es kurz vor der Geburt genommen wird, kann es die Blutgerinnung stören (doch wird es manchmal verschrieben, um einen besseren Blutzufluß zum Baby zu bewirken). | Paracetamol, Codein |
| **Cascara** (ein Abführmittel) | Verstopfung | Keine, doch kann die Absorption von Vitaminen im Verdauungstrakt dadurch reduziert sein. | Stuhlerweichende Mittel |
| **Ergotamine** | Migräne | Fehlgeburt | Besprechen Sie das mit Ihrem Arzt. |
| **Metronidazol** (Flagyl: ein Antibiotikum) | Infektionen der Scheide und der Harnröhre | Kann die Zellentwicklung stören. | Besprechen Sie das mit Ihrem Arzt. |
| **Tetracykline** (ein Antibiotikum) | Infektionen | Kann das Knochenwachstum hemmen und die Milchzähne gelb färben. | Besprechen Sie das mit Ihrem Arzt. |
| **Barbiturate** (bestimmte Schlafmittel) | Schlaflosigkeit | Kann bei der Geburt beim Baby zu schweren Atemproblemen führen. | Machen Sie Entspannungsübungen, wenn Sie schlafen gehen und wenn Sie nachts aufwachen. |

| | | | |
|---|---|---|---|
| **Jodide** (einige Hustenmittel enthalten Kaliumjodid) | Schilddrüsenstörungen | Kann einen Kropf verursachen. | Besprechen Sie das mit Ihrem Arzt. |
| **Monoaminoxidase-Hemmer** | Depression | Können das Zentralnervensystem beeinflussen (nur *allmählich* absetzen): Die Atmung des Babys wird verlangsamt, der Muskeltonus ist schwach; kann zeitweise zu Atemnot (Apnoe) und Stillschwierigkeiten führen. | Besprechen Sie das mit Ihrem Arzt. |
| **Diazepam** (Valium)* | Ängste | Das Baby nimmt bei der Geburt nur langsam die Atmung auf, der Muskeltonus ist schwach; zeitweise Atemnot und Stillschwierigkeiten. | Besprechen Sie das mit Ihrem Arzt. |
| **Lithium*** | Manische Depression | Kann das Gleichgewicht der Körperchemie stören und zu Kropfbildung führen. | Besprechen Sie das mit Ihrem Arzt. |
| **Chlordiazepoxid** (Librium)* | Ängste, Depression mit Übererregtheit, Alkoholismus | Wahrscheinlich wenig, doch *kann* das Baby bei der Geburt Atemschwierigkeiten haben und sehr langsam trinken. | Besprechen Sie das mit Ihrem Arzt. |
| **Anticoagulantien** | Thrombose | Stört die Blutgerinnung beim Baby. | Ein Antigerinnungsmittel, Heparin, passiert die Plazentaschranke nicht. |
| **Lebendimpfstoffe** | Schutz gegen Röteln, Masern, Polio und Gelbfieber | Das Baby kann infiziert werden. | Vermeiden Sie den Kontakt mit allen Menschen, die daran erkrankt sind. |

* Wenn Sie während der Schwangerschaft eine Entwöhnung von bewußtseinsverändernden Medikamenten durchführen wollen, ist ein allmähliches Vorgehen am besten, sonst bekommen Sie Entzugserscheinungen, einschließlich Erbrechen, Magenkrämpfe, Schwitzen, Ängste, Depressionen und Schlafstörungen. Bitten Sie Ihren Arzt um Hilfe.

tralnervensystem des Babys entwickelt sich die ganze Schwangerschaft hindurch, während der Geburt und in den ersten 18 Lebensmonaten nach der Geburt ständig weiter.

Die Einnahme von Medikamenten in der Schwangerschaft ist eine Sache des Abwägens zwischen Vorteilen und möglichen teratogenen Risiken. Dieses Abwägen sollte in Kooperation mit Ihrem Arzt stattfinden. Bisher ist über die damit verbundenen Risiken vieles noch gar nicht bekannt, dazu gehört sowohl das Risiko, wenn eine Krankheit *nicht* mit Medikamenten behandelt wird, als auch das Risiko durch die Medikamente selbst. Einige Medikamente sind offensichtlich nützlich und manche – sogar solche, von denen bekannt ist, daß sie das Risiko einer Entwicklungsverzögerung des Kindes erhöhen – können bei chronischen Erkrankungen wie Diabetes, Herzkrankheiten, Epilepsie und Asthma lebenswichtig sein.

Es gibt auch rezeptfreie Medikamente, von denen Sie immer gemeint haben, daß sie völlig harmlos sind, oder Medikamente, die sie gelegentlich nehmen und zum Beispiel für Notfälle in Ihrer Hausapotheke haben. Diese Medikamente könnten in der Schwangerschaft jedoch gefährlich sein. Oft läßt sich aufgrund des Beipackzettels gar nicht feststellen, ob ein Medikament schädlich ist. Mehr als zwei Drittel aller rezeptfreien pharmazeutischen Produkte, die von Schwangeren eingenommen werden, enthalten keine Hinweise auf ihre Anwendung während einer Schwangerschaft.[17]

## Heilkräuter

Vielleicht sind Heilkräuter die Lösung? Manche Frauen behandeln sich in der Schwangerschaft lieber mit pflanzlichen Mitteln und halten das für eine natürlichere Heilmethode.

Heilpflanzen wurden seit Urzeiten angewandt. Im fünften Jahrhundert v.Chr. hat Hippokrates 400 solcher Heilpflanzen beschrieben, und es ist ein sumerisches Dokument aus dem Jahr 2200 v.Chr. überliefert, in dem eine Vielzahl von Heilpflanzen verzeichnet sind. Viele Pflanzen besitzen pharmakologische Wirkung, und die heutigen Medikamente sind Derivate dieser Pflanzen; manchmal werden jedoch heute ganz andere Krankheiten damit behandelt. Ungefähr 50 Prozent aller verschriebenen Medikamente basieren auf Heilkräutern. Der Fingerhut zum Beispiel enthält die starke Droge Digitalis. Die Blätter der Aloe vera wirken stark abführend. Aspirin wird aus der Weide gewonnen.

Manchmal wird davon ausgegangen, daß Heilmittel in Form von Pflanzen mehr Heilkräfte besitzen, weil sie natürlicher sind, und daß sie sicherer sein müssen als Medikamente in Form von Tabletten und Kapseln. Viele Leute betrachten sie gar nicht als Drogen. Wenn Sie lieber Heilkräuter in natürlicher Form anstatt verschriebene Medikamente zu sich nehmen möchten, sollten Sie daran denken, daß sie manchmal nicht so wirksam sind wie pharmazeutisch hergestellte Mittel, weil die Menge und die Stärke der enthaltenen Wirkkraft nicht wie beim künstlich hergestellten Produkt kontrolliert werden kann. Das Wetter, die Reife der Pflanze, die Tageszeit, zu der sie gesammelt wurde, selbst die Erde, in der sie gewachsen ist, das alles kann Einfluß auf die vorhandene Wirkkraft haben. Zum Beispiel ist geschätzt worden, daß man bei Beinwell (Comfrey), dessen Wirkstoff Allantoin ist, zur Bekämpfung von Infektionen zwischen 225 g und 3,5 kg getrocknete Blätter in einem Liter Wasser braucht, um eine pharmakologisch wirksame Mixtur herzustellen.[18]

Es gibt auch noch andere, gewichtigere Probleme bei der Verwendung von Heilpflanzen. Wenn wildwachsende Pflanzen gesammelt werden, kann es nicht nur passieren, daß eine Pflanze mit der anderen verwechselt wird, was zu Vergiftungen führen kann, sondern es können auch Verunreinigungen vorliegen, die dann toxisch wirken. Und selbst die wirksamste Pflanze kann, wenn sie unsachgemäß oder zu hoch dosiert angewendet wird, zu Vergiftungen führen. Ginseng zum Beispiel, das oft für »Frauenleiden« empfohlen wird und eine östliche Medizin zur Anpassung an Streß ist, wird bei Langzeitverwendung mit Bluthochdruck, Schlafstörungen, Hautausschlag und Durchfall am Morgen in Verbindung gebracht. Dies wurde als »Ginsengmißbrauch-Syndrom« bezeichnet.[19] Aloe vera kann Krämpfe, Übelkeit, Erbrechen und Durchfall hervorrufen. Wenn es in der Schwangerschaft genommen wird, kann es zu Fehlgeburten führen und hat mögliche teratogene Nebenwirkungen. Die Einnahme von Lobelia kann Erbrechen, ein Absinken der Körpertemperatur, Schwitzen, Lähmungserscheinungen, Ohnmacht und ein Koma hervorrufen.

In der nachfolgenden Tabelle sind einige Kräuter und andere Substanzen angegeben, von denen Frauen mir berichteten, daß sie ihnen während der Schwangerschaft geholfen haben. Die meisten sind in Form von Kräutertee in Naturkostläden und Reformhäusern erhältlich. Wenn nichts anderes angegeben ist, wurde ein Teelöffel Kräutertee mit ca. einem Viertel Liter Wasser aufgegossen.

Die Kräuter wurden entweder mit dem kochenden Wasser aufgegossen und das Ganze dann 15 Minuten ziehen gelassen, oder sie wurden im Wasser aufgekocht, die Mischung dann vom Feuer genommen und etwa 10 Minuten ziehen gelassen. Bei Verwendung von Wurzeln wurde alles sehr viel länger ziehen gelassen – bis zu einer Stunde lang.

| Heilkraut | Anwendung bei |
|---|---|
| Kamille | Übelkeit |
| Minze | |
| Ingwer | |
| Wermut | |
| Himbeerblätter | |
| Zitronenverbene | Sodbrennen und Verdauungsstörungen |
| Kamille | |
| Zimt | |
| Gewürznelke | |
| Ingwer | |
| Muskat | |
| Pfefferminze | |
| Kümmel | |
| Rhabarber | Verstopfung |
| Sennesblätter | |
| Löwenzahnblätter | |
| Bierhefe | |
| Knoblauch | |
| Rosmarin | Bluthochdruck |
| Weißdornblüten und -früchte | |
| Knoblauch | |
| Nesseln | |
| Spinat | |
| Spierstrauch | |
| Gartenraute | |
| Himbeerblätter (täglich eine Tasse vom siebten Schwangerschaftsmonat an) | Erhöht den Muskeltonus der Gebärmutter, fördert geburtswirksame Wehen. |
| Frauenmantel | |
| Caulophyllum | |
| Zaubernuß (im Eisbeutel zur lokalen Anwendung) | Hämorrhoiden |
| Frauenmantel | Soor und Hefepilz |
| Weißdornfrüchte und -blüten | Schlafschwierigkeiten |

## Was sich gegen Schwangerschaftsbeschwerden tun läßt

Körperliche Veränderungen führen bei vielen schwangeren Frauen zu einer Belastung und Anspannung des Körpers. Oft wird das als »leichte Schwangerschaftsbeschwerden« bezeichnet und als unbedeutend abgetan. Wenn Sie bohrende Rückenschmerzen, pochende Krampfadern oder schmerzhafte Hämorrhoiden haben oder meinen, Ihr Baby würde gleich zwischen Ihren Beinen hindurchrutschen, während Sie im Entengang durch die Gegend watscheln, dann kann diese beiläufige Verharmlosung dessen, was Sie durchmachen, Ihren Zustand noch verschlimmern. Doch meistens gibt es Möglichkeiten, um diese Schmerzen und Unannehmlichkeiten zu lindern.

Machen Sie sich Notizen über Ihre Entscheidungen hinsichtlich der Medikamente während der Schwangerschaft und aller Vorhaben im Zusammenhang mit alternativen Behandlungsformen – entweder durch andere, sicherere Medikamente oder mit Methoden, die von der Pharmaindustrie unabhängig sind. Auf den folgenden Seiten finden Sie hilfreiche Informationen.

| Beschwerden | Ursache | Was Sie tun können |
|---|---|---|
| Sie müssen die **Blase häufig entleeren**, vor allem nachts. | Druck der Gebärmutter auf die Blase, wenn die Gebärmutter noch sehr tief im Becken sitzt; dann wieder, wenn sich der kindliche Kopf ins Becken eingestellt hat. | Vermeiden Sie es, vor dem Schlafengehen noch etwas zu trinken. Legen Sie sich eine Weile hin, bevor Sie schlafen gehen – das kann den Druck vermindern, und Sie können die Blase entleeren. Meiden Sie Kaffee, Tee oder Alkohol, da sie harntreibend wirken. Entleeren Sie die Blase, bevor Sie ausgehen. |
| **Verdauungsstörungen, Sodbrennen** (ein brennendes Gefühl in der Brust und im Rachen aufgrund von aufgestoßener Magensäure) | Manchmal auf Grund eines hohen Progesteronspiegels und anderer Hormone, die den Magenpförtner erweitern; kann auch daran liegen, daß die Gebärmutter in der Spätschwangerschaft auf die Verdauungsorgane drückt; beeinflußt durch was und wie Sie essen. | Essen Sie wenig und öfter. Essen Sie langsam und kauen Sie alles gut. Trinken Sie nach dem Essen in kleinen Schlucken eiskalte Milch. Essen Sie nicht mehr spät am Abend. Schlafen Sie mit vielen Kissen abgestützt oder auf einem Sitzkissen. Nehmen Sie weniger oder gar keine Eisentabletten. Meiden Sie fette und gebratene Speisen. Springen Sie nicht von Tisch auf um abzuräumen. Bitten Sie andere darum. |
| **Krämpfe im Unterbauch** oder in der Leistengegend, auf einer oder auf beiden Seiten | Verursacht durch die plötzliche Dehnung der Bänder, durch die die Vorderseite der Gebärmutter mit beiden Seiten der Leisten verbunden ist und die die Gebärmutter oben halten; besonders dann, wenn Sie niesen, husten, lachen oder schnell aufstehen. | Bewegen Sie sich langsam. Vermeiden Sie ruckhafte Bewegungen und Haltungsveränderungen. Wenn Sie niesen oder husten müssen, beugen Sie sich vorher in den Hüften vor. |
| **Schmerzen** oder ein andauerndes Pochen **zwischen den Beinen** im Stehen | Auf Grund des Gewichts der Gebärmutter, das auf die Beckenbodenmuskeln drückt, und die erweichende Wirkung der Schwangerschaftshormone. | Machen Sie regelmäßig mehrmals am Tag Beckenbodenübungen (s. S. 74f.). Legen Sie beim Sitzen die Beine hoch, wann immer das möglich ist. |

| Beschwerden | Ursache | Was Sie tun können |
|---|---|---|
| **Krämpfe in den Beinen** | Auf Grund von Stoffwechselveränderungen, die zu einem Ungleichgewicht zwischen Calcium und Phosphor führen. | Setzen Sie sich vor dem Schlafengehen auf den Boden und strecken Sie ein Bein aus. Umfassen Sie die Zehen und drücken Sie die Ferse nach unten, bis Sie eine Dehnung in den Waden spüren. Wiederholen Sie das mit dem anderen Bein. Trinken Sie mehr Milch oder nehmen Sie Kalziumtabletten. |
| **Rückenschmerzen** | Hauptsächlich auf Grund der veränderten Haltung wegen des zunehmenden Gewichts der Gebärmutter. Das Baby drückt möglicherweise gegen Ihr Kreuzbein, den großen Knochen, wo Ihr Becken in die Wirbelsäule übergeht. | Schlafen Sie auf einem harten Bett, vermeiden Sie weiche Matratzen. (Legen Sie ein Brett unter die Matratze oder legen Sie diese direkt auf den Boden.) Stehen Sie gerade, schieben Sie das Becken vor und vermeiden Sie ein Hohlkreuz. Sitzen Sie auf einem hohen Stuhl mit gerader Lehne und schieben Sie sich ein Kissen ins Kreuz. Steigen Sie bei langen Autofahrten jede Stunde aus und machen Sie ein paar Lockerungsübungen. Wenn Sie schwere Gegenstände heben oder bewegen, gehen Sie in die Knie und setzen Sie die Beinmuskeln ein, nicht die Muskeln im Rücken. Meiden Sie Schuhe mit hohem Absatz, langes Stehen oder Stillsitzen. Bleiben Sie in Bewegung. |
| **Schlafschwierigkeiten** | Weil das Baby soviel strampelt, müssen Sie Ihre Blase entleeren. Sie fühlen sich körperlich nicht wohl. Sie haben lebhafte oder schlimme Träume oder Ängste. | Machen Sie täglich einige anstrengende Übungen. Nehmen Sie vor dem Schlafengehen ein Bad, machen Sie Entspannungsübungen und lesen Sie ein langweiliges Buch, lösen Sie Kreuzworträtsel, hören Sie Musik. Versuchen Sie es in der Seitenlage mit einem Kissen unter dem oberen Knie. |

| Beschwerden | Ursache | Was Sie tun können |
|---|---|---|
| **Schlafschwierigkeiten** | | Wenn Sie sich Sorgen wegen der Geburt, dem Baby oder der Zeit danach machen, sprechen Sie mit jemandem über Ihre Sorgen, zum Beispiel mit Ihrem Partner, einer Freundin, die Sie versteht, Ihrem Arzt, Ihrer Hebamme oder mit Ihrer Geburtsvorbereiterin. |
| **Benommenheit** in der Rückenlage | Weil das Gewicht der Gebärmutter die Hauptblutgefäße im unteren Körperbereich zusammendrückt. Dadurch verlangsamt sich der Blutrückfluß zum Herzen und läßt Ihren Blutdruck zu tief absinken. | Vermeiden Sie die Rückenlage. Schlafen Sie nachts mit zusätzlichen Kissen. |
| **Krampfadern** (und schmerzende Beine) | Druck der Gebärmutter auf die Blutgefäße | Bewegen Sie sich möglichst viel. Legen Sie oft die Füße hoch. Tragen Sie Stützstrümpfe. Wenn Sie Gelegenheit dazu haben, beschreiben Sie im Sitzen mit den Zehen Kreise oder schreiben Sie die Buchstaben des Alphabets. Vermeiden Sie das Sitzen mit übergeschlagenen Beinen oder auf Stühlen, bei denen der Rand gegen Ihre Beine drückt. |
| **Hämorrhoiden** und Krampfadern **in der Vulva** | Druck der Gebärmutter auf die Blutgefäße; wird durch Verstopfung verschlimmert. | Ändern Sie Ihre Ernährung, essen Sie ballaststoffreich, verhindern Sie Verstopfung. Trinken Sie viel. Strengen Sie sich beim Stuhlgang niemals an. Lassen Sie sich vom Arzt ein Mittel zur Linderung verschreiben. Versuchen Sie es mit einer kleinen geschälten Knoblauchzehe im Anus. |

| Beschwerden | Ursache | Was Sie tun können |
|---|---|---|
| **Hautveränderungen** besonders trockene oder fettige Haut | Schwangerschaftshormone | Ölhaltige Badezusätze, Feuchtigkeitscreme für trockene Haut, Reinigungsmilch und Gesichtswasser für fettige Haut. |
| braune Flecken (um die Augen oder die Nase herum und am Hals) | | Meiden Sie Sonnenbäder oder verwenden Sie Sunblocker. Die Flecken verschwinden nach der Geburt wieder. |
| Schwangerschaftsstreifen (auf den Oberschenkeln, am Gesäß, den Brüsten und dem Bauch) | Druck durch die Gebärmutter und die Brüste, die beide immer größer werden; allgemein die Speicherung von Fett. | Es gibt Spezialcremes, die dabei helfen können, daß Ihre Haut geschmeidig bleibt, doch die Streifen sind unterhalb der Haut. Sie verschwinden bis auf kleine silbrige Streifen nach der Geburt wieder. |
| Rote erhabene Flecken | | Nichts. Sie verschwinden nach der Geburt. |
| Brauner Streifen vom Bauchnabel bis zum Schambein | Ein Zeichen, daß der Rektusmuskel in der Bauchmitte begonnen hat, sich innen aufzufächern, um der Gebärmutter Platz zu machen. | Nichts. Er verschwindet nach der Geburt. |
| **Verstopfung** | Manchmal auf Grund von hormonellen Veränderungen eine langsamere Verdauung, damit mehr Nährstoffe und Wasser absorbiert werden. Die Gebärmutter kann auch gegen den Dickdarm drücken. Eisentabletten können Verstopfung hervorrufen oder verschlimmern (oder auch zu Durchfall führen). Die Ernährung ist entscheidend. | Trinken Sie viel, sechs bis acht Gläser pro Tag. Essen Sie ballastreiche Nahrung, beispielsweise Vollkornbrot, Kleie, Linsen, frisches Obst und Gemüse, vor allem Feigen, Pflaumen. Süßholzwurzel kann helfen. Meiden Sie Zucker und raffinierte Lebensmittel, Aspirin und Eisentabletten. (Am besten nehmen Sie Eisen nur über entsprechende Nahrung auf.) Machen Sie jeden Tag Übungen. |

| Beschwerden | Ursache | Was Sie tun können |
|---|---|---|
| *Es ist normal, wenn Ihre Scheide in der Schwangerschaft feucht ist, doch wenn Sie juckenden oder gelben oder grünlichen Ausfluß haben, ist das ein Zeichen für eine Infektion:* | | |
| **Hefepilz** | Erschöpfung und Streß, Antibiotika, Schwangerschaftsdiabetes | Verwenden Sie Zäpfchen oder Cremes, die Sie vom Arzt verschrieben bekommen. Lassen Sie Zucker weg. Tragen Sie keine engen Hosen oder Slips. Tragen Sie Baumwollslips, keine synthetischen Fasern. Waschen Sie sich täglich, doch bleiben Sie nicht zu lange im heißen Badewasser. Nehmen Sie ein lauwarmes Bad mit einer halben Tasse Essig. Saugen Sie mit einem biegsamen Trinkhalm Joghurt auf und drücken Sie ihn dann durch den Trinkhalm in Ihre Scheide. |
| **Trichomonaden** | Durch Ansteckung beim Partner durch Geschlechtsverkehr. | Verwenden Sie Zäpfchen oder Cremes, die Ihnen vom Arzt verschrieben werden. Sie und Ihr Partner sollten eine Kur mit Antibiotika machen. Ihr Partner sollte ein Kondom benutzen. |
| **Bakterien** (Chlamydien, Gardnarella, Gonorrhö) | Durch Ansteckung beim Partner durch Geschlechtsverkehr. | Nehmen Sie Zäpfchen oder Cremes für Sie und Antibiotika, die der Arzt für beide Partner verschreibt. Ihr Partner sollte ein Kondom benutzen. |
| **Lokale Reizung oder Allergie** | Synthetische Stoffe, Scheidendeo, Kontakt mit Gummikondomen | Meiden Sie den Kontakt mit Gummi in der Scheide, außerdem Deodorants, Talkumpuder, starkriechende Seife und Schaumbäder. Tragen Sie Baumwollunterwäsche. |

# 4 Entscheidung für eine gute Ernährung

Ziel dieses Kapitels ist nicht, Ihnen Vorschriften für die Ernährung in der Schwangerschaft zu machen; es ist vielmehr als eine Hilfe gedacht, falls Sie sich Ihre Ernährung etwas genauer anschauen und herausfinden möchten, ob etwas daran verbessert werden könnte. Hierfür gibt es verschiedene Möglichkeiten, und die Entscheidung liegt bei Ihnen.

Sie haben neun Monate Zeit – oder eigentlich 35 Wochen vom Zeitpunkt ab, an dem Sie das erste Mal bemerken, daß Sie schwanger sind –, in denen Sie das Baby in Ihrem Bauch nähren können, damit ein kräftiger, gesunder kleiner Mensch heranwächst, der den Lebensanforderungen gewachsen ist.

Ich glaube, daß einiges im Argen liegt bei der Art der Ernährungsberatung in der Schwangerschaft: Sie erfolgt häufig sehr dogmatisch und vermittelt den Eindruck, daß eine Frau zwei Liter Milch am Tag trinken und dreimal pro Woche Leber essen muß, weil sie sonst ihr Baby nicht ausreichend versorgt. Häufig werden auch nur die Vorteile für das ungeborene Baby betont, jene für die werdende Mutter aber nicht. Eine richtige Ernährung ist jedoch für ihre eigene Gesundheit ebenso wichtig wie für das Wachstum und die Entwicklung des Fötus. Eine Frau ist nicht einfach ein passives Behältnis für den Fötus. Ihr gesamter Stoffwechsel verändert sich in der Schwangerschaft, und ohne gute Nahrungsmittel wird sie leicht müde und erschöpft sein. Dennoch soll sie nach herkömmlicher Meinung ihre eigenen Vorlieben ignorieren und das richtige Rohmaterial zu sich nehmen, damit sie am Ende der neun Monate ein der ständigen Qualitätskontrolle unterliegendes Spitzenprodukt hervorbringt. Das ist fast so, als wäre die Frau eine Gebärmaschine. Hält sie sich aus irgendeinem Grund nicht an diese Regeln, bekommt sie Schuldgefühle. Wenn ihr Baby zu früh oder behindert zur Welt kommt, meint sie vielleicht sogar, daß sie daran Schuld und das die gerechte Strafe dafür sei. Eine solche Einstellung zur Ernährung in der Schwangerschaft ist gefährlich und irreführend. Dem Opfer wird die Schuld gegeben, und die vielen genetischen und sozialen Ursachen für Frühgeburten und Behinderungen werden ignoriert.

Die Länder mit der niedrigsten Säuglingssterblichkeit (Tod des Babys zwischen der 28. Schwangerschaftswoche und der ersten Lebenswoche) und den wenigsten Babys, die mit Behinderungen zur Welt kommen, sind Länder, in denen es keine Armut gibt und der Wohlstand möglichst gleich verteilt ist (Schweden, Finnland, Dänemark und die Niederlande). Daß ein Baby zu früh geboren wird oder mit zu geringem Geburtsgewicht auf die Welt kommt, kann seine Ursache auch in den sozioökonomischen Bedingungen haben und nicht in Gegebenheiten, auf die die einzelne Frau Einfluß hat. Vieles, wodurch die Geburten sicherer werden und Babys gesünder auf die Welt kommen könnten, setzt soziale und politische Veränderungen voraus. Die Kluft zwischen Reich und Arm muß verringert werden.

In Armutsgesellschaften überall auf der Welt sind die Frauen die Ärmsten der Armen – und sie sind am schlechtesten ernährt. Die Sitten können zu dieser Mangelernährung zusätzlich beitragen: In einigen asiatischen Kulturen sind Frauen unterernährt, weil sie sich nur von den Resten ernähren, die die Männer übrig lassen. In den privilegierten Ländern des Westens und zunehmend auch in der Dritten Welt führt der Einfluß der Nahrungsmittelhersteller und der multinationalen Konzerne auf die Ernährungsgewohnheiten der Menschen zu Mangelernährung, weil wichtige Nährstoffe bei der Behandlung der vorgefertigten Nahrungsmittel verloren gegangen sind. Deshalb ist die Ernährung in der Schwangerschaft nicht nur eine persönliche Angelegenheit, sondern ein politisches Thema – und zwar für alle Frauen auf der ganzen Welt.

## Was brauchen Sie und Ihr Baby?

Es gibt nicht *die* richtige Ernährung in der Schwangerschaft. Bei den Innuit essen die Frauen Wal und Fisch, nur wenig Gemüse und kein Obst – und bringen gesunde Babys zur Welt. Ein Großteil der afrikanischen Frauen ißt sehr viel Getreide, Gemüse und Obst, also pflanzliche Proteine, doch sehr wenig tierisches Eiweiß – und bekommt gesunde Kinder. In Neuguinea stellen Insekten eine wichtige Eiweißquelle dar bei einer Ernährung, die ansonsten sehr stärkehaltig ist – und auch diese Frauen gebären gesunde Babys.

Es besteht also kein Grund, weshalb Sie sich dazu zwingen sollten, etwas zu essen, was Sie gar nicht mögen. In unserer Wohlstandsgesellschaft gibt es immer ein alternatives Nahrungsmittel, das Sie mit den gleichen Nährwerten versorgen kann. Wenn Sie sich allerdings völlig ohne tierische Nahrungsmittel ernähren, müssen Sie für einen guten Ausgleich sorgen, damit Ihre Ernährung ausgewogen ist.

Auch der Geldbeutel spielt dabei eine Rolle. Wenn Sie mit wenig Geld auskommen müssen, machen sich die hohen Preise für hochwertige Eiweißprodukte und frisches Obst sowie Gemüse, das in Ihrer Gegend zu einer bestimmten Jahreszeit gar nicht wächst, empfindlich bemerkbar. Setzen Sie Prioritäten, die Ihrer eigenen Lebensweise entsprechen, so daß Sie Ihre Ernährung den Bedürfnissen in der Schwangerschaft anpassen, indem Sie zusätzlich wichtige Nährstoffe zu sich nehmen oder Ihre Kost entsprechend abwandeln.

In der Schwangerschaft verändert sich Ihr Stoffwechsel, und Sie verbrauchen selbst im Ruhezustand mehr Energie. Ihr gesamter Organismus paßt sich an die neuen Bedürfnisse an, die höhere Anforderungen an Ihr Kreislaufsystem stellen, Ihre Atmung und Verdauung beeinflussen und Ihre Nieren und die Funktion des Adrenalin produzierenden Gewebes, der Schilddrüse und der Hirnanhangdrüse (Bildungsorte der Hormone, die regulierend auf den Energieverbrauch in Ihrem Körper wirken) stärker beanspruchen. Zum Beispiel vergrößert sich die Hirnanhangdrüse und produziert spezielle Schwangerschaftshormone, durch die das gesamte Hormongleichgewicht in Ihrem Körper verändert wird. Ihr Herz leistet mehr und vergrößert sich. Die Gesamtmenge der eingeatmeten und ausgeatmeten Luft nimmt

# Die Ernährung des Babys im Mutterleib[1]

| | Die ersten drei Monate | Die mittleren drei Monate | Die letzten drei Monate |
|---|---|---|---|
| **Baby** | Die Zellen differenzieren sich. Das Herz beginnt zu schlagen. Organe bilden und entwickeln sich. | Knorpel bildet sich allmählich zu Knochen um. Der Fötus wächst. | Die Gehirnzellen entwickeln sich. Die Nervenfasern werden mit einer Fettschicht überzogen (Myelinisierung). Die Knochen werden härter. Unter der Haut wird Fett gespeichert. Ein Eisenvorrat wird angelegt. In der Leber und den Muskeln des Babys werden Kohlenhydrate in Form von Glykogen gespeichert. Die Leber funktioniert. Der Fötus wächst. |
| **Plazenta** | Die Gebärmutterschleimhaut ernährt das sich entwickelnde Zellgebilde. Mit acht Wochen nimmt die Plazenta ihre Funktion auf; ab der 12. Woche übernimmt sie ihre Aufgabe ganz. | Die Plazenta wächst, speichert Nährstoffe, führt Abfallprodukte ab und sorgt für einen hohen Hormonspiegel. | |
| **Mutter** | Die Brüste vergrößern sich. Die Gebärmutter beginnt zu wachsen. Es kann zu Übelkeit kommen. Die Frau ist oft müde und braucht zusätzlich Schlaf. | Zunehmender Appetit | Die Gebärmutter vergrößert sich immer mehr. Im Tiefengewebe wird Fett in Vorbereitung auf das Stillen gespeichert. Als Energielieferanten für die Geburt und die Zeit danach wird ein Vorrat an Kohlenhydraten angelegt. |

im Verlauf der Schwangerschaft zu. Am Ende der Schwangerschaft verbrauchen Sie etwa 15 Prozent mehr Sauerstoff als vor der Empfängnis.

Bei all diesen Veränderungen ist es kein Wunder, daß viele schwangere Frauen sich benommen fühlen oder ihnen die Sinne schwinden, wenn sie lange Zeit nichts gegessen haben. Bei manchen fängt dies bereits im vierten Monat an. Frauen, die vor der Schwangerschaft ohne Frühstück aus dem Haus gingen oder das Mittagessen ausfallen ließen, stellen nun fest, daß sie Eiweiß brauchen, um den Tag beginnen zu können oder müssen mittags eine Pause einlegen und eine ausgiebige Mahlzeit zu sich nehmen.

Um herauszufinden, was Sie brauchen, verschaffen Sie sich am besten einen Überblick über das, was Sie zur Zeit tatsächlich zu sich nehmen, und über Ihre persönlichen Vorlieben und Abneigungen. Schreiben Sie alles in Ihr Notizbuch, was Sie in den letzten 24 Stunden gegessen und getrunken haben. Wenn Sie in diesem Kapitel weiterlesen, können Sie dann einen Blick darauf werfen, um festzustellen, ob Sie die nötigen Nährstoffe zu sich nehmen. Sie können gegebenenfalls Ihrer Kost noch einige neue Nahrungsmittel hinzufügen und vielleicht andere weglassen. *Sie brauchen sich in der Schwangerschaft nicht auf eine besondere Ernährungsweise umstellen.*

Hierbei gibt es eine Ausnahme: Wenn Sie als Baby Phenylketonurie hatten – eine Stoffwechselstörung, zu deren Feststellung bei jedem Baby bald nach der Geburt ein Bluttest durchgeführt wird –, besteht ein erhöhtes Risiko, daß es beim Kind zu einer Fehlentwicklung des Zentralnervensystems oder einem Herzfehler kommt, wenn Sie sich in der Schwangerschaft nicht mit phenylalaminarmer Kost ernähren. Wenn Sie wissen, daß bei Ihnen als Baby diese Stoffwechselstörung festgestellt wurde, dann sprechen Sie mit Ihrem Arzt darüber, und lassen Sie sich von einer Diätassistentin beraten.

Es gilt als selbstverständlich, daß sich Frauen aus der Mittelschicht mit guter Schulbildung automatisch um eine gute Ernährung kümmern. Viele verringern jedoch in den letzten drei Schwangerschaftsmonaten die Kalorienzufuhr, damit sie nicht zuviel zunehmen. Es kann sein, daß sie sich salzlos oder salzarm ernähren, weil ihnen gesagt wurde, daß Salz schädlich ist, und manche bekommen Diuretika (entwässernde Tabletten, die zu häufigerer Blasenentleerung führen) verschrieben, um einer leichten Ödembildung (Schwellungen, die durch Wasseransammlungen im Gewebe hervorgerufen werden) abzuhelfen. Manche Frauen versuchen sogar abzunehmen.[2] *Machen Sie während der Schwangerschaft keinesfalls eine Abmagerungskur.* Essen Sie statt dessen keinen Zucker und nur wenig Fett.

Eine gute Ernährung sorgt dafür, daß Ihr Immunsystem einwandfrei funktioniert, so daß Sie Infektionen abwehren und Giftstoffe in der Luft und im Wasser, deren Aufnahme sich wahrscheinlich nicht vermeiden läßt, leicht abbauen können. Die Aufnahme von Blei zum Beispiel wird durch die Nahrung beeinflußt. Blei ist besonders gefährlich, wenn Sie nicht genug Kalzium (in Voll-, Mager- und Buttermilch und in Käse enthalten) und Eisen zu sich nehmen (grünes Gemüse ist ein guter Eisenlieferant, zum Beispiel Spinat, Brokkoli, Kohl, Mangold, Grünkohl, Senf- und Alfalfasprossen und grüner Salat).

Bei schlechter Ernährung bleiben Umweltgifte auch länger im Körper. Wenn Sie sich gut ernähren, stärken Sie damit Ihr Abwehrsystem, um mit den schädlichen Wirkungen aller Umweltgifte, die Sie unbemerkt aufnehmen, besser fertigzuwerden.

Der einfachste Weg zu einer guten Ernährung ist Vollwertkost: Getreide, bei dem der innere Keim und der äußere Spelz noch erhalten sind, Obst mit Schale (gut waschen!), wenn sie eßbar ist, und rohes oder möglichst in der Schale mit wenig Wasser gekochtes oder gedämpftes Gemüse.

Wichtig ist vor allem, daß Sie viel frische Kost und wenig raffinierte oder vorbehandelte Nahrungsmittel zu sich nehmen. Es geht nicht nur darum, daß Sie das Obst und Gemüse frisch kaufen, sondern Sie sollten es auch möglichst innerhalb kurzer Zeit nach der Ernte essen. In der Stadt kann das zwar ein Ding der Unmöglichkeit sein, doch lassen sich selbst auf der Fensterbank leicht Petersilie oder andere

Kräuter ziehen, und vielleicht können Sie in regelmäßigen Abständen direkt beim Bauern frisches Obst und Gemüse besorgen. Nach Möglichkeit sollten Sie den Konsum von vorbehandelten Nahrungsmitteln wie geschältem Reis und Weißmehl vermeiden oder drastisch reduzieren, denn hier wurde das Beste künstlich entfernt. Wählen Sie möglichst Vollkornprodukte bei Brot, Pfannkuchen, Nudeln und Getreideprodukten. Sie können auf Gerichte auch Weizenkeime oder Bierhefe streuen. Auch beim Backen können Sie Weizenkeime verwenden; Bierhefe schmeckt in Orangensaft gar nicht schlecht. Nüsse zusammen mit Getreide und Bohnen, Erbsen und Linsen sind vorzügliche Eiweißquellen.

Die Hauptbestandteile einer guten Ernährung sind Eiweiß, Kohlehydrate und Fett. Eiweiß ist für Ihre eigene Gesundheit, für das Wachstum des Babys und für die Entwicklung der Plazenta sowie die ständige Erneuerung des Fruchtwassers unabdingbar. Eiweiß wird im Körper gespeichert, damit alle an der Geburt beteiligten Körperfunktionen voll wirksam werden und Sie nach der Geburt genügend Milch produzieren können. Zu den eiweißhaltigen Nahrungsmitteln gehören Milch, Joghurt, Käse, Fleisch, Fisch, Eier, Bohnen, Linsen, Erbsen, Nüsse und Tofu (ein Sojabohnenprodukt).

Zusammen mit Fetten liefern Kohlehydrate Energie und unterstützen die Speicherung von Eiweiß. Zu den kohlehydrathaltigen Lebensmitteln gehören Brot, Getreideprodukte, Nudeln, Reis, Kartoffeln und Bananen. Fette, zum Beispiel Butter und Öl, transportieren die fettlöslichen Vitamine A, D, E und K und liefern Kalorien in konzentrierter Form.

Vitamine und Minerale sind wichtige Aufbaustoffe, die manchmal mit dem Mörtel verglichen werden, der die Bausteine zusammenhält.

# Vitamine

| Vitamin | Was es für Sie und Ihr Baby bewirkt | Worin es enthalten ist |
|---|---|---|
| A | Wichtig für das Zell-, Zahn-, und Knochenwachstum des Babys; trägt zur Gesundheit Ihrer eigenen Haut und Schleimhäute bei. | Löwenzahnblätter, Sauerampfer, Karotten, Petersilie, grünes Blattgemüse, Molkereiprodukte, Leber |
| Vitamin B-Komplex und Folsäure | An Ihrer und der Eiweißsynthese des Babys beteiligt, durch die die Energie aus der Nahrung verfügbar wird. B12 fördert die Gehirnentwicklung Ihres Babys. | Hefe und Hefeextrakt, Vollkorngetreide, Fleisch (vor allem Hirn, Leber, Nieren), Eier, Kleie, Molkereiprodukte, Fisch, Nüsse, einige grüne Gemüse, Trockenobst Wenn Sie keine tierischen Produkte essen, sollten Sie B12-Präparate nehmen. |
| C | Schützt die Körperzellen, erhält das Bindegewebe und hilft Ihnen beiden bei der Eisenaufnahme. | Roter Paprika, Rosinen, Petersilie, Sauerampfer, Grüne Paprika, Zitrusfrüchte, Tomaten, Kartoffeln (in der Schale zubereitet), Brunnenkresse |
| D | Trägt zur Kalzium- und Phosphorabsorption bei und bewirkt, daß das Baby feste Knochen und Zähne bekommt. | Vollmilch, Vollfettmargarine, Molkereiprodukte, Spinat, Petersilie, getrocknete Feigen, Mandeln, Brunnenkresse, Sojamehl, Leber, Heringe, Sardinen Direktes Sonnenlicht auf der Haut führt ebenfalls zur Vitamin D-Bildung in den Hautfetten. |
| E | Unterstützt das Wachstum und die Erhaltung der roten Blutkörperchen bei Ihnen und dem Baby; fördert die Wundheilung. | Pflanzliches Öl, Getreideprodukte, Fleisch, Eier, Milch, Weizenkeime, Nüsse |

# Minerale

| Mineral | Was es für Sie und Ihr Baby bewirkt | Worin es enthalten ist |
|---|---|---|
| **Kalzium** | Trägt zusammen mit Vitamin D zur gesunden Knochen- und Zahnbildung bei; unterstützt Wachstum und Schutz der Nerven. | Käse, Milch, Spinat, Petersilie, getrocknete Feigen, Nüsse, Brunnenkresse, Sojamehl, Joghurt, Eigelb |
| **Eisen** | Hilft bei der Bildung von roten Blutkörperchen, die den Sauerstoff im Körper transportieren; wirkt nur bei Vorhandensein von Vitamin C. | Schwarze Melasse, Leber, mageres Fleisch, Kleie, Weizenkeime, Petersilie, Sojamehl, Trockenobst, Hirse, Eigelb, Pflaumen, getrocknete Erbsen, Bohnen und Linsen |
| **Natrium und Kalium** | Gemeinsam regulieren Sie die Körperflüssigkeiten. Natrium ist Bestandteil des Fruchtwassers und wird für das vergrößerte Blutvolumen in der Schwangerschaft benötigt. Das Übersalzen von Gerichten verhindert jedoch die Kaliumaufnahme und kann zu hohem Blutdruck führen. | Schwarze Melasse, Hefeextrakt, Trockenobst, Sojamehl, Kleie, Petersilie, Weizenkeime |
| **Magnesium** | Unterstützt die Funktion der B-Vitamine und hält das Kalium in den Körperzellen. | Kleie, Nüsse, Weizenkeime, Sojamehl, Hirse, Vollkornmehl, Hafermehl |
| **Phosphor** | Nötig für die Gesundheit der Knochen und Zähne und die Entwicklung des Babys. | In vielen Nahrungsmitteln vorhanden. Ein Mangel ist sehr unwahrscheinlich. |
| **Zink** | Kann eine wichtige Rolle bei der Funktion der Geschlechtsorgane spielen; unterstützt das Wachstum des Babys; wird für normale Vitamin A-Konzentrationen benötigt. | Austern, rotes Fleisch, Leber, Nieren, Vollkorngetreide, Kleie, ballaststoffreiche Nahrung, Nüsse, Käse |
| **Jod** | Für das richtige Funktionieren der Schilddrüse und die geistige Entwicklung des Babys sind nur geringe Mengen nötig. | Fisch, Gemüse (aus jodreichem Boden), Agar und Karragee (beides pflanzliche Gelatine), Meerespflanzen, Jodsalz |

*Folsäure und Kalzium – Ihr spezieller Bedarf*

Folsäure (ein zum Vitamin B-Komplex gehörendes Vitamin, s. S. 56) ist das einzige Vitamin und Kalzium das einzige Mineral, von denen die Schwangere wirklich die doppelte Menge braucht.[3] Schauen Sie sich die folgende Liste an und achten Sie darauf, daß Sie täglich mindestens eines der genannten Nahrungsmittel zu sich nehmen.

**Folsäurereiche Nahrungsmittel**

Hefe oder Hefepaste als Brotaufstrich (enthalten am meisten Folsäure)
Niere, Leber, Hirn oder Bries
Kleie oder Kleieprodukte
Erbsen und frisches, am besten rohes grünes Gemüse, zum Beispiel Winterendivien, Brokkoli, Spinat
Nüsse
Vollkornprodukte, zum Beispiel Vollkornbrot

Schauen Sie sich dann noch einmal die Aufstellung auf S. 56 an, und machen Sie die gleiche Checkliste für Kalzium.

*Folsäure und Ihr Baby*

Wenn die Nahrung einer Schwangeren keine Folsäure enthält, besteht das Risiko, daß das Baby mit einer Fehlentwicklung des Neuralrohrs (Anenzephalie oder Spina bifida) geboren wird. In einer Gegend, in der diese Fehlentwicklung besonders häufig vorkam, verschrieb ein Arzt einer Gruppe von Frauen, die schon ein Baby mit einem Defekt des Neuralrohrs bekommen hatten, B- Vitamine und Folsäure. Sie fingen mit der Einnahme der zusätzlichen Vitamingaben mindestens einen Monat vor der nächsten Schwangerschaft an. Eine andere Gruppe von Frauen, die zuvor ebenfalls ein Baby mit Anenzephalie oder Spina bifida geboren hatten, bekamen keine zusätzlichen Vitamine. In der Gruppe mit den zusätzlichen B-Vitamingaben kamen nur sehr wenige Babys mit einer Fehlentwicklung des Neuralrohrs zur Welt.[4] Sogar ohne zusätzliche Vitamine kann durch eine verbesserte Ernährung der Mutter das Risiko einer gestörten Entwicklung des Neuralrohrs verringert werden.[5]

*Eisentabletten*

Viele Ärzte verschreiben in der Schwangerschaft routinemäßig Eisentabletten. Der Grund ist, daß das Baby bei der Bildung eigener roter Blutkörperchen von Ihrem Eisenvorrat versorgt wird. Eisentabletten können zu Verdauungstörungen und Verstopfung führen und Übelkeit und Erbrechen verstärken. In den ersten drei Schwangerschaftsmonaten besteht keine Notwendigkeit für zusätzliches Eisen, weil noch nicht mehr Eisen gebraucht wird und Sie wegen Ausbleiben der Regelblutung keinen monatlichen Eisenverlust haben. Wenn Sie bemerken, daß Eisenpräparate bei Ihnen zu Verdauungsstörungen oder Verstopfung führen, gehen Sie zum Arzt. Ihr Hämoglobinwert (Zahl der roten Blutkörperchen) sollte 11 nicht unterschreiten (im Mutterpaß steht dann 11g/dl), doch ungefähr in der 30. Schwangerschaftswoche kommt es zu einem normalen Absinken des Hämoglobinwerts um 7 bis 12 Prozent, da das Blutvolumen zunimmt.[6]

*Wieviel Eiweiß, wieviel Salz?*

Ein Anstieg des Blutdrucks, Albumin (Eiweiß) im Urin und starke Ödeme (Wasseransammlungen im Gewebe) werden auf einen schlechten Ernährungszustand zurückgeführt. Alle drei Symptome zusammen werden als Präeklampsie oder EPH-Gestose bezeichnet. Eine Frau mit Eklampsie fühlt sich oft wohl, doch kann es sein, daß die Plazentafunktion unzureichend und das fötale Wachstum verlangsamt ist, so daß das Baby mit einem geringen Geburtsgewicht zur Welt kommt. Am häufigsten kommt es in den letzten Schwangerschaftsmonaten zu Präeklampsie und fötaler Wachstumsverzögerung. Gewöhnlich verordnet der Arzt dann Bettruhe; möglicherweise wird empfohlen, die Geburt einleiten zu lassen.
Einige Formen der Präeklampsie können für die Mutter und das Baby gefährlich sein. In ernsten Fällen kommt es zu einer (echten) Eklampsie. Anzeichen für eine drohende Eklampsie sind heftige, anhaltende Kopfschmerzen, Flimmern vor den Augen, Übelkeit und Erbrechen und extreme Unruhe. Der Blutdruck steigt plötzlich an; es kommt zu

Krämpfen. Bei einem dieser Symptome sollte sofort ein Arzt gerufen werden.

Eine sehr bekannte Untersuchung hat ergeben, daß eine EPH-Gestose immer auf schlechte Ernährung zurückzuführen ist.[7] Abgesehen davon, ob dies zutrifft, kommt es selbst in Wohlstandsgesellschaften durch Armut, Hunger und Fehlernährung auf Grund minderwertiger Nahrung (Junk-Food) zu Problemen wie Früh- und Totgeburten. Und zum Teil ist die Mangelernährung iatrogener Natur (von Ärzten hervorgerufen) – Folge des ärztlichen Rats für manche Schwangere, weniger zu essen.

Von manchen Ärzten wird zur Vorbeugung oder Behandlung bei der EPH-Gestose immer noch eine Diät empfohlen, um abzunehmen oder das Gewicht zu halten, manchmal in Verbindung mit Diuretika (Entwässerungstabletten), damit die Wasseransammlungen zurückgehen. Das führt jedoch nicht zur Senkung des Blutdrucks oder zur Verhinderung des Auftretens von Eiweiß im Urin. Ein Überblick über neun Zufallsstichproben zur Untersuchung der Diuretikaeinnahme ergab, daß sie bei fast der Hälfte der untersuchten Fälle nicht zu einem Rückgang der Präklampsie oder der Zahl der Todgeburten führte. Zum Glück gab es jedoch auch keine Hinweise auf ernste Nebenwirkungen bei der Behandlung mit Diuretika.[8] Hinsichtlich der EPH-Gestose sind noch viele Fragen offen, die einer weiteren Untersuchung bedürfen.

Da angenommen wird, daß Eiweißmangel zu einem geringeren Geburtsgewicht führt, ist in einer Reihe von Untersuchungen festgestellt worden, wie es sich auswirkt, wenn die Frauen in der Schwangerschaft zusätzliches Eiweiß bekommen. Eine in Guatemala durchgeführte Untersuchung, wo große Armut und Hunger herrschen, hat ergeben, daß zusätzliches Eiweiß größere und gesündere Babys zur Folge hatte. Das Ergebnis einer anderen, in Harlem in New York durchgeführten Untersuchung war jedoch, daß zusätzliches Eiweiß sehr geringe positive Auswirkungen hat.[9]

Bei der Verabreichung von Vitamintabletten oder zusätzlichem Eiweiß ergibt sich ein Problem daraus, daß die Wissenschaftler oft nicht erfragen, wie die von ihnen untersuchten Frauen sich normalerweise ernähren. Das verhielt sich so bei einer Untersuchung, bei der asiatischen Frauen in einer Stadt in Mittelengland während der Schwangerschaft zusätzlich Eiweiß und andere zusätzliche Nährstoffe verordnet wurden. Durch das Eiweiß nahmen die Frauen zwar mehr zu, nicht jedoch die Babys. Der Kommentar der Wissenschaftler hierzu war, daß das Forschungsprojekt sicherlich aussagekräftiger gewesen wäre, wenn nur die Frauen, die unterernährt waren, zusätzliche Nährstoffe bekommen hätten.[10] Sie führten deshalb eine weitere Untersuchung durch, in der nur die Frauen zusätzliche Nährstoffe bekamen, die deutlich unterernährt waren. Diesmal ergab sich, daß zusätzliches Eiweiß zu größeren Babys führt.[11]

Eiweißmangel bedingt eine Wachstumsverzögerung des Fötus. Doch wenn Sie *mehr* Eiweiß zu sich nehmen als sie brauchen, bringt das dem Baby keine Vorteile. Täglich zwei Portionen dieser Nahrungsmittel decken den Eiweißbedarf: Milch und Molkereiprodukte, Eier, Fleisch, Fisch, Vollkornprodukte, Hülsenfrüchte (zum Beispiel Erbsen, Linsen, Bohnen) und eiweißreiches Gemüse (zum Beispiel Kartoffeln, Kohl, Brokkoli).

Fast alle vorgefertigten Nahrungsmittel sind stark gesalzen, und wenn bei Tisch noch nachgesalzen wird, erhöht sich die Salzaufnahme drastisch. Zuviel Salz belastet die Nierenfunktion und führt zu Bluthochdruck. Vieles spricht dafür, möglichst wenig Salz zu sich zu nehmen, und das nicht nur während der Schwangerschaft. In vielen Nahrungsmitteln ist natürliches Salz enthalten. Wenn Sie sich also vielseitig ernähren, ist Salzmangel unwahrscheinlich.

Vielleicht bevorzugen Sie in der Schwangerschaft salzige, deftige und stark gewürzte Speisen, vor allem in den ersten vier Monaten. Das kann daran liegen, daß zu dieser Zeit wegen der Bildung des Fruchtwassers ein erhöhter Salzbedarf besteht. Vorausgesetzt, Sie haben sich nicht schon vor der Schwangerschaft an stark gesalzene Nahrung gewöhnt, können Sie sich von Ihrem persönlichen Geschmack leiten lassen. Wenn Sie anstatt Fertignahrung vor allem naturbelassene Vollwertkost essen, ist es unwahrscheinlich, daß Sie zuviel Salz zu sich nehmen. Zwiebeln, Knoblauch, Zitronensaft, Kräuter und Gewürze, geröstete Samen und Nüsse verstärken den Geschmack von Gerichten und liefern außerdem Spurenelemente und andere wertvolle Nährstoffe.

## Wie ernähren Sie sich?

Den Vorschlag, einige Notizen über das zu machen, was Sie gestern gegessen haben, haben Sie vielleicht in die Tat umgesetzt. Schauen Sie sich Ihre Aufzeichnungen nun an, und stellen Sie fest, ob darin die Nährstoffe enthalten waren, die Ihr Körper in der Schwangerschaft braucht. Hätte Ihre Ernährung besser sein können? Folgendes haben einige Frauen herausgefunden:

Clara, eine Werbefachfrau, wollte abnehmen:

| Frühstück | Mittagessen | Abendessen |
|---|---|---|
| Kaffee | Hüttenkäse und Knäckebrot | Chinesisches Essen zum |
| Kaffee | Kopf- und Tomatensalat | Mitnehmen: Spareribs und |
| | Kaffee | Frühlingsrollen |
| | Schokoriegel | Cola light |
| | (»Weil ich Hunger hatte.«) | Erdnußbutter und Mischbrot |
| | | zwei Gläser fettarme Milch |
| | | (»Ich konnte nicht einschlafen, |
| | | ich hatte solchen Hunger.«) |

Claras Ernährung enthält nicht genug B-Vitamine und Eiweiß, doch auf Grund Ihres großen Appetits aß sie außerplanmäßig dann doch noch etwas, das diesen Mangel teilweise behob: Erdnußbutter enthält sowohl Eiweiß als auch B-Vitamine, Mischbrot enthält ebenfalls B-Vitamine. Doch Clara braucht Vollkornbrot und andere Vollkornprodukte wie Naturreis, außerdem sollte sie grünes Blattgemüse essen, um ihren erhöhten Bedarf an Eisen, Magnesium, Vitamin A und B und Folsäure zu decken. Frischer Fisch würde ihr mehr Eiweiß liefern und zusätzlich Zink und Jod. Trotz des Salats zum Mittagessen bekommt sie nicht genügend Vitamin C. Wenn sie Kartoffeln und außerdem Zitrusfrüchte, Beerenobst und mehr grünes Gemüse essen würde, wäre ihre Ernährung nicht nur sehr viel ausgewogener, sie hätte auch weniger Hunger.

Sherry hat ein 14 Monate altes Kind, ist tagsüber die meiste Zeit allein mit ihm und ißt abends zusammen mit ihrem Mann:

| *Frühstück* | *Mittagessen* | *Abendessen* |
| --- | --- | --- |
| Pflaumensaft | Rest vom Babybrei mit | Hühnchen, Brokkoli, Kürbis, |
| Gebäck | pürrierten Roten Beeten | Kartoffelbrei |
| | Hamburger | Obstkuchen |
| | eine Kugel Eis | Milchgetränk |
| | Tee | |

Zwar ißt Sherry zum Abendessen Gemüse und mittags die restlichen Roten Beete vom Babybrei, doch bekommt sie nicht genug Vitamin C. Frisches Obst und Gemüse zu jeder Mahlzeit wären sehr viel besser für sie. Ein frischer Obstsalat wäre gesünder als Obstkuchen. Saft aus Zitrusfrüchten, eine Orange oder Grapefruit, Erdbeeren oder Melone wären sowohl zum Frühstück als auch zu den Mahlzeiten sehr zu empfehlen, zusätzlich könnte Sherry Tomaten, Brunnenkresse oder Sellerie zu Mittag essen. Da sie für ihr 14 Monate altes Kind viel Energie braucht, wäre es gut, wenn sie den Tag mit Eiweiß anfinge, also vielleicht mit einem gekochten Ei oder Rührei und einer Portion Joghurt oder mit Käse. Eine gute Zwischenmahlzeit mit viel Eiweiß könnte Sherry für den späten Nachmittag stärken, wenn sie nach ihren Worten immer sehr müde wird: eine Handvoll Nüsse und Rosinen.

Kerstin ist Vegetarierin:

| *Frühstück* | *Mittagessen* | *Abendessen* |
| --- | --- | --- |
| Frischer Orangen- | Linsensuppe | Gemüsecurry mit Zwiebeln |
| saft | Joghurt | Rübe, Spinat und Naturreis |
| Vollkornflocken | Bierhefe | Kleiner Salat |
| mit Trockenobst | | Sojamilch mit Banane und |
| | | Melasse |

Kerstins Ernährung enthält die meisten Vitamine und Mineralien in ausreichenden Mengen, weil sie viel rohes und gekochtes Gemüse ißt, doch wenn sie nicht genug Sonne abbekommt, fehlt es ihr an Vitamin D. Gut wäre für sie Margarine oder Milch oder zusätzliches Vitamin A und D. Wenn sie Vitaminpräparate nimmt, muß die Menge gut dosiert sein, weil diese Vitamine für den Fötus in großen Mengen schädlich sind.

Eine ausgewogene Ernährung läßt sich leicht bewerkstelligen, wenn Sie selbst einkaufen und die Mahlzeiten zubereiten. Ganz anders sieht es aus, wenn Sie in Ihrer Firma in der Cafeteria oder Kantine essen. Stellen Sie sich vor, Sie sind in einem Selbstbedienungscafé (s. unten). Sie beginnen mit Ihrem Tablett links oben und folgen den Pfeilen. Kennzeichnen Sie die Gerichte, die Sie wählen würden.

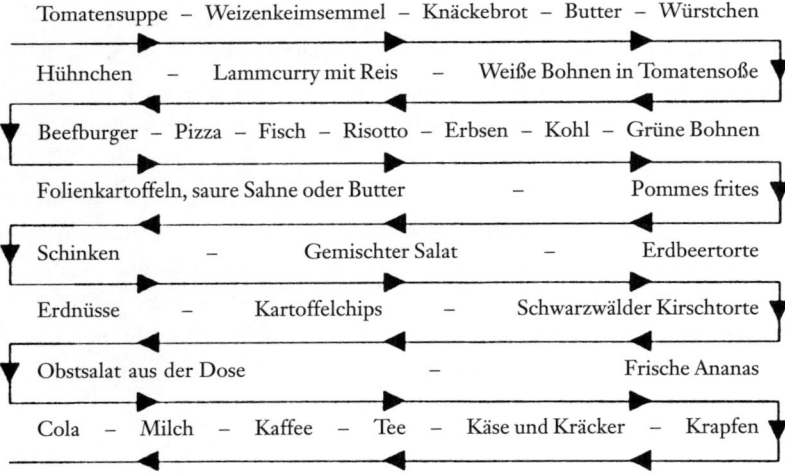

Tomatensuppe – Weizenkeimsemmel – Knäckebrot – Butter – Würstchen

Hühnchen – Lammcurry mit Reis – Weiße Bohnen in Tomatensoße

Beefburger – Pizza – Fisch – Risotto – Erbsen – Kohl – Grüne Bohnen

Folienkartoffeln, saure Sahne oder Butter – Pommes frites

Schinken – Gemischter Salat – Erdbeertorte

Erdnüsse – Kartoffelchips – Schwarzwälder Kirschtorte

Obstsalat aus der Dose – Frische Ananas

Cola – Milch – Kaffee – Tee – Käse und Kräcker – Krapfen

Wenn Sie den Test gemacht haben, schreiben Sie die Dinge, die Sie auf Ihrem Tablett haben, in Ihr Notizbuch. Überprüfen Sie dann, ob die folgenden eiweißhaltigen Nahrungsmittel und die Vitamine B und C dabei sind. Eiweiß bekommen Sie, wenn Sie ein Fleisch-, Fisch- oder Eiergericht, Käse, weiße Bohnen oder Milch gewählt haben. Vitamin B ist in der Vollkornsemmel, in Milch, Fleisch, Bohnen und Erbsen, grünem Blattgemüse und in Erdnüssen enthalten. In den meisten Kantinen steht das Essen ziemlich lange, so daß viel Vitamin C verlorengeht. Trotzdem bekommen Sie etwas Vitamin C, wenn Sie den Salat, die Kartoffeln oder frisches Obst gewählt haben. Das gekochte Gemüse ist möglicherweise zu lange gekocht und der Luft ausgesetzt worden, deshalb ist es kein verläßlicher Vitamin C-Lieferant.

Der Kuchen, das Dosenobst und der Krapfen enthalten sehr viel Zucker. Oft ist in Fertigsuppen, in Konserven und vorgefertigten Gerichten versteckter Zucker enthalten. In Obst und einigen Gemüsen ist natürlicher Zucker enthalten, und wenn Sie über Erfrischungsgetränke, Tee, Kaffee oder Desserts und Gebäck zusätzlich Zucker zu sich nehmen, belastet das die Verdauung und liefert Ihnen zusätzlich eine Menge leerer Kalorien. Ein weiterer gravierender Nachteil ist, daß konzentrierter Zucker ein Mineralien- und Vitaminräuber ist, besonders bei Vitamin B. Wenn Sie feststellen, daß Ihre Mahlzeit einen wichtigen Nährstoff nicht enthält oder Sie sich mit leeren Kalorien gesättigt haben, dann überlegen Sie sich Zwischenmahlzeiten, die Sie mit in die Arbeit nehmen können, um Ihre Ernährung zu ergänzen.

## Im Supermarkt

Die meisten »Fertiggerichte« oder »Schnellgerichte« enthalten kaum B- und C-Vitamine oder Mineralien. Manche B-Vitamine werden in Würstchen, vorgefertigten Fleischgerichten und Milchprodukten, beispielsweise in Schmelzkäse, Eiscreme und Joghurt völlig zerstört.

Selbst wenn Sie sich sehr eiweißhaltig ernähren, sind das nicht unbedingt die richtigen Eiweißlieferanten, denn je mehr Eiweiß Sie bekommen, umso mehr B-Vitamine brauchen Sie. Wenn Sie hauptsächlich Würstchen und Schmelzkäse essen, bekommen Sie möglicherweise dieses Vitamin nicht ausreichend.

Zudem »stehlen« vorgefertigte, hochraffinierte Nahrungsmittel wie Fertigdesserts, Kuchen und Kekse, Würstchen und andere Fertigerzeugnisse die Nährstoffe, die Sie über andere Nahrungsmittel zu sich genommen haben. Vollwertkost enthält Vitamine und Mineralien, die es ermöglichen, daß Sie alle Nährstoffe in sich aufnehmen. Doch Fertignahrung greift den Körpervorrat an Vitaminen und Mineralien an. Zudem enthalten vorgefertigte und raffinierte Nahrungsmittel sehr wenig Füllstoffe und viele Kalorien, so daß die Versuchung groß ist, zuviel davon zu essen.

Vorgefertigte und verpackte Nahrungsmittel im Supermarkt enthalten oft zusätzlichen Zucker und extra Fett sowie spezielle Zusatzstoffe zur längeren Haltbarkeit und für gutes Aussehen. Der rote Farbstoff Nr. 2, der in Frankreich und Osteuropa verboten ist, weil der Verdacht besteht, daß er zu Geburtsschäden führt, wird in anderen Ländern in einigen Marmeladensorten, Gelees, Würstchen, Konserven und Erfrischungsgetränken verwendet. Es ist gesetzlich geregelt, daß auf den Verpackungen alle Inhaltsstoffe angegeben sind. Vom erstgenannten Inhaltsstoff ist gewichtsmäßig am meisten enthalten, der letztgenannte ist der leichteste Inhaltsstoff. Doch selbst die Spur eines giftigen Stoffes kann gefährlich sein; nach dem Gewicht allein kann man also nicht gehen.

Es lohnt sich, die Angaben auf allen verpackten und vorgefertigten Nahrungsmittel zu lesen. Künstliche Farbstoffe und Natriumnitrit sollten Sie meiden, ebenso viel Zucker und Fett. Natriumnitrit sorgt dafür, daß verarbeitetes Fleisch rosa bleibt. Es ist in Frühstücksspeck, Würstchen, Schinken, Salami, gekochtem Schinken und Leberwurst enthalten. Coca Cola besteht aus Koffein, künstlichen Farbstoffen, Zucker, Phosphorsäure, Geschmacksstoffen und kohlensäurehaltigem Wasser. Viele Sorten von Frühstücksflocken enthalten hohe Mengen Zucker und künstliche Farbstoffe.

## Ernährung in der Praxis

Soviel darüber, was Sie essen *sollten*. Jedoch spielen Bequemlichkeit, Zeitmangel, die Preise für viele hochwertige Nahrungsmittel und die Vorlieben des Partners oder anderer Familienmitglieder eine große Rolle dabei, was Sie tatsächlich essen. Kinder entwickeln häufig sehr starke Vorlieben und Abneigungen. Wenn Sie schon Kinder haben, dann bereiten Sie vielleicht oft Salat vor, doch alle möchten Pommes frites dazu. Sie sollten dann überlegen, wie Sie Gerichte, die für Sie in der Schwangerschaft gesund sind, so zubereiten können, daß es auch Ihrer Familie schmeckt. Manchmal bleibt einer schwangeren Frau jedoch nichts anderes übrig, als ihren eigenen Speiseplan aufzustellen und etwas anderes als ihr Partner oder die übrige Familie zu essen.

Die Preise mancher Nahrungsmittel sind oft abschreckend. Obst und Gemüse, das nicht der Jahreszeit entspricht, ist teuer, und da kohlehydrathaltige Nahrungsmittel billiger sind als solche mit hohem Eiweißgehalt, haben Sie vielleicht ein schlechtes Gewissen und kommen sich egoistisch vor, wenn Sie Geld für die teureren eiweißreichen Nahrungsmittel ausgeben. Andererseits ist es nicht nötig, daß sie besonders teures Fleisch kaufen, denn es gibt viele eiweißhaltige Gemüse, Hülsenfrüchte und Getreideprodukte, die zusammen mit Käse, Eiern, Milch, Fisch oder etwas Fleisch appetitliche Gerichte ergeben. Ein gutes vegetarisches Kochbuch hilft Ihnen bei der Planung von Gerichten, die physiologisch wertvoll sind, und gibt Ihnen Anregungen für andere Eiweißquellen.

Das Aussehen eines Gerichts auf dem Teller oder von einzelnen Nahrungsmitteln, die Sie zusammen essen, kann ein Wegweiser sein, und Farben sind dabei besonders hilfreich. Essen Sie zu jeder Mahlzeit etwas Weißes oder Braunes, etwas Grünes und etwas Gelbes, Oranges oder Rotes. Das sieht sehr viel appetitlicher aus als zum Beispiel Hähnchen mit Reis oder Kartoffelbrei und bietet Ihnen eine sehr viel ausgewogenere Mahlzeit.

Behalten Sie Ihre Eßgewohnheiten im Auge und das, was Sie über die Nahrungsmittel, die Sie gestern gegessen haben, notierten. Überlegen Sie dann, was Sie an Ihrer Ernährung verändern wollen, um sich während der Schwangerschaft wirklich gut zu ernähren. Solche Umstellungen fallen Ihnen wahrscheinlich leichter, wenn Sie sich zunächst auf zwei oder drei Veränderungen beschränken, die sich in einen realistischen Plan einfügen lassen.

# 5 Übungen

Vielleicht fragen Sie sich, welche Übungen Sie in der Schwangerschaft machen sollten und ob Sie bestimmte Sachen überhaupt nicht mehr tun dürfen. Wenn Sie zum Beispiel an tägliches Joggen oder einen Dauerlauf gewöhnt sind oder gerne Tennis spielen oder reiten, sind Sie möglicherweise unsicher. Ist es besser, sofort damit aufzuhören, seit Sie wissen, daß Sie schwanger sind? Können Sie diese Sportarten während der ganzen Schwangerschaft beibehalten? Gibt es einen bestimmten Zeitpunkt, von dem an Sie am besten damit aufhören sollten? Auch wenn Übungen im allgemeinen nicht schädlich sind, möchten Sie wahrscheinlich wissen, ob bestimmte Bewegungen riskant sein können. Es gibt keine medizinisch abgesicherten Informationen darüber. Das ist eine Sache des gesunden Menschenverstands und Ihres eigenen Körpergefühls. *Sie sind für Ihren Körper die Expertin, sowohl in der Schwangerschaft als auch sonst, und nur Sie können wirklich beurteilen, was zu Ihrem Wohlbefinden beiträgt und was zu anstrengend ist.* Das ist die Richtschnur. Übungen, bei denen sie sich wohlfühlen, sind für Sie beide, für Sie und auch für Ihr Baby, gut – und das gilt während der ganzen Schwangerschaft.

Die hauptsächlichen Vorteile körperlicher Betätigung in der Schwangerschaft bestehen darin, daß der Muskeltonus verbessert und der Kreislauf angeregt wird, daß das Gleichgewichtsgefühl und die Koordination bei der Veränderung Ihrer Formen gefördert werden und daß Sie sich dadurch wohler fühlen und besser aussehen. Speziell auf die Schwangerschaft abgestimmte Bewegungen, die Sie in Geburtsvorbereitungskursen lernen können, helfen Ihnen bei Schmerzen und Beschwerden, wenn Sie mit der Zeit schwerer werden, und verhelfen Ihnen zu guten Körperfunktionen. Dadurch können Sie einige Unannehmlichkeiten vermeiden, die die Schwangerschaft sehr trüben können, zum Beispiel Verstopfung und Hämorrhoiden, unfreiwilliges

Wasserlassen, Verdauungsstörungen, Schwierigkeiten einzuschlafen oder durchzuschlafen. Wenn Sie während der ganzen Schwangerschaft für viel Bewegung sorgen, fühlen Sie sich wahrscheinlich auch nach der Geburt fit und voller Energie und erlangen schneller wieder den körperlichen Zustand wie vor der Schwangerschaft.

Viel Bewegung bringt auch noch andere Vorteile mit sich. Übungen, die Freude machen, regen die Produktion von Hormonen an, die als Endorphine bezeichnet werden und natürliche Schmerzmittel darstellen, da sie mit Morphinen verwandt sind. Wenn Sie zum Beispiel gerne joggen, kann es sein, daß der Endorphinspiegel in Ihrem Blut um bis zu 60 Prozent ansteigt. Gleichzeitig steigt der Prolaktinspiegel um etwa 40 Prozent. Das ist das Hormon, das die Milchbildung in den Brüsten anregt. In Tieren löst dieses Hormon starkes Fürsorgeverhalten aus.

Damit Endorphine und Prolaktin ausgeschüttet werden, müssen Sie sich »anspannen«. Ein Einkaufsbummel reicht dafür nicht aus. Endorphine werden in Folge von *Streß* freigesetzt. Auch während der Wehen werden Endorphine produziert. Sie tragen zu dem Gefühl tiefer Befriedigung bei, die viele Frauen bei der anstrengenden Geburtsarbeit empfinden.

Regelmäßige Übungen in der Schwangerschaft, die Ihnen wirklich Spaß machen, tragen also zu einem guten Muskeltonus bei, fördern eine gute Körperhaltung, Beweglichkeit und eine ausgiebige Atmung, regen den Blutfluß zum Baby an und führen zur Produktion von Prolaktin, das zum Stillen wichtig ist. Sie bleiben in einem guten körperlichen Zustand, um nach der Geburt bald wieder Ihre frühere Figur zu erreichen. Und wenn Sie mit einem durch anregende Übungen schon erhöhten Endorphinspiegel in die Geburt gehen, mindert das möglicherweise Ihre Schmerzempfindung. Wenn Sie während der ganzen Schwangerschaft bereits eine gute körperliche Koordination bei den Übungen trainiert haben, ist das wahrscheinlich auch eine gute Vorbereitung für Sie, um *mit* Ihrem Körper und der Kraft der Gebärmutter zusammenzuarbeiten, wenn eine Wehe auf die andere folgt wie große Wellen in einer heftigen Brandung.

Hier einige einfache, leicht zu befolgende Hinweise zu Übungen in der Schwangerschaft:

- *Sie sollten Ihnen Spaß machen!* Es ist nicht nötig, sich zu Übungen zu zwingen, die Ihnen gar nicht zusagen. Wenn bestimmte Übungen mühsam sind und zur Pflicht werden, dann versucht Ihr Körper wahrscheinlich, Ihnen klarzumachen, daß Sie aufhören sollen.
- *Die Übungen sollten rhythmisch ausgeführt werden.* Während der Schwangerschaft werden Hormone ausgeschüttet, die das Gewebe lockern und die Bänder, die die einzelnen Knochen verbinden, flexibler machen. Untersuchungen hierzu wurden ursprünglich bei Meerschweinchen durchgeführt, die offensichtlich in der Schwangerschaft sehr gelenkig werden. Längere Zeit war nicht bekannt, ob es bei Menschen einen ähnlichen Vorgang gibt, doch Untersuchungsergebnisse bestätigen dies jetzt. Durch den Erweichungsprozeß wird Ihr Körper auf die Geburt vorbereitet, so daß das knöcherne Becken zusätzliches »Spiel« hat und sich Muttermund und Scheide leichter öffnen. Das bedeutet jedoch, daß Bänder, die schon sehr flexibel sind, überdehnt werden können, besonders die im Becken und vor allem im Kreuzbereich. Starke Rückenschmerzen nach einer Übung, die mit heftigen Bewegungen einherging – zum Beispiel alle Bewegungen, bei denen Sie ein Hohlkreuz machen – könnten bedeuten, daß Sie diese Bänder zu sehr dehnen. Wenn Sie sich für fließende, rhythmische, tänzerische Bewegungen entscheiden, ist das sehr viel unwahrscheinlicher.
- *Es sollte kein Wettkampfsport sein.* Wenn jemand das Tempo vorgibt oder Sie andere mit Ihrer Leistung zu übertreffen versuchen, kann das schädlich sein, denn dann hören Sie wahrscheinlich nicht mehr auf die Zeichen Ihres Körpers. Eine Frau, die sehr stark motiviert ist, während der Schwangerschaft in Form zu bleiben und aktiv und fit zu sein, ist vielleicht besonders gefährdet, Übungen auf diese Weise zu übertreiben. Es ist zwar gut, wenn Sie wissen, was Sie wollen und sich aktiv vorbereiten, um während der Schwangerschaft in bester Kondition und zur Geburt den Anstrengungen gewachsen zu sein, doch wenn Sie wissen, daß Sie dazu neigen, alles hundertprozentig zu machen und sich mit ganzer Energie auf etwas Neues einzulassen, dann ist Ihnen wahr-

scheinlich bewußt, daß Ihre Entschlossenheit sich gegen Sie richten kann, wenn sie dazu führt, daß Sie zuviel von sich verlangen. Wichtig ist, daß Sie sowohl in der Schwangerschaft als auch bei der Geburt auf Ihren Körper »hören«. Sie bereiten sich auf keine Prüfung vor, die Sie bestehen müssen, und Sie müssen sich auch nicht als Frau beweisen.

- *Beginnen Sie mit jeder neuen Art von körperlichen Übungen ganz allmählich.* Steigern Sie Ihren Muskeltonus Schritt für Schritt und lernen Sie, Bewegungen fließend anstatt angestrengt auszuführen. Üben Sie eine neue Bewegung oder Haltung nur kurz und steigern Sie die Zeit oder die Häufigkeit der Übungen ganz allmählich.

- *Bewegungen sollten sich mit regelmäßigen Erholungspausen abwechseln.* Das Lösen von Spannungen und die Lockerung der Muskeln ist ebenso wichtig wie die Übung selbst. Am besten wirken sich Übungen auf Sie und Ihr Baby aus, wenn sie mit erfrischenden Erholungspausen einhergehen, selbst wenn jede Übung nur wenige Minuten dauern sollte.

Sie werden wahrscheinlich feststellen, daß Sie zu einer schnelleren Atmung neigen, je mehr sich Ihre Gebärmutter vergrößert. Sie atmen auch mehr Luft ein und aus; dadurch gelangt mehr Sauerstoff zum Baby. Ihr Herz schlägt schneller, auch wenn Sie im Ruhezustand sind, die Herztätigkeit steigt von 70 auf etwa 85 pro Minute. Veränderungen des Herzschlags und der Blutzirkulation bedeuten, daß *während* einer Übung weniger Blut zur Gebärmutter und zur Plazenta fließt, daß es jedoch anschließend zu einem vermehrten Blutfluß, dem »Rückstrom«, kommt. Deshalb sind kurze Übungsphasen, die viel Energie erfordern, besser als lange. Jedesmal, wenn Sie eine Pause machen, fließt vermehrt sauerstoffreiches Blut zum Baby.[1]

- *Nach den Übungen sollten Sie sich nicht erschöpft und ausgelaugt fühlen.* Wie Sie sich bei körperlicher Bewegung fühlen, liefert die besten Hinweise. Wenn Sie sich nach den Übungen nicht wohl fühlen, dann sind Sie vielleicht zu eifrig bei der Sache. Es kann sein, daß ganz bestimmte Bewegungen für Sie zu diesem Zeitpunkt der Schwangerschaft nicht geeignet sind. Verlassen Sie sich auf Ihren Körper. Nehmen Sie sich nach jedem Abschnitt Zeit, um nachzuspüren, wie es Ihnen geht. Aus diesem Grund sind regelmäßige kurze Übungsphasen viel besser als heftiges Üben einmal pro Woche. Wenn Sie nach einer bestimmten Übung Schmerzen haben, hören Sie damit auf und legen Sie sich nach Möglichkeit mindestens 20 Minuten lang hin. Machen Sie anschließend Übungen, bei denen ganz andere Muskeln beteiligt sind, als bei der vorigen Übung. Die Hausarbeit ist mit sehr viel Körperbewegung verbunden. Wenn Sie Fenster geputzt oder Wäsche aufgehängt haben – beides Arbeiten, die mit Dehnung verbunden sind –, dann gehen Sie in den Vierfüßlerstand (beispielsweise beim Wischen des Küchenfußbodens), damit die Wirbelsäule vom Gewicht des Babys entlastet ist und Sie Arme und Beine beugen.

Manche Frauen stellen fest, daß sie Wehen bekommen, wenn sie übermüdet oder Streß ausgesetzt sind. Manchmal können auch Übungen, die Sie machen – weil Sie glauben, Sie *sollten* das tun und nicht, weil es zu Ihrem Wohlbefinden beiträgt –, zu solchen Probewehen führen, die gelegentlich schmerzhaft werden können. Selbst schnelles Gehen kann dies manchmal bewirken. Das ist ein Hinweis, daß sie eine Pause einlegen oder etwas anderes tun sollten.

Schwimmen ist gegen Ende der Schwangerschaft sehr gut, denn das Wasser entlastet Ihren Körper vom zusätzlichen Gewicht, und selbst wenn Sie sich an Land wie ein gestrandeter Wal vorkommen, können Sie sich im Wasser fast mühelos bewegen und fühlen sich leicht und anmutig.

- *Halten Sie bei den Übungen nicht die Luft an.* Das Baby ist mit seiner Sauerstoffversorgung auf Sie angewiesen. Jede Bewegung, bei der Sie den Atem anhalten, ist zu anstrengend und sollte aufgegeben oder verändert werden, damit Sie Ihnen leichter fällt. Ein Vorteil bei anstrengenden Übungen besteht darin, daß Sie dadurch tiefer atmen und Ihr gesamtes Lungenvolumen und nicht nur den oberen Teil der Lunge ausfüllen. Doch wenn eine Übung zum Luftanhalten führt, erfüllt sie nicht ihren Zweck. Beim Atemanhalten wird das Zwerchfell fixiert. Wenn Sie sich gleichzeitig anstrengen, kann der Rückfluß des Sauerstoffs zum Herzen behindert werden; Ihnen wird übel und schwindlig. Aus diesem Grund sind anstrengende Aerobic-Übungen oder das Verausgaben an Übungsgeräten nicht empfehlenswert.

Das Gleichgewicht der Blutgase kann auch durch Tauchen mit einem Sauerstoffgerät beeinflußt werden.[2] Deshalb ist vom Tauchen in der Schwangerschaft abzuraten. Wenn Sie unbedingt weitertauchen möchten, dann tauchen Sie nicht tiefer als 100 Meter.[3] Eine Untersuchung hat ergeben, daß bei Müttern, die weiterhin tauchen, vor allem nach dem Tieftauchen die Häufigkeit von Babys mit Fehlbildungen erhöht ist.[4] Viele Frauen haben in der Schwangerschaft eine verstopfte Nase und verstopfte Stirnhöhlen, weil die Schleimhäute stärker durchblutet werden. Aus diesem Grund kann es beim Tieftauchen außerdem zum Platzen des Trommelfells kommen.

● *Sie sollten die Übungen in möglichst unbelasteter Luft machen.* Vermeiden Sie das Üben bei Smog, Rauchwolken und chemisch verunreinigter Luft. Wenn Sie an stark befahrenen Straßen entlangjoggen, gelangt äußerst ungesunde Luft in Ihre Lungen. Die Plazenta kann zwar einige Giftstoffe ausfiltern, doch nicht Ihr gesamtes Blut entgiften. Wenn es möglich ist, dann machen Sie Übungen in einem Park, außerhalb der Stadt oder am Meer.

### *Spezielle Übungen für die Schwangerschaft*

Die Übungen sollten die Muskeln stärken helfen, die das zusätzliche Gewicht durch die vergrößerte Gebärmutter und das Baby tragen, also die Muskeln in den Beinen, im unteren Rücken, im Bauch und den Füßen zum Beispiel. Manche Übungen sind in dieser Hinsicht völlig wirkungslos. Das Herabbeugen mit durchgestreckten Beinen zu den Zehen gehört zu diesen Übungen. Bei anderen Übungen, zum Beispiel flach auf dem Boden liegen und dann die Beine gestreckt vom Boden abheben, werden plötzlich Muskelbereiche eingesetzt, die sowieso schon überlastet sind; Schmerzen oder Unbehagen können ein Hinweis sein, daß dies der Fall ist. Am meisten von der Schwangerschaft in Mitleidenschaft gezogen sind die Bauchmuskeln, der Beckenboden, der die gesamten inneren Organe stützt, und der Rücken, vor allem im Lendenwirbelbereich.

Die abgestützte Hocke und sanfte Beckenbewegungen im Vierfüßlerstand tragen zur Stärkung der Muskulatur im Lendenwirbelbereich bei
und lindern Rückenschmerzen. Doch eine Übung, die häufig Bestandteil von Schwangerschaftsgymnastik ist, führt zur Überdehnung der
Muskeln und kann die Rückenschmerzen noch verschlimmern. Bei dieser Übung wird im Vierfüßlerstand das Becken vorgeschoben und her-
ausgestreckt, wobei der Lendenbereich zuerst hochgewölbt und dann
nach unten sinken gelassen wird, so daß es zu einem Hohlkreuz kommt.
Dieser Bewegungsablauf ist nur gut, wenn Sie immer daran denken,
den Rücken gerade werden zu lassen, sobald Sie ihn aus der Katzenbuk-
kelposition nach unten sinken lassen. Folgende Übung eignet sich gut
zur Kräftigung der Bauchmuskeln: Sie sitzen auf einem Stuhl oder auf
dem Boden und legen dabei die Hände auf den Bauch, atmen langsam
ein, lassen den Bauch sich vorwölben und atmen dann lange und ausgiebig aus, wobei Sie ihre Bauchmuskeln immer mehr einwärts ziehen.
Das gerade Aufrichten aus der Rückenlage oder das Anheben des gestreckten Beins aus der Rückenlage soll zwar der Kräftigung der Bauchmuskeln dienen, hat aber oft den gegenteiligen Effekt. In der Schwangerschaft ist der Rektusmuskel, der gerade Muskel in der Mitte Ihres
Bauches, der sich vielleicht durch einen dunklen Streifen vom Bauchnabel abwärts bis zum Schambein bemerkbar macht, sehr stark belastet.
Wenn er zusätzlich beansprucht wird, kann er tatsächlich auseinander-
weichen. Die längsverlaufenden Bänder der Muskelfasern teilen sich
wie bei einem Reißverschluß. Es kann sehr schwierig sein, den Tonus
in dieser Muskulatur nach der Geburt wiederherzustellen. Dies muß
dann ganz allmählich erfolgen, indem Sie mit der Atembewegung beginnen, die ich weiter oben beschrieben habe, um dann zu schwierige-
ren Übungen überzugehen.
*Wichtig ist, daß Sie auch die Muskeln trainieren, die nicht zu sehen sind.*
Die Beckenbodenmuskulatur, von der Ihre Scheide und Ihr After
umgeben sind und die weiter oben im Beckeninneren dicke Muskel-
schichten bildet, von denen Gebärmutter und Blase gestützt werden,
öffnet sich, wenn das Baby dort bei der Geburt hindurchgleitet. Es ist
wichtig, daß diese Muskeln einen guten Tonus haben, um das zusätzliche Gewicht durch die Schwangerschaft tragen und bei der Geburt
ganz und gar nachgeben zu können. Wenn Sie sich dieses Körperbe-

reichs bewußt werden und wissen, wie Sie diese Muskeln willentlich zusammenziehen und loslassen können, verhilft Ihnen das während und nach der Geburt zu einer guten inneren Haltung und erleichtert Ihnen das Öffnen bei der Geburt.

Die *Liftübung* können Sie tagsüber jederzeit machen, am besten verbinden Sie sie mit sich häufig wiederholenden Tätigkeiten, zum Beispiel wenn Sie im Auto an einer Ampel warten oder im Lift fahren oder die Treppen hinauf oder hinuntergehen. Stellen Sie sich die Muskeln, die kreisförmig um Ihre Scheide, Ihren Blasenausgang und in einem weiteren Kreis um Ihren After herum verlaufen, wie einen Lift in Ihrem Körperinneren vor, der bis in den fünften Stock fahren kann. Spannen Sie die Muskeln an, als würde der Lift in den ersten Stock fahren. Halten Sie die Anspannung. Spannen Sie die Muskeln dann fester an, während sie in den nächsten Stock fahren. Halten Sie die Spannung. Dann lösen Sie die Anspannung und fahren sanft und aufmerksam wieder nach unten. Lassen Sie den Lift nicht plötzlich nach unten sausen. Wenn Sie im Erdgeschoß angekommen sind, dann fahren Sie in den Keller, indem Sie die Muskeln sich nach unten vorwölben lassen. (Das ist die Bewegung beim Hinausschieben Ihres Babys.) Dann fahren Sie wieder ein Stockwerk *aufwärts*, so daß Sie die Übung mit einem guten Tonus in den Muskeln beenden. Wiederholen Sie dies zwei- bis dreimal. Wenn es Ihnen während der Schwangerschaft oder nach der Geburt passiert, daß Sie beim Lachen oder Niesen Urin verlieren, was häufig vorkommt, dann verhilft Ihnen diese Übung zu einem besseren Muskeltonus, indem Sie nur die Aufwärtsbewegung machen.

## Wählen Sie die für Sie passenden Übungen aus

Überlegen Sie, welche Körperübungen Ihnen bisher Spaß gemacht haben und schreiben Sie sie in Ihr Notizbuch. Gibt es noch weitere Übungen, die Sie gerne machen würden und die Ihren körperlichen Bedürfnissen in der Schwangerschaft entgegenkommen? Schreiben Sie diese ebenfalls auf.

Rosi ist im dritten Monat, und so sieht ihre Liste aus:

*Schwimmen*
*Spazierengehen*
*Gymnastikstunde*
*Reiten*
*Radfahren*

Sie beschloß, ihre Gymnastiklehrerin zu fragen, ob sie auch spezielle Schwangerschaftsgymnastik anbietet oder die Übungen zumindest so umgestalten könnte, daß sie auch für die Schwangerschaft geeignet sind. Gewöhnlich wurden die Übungen zu ziemlich schneller Musik gemacht, und für Rosi war es zu anstrengend, das schnelle Tempo einzuhalten. Das wollte sie ebenfalls mit ihrer Gymnastiklehrerin besprechen. Das Spazierengehen war auf jeden Fall sehr gut, und im Schwimmbad in ihrer Nähe wurde Schwangerschaftsschwimmen angeboten. Sie würde weiterhin Radfahren. Eine Freundin, die die ganze Schwangerschaft hindurch Rad gefahren war, gab ihr jedoch den Rat, sich einen dieser altmodischen großen, aufrechten Lenker zu besorgen, weil das sehr viel bequemer war, als sich nach vorne auf den Lenker hinunterzubeugen. Was das Reiten anbelangte, konnte sie sich nicht recht entscheiden, jedoch würde sie nicht mehr springen, damit sie nicht abgeworfen werden konnte. Sie wollte ausprobieren, wie es ihr dabei ging und dafür sorgen, daß sie immer ein ruhiges, gut geschultes Pferd bekam.

Shirleys Liste umfaßte:

*Yoga*
*Tanzen*
*Aerobic*
*Laufen*
*Skifahren*

Sie fand, daß das Tanzen wahrscheinlich nicht mehr das Richtige war, weil in Diskotheken meist sehr viel geraucht und getrunken wurde. Sie machte einen Aerobic-Kurs für Schwangere ausfindig und entdeckte nach einiger Suche auch einen speziellen Yogakurs für Schwangere. Seit einem Jahr oder länger war sie jeden Morgen vor dem Frühstück gelaufen, und solange sie sich fit fühlte, wollte sie das beibehalten, vielleicht mit verringertem Tempo. Sie wollte sich dabei im Verlauf der Schwangerschaft von ihrem Körper leiten lassen.

> Schreiben Sie in Ihrem Notizbuch nieder, welche Übungen Sie vorhaben, wie Sie mit Leuten Kontakt aufnehmen, die Ihnen weiterhelfen oder sich Ihnen anschließen können, und notieren Sie alle Informationen, die Sie brauchen.

Viele Frauen entscheiden sich heute für spezielle Schwangerschaftsgymnastik, die sie zusätzlich zu den Geburtsvorbereitungskursen machen. Oft überschneiden sich die Inhalte. Manchmal ist diese Gymnastik auch mit Tanz verbunden. Im alten Griechenland war Tanz ein zentrales Thema bei der Verehrung von Kybele, der Göttin der Geburt und des Mondes, und später von Artemis, Göttin der Geburt und aller gefährlichen Übergänge. Das Beckenwiegen und die kreisenden Bewegungen, die die Gebärende und die anderen Frauen, die ihr beistanden, während der Geburt ausführten, bedeuteten nicht nur praktische Hilfe; sie hatten tiefe religiöse Bedeutung und brachten durch jede Menschengeburt die Macht der großen Muttergöttin zum Ausdruck. Die gleichen Beckenbewegungen, die heute Bestandteil des von uns so bezeichneten Bauchtanzes sind, wurden auch von Frauen in Ägypten und anderen Gebieten Nordafrikas bei der Geburt und der Vorbereitung darauf ausgeführt. Das ist oft heute noch so.

Andere Schwangerschaftskurse beruhen auf Yoga in Verbindung mit Atemübungen. Im Yoga sind Atmung und Haltung und Atmung und Bewegung eng miteinander verbunden. Yoga ist eine Möglichkeit, nicht nur Körperdisziplin zu lernen, sondern auch dem Körper zu vertrauen. Es erfordert ruhige Gelassenheit, Gelenkigkeit und Gleichgewichtsgefühl und nicht so sehr Muskelkraft.[5] Das ist sehr wichtig für die Geburt, für die Harmonie zwischen Körper und Geist und für die Fähigkeit, sich dem Geburtsvorgang zu überlassen.

Es empfiehlt sich, beim Einnehmen von Umkehrhaltungen, zum Beispiel beim Kopfstand, einen Stuhl zur Hilfe zu nehmen, damit Sie sich ganz allmählich in die Vertikale aufrichten können, oder aber sie bewegen sich ganz allmählich mit den Füßen an der Wand in die vertikale Umkehrhaltung. Wichtig ist, daß Sie wirklich eine gute Lehrerin haben, die sich mit den besonderen Erfordernissen in der Schwangerschaft auskennt.

Auch Aerobic muß auf die Schwangerschaft abgestimmt sein, und die Lehrerin sollte über die physiologischen Vorgänge und die Belastungen in der Schwangerschaft gut Bescheid wissen. Jede Übungsfolge sollte mit einer Aufwärmphase beginnen, zu kräftigen Bewegungen übergehen und dann mit einer Abkühlungsphase enden. Sie können überprüfen, ob Ihr Herz dabei nicht zu stark belastet wird, indem Sie regelmäßig Ihren Puls fühlen.[6]

Bei der »aktiven Geburt« kann sich die Frau ganz spontan frei bewegen, wie und wann sie möchte und ist in keiner Weise eingeschränkt.[7] In Vorbereitungskursen lernt sie Haltungen und Bewegungen, die eine maximale Öffnung des Beckens ermöglichen. Wenn Sie in Ihrer Nähe einen Geburtsvorbereitungskurs ausfindig machen, in dem Dehnübungen mit Bewegungen für eine aktive Geburt verbunden sind, haben Sie den Vorteil, Übungen für die Schwangerschaft und Probehaltungen für die eigentliche Geburt miteinander kombinieren zu können. Bei der aktiven Geburt nehmen Sie so oft wie möglich aufrechte Haltungen ein, wechseln häufig die Haltung und bringen Ihr Kind in der Hocke, im Knien oder im Vierfüßlerstand (oder ähnlichen Haltungen) zur Welt, anstatt in der halb sitzenden Haltung oder im Liegen, wie ein Käfer auf dem Rücken.

Zwar gelten im 20. Jahrhundert das Entbindungsbett und der Entbindungstisch als unverzichtbare Einrichtungsgegenstände in jeder Klinik, doch haben seit undenklichen Zeiten Frauen überall auf der Welt sich während der Geburt frei bewegt und Haltungen eingenommen, in denen sie sich am wohlsten fühlten. Sie brachten ihr Baby mit beiden Beinen fest am Boden stehend und in aufrechter oder halb hockender Haltung zur Welt. Im Mittelalter leisteten die Hebammen den Frauen in niedrigen, hufeisenförmigen Gebärhockern Geburtshilfe. Bis zur Einführung von Klinikgeburten war es für Frauen ganz normal, während der Geburt umherzugehen und weiterhin ihre Arbeit in Haus und Hof zu erledigen, oft bis zum Beginn der Austreibungsphase. Die Haltungen unserer Urgroßmütter waren Variationen der hockenden, knienden oder kauernden Positionen, wie sie in der Dritten Welt bis heute eingenommen werden.[8] In diesen Haltungen übt die Gebärmutter keinen Druck auf die großen Blutgefäße im Unterkörper (Vena cava inferior) aus, um die Sauerstoffzufuhr zum Baby nicht zu verringern, und die Schwerkraft unterstützt die Geburt des Babys und anschließend der Plazenta.[9]

Meistens ist es so, daß sich eine Frau während der Geburt in aufrechten Haltungen und indem sie umhergeht, wohler fühlt, selbst wenn sie sich gern zwischendurch kurzzeitig auch einmal hinlegt. In einer in England durchgeführten Untersuchung benötigten Frauen, die dazu ermuntert worden waren, in Bewegung zu bleiben, weniger Schmerzmittel und nahmen das Angebot, sich ins Bett legen zu können, kaum an. Ihre Wehen waren geburtswirksamer, so daß die Eröffnungsphase kürzer war, und bei der Geburt waren die Babys in einem besseren Zustand als bei den Frauen, die im Bett gelegen hatten.[10]

Eine aufrechte Haltung erzeugt größeren Druck im Becken, und die Gebärmutter kann sich während einer Wehe kugelförmig runden. Wenn Sie sich vorbeugen, wie das die meisten Frauen spontan tun, neigt sich der Kopf des Babys nach vorn, weg vom Kreuzbein, dem Knochen, der die Rückseite des Beckens bildet. Das bedeutet weniger Rückenschmerzen und unterstützt die Drehung des kindlichen Kopfes in die richtige Stellung für die Geburt.

Sie können sich natürlich vorher vornehmen, während der Wehen nicht im Bett zu liegen sondern umherzugehen, doch wenn es soweit ist, gibt es dann vielleicht kaum andere Möglichkeiten, als das Bett zu umkreisen oder ziellos im Flur auf und ab zu laufen. Es empfiehlt sich, schon vorher andere Haltungen und Bewegungen auszuprobieren, die dann vielleicht auch während der Geburt angenehm sind und schmerzlindernd wirken. Sie sollten schon sehr früh in der Schwangerschaft damit anfangen. In der Dritten Welt kauern oder hocken die Frauen bei ihren täglichen Beschäftigungen ganz selbstverständlich am Boden, anstatt auf einem Stuhl zu sitzen. Wir im Westen verbringen die meiste Zeit sitzend, und deshalb kann es für uns sehr unbequem sein, länger als eine oder zwei Minuten zu hocken oder zu kauern; die Bänder und Muskeln im Becken und Rücken sind meist fest und die Knie- und Knöchelgelenke steif. Durch regelmäßiges langsames, achtsames Üben während der Schwangerschaft werden Sie ganz allmählich für die Geburt immer beweglicher. Versuchen Sie, sich langsam, ausgiebig und fließend zu bewegen, und vermeiden Sie alle ruckhaften, heftigen Bewegungen. Wenn ein Muskel plötzlich oder sehr heftig angespannt wird, kann es zu Verkrampfungen kommen, und der Muskel zieht sich zusammen und verkürzt sich, anstatt nachzugeben und sich zu dehnen.

## Übungen für eine aktive Geburt

In vielen Geburtsvorbereitungskursen werden heute Übungen für ein besseres Wohlbefinden in der Schwangerschaft und auch Haltungen für eine aktive Geburt angeboten. Der Begriff aktive Geburt beruht auf der Erkenntnis, daß eine Frau während der Geburtsarbeit aktiv ihr Kind zur Welt bringt und keine passive Patientin ist. Anstatt sich hinzulegen, damit Ärzte und Hebammen bequem Untersuchungen an Ihnen vornehmen können, nehmen Sie die Haltungen ein, die Sie bequem finden und bewegen sich, wie und wann Sie mögen. Das heißt, daß Sie nicht auf das Entbindungsbett oder auf einen Gebärhocker angewiesen sind, sondern sich frei am Boden, unter der Dusche, gegen eine Wand, ein Möbelstück oder Ihren Partner gelehnt bewegen können. Sie ändern Ihre Haltung, so oft Sie wollen und überlassen sich dem Geburtsvorgang.

### Verschiedene Haltungen ausprobieren

Die *Hocke* ist am einfachsten, wenn sie sich an etwas Festem oder jemandem, der vor Ihnen steht, festhalten oder wenn Sie von zwei Helfern seitlich abgestützt werden. Wenn Sie anfangen, die Hocke zu üben, machen Sie das nur kurze Zeit und ziehen Sie dafür Schuhe mit kleinem Absatz an oder schieben Sie sich ein Kissen unter die Fersen, damit Ihre Achillessehnen nicht zu sehr belastet werden. Werden die

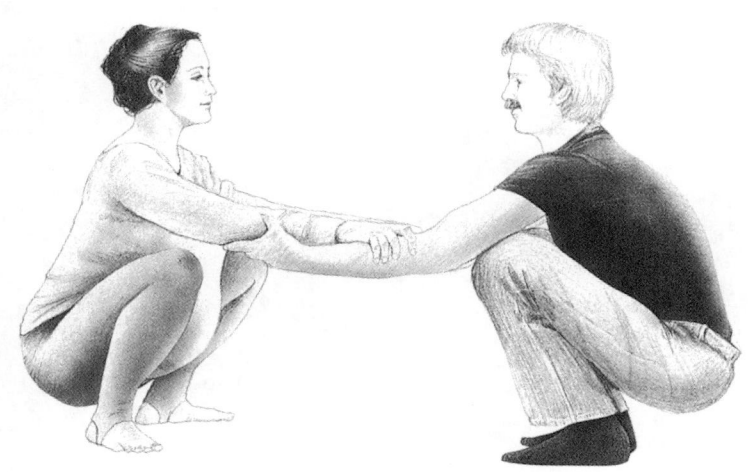

*Eine gute Möglichkeit, das Hocken zu üben.*

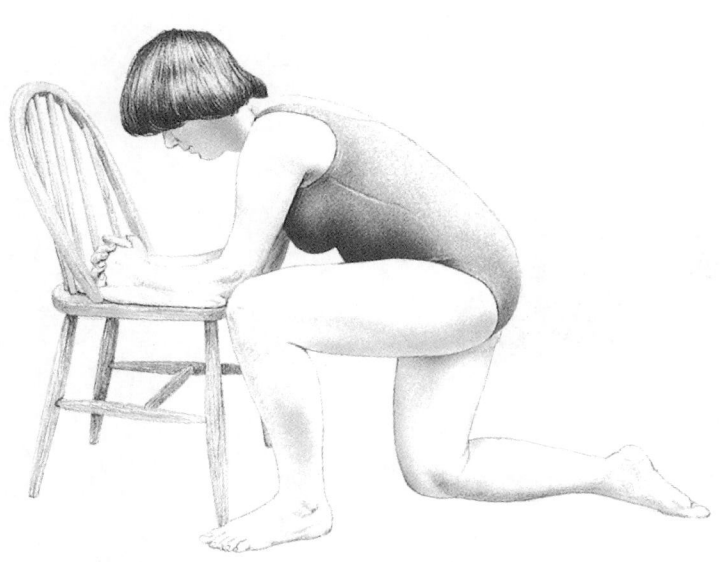

*Die halb hockende, halb kniende Haltung, die während der Wehen sehr entlastend sein kann. Wechseln Sie die Beine, so oft Sie möchten.*

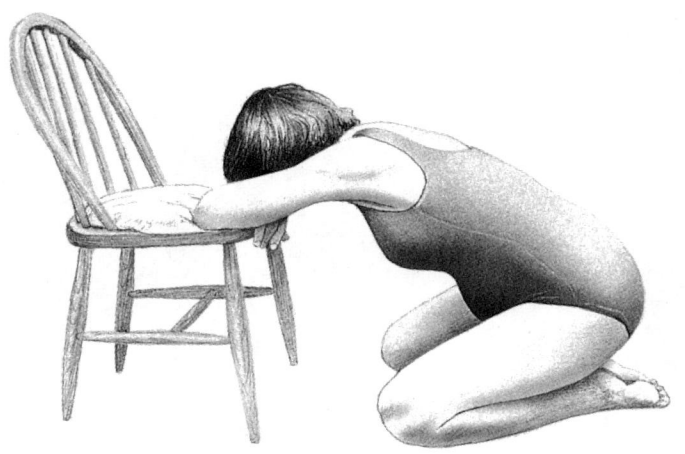

*Die kniende Haltung, bei der Sie vornübergebeugt abgestützt sind – gut gegen Rückenschmerzen.*

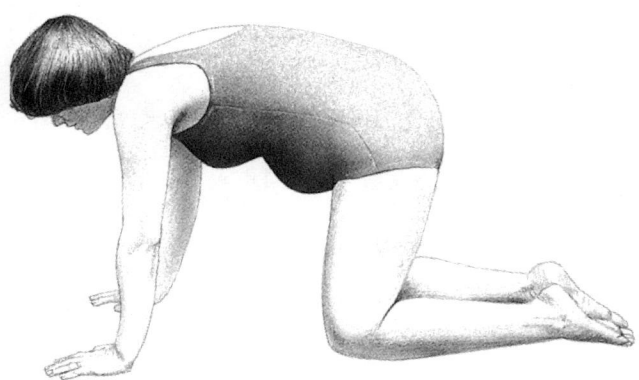

*Der Vierfüßlerstand. Oft sehr angenehm bei Wehen, die Sie hauptsächlich im Rücken spüren.*

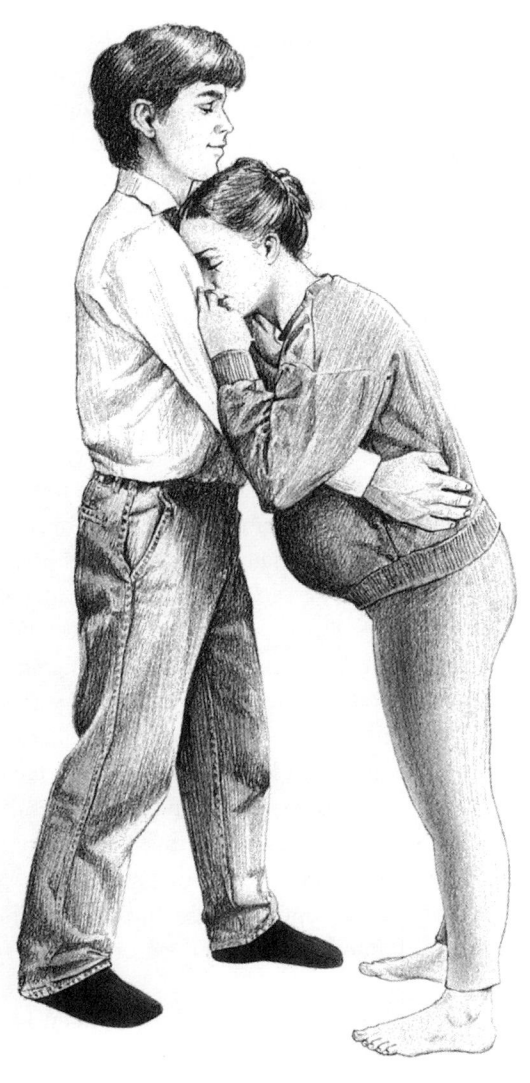

*Stehen kann sehr angenehm sein, wenn Sie sich an jemanden anlehnen können.*

Muskeln allmählich länger, können Sie längere Zeit in dieser Haltung bleiben und allmählich auch die Fersen am Boden absetzen. Probieren Sie auch die *halb hockende, halb kniende Haltung* aus, bei der Sie mit dem einen Bein am Boden knien und das andere gebeugt auf den Boden aufstellen. Diese Haltung kann bei der Geburt sogar angenehmer sein als die Hocke. Viele Frauen nehmen ganz spontan Haltungen ein, in denen das Becken asymmetrisch ist, und das Vorschieben des Beckens, vor allem bei gleichzeitigen Beckenbewegungen, kann bewirken, daß der Kopf des Babys sich in die richtige Stellung für die Geburt dreht.

Es gibt eine Reihe guter kniender Haltungen, bei denen Sie sich nicht unbedingt an etwas festhalten müssen. Versuchen Sie, aus Haltungen im Fersensitz in vornübergebeugte Haltungen, aufgestützt auf ein Kissen auf einem Stuhl, überzuwechseln und sich dann noch weiter vorzubeugen und sich mit weit gespreizten Beinen mit den Ellenbogen am Boden abzustützen. Ein Meditationsschemel hilft Ihnen, sich hinzuknien, während Ihr Gesäß leicht erhöht ist und abgestützt wird. Vielleicht möchten Sie diesen Schemel auch zur Geburt mitnehmen. Sie können auch zwischen den Beinen Ihres Partners knien, der hinter Ihnen sitzt, so daß Sie von dessen Oberschenkeln abgestützt sind. Diese Haltungen können sehr gut sein, wenn Sie die Wehen hauptsächlich im Rücken spüren. In diesen Positionen kann auch leicht eine Rückenmassage gemacht oder Gegendruck im Kreuz gegeben werden. Eine andere Möglichkeit ist der *Vierfüßlerstand*, bei dem Knie und Arme weit genug auseinander am Boden aufliegen, so daß das Kreuzbein vom Druck des Babys entlastet ist und es auf der Bauchdecke ruht. Bei Rückenschmerzen ist diese Haltung ideal, und auch, wenn sich das Kind in der hinteren Hinterhauptslage befindet, also seine Wirbelsäule parallel zu Ihrer liegt und Gesicht und Gliedmaßen nach vorn zeigen. Liegt das Baby in der Steißlage, kann diese Haltung ebenfalls angenehm sein.

*Stehen* ist eine weitere geeignete Position, die Sie üben können. Probieren Sie verschiedene Möglichkeiten aus, wie Sie sich an eine Wand oder ein Möbelstück oder Ihren Partner anlehnen können. Versuchen Sie, sich über einen Tisch oder eine Fensterbank zu beugen. Bei all diesen Haltungen brauchen sie nicht still auszuharren. Sie können sie ständig wechseln. Bitten Sie jemanden, am besten die Person, die Sie bei der Geburt begleitet, in jeder Haltung verschiedene Bewegungsmöglichkeiten mit Ihnen auszuprobieren. Testen Sie, wie es sich anfühlt, wenn Sie Ihr Becken rhythmisch bewegen. Versuchen Sie, sich im Becken zu wiegen, hin- und herzuschwingen und langsam zu kreisen. Finden Sie Möglichkeiten heraus, wie Ihr Partner Ihnen am besten helfen kann. Möchten Sie, daß er ruhig bleibt oder sich *mit* Ihnen bewegt? Möchten Sie lieber festgehalten, massiert oder sanft gestreichelt werden? Wie kann Ihr Partner Ihnen körperlichen Halt bieten und gleichzeitig eine Haltung einnehmen, in der Sie Blickkontakt herstellen können, wenn Sie das gern hätten?

Probieren Sie Positionen und Bewegungen aus, die Sie gut im Bad oder unter der Dusche ausführen können. Wasser kann bei der Geburt wunderbar belebend sein.

Wenn Sie Ihr Kind in der Klinik zur Welt bringen, kann die Fahrt dorthin recht unbequem werden, wenn Sie vorher keine bequemen Haltungen im Auto ausprobiert haben. Der Rücksitz ist meistens am besten geeignet. Testen Sie, ob Kissen Ihnen eine gute Stütze im Rücken bieten oder Sie mit Hilfe von Kissen im Vierfüßlerstand oder in der Seitenlage eine bequeme Position finden.

Malen Sie sich auch aus, wie Sie am liebsten liegen würden, wenn Sie sehr müde sind. Die Seitenlage ist besser als die Rückenlage. In der Seitenlage drückt die schwere Gebärmutter nicht auf die Gefäße, durch die das Blut zurück zum Herzen fließt, so daß Sie im Liegen nicht benommen oder ohnmächtig werden.

---

Schreiben Sie sich die Haltungen und Bewegungen auf, die Sie am liebsten mögen. So kann es Ihnen bei der Geburt nicht passieren, daß Sie in der Rückenlage oder in irgendeiner Position verharren, die Sie nicht zu verändern wagen, weil Ihnen entweder Ihr Körper viel zu schwer vorkommt oder Sie Angst haben, daß es dann noch mehr weh tut. Mit Fortschreiten der Schwangerschaft verändert sich auch Ihr Schwerpunkt, und dann bevorzugen Sie vielleicht andere Haltungen und Bewegungen.

Stellen Sie sich vor, Sie müßten sich übergeben oder auf die Toilette gehen, um Blase oder Darm zu entleeren, und probieren Sie einfache Haltungen für diese ganz normalen Körperfunktionen aus.

## Übungen für die Zeit nach der Geburt

Jetzt sollten Sie sich auch nach Übungen oder Yoga für die Zeit nach der Geburt erkundigen. Manche Einrichtungen bieten eine Kinderbetreuung an, und Sie können dann sicher sein, daß für Ihr Baby gut gesorgt wird, während Sie sich Zeit nehmen, etwas für Ihre eigene Gesundheit zu tun. Es gibt auch Gruppen für Mütter und Babys, so daß Sie Ihr Baby in die Bewegungen miteinbeziehen können, wenn es nicht gerade schläft oder Ihnen zufrieden zuschaut. Einem wenige Monate alten Baby gefallen kräftige Bewegungen, und die gemeinsamen Übungen können Ihnen beiden großen Spaß machen.

Auch wenn es Ihnen nicht möglich ist, regelmäßig an einem Kurs teilzunehmen, können Sie die Übungen zu Hause machen, vor allem, wenn Sie einige vorher in der Gruppe kennengelernt haben. Ein Vorteil von Kursen besteht jedoch darin, daß Sie dort andere Frauen treffen. Solche Kontakte können eine große Hilfe sein, wenn Sie sich in das manchmal entmutigende Dasein einer Mutter hineinfinden. Wenn Sie Ihren Beruf aufgegeben haben und sich die Zeit nehmen, Ihr Baby kennenzulernen, ist es sehr wichtig, daß Sie sich nicht ganz und gar ans Haus binden und sich zurückziehen. Für viel zu viele junge Mütter besteht der Höhepunkt des Tages im Gang zum Supermarkt. Es ist kein Wunder, daß Frauen, die von allen gewohnten Kontakten abgeschnitten sind und stundenlang mit keinem anderen Erwachsenen reden können, häufig Depressionen bekommen. Und solche Depressionen haben nichts mit Hormonen zu tun. Sie beruhen darauf, daß eine Frau sehr einsam ist und nicht die nötige emotionale und zwischenmenschliche Unterstützung bekommt.

In Rückbildungskursen bekommen Sie und Ihr Babys nicht nur neue Anregungen durch die Übungen, sondern auch dadurch, daß Sie regelmäßig gemeinsam etwas unternehmen und Sie sich mit anderen Frauen treffen und unterhalten, die die gleichen Erfahrungen machen.

Notieren Sie sich in Ihrem Buch Ihre Pläne bezüglich Rückbildungsgymnastik, wenn das Baby da ist, und Adressen und Telefonnummern, die Sie dann brauchen könnten.

# 6 Ihre Umwelt während der Schwangerschaft

Ganz gleich, ob Sie außer Haus oder daheim tätig sind oder – wie die meisten Frauen – beides miteinander verbinden, die Schwangerschaft ist ein geeigneter Zeitpunkt, Ihre Umgebung kritischer zu betrachten, zu überlegen, ob es etwas zu verbessern gibt, und dann nach Möglichkeit die nötigen Veränderungen vorzunehmen.

Sind Sie an Ihrem Arbeitsplatz durch Chemikalien gefährdet? Atmen Sie saubere Luft? Stimmt die Raumtemperatur? (In der Schwangerschaft ist Ihnen wärmer.) Sitzen Sie bequem? Müssen Sie lange stehen? Bekommen Sie in Ihrer Arbeitshaltung leicht Rückenschmerzen, Nackenschmerzen, Verspannungen in den Schultern oder Schmerzen in den Beinen oder Armen? Ist die Beleuchtung gut? Ist der Lärmpegel erträglich?

Es geht jedoch nicht nur um die äußere Umgebung. Eine große Rolle spielen auch die Belastungen und Spannungen, denen Sie am Arbeitsplatz ausgesetzt sind. Müssen Sie kurzfristige, unrealistische Termine einhalten? Haben Sie keinerlei Einfluß auf Ihre Zeitplanung oder können Sie nicht vorausplanen? Arbeiten Sie mit Maschinen, die Ihnen den Arbeitsrhythmus diktieren und Ihnen zuwenig Atempausen lassen? Gibt es genügend Pausen, in denen Sie auf die Toilette gehen können? (In der Frühschwangerschaft und gegen Ende der Schwangerschaft müssen Sie öfter die Blase entleeren als normalerweise.) Haben Sie das Gefühl, keine Arbeit befriedigend zu Ende führen zu können, weil jeder etwas von Ihnen will? Müssen Sie auf zu viele Leute gleichzeitig eingehen? Haben Sie eine lange, anstrengende Arbeitszeit? Sind Sie sexuellen Belästigungen ausgesetzt, müssen Sie einen Spießrutenlauf von Bemerkungen bezüglich Ihres Körpers und anzügliche Witze über sich ergehen lassen oder werden Sie angegrapscht?

Wenn Sie außer Haus berufstätig sind, spielt auch der Weg zur Arbeit eine Rolle. Ist er belastend?

Das Leben in einer großen Stadt setzt uns alle dem Streß durch ständigen unpersönlichen und bedeutungslosen Kontakt mit anderen Menschen aus, der Belastung durch große Menschenansammlungen und durch Menschen, die sich gegenseitig den Platz streitig machen, sei es an einem Schalter oder an der Bushaltestelle, beim Fahren in der Hauptverkehrszeit, wo wir aufgehalten werden, wenn wir eine wichtige Verabredung haben.

Das alles macht uns nervös, wir sind frustriert und erschöpft; es werden Streßhormone ausgeschüttet, die den Blutdruck ansteigen lassen, die Atemfrequenz nimmt zu; die Muskeln spannen sich an, was zu Verspannungen im Körper und geistigem Streß führt.

Das Thema Streß wird oft so behandelt, als sollte es ihn eigentlich überhaupt nicht geben. Doch ist ein gewisses Maß an Streß normal, ja kann uns sogar in Hochstimmung versetzen. Zudem ist Streß nicht zu vermeiden. Letztendlich werden wir nur völlig streßfrei sein, wenn wir tot sind.

Streß stellt eine Herausforderung dar. Er kann bewirken, daß wir aus unserem alten Trott herauskommen, daß wir Dinge überdenken, die wir für selbstverständlich hielten, daß wir Problemlösungen herbeiführen und unsere Kreativität fördern. Streß ist dazu da, um damit umzugehen.

Die Fähigkeit, ein gewisses Maß an Streß durchaus genießen zu können, hängt jedoch von wichtigen Faktoren in Ihrem Leben und in Ihren Beziehungen zu anderen ab. Sehr schwer ist Streß dann auszuhalten, wenn wir uns in keinem guten Allgemeinszustand befinden. Wenn es uns körperlich schlecht geht, dann kann Streß zur Qual, zum Distreß im Gegensatz zum Eustreß werden.

Gut mit Streß umzugehen fällt uns auch dann sehr schwer, wenn uns Autonomie und persönliche Freiheit fehlen, weil wir ständig für andere da sind, und *deren* Bedürfnisse befriedigen. Ist dies der Fall, führt Streß dazu, daß wir uns ausgenutzt fühlen.

Diese Art von Streß, die uns sowohl bei der Arbeit außer Haus als auch als Hausfrauen begegnet, sollten wir ernst nehmen. Dann können wir vielleicht mit denen, die solche Forderungen an uns stellen, Veränderungen aushandeln und unser Leben möglichst so einrichten, daß der Streß abnimmt.

Mir ist klar, daß in einem solchen Zusammenhang die Liste potentieller Gefahren fast endlos erscheint und Ihr Arbeitsplatz voller Gefahren ist. Das liegt daran, daß die meisten von uns unter Druck arbeiten und unter den Auswirkungen eines Lebens in großen Menschenansammlungen und einer vergifteten Umwelt leiden. Wir können uns dem nicht völlig entziehen. Manchmal kommt es uns wohl so vor, daß wir Gefahren ausgesetzt sind, gegen die wir wenig unternehmen können, und jedesmal, wenn wir die Zeitung aufschlagen oder eine aktuelle Sendung im Fernsehen verfolgen, wird über neue Gefahren berichtet. Das Leben im 20. Jahrhundert ist gefährlich! Wenn Sie ein Kind erwarten, nehmen sie all diese Risiken noch alarmierender wahr.

Risiken rütteln uns zwar wach, doch sollten wir daraus nicht folgern, daß wir überhaupt nichts dagegen tun können. Auch wenn es viele Dinge gibt, die wir nicht ändern können, es gibt sicherlich auch vieles, das wir mit Entschlossenheit, Anstrengung und indem wir uns mit Gleichgesinnten zusammenschließen tatsächlich verbessern *können.*

Hier geht es nicht nur darum, für eine sichere Arbeitssituation in der Schwangerschaft zu sorgen. Wenn durch schlechte Arbeitsbedingungen die Gesundheit der Schwangeren beeinträchtigt oder das Baby gefährdet ist, dann müssen diese zum Vorteil von uns allen verbessert werden. Bestimmte Giftstoffe schädigen zum Beispiel auch das Sperma, wodurch ein Mann unfruchtbar werden kann. *Alle* Arbeitnehmer tragen möglicherweise gesundheitliche Schäden davon oder sind zumindest in ihrem Allgemeinzustand beeinträchtigt. Das ist ein dringliches gesellschaftliches Problem.

## Bildschirme

Wenn Sie am Computer, in der Textverarbeitung oder mit Video arbeiten, machen Sie sich möglicherweise Gedanken darüber, ob das schädlich für das Baby ist. In letzter Zeit hat es eine Reihe von Veröffentlichungen über vermutete Risiken bei der Arbeit am Bildschirm vor allem in den ersten acht Schwangerschaftswochen gegeben.[1]

Das erste Risiko besteht darin, daß die ausgesendeten Röntgenstrahlen teratogen (schädlich für die fötale Entwicklung) wirken können. Die Energie dieser Röntgenstrahlen ist niedrig und außerhalb des Glasschirms der Röhre nicht meßbar. Eine Untersuchung bei Müttern von Babys mit Geburtsschäden ergab keine Hinweise darauf, daß eine überdurchschnittlich hohe Zahl von ihnen in der Frühschwangerschaft am Bildschirm gearbeitet hatte.[2]

Doch selbst wenn Bildschirme nicht Geburtsschäden verursachen, sind Frauen, die damit arbeiten, möglicherweise einem höheren Fehlgeburtsrisiko ausgesetzt. Das ist eine weitere Befürchtung.

Der britische Gewerkschaftskongreß hat die Empfehlung ausgesprochen, daß eine Schwangere sich für einen anderen Arbeitsplatz entscheiden können soll, weil »Ängste aufgrund der Unsicherheit hinsichtlich der Gefahren durch Arbeit am Bildschirm an sich eine bedeutsame Gefahr für den Fortgang der Schwangerschaft darstellen könnten«.[3]

Die Arbeit am Bildschirm beeinträchtigt mit Sicherheit die Gesundheit. Die Einrichtung und die Beleuchtung in Büros sind meistens für Tätigkeiten wie Lesen und Schreiben am Schreibtisch vorgesehen, und Bildschirmtätigkeit kann sehr anstrengend für die Augen sein (obwohl sie die Sehkraft nicht verschlechtert) und zu einer schlechten Körperhaltung führen. In der Mundhöhle kommt es manchmal zu Flecken und Ausschlag, zurückzuführen auf elektrostatische Felder und trockene Luft in Verbindung mit elektrostatischen Aufladungen in Kunststoffteppichen, einer schlechten Belüftung und Schadstoffen in der Luft. Insgesamt sollte Besorgnis über mögliche Gefahren durch die Arbeit am Bildschirm uns dazu anregen, ganz allgemein unsere Arbeitsbedingungen zu überprüfen und die Umgebung für alle zu verbessern.

## Pestizide

Über Pestizide und ihre Wirkung auf die Organe und das Zentralnervensystem des sich entwickelnden Fötus hat es viele Veröffentlichungen gegeben. Wenn Sie auf dem Land leben und arbeiten, im Garten beschäftigt sind oder Balkonkästen bepflanzen fragen Sie sich vielleicht, wie sich das mit den Chemikalien verhält, die Sie verwenden oder denen Sie ausgesetzt sind.

Die amerikanische Umweltbehörde – EPA, Environmental Protection Agency – hat darauf hingewiesen, daß etwa ein Drittel der aktiven Bestandteile zugelassener Pestizide giftig und ein Viertel stark mutagen (genschädigend) und krebserregend sind.[4]

Bekannt ist, daß chloriertes Dioxin zu Fehlgeburten, Totgeburten und Geburtsfehlern (besonders zu Gaumenspalten und Mißbildung der Nieren) führt. Dioxin war der Wirkstoff in Agent Orange, das in Vietnam eingesetzt wurde; nach einer Explosion in einer Fabrik in Seveso (Italien) verteilte sich diese Chemikalie auf Tausende von Menschen. In Oregon wurde es beim Spritzen von Wäldern eingesetzt, und eine Untersuchung der amerikanischen Umweltbehörde ergibt eine hohe Fehlgeburtenrate in dieser Region: Im Juni und Juli verloren die meisten Mütter ihre Babys nach dem Höhepunkt der Spritzaktion im März und April.

Wenn das Vieh mit Dioxin besprühtes Gras frißt, dann lagert sich die Chemikalie in deren Fett ab. Dioxin ist auch in manchen Holzschutzmitteln und in einigen Pflanzensprays enthalten. Auf dem Etikett kann es als 2,4 D oder 2,4,5-T oder TCDD gekennzeichnet sein (TC steht für Tetrachlorin und DD für Dioxin).

In den USA hat die amerikanische Gesundheitsbehörde – FDA, Food and Drug Administration – die Verwendung von organischen Chlorverbindungen einschließlich DDT eingeschränkt, statt dessen werden größtenteils organische Phosphate (z.B. Malathion) verwendet. Noch wissen wir nicht, ob die Langzeitverwendung dieser Stoffe ungefährlich ist. Zwar schädigen sie nicht die Organe, doch könnten sie sich sehr subtil auf das Zentralnervensystem und das Lernverhalten auswirken.

- Lesen Sie die Aufschrift, bevor Sie irgendein Schädlingsbekämpfungsmittel kaufen oder verwenden.
- Überprüfen Sie die Schränke, in denen Sie Fliegensprays und Pflanzenschutzmittel aufbewahren, und entsorgen sie alles, was Toxaphren oder andere Chlorverbindungen enthält.
- Tragen Sie bei der Anwendung von organischen Phosphaten einen Gesichtsschutz.
- Pyrethrum ist wahrscheinlich das am wenigsten schädliche Insektenmittel für den Haushalt.
- Waschen Sie nach der Verwendung eines Pestizids immer Ihre Hände.
- Wenn Ihr Obst und Gemüse mit Pestiziden behandelt sein könnte, dann waschen Sie es sorgfältig, bevor Sie es zubereiten oder roh essen.

## Andere Chemikalien

Im Blut eines Ungeborenen ist bis zu 15 Prozent mehr Kohlenmonoxid enthalten als im Blut der Mutter.[5] Es entzieht dem Baby Sauerstoff und kann zu Wachstumsverzögerungen führen. Manche Menschen, die in der Stadt wohnen und arbeiten, haben einen Kohlenmonoxidgehalt von vier Prozent im Blut, das entspricht dem Rauchen einer Schachtel Zigaretten pro Tag.
Wenn Sie in der Stadt wohnen und die Zeit beschränken können, die Sie mit Kohlenmonoxid verseuchter Luft ausgesetzt sind, nützt das Ihnen und Ihrem Baby. Dem größten Risiko sind Sie wahrscheinlich auf dem Weg zur Arbeit und zurück ausgesetzt, wenn Sie zu Stoßzeiten fahren. Hier einige Vorschläge, was Sie tun können:

- Nutzen Sie die Gleitzeit so, daß Sie Ihren Arbeits- und Heimweg dann antreten, wenn der Berufsverkehr vorüber ist oder noch nicht begonnen hat.
- Vermeiden Sie, hinter einem Auto mit laufendem Motor zu warten, wann immer es möglich ist.

- Joggen Sie zur Hauptverkehrszeit lieber im Park. Wenn die Luft, die Sie einatmen müssen, schon mit Kohlenmonoxid verseucht ist, dann gehen Sie nicht auch noch das mit Rauchen verbundene Risiko ein, und meiden Sie nach Möglichkeit auch verrauchte Räume.

Drei Schwermetalle, Quecksilber, Blei und Kadmium sind gefährlich, möglicherweise auch Nickel und Selen.

Die Quecksilberkonzentration im Gehirn des Fötus ist doppelt so hoch wie im Gehirn der Mutter. In den 50er und 60er Jahren waren Dörfer um eine Bucht in Südjapan herum von der Quecksilbervergiftung von Fischen und Meerestieren betroffen, und die Babys kamen mit Gehirnschädigungen zur Welt. Als Quelle des Übels stellte sich eine Kunststoffabrik heraus, die ihre Abwässer in die Minamata-Bucht eingeleitet hatte. Doch selbst nachdem dieser Vorfall bekannt geworden war, kam es zu einem weiteren Unglück in einem anderen Teil Japans, das ebenfalls auf solche Industrieabfälle zurückzuführen war. Quecksilber wird auch als Fungizid verwendet. Im Irak kam es zu einer Katastrophe durch Getreide aus Mexiko, das mit Methylquecksilber behandelt worden war. Zwar war auf den Säcken eine Warnung angebracht, das es nicht zum Brotbacken verwendet werden darf – jedoch auf Spanisch.

Bleivergiftungen führen zu Schädigungen des Spermas und zu Fehlgeburten. Es gibt widersprüchliche Ergebnisse über die Verursachung von Geburtsschäden durch Blei. Doch Arbeiterinnen in einer chemischen Fabrik in Willow Island (West Virginia), die Ihre Arbeit, bei der sie Bleistaub ausgesetzt waren, nicht verlieren wollten, mußten einer Sterilisierung zustimmen. Fünf Frauen wurden sterilisiert, einige bereuten es später.[6]

Eine Frau ist aber nicht nur das Behältnis für Eierstöcke oder für einen Fötus. Ihre eigene Gesundheit ist wichtig, und wenn diese durch Kontakt mit Blei Schaden nehmen kann, sollte sie dem nicht ausgesetzt werden. Da Bleivergiftungen nicht nur das Sperma schädigen, sondern sich auch schädlich auf die allgemeine Gesundheit von Männern auswirken kann, sollten auch Männern nicht dazu gezwungen werden, bei ihrer Arbeit in Kontakt mit Blei zu kommen. Eine Rednerin auf einer Gewerkschaftskonferenz sagte: »Frauen werden diskriminiert und Männer betrogen.«

Die Arbeiterinnen in Willow Island verklagten ihre Firma. Diese politische Aktion und die Publikmachung des Problems führten dazu, daß für alle Arbeiter in den USA gesetzliche Höchstgrenzen für Blei festgelegt wurden.

Kadmium wird bei der Metallbeschichtung verwendet und gelangt anschließend ins Abwasser, es ist im Tabakrauch enthalten und wird bei der Abnutzung von Gummireifen freigesetzt. In hohen Konzentrationen kann es ebenfalls zu Geburtsschäden und Wachstumsverzögerungen führen.

Eine weitere gefährliche Chemikalie, Äthyloxid, wird von Krankenschwestern und Arzthelferinnen zum Sterilisieren von medizinischen Instrumenten verwendet. In der Frühschwangerschaft kann es Fehlgeburten auslösen. Außerdem können Arbeiter in der Pharmaindustrie, die Medikamente sterilisieren, mit Äthyloxid in Kontakt kommen, desweiteren Arbeiter in Fabriken, in denen bestimmte Nahrungsmittel chemisch sterilisiert werden. Glutaraldehyd und Formaldehyd sind weniger gefährlich als Äthyloxid.[7]

Hexachlorophen, ein Reinigungsmittel, das häufig in Kliniken verwendet wird, Anilin, Benzol und Terpentin können ebenfalls zu Geburtsschäden führen. Es ist wahrscheinlich nicht gefährlich, gelegentlich mit diesen Mitteln in Kontakt zu kommen, doch wenn eine Schwangere täglich damit umgeht, ist sie und ihr Baby einem besonderen Risiko ausgesetzt.

Indirekt sind Frauen oft zusätzlich Gefahren ausgesetzt, mit denen ihre Partner an *deren* Arbeitsplatz zu tun haben. Wenn Ihr Partner oder ein anderes Familienmitglied Arbeit verrichtet, bei der es zu Kontakt mit Staub von Chemikalien oder Metallen kommt, sollte die Arbeitskleidung entweder am Arbeitsplatz gewaschen oder in einen Plastiksack gesteckt werden, bevor sie mit nach Hause gebracht wird. Dort sollte sie sofort in die Waschmaschine gegeben werden. Staub kann sich auch in den Haaren verfangen, sogar beim Tragen von Schutzkleidung. Um zu vermeiden, daß Chemikalien- oder Metallstaub mit nach Hause getragen wird, sollten sich die betroffenen Arbeiter am Arbeitsplatz duschen und die Haare waschen.

Die Gefahren durch Asbest sind inzwischen allgemein bekannt. Wenn Asbest eingeatmet wird, kann es eine seltene Krebsform auslösen. Untersuchungen haben sich auf Erkrankungen konzentriert, die durch das Arbeiten mit Asbest (in Werften oder Autofabriken zum Beispiel) hervorgerufen werden, nicht jedoch auf mögliche Schädigungen des Ungeborenen. Tierversuche haben aber ergeben, das Asbeststaub die Plazenta passieren kann. Vermeiden Sie also den Kontakt mit Asbestabrieb, zum Beispiel von einem alten Bügelbrett oder der defekten Isolierung in einem Elektroheizer, sowohl sich selbst als auch dem Baby zuliebe.

Wenn Arbeitsplätze knapp werden, dann kann man Frauen ausbooten, indem man ihnen sagt, daß sie nicht geeignet seien, weil sie schwanger werden könnten und die Arbeit zu Fehlgeburten, Frühgeburten, Totgeburten oder Geburtsschäden führen könnte. Sie verlieren ihre Stelle, und der Arbeitsplatz bleibt so gefährlich wie eh und je. Der Fötus wird auf Kosten der Mutter geschützt, und da chemische Verunreinigungen zum Beispiel die männliche Fruchtbarkeit ebenso schädigen können – und zwar bei den gleichen Höchstmengen wie sie für Frauen gelten – geht das auch auf Kosten der männlichen Arbeiter. Die Frau wird lediglich als potentielles Behältnis für ein Baby betrachtet. Der Mann wird gar nicht in Betracht gezogen, da er doch als viel zu widerstandsfähig gilt, um Schäden davonzutragen. Er muß sich daher weiterhin dem Kontakt mit Giftstoffen aussetzen.

Schädliche Arbeitsbedingungen betreffen nicht uns Frauen allein. Wir alle sind davon betroffen.


## Gebäude

Füllschaum zum Isolieren wird in vielen modernen Bürogebäuden, öffentlichen Gebäuden, Kliniken, Schulen und Wohnhäusern verwendet. Formaldehyd wird in die Mauerhohlräume und -lücken gespritzt und setzt dann beim Trocknen giftige Gase frei. Gewöhnlich verteilen sie sich in der Außenluft, doch wenn sie ins Innere des Gebäudes dringen, kann das zu Kopfschmerzen, Atemlosigkeit, Laufen der Nase, Augenreizungen, Husten und Erkältungen, Hautausschlag, einem rauhen Hals, Benommenheit und Gedächtnisstörungen führen. Es kommt vor, daß dieses Gas noch lange nach dem Isolieren in der Luft enthalten ist; das Vorhandensein läßt sich an einem starken chemischen Geruch feststellen. Es gibt keine wissenschaftlichen Hinweise darauf, daß dadurch der Fötus beeinträchtigt werden könnte, doch alles, was solche Beschwerden verursachen kann, sollte auf jeden Fall vermieden werden.

In alten Häusern gibt es oft noch Wasserrohre aus Blei. Mit höherer Wahrscheinlichkeit treffen Sie diese eher bei sich zu Hause als in modernen Bürogebäuden oder Fabriken an. Bleirohre verunreinigen das Trinkwasser, vor allem, wenn das Wasser von Natur aus weich ist oder ein Weichmacher verwendet wird, da weiches Wasser bleilösend ist. Blei kann von der Plazenta nicht ausgefiltert werden, sondern passiert die Plazentaschranke und lagert sich an der Innenseite der Plazenta ab. Es kann zu Geburtsschäden führen.

Sie können feststellen, ob Wasserrohre aus Blei bestehen, da sie dunkel und ziemlich weich sind (mit einem Messer kann man hineinschneiden, es entsteht also nicht nur ein Kratzer). Sie sollten – bei ansonst unbelastetem Wasser – durch Kupferrohre ersetzt werden. Wenn es sich nicht vermeiden läßt, daß Ihr Trinkwasser aus Bleirohren fließt, dann lassen Sie es 30 Sekunden lang laufen, damit alle Ablagerungen herausgeflossen sind, bevor Sie es verwenden. Machen Sie das auch am Morgen, um alle Bleiablagerungen, die sich in der Nacht gebildet haben, auszuspülen.

## Maßnahmen für einen gesünderen Arbeitsplatz

Untersuchen Sie entweder auf eigene Faust oder besser noch mit einer Gruppe von Arbeitskolleginnen, der Gesundheitsbeauftragten Ihres Betriebsrats (sofern es eine gibt) oder mit anderen Frauen, die auch zu Hause arbeiten, kritisch Ihren Arbeitsplatz, um nachzuprüfen, ob er Ihnen eine gesunde Umgebung bietet und was verbessert werden kann. Machen Sie sich eine Checkliste. Wenn sich nur schwer feststellen läßt, ob zum Beispiel die Luft auf irgendeine Weise verunreinigt ist, dann machen Sie einen Plan, wie Sie am besten vorgehen, um Informationen hierüber einzuholen. Vielleicht brauchen Sie Rat von einem Umweltbeauftragten; setzen Sie sich also mit der Gemeinde, der Stadtverwaltung oder dem Gesundheitsamt in Verbindung. Auch Gewerkschaften können weiterhelfen. Notieren Sie sich alles, was Ihnen Sorgen macht. Stellen Sie eine Norm auf, um jede Gefahrenquelle an Ihrem Arbeitsplatz überprüfen zu können. So können Sie für einen größtmöglichen Schutz aller Arbeitnehmer, der Frauen und der Männer, sorgen.

Auch Ihre Eßgewohnheiten richten sich wahrscheinlich nach Ihrer Arbeitssituation. Schlagen Sie noch einmal das vierte Kapitel auf, wenn Sie in der Kantine essen, sich zwischendurch ganz schnell einen Imbiß besorgen oder häufig aus beruflichen Gründen ein Arbeitsessen haben. Dort finden Sie Vorschläge, wie sich Ihre Ernährung verbessern läßt.

Wenn es an Ihrem Arbeitsplatz keine Bereiche für Nichtraucher gibt, müssen Sie Tabakrauch einatmen. Dies ist ein weiteres Problem, mit dem Sie sich vielleicht auseinandersetzen müssen, wobei Sie sich noch einmal die Gesichtspunkte über Rauchen und Schwangersein im dritten Kapitel vor Augen führen können.

Ist die Luft verunreinigt, dann besorgen Sie sich einen Ventilator oder einen Luftfilter oder sorgen Sie für bessere Belüftung, indem Sie die Fenster öffnen.

Verwenden Sie einen Mundschutz und Schutzkleidung, wenn das nötig ist.

Haben Sie festgestellt, daß Streß Ihr Hauptproblem am Arbeitsplatz ist? Dann überlegen Sie sich, was sie unternehmen könnten, um ihn zu reduzieren. Das ist keine Nebensache. Ständiger übermäßiger Streß kann Menschen körperlich und geistig krank machen. Viele Krankheiten wie Asthma, Migräne und andere Kopfschmerzen, Ekzeme, Verdauungsstörungen, Verstopfung, hoher Blutdruck und Probleme mit dem Herzen hängen mit Streß zusammen. Hier einige Fragen, die vielleicht für Sie von Bedeutung sein könnten, und die Sie mit anderen Frauen, die eine ähnliche Arbeitssituation haben, diskutieren möchten:

- Sollten Sie sich besser durchsetzen?
- Ist es für Sie möglich, für regelmäßige Arbeitspausen zu sorgen, vor allem, wenn die Arbeit eintönig oder anstrengend ist?
- Können Sie Ihre Arbeitsgänge umstellen, damit besonders bela-

stende Aufgaben nicht unmittelbar nacheinander erledigt werden müssen und Sie zwischendurch eine »Atempause« haben?

- Benötigen Sie mehr Zeit für sich selbst oder wünschen Sie mehr Arbeitsmöglichkeiten mit anderen zusammen?
- Kann die Art Tätigkeit auch auf andere Weise erledigt werden, damit sie nicht so belastend ist?
- Können der Lärmpegel gesenkt und die Beleuchtung verbessert werden?
- Lassen sich die Unterbrechungen abstellen, die es Ihnen schwer machen, sich zu konzentrieren?

Vielleicht gibt es auch noch andere Dinge, die helfen könnten:
- Nehmen Sie sich Zeit, sich sowohl körperlich als auch geistig entspannen zu können.
- Sorgen Sie für mehr Bewegung.
- Verbringen Sie öfter Zeit draußen, als sich ständig in einem Gebäude aufzuhalten.
- Sie könnten Jobsharing machen oder einen Teil Ihrer Arbeit abgeben.
- Stellen Sie geringere Anforderungen an sich selbst.

Das alles können Möglichkeiten sein, besser mit Streß umzugehen.

## Wenn Sie besorgt sind

Was ist, wenn Sie bereits Chemikalien oder großem Streß ausgesetzt waren und jetzt das Gefühl haben, daß das Ihrem Baby geschadet haben könnte? Da das Kind in den ersten acht Schwangerschaftswochen am meisten gefährdet ist, zu einer Zeit, in der Sie noch nicht wissen konnten, daß Sie schwanger sind, stellt sich die Frage, was Sie tun sollten. Was *können* Sie tun?
Führen Sie sich vor Augen, daß die Aussichten gut sind, daß Ihr Baby völlig gesund ist. Unsere geschärfte Wahrnehmung gegenüber Schadstoffen in der Umwelt ist durch umfangreiche statistische Untersuchungen, die eine riesige Zahl von Geburten umfaßten, entstanden.

Selbst bei Kontakt mit starken Chemikalien ist die Möglichkeit, daß ihr Kind einen Schaden davongetragen hat, sehr gering.

Wenn Sie gesund, gut ernährt und Nichtraucherin sind, wirken sich Giftstoffe auf das Ungeborene viel weniger schädlich aus. Wäre es in diesen ersten acht Wochen zu einer Schädigung gekommen, dann hätten Sie möglicherweise einen Abgang gehabt. Zu sehr vielen Abgängen kommt es deshalb, weil etwas mit dem sich entwickelnden Embryo nicht in Ordnung ist.

Eine Folge des gewachsenen Bewußtseins hinsichtlich der Schwangerschaft und unserer Rechte als Frauen besteht darin, daß wir ein oft beängstigendes Maß an Verantwortungsgefühl entwickeln und lernen müssen, wie wir mit den Ängsten umgehen, die sich daraus ergeben.

Ängste können konstruktiv umgesetzt werden, wenn sie bewirken, daß wir uns mit anderen zusammenschließen, um unsere Bedingungen am Arbeitsplatz zu verbessern.

# 7 Emotionale Veränderungen

Gewissermaßen hat eine Frau natürlich keine Wahl, was die Emotionen anbelangt, die sie in der Schwangerschaft durchlebt. Sie kommen einfach, und sie muß damit leben, mit den guten ebenso wie mit den unangenehmen. Doch andererseits haben Sie *Entscheidungsfreiheit*: Sie können Ihre Gefühle anerkennen oder ihnen ausweichen, indem Sie sie sich nicht eingestehen. Sie können sich bemühen zu verstehen, warum Sie so fühlen oder das als zu beunruhigend oder gefährlich abtun, oder Sie weichen Ihren Gefühlen aus, weil Sie meinen, daß es falsch oder albern ist, solche Gefühle zu haben. Sie können sich entscheiden, offen mit den Gefühlen gegenüber Menschen, die Ihnen nahestehen, umzugehen, zum Beispiel gegenüber Ihrem Partner oder Ihrer Freundin, oder ihnen etwas vormachen, indem Sie die ganze Schwangerschaft hindurch still und unerschütterlich bleiben.

Das alles bezieht sich nicht nur auf Emotionen wie Ängste und Befürchtungen, ob das Baby gesund sein wird. Manchmal besteht auch die Versuchung, wirkliche Hochgefühle, ja ekstatische Zustände, vor anderen verbergen zu wollen, weil auch solche Gefühle Ihnen »albern« vorkommen und das »sowieso niemand verstehen würde«.

Auf den folgenden Seiten möchte ich auf einige in der Schwangerschaft besonders häufig vorkommende Gefühlszustände eingehen, so daß Sie sich damit beschäftigen können, wie Sie fühlen, und verstehen können, was bei anderen Frauen genauso ist, und schließlich herausfinden können, ob es etwas gibt, was Sie als Reaktion auf dieses emotionale Gefordertsein unternehmen können.

Für manche Frauen ist die Schwangerschaft eine Zeit tiefer emotionaler Zufriedenheit, eine Oase der Ausgeglichenheit. Sie haben das Gefühl, mit dem Leben im Einklang zu sein. Die Sinneswahrnehmung ist geschärft. Bei der einen Frau kann die erste kalte, eisige Luft des Winters kribbelnde Aufregung auslösen. Wenn die Bäume vom Sturm geschüttelt werden und sie das Kind in sich spürt, kommt sie sich manchmal selbst wie ein großer Baum vor, der mit seinen Wurzeln tief in der Erde verankert ist. Bei einer anderen Frau, die im Frühling schwanger ist, sind die Blumenknospen, die aus der Erde hervorsprießen, und das Grün, das sich an den Zweigen der Bäume entfaltet, ein Sinnbild für das körperliche Gefühl von Lebendigkeit in ihrer Gebärmutter. Eine Frau, die in der Sonne liegt und ihren Bauch, der die Form einer großen runden Melone hat, von der Wärme durchfluten läßt, spürt vielleicht die enorme innere Energie, die Kraft ihrer Gebärmutter, die ihr Baby hält und umfängt und später stark genug sein wird, ihr Baby zu massieren und aus ihrem Körper hinauszuschieben. Wenn sie dem Meer zuschaut, spürt sie die Bewegung der Wellen und das Rauschen und Sprudeln des Wassers auch im Inneren ihrer Gebärmutter. Es besteht eine Symmetrie mit der Natur, eine Einheit mit den Elementen, die ein Gefühl von Stimmigkeit in ihrem Körper entstehen läßt.

Wir sprechen nicht oft über solche Gefühle, weil sie so ausgesprochen weiblich sind, daß es schwierig sein kann, Worte dafür zu finden. In der männlichen Sprache, die wir normalerweise benutzen, gibt es sie nicht. Deshalb macht es uns oft verlegen, wenn wir darüber sprechen, oder auch wir selbst machen uns solche Gefühle gar nicht klar – weil es keine Begriffe gibt, mit denen sie verstanden und umschrieben werden könnten.

Selbst eine Frau, die ungewollt schwanger geworden ist oder bevor sie dazu bereit war, kann die Schwangerschaft in vollen Zügen genießen. Und auch wenn sie wegen der schweren Last, die sie trägt, müde und erschöpft ist, gibt es doch immer wieder kostbare Augenblicke, in denen sie ihren gesamten Körper strahlend und vor Leben strotzend empfindet.

Eine nicht zu leugnende Tatsache in der Schwangerschaft ist jedoch, daß jede Frau sich emotional am Rande des Abgrunds befindet. Mehr noch als jeder Forscher in der frostigen Eiswüste, mehr als jeder Seefahrer, der der Weite des endlosen Ozeans ausgeliefert ist, ist sie ganz allein angesichts eines einzigartigen Geschehens, des Dramas der Geburt, bei dem sich ihr Körper öffnen und aus seinem Innersten ein neues Menschenwesen hervorbringen wird. Wenn sie nur daran denkt, spürt sie die Ehrfurcht gegenüber dem großartigen Ereignis, erlebt sie erwartungsvolle Vorfreude und Staunen, und manchmal auch Furcht. Das alles in den Schatten stellende, überwältigende Thema in jeder Schwangerschaft ist die Veränderung. Nichts bleibt wie es war. Alles ist im Fluß. Das Aussehen einer Frau verändert sich von Monat zu Monat. Die Emotionen ändern sich oft von einem Tag auf den anderen. Schwangerschaft bedeutet Wachstum. Sie ist auch ein Wandlungsprozeß für das Kind: vom Embryo zum Fötus und vom Fötus zum Neugeborenen. Für die Frau bedeutet sie ein allmähliches, unausweichliches Ausdehnen und Reifen, bis ihr Körper bereit zur Geburt ist. Was Emotionen und Beziehungen anbelangt, verwandelt die Schwangerschaft eine Frau in ein anderes soziales Wesen mit oft unglaublich leidenschaftlichen Liebesbanden und unglaublicher Verantwortung für ein winziges menschliches Wesen.

Diese neun Monate lange Reise kann von den tiefgreifendsten und heftigsten Gefühlen begleitet sein, zu denen Menschen fähig sind. Oft wird behauptet, daß schwangere Frauen sehr ruhig und still sind, und viele Frauen machen sich tatsächlich darüber Sorgen, daß sie Kühen immer ähnlicher werden, daß ihr Gehirn von der Schwangerschaft erweicht ist und sie zu keinem logischen Gedanken mehr fähig sind. Das gegenwärtige Rollenklischee der Werbung für Schwangerschaft zeigt die werdende Mutter, wie sie zufrieden im Gegenlicht strickt oder verträumt Margeriten in einer Wiese pflückt, weit weg und unberührt vom Getriebe des alltäglichen Lebens. Eine werdende Mutter, scheinen diese Anzeigen uns weiszumachen, ist völlig zufrieden und träumt von dem erwarteten Baby. Als Behältnis neuen Lebens ist ihr Verstand ruhig, und keinerlei eigene Bedürfnisse stören diese Harmonie.

Die Realität sieht anders aus. Die Schwangerschaft ist oft eine Zeit, die reich an äußerst beunruhigenden emotionalen Konflikten ist. Zusätzlich sind viele Frauen Belastungen von außen ausgesetzt – in der Umwelt und in ihren Beziehungen –, die diese Zeit zu einem mühsamen Übergang werden lassen. Eine werdende Mutter ist ganz und gar nicht von der Außenwelt und deren Anforderungen abgetrennt, und da sie die Geburt als bedeutende Lebenskrise vor sich hat, kann sie das alles noch stärker und schmerzhafter treffen.

Der erste emotionale Konflikt kann eintreten, wenn sie feststellt, daß sie schwanger ist. So sehr das Baby auch erwünscht oder geplant gewesen sein mag, kann doch die Realität beinahe unglaublich, aufregend und merkwürdig beunruhigend sein. Denn jetzt gibt es keinen Ausweg mehr. Sie haben etwas begonnen, was sich nicht mehr stoppen läßt, außer durch einen bewußten Entschluß, die Schwangerschaft abzubrechen oder durch einen natürlichen Abgang. Der gesamte Prozeß geht mit einer Unentrinnbarkeit einher, die sowohl ehrfurchterregend als auch alarmierend sein kann.

Die ersten Kindsbewegungen sind zwischen der 18. und 20. Woche zu spüren, und von dem Moment an werden Sie ständig daran erinnert, daß in Ihrem Inneren noch jemand ist. Dieses Wesen ist nicht nur Teil Ihres Körpers, sondern hat ein Eigenleben und ist von Ihnen abgegrenzt und unterschiedlich, auch wenn es noch von Ihrem Körper ernährt wird und von Ihrer Lebendigkeit abhängig ist. Manchmal ist es ein wunderbares Gefühl, daß dieses andere Leben in Ihnen heranwächst. Zu anderen Zeiten erleben Sie es vielleicht mehr wie einen Eindringling, und der Fötus kommt Ihnen wie eine Art Parasit vor. Dann werden Sie möglicherweise von Schuldgefühlen heimgesucht, weil Sie so etwas denken. Dieses Gefühl, daß zwei Menschen in einem Körper zu Hause sind, kann bedrohlich sein. Selbst bei einer Frau, die sehr froh darüber ist, schwanger geworden zu sein, gibt es Zeiten, in denen sie sich fragt: »Will ich das eigentlich wirklich?« Solche Gefühle sind ganz normal. Es gibt in fast jeder Schwangerschaft Phasen, in denen eine Frau das Gefühl hat, daß ihr Körper völlig vereinnahmt worden ist, aufgefressen wird und dann in seinem Inneren verschwindet. Sie fragt sich vielleicht, ob sie sich jemals wiederfinden wird.

Sally ging es einen großen Teil der Schwangerschaft über so. Sie hatte Leichtathletik gemacht und war eine begeisterte Reiterin, doch als in der Frühschwangerschaft Blutungen auftraten, hatte ihr Arzt ihr geraten, nicht mehr zu reiten, bis das Baby da war, obwohl nichts darauf hinwies, daß die Blutungen auf das Reiten zurückzuführen waren. Sie meinte:

»Ich haßte es, schwanger zu sein. Ich haßte es, schwanger auszusehen. Ich war immer schlank gewesen und stolz auf meinen Körper. Ich fand meinen angeschwollenen Bauch abstoßend. Und geistig fühlte ich mich dem Schwachsinn nahe. Vom Arzt wurde ich wie ein verantwortungsloses Kind behandelt.«

Für manche Frauen ist die Schwangerschaft mit einem Identitätsverlust verbunden, einem Sterben des eigenen Selbst. Sie wehren sich gegen das, was in ihrem Körper passiert und versuchen, genauso weiterzumachen wie bisher. Das kann eine sehr beängstigende Erfahrung sein. Zur Patientin zu werden und gezwungen zu sein, die eigene Identität als Erwachsene, die in der Lage ist, eigene rationale Urteile zu fällen, aufzugeben, trägt zu diesem Gefühl des Selbstverlusts bei. Eine Möglichkeit, dem entgegenzuwirken, besteht darin, sich mit anderen schwangeren Frauen zusammenzutun und herauszufinden, welche Wahlmöglichkeiten es in der Schwangerschaft gibt, um die verschiedenen Alternativen gegeneinander abzuwägen und so den Erwachsenenstatus zurückzuerlangen. Eine Frau, die das Gefühl hat, daß sie in ihrem schwangeren Körper gefangen ist, fühlt sich vielleicht ganz anders, sobald sie an einem Geburtsvorbereitungskurs teilnimmt, und lernt, wie sie tief atmen, sich entspannen und auf eine aktive Geburt vorbereiten kann. Die Bewegungen, die sie in solchen Gruppen lernt, verhelfen ihr nämlich dazu, mehr in Harmonie mit ihrem Körper zu leben.

Es besteht nur eine sehr schwache Beziehung zwischen den eben erwähnten Emotionen und den Gefühlen, die eine Frau ihrem Baby gegenüber empfindet, sobald es geboren ist. Es ist erstaunlich, wie oft es vorkommt, daß eine Frau, die das Schwangersein gehaßt hat, sich bei der Geburt oder in den folgenden Tagen Hals über Kopf in ihr Baby verliebt. Für manche Frauen besteht ein großer Unterschied zwischen dem Gefühl, ein Baby im Bauch oder ein Baby in den Armen zu haben. Andere Frauen können das eine willkommen heißen, das andere aber nicht: Sie genießen die Schwangerschaft, kommen sich jedoch emotional zeitweise stumpf vor, sobald das Baby da ist.

Viele Frauen geben an, daß sie sehr stark emotional auf das Leiden anderer reagieren, sei es bei Menschen oder bei Tieren. Sie brechen schnell in Tränen aus. Fernsehsendungen, in denen Gewalt verherrlicht wird oder lebensnah Kriegsfolgen dargestellt werden, und Zeitungsfotografien von hungernden Kindern mit aufgedunsenen Bäuchen und spindeldürren Gliedmaßen sind für sie unerträglich belastend. Es ist so, als würde die bevorstehende Mutterschaft sie für die Bedürfnisse nicht nur ihres eigenen Kindes, sondern der Kinder auf der ganzen Welt sensibilisieren. Dieses erhöhte Bewußtsein für das Leiden, das überwältigende Mitgefühl und der Drang, jenen zu helfen, die hungrig und bedürftig sind, ist ein wichtiger Bestandteil der spontanen emotionalen Veränderungen, die der Geburt vorausgehen. Sie bereiten uns darauf vor, für unser Kind zu sorgen. Der Welt mangelt es an diesen nährenden Verhaltensweisen. Oft verschließen wir uns solchen Emotionen, weil der freigelegte Nerv zu viel Schmerz verursacht. Doch sollten diese fürsorglichen Regungen, die mit der Schwangerschaft und der Erfahrung des Mutterseins einhergehen, nicht einfach abgetan werden. In der Politik, zum Beispiel in der Friedensbewegung, sind sie wichtig, denn sie bedeuten Hilfe für vom Hunger geplagte Menschen und im Kampf für soziale und ökonomische Gerechtigkeit. Daraus kann dem Guten in der Welt Kraft zufließen, und auch wenn es schwierig sein mag, sollten wir diese neue emotionale Empfindsamkeit vielleicht begrüßen.

Zu den Hauptzweifeln einer Frau gehört möglicherweise die Frage, ob sie bereit ist, Mutter zu sein. Wenn Sie nie viel mit Babys zu tun hatten oder sich nie als Mutter gesehen haben, fragen Sie sich vielleicht, ob Sie überhaupt »Mutterinstinkt« besitzen. Bei Menschen ist das Bemuttern ein erlerntes Verhalten. Es gibt zwar ein instinktives Element, doch keine Frau kann sich allein auf ihre Instinkte verlassen, die sie durch eine höchst komplizierte Abfolge von Aufgaben geleiten sollen, die das Muttersein in unserer modernen Gesellschaft mit sich bringt. Wir lernen viel aus Büchern, den Medien und Elternkursen. Das meiste lernen wir jedoch wahrscheinlich dadurch, daß wir einfach auf andere Mütter mit ihren Babys achten, um zu sehen, wie sie mit Kindern umgehen und auf sie reagieren, wie sie mit ihnen sprechen, sie im Arm halten und wiegen und sie beruhigen. Wir nehmen oft gerade dann Informationen in uns auf, wenn wir uns dessen am wenigsten bewußt sind. Das ist etwas ganz anderes als kognitives Lernen. Vielen Frauen, die noch nie Gelegenheit hatten, ein kleines Kind zu versorgen und die keine jüngeren Geschwister haben, mangelt es an

Selbstvertrauen, was ihre mütterlichen Fähigkeiten anbelangt. Doch werden Sie merken, daß Ihr Baby Ihnen schon beibringt, was zu tun ist und keinen Zweifel darüber aufkommen läßt, was es mag, wann es gestillt werden möchte, wann Sie mit ihm spielen und reden sollen und wodurch es sich wohlfühlt und zufrieden ist. Dazu benötigen Sie keinen »Mutterinstinkt«.

Zu den Sorgen darüber, was *nach* der Geburt des Babys sein wird, gehört das Problem, wie Sie die Versorgung und Pflege des Babys praktisch bewerkstelligen. Wenn Sie gleich oder nach einer kurzen Pause wieder Ihre Berufstätigkeit aufnehmen, dann beschäftigt Sie die Frage der Kinderbetreuung vielleicht schon jetzt sehr: die Kosten dafür, ob Sie auch jemanden Zuverlässigen finden und was Sie machen, wenn es nicht gut klappt. Es empfiehlt sich, jetzt nicht nur vorauszuplanen, sondern alle Kontakte so früh wie möglich in der Schwangerschaft herzustellen, auch mit Alternativmöglichkeiten, falls Ihre bevorzugte Lösung sich doch nicht verwirklichen läßt. Andernfalls machen Sie sich vielleicht deswegen neun Monate lang Sorgen.

Möglicherweise wissen Sie noch nicht, ob Sie gleich wieder außer Haus berufstätig sein möchten. Am besten lassen Sie sich Alternativen offen, denn es kann sein, daß die Situation sich gänzlich anders darstellt, wenn das Baby erst mal da ist, egal, wie klar Ihr Entschluß jetzt auch sein mag. Oft bekommt eine Frau, die sich ganz sicher war, daß sie gleich nach der Geburt wieder an ihren Arbeitsplatz zurückkehren will, das Gefühl, daß Sie ihr Kind nun nicht allein lassen möchte, und eine andere, die überzeugt war, daß sie jetzt nur noch Mutter sein wird, bemerkt, daß sie dabei die Wände hochgeht! Pläne sollten also flexibel gehandhabt werden.

Aber unabhängig davon, ob sie außer Haus berufstätig ist, braucht jede Mutter mit kleinen Kindern ein gutes Unterstützungsnetzwerk von Menschen, die ihr helfen oder sie vertreten, wenn es einmal alleine nicht zu schaffen ist. Als es noch funktionierende Großfamilien gab, war das automatisch gegeben, doch heute sind viele Frauen sich selbst überlassen und allein. Vielleicht meinen Sie, daß jede Frau zumindest mit einem Kind selbst zurechtkommen sollte, doch eine Frau, die ihr erstes Kind bekommen hat, braucht Menschen um sich, die ihr das Gefühl vermitteln, daß sie es richtig macht und als völliger

Neuling auf diesem Gebiet eine hinlänglich gute Mutter ist. Dabei mangelt es ihr nicht so sehr an Ratschlägen, sondern sie braucht vielmehr jemanden, der ihr zuhört und ihr Arbeit abnimmt, zum Beispiel das Einkaufen, Kochen oder Saubermachen.

Viele Frauen wohnen beim ersten Kind weit weg von ihrer Herkunftsfamilie und dem Freundeskreis, mit dem sie aufgewachsen sind. Sie waren oft sehr mit ihrer Karriere beschäftigt und hatten hauptsächlich zu Arbeitskollegen Kontakt, von denen viele keine Kinder haben. Den Menschen in ihrer nächsten Nachbarschaft sind sie oft noch nie begegnet. Wenn sie vor der Geburt des Babys oder kurz danach umziehen, wie das bei vielen der Fall ist, kennen sie meist niemanden in ihrer neuen Umgebung. In einer Situation, in der die Frau ganz und gar mit dem Baby beschäftigt ist und feststellen muß, daß die tägliche Versorgung des Babys ihren ganzen Tag ausfüllt, kann es sehr schwierig sein, neue Freundschaften zu schließen.

Deshalb ist es wichtig, schon lange vor der Geburt des Babys Überlebensstrategien für die Zeit danach zu entwickeln. Momentane Ängste können den Antrieb liefern, gut vorauszuplanen. Sie können sich ein Unterstützungsnetzwerk schaffen, indem sie eine Liste von entgeltlichen Kontakten für den Notfall anfertigen (im Branchenverzeichnis des Telefonbuchs werden Sie vielleicht fündig) und sich gleichzeitig darum bemühen, durch Vereine oder Selbsthilfeorganisationen, zum Beispiel in der Geburtsvorbereitung, in Frauengruppen oder kirchlichen Gruppen, Menschen kennenzulernen, mit denen zusammen Sie ein Netzwerk auf der Basis von gegenseitiger Unterstützung aufbauen. Eine Liste von Organisationen, worunter auch Interessensgruppen sind, die sich für Veränderungen einsetzen, finden Sie im Anhang.

Eine große Hilfe ist, neben den Unterstützungsgruppen mit gleichaltrigen Frauen, die sich im Augenblick in einer ähnlichen Lebenssituation wie Sie befinden, auch noch ältere Frauen zu kennen, die nicht die gleichen Alltagsprobleme haben wie Sie. Sie handhaben viele Dinge vielleicht nicht so wie Sie selbst, aber ihre Erfahrung und ihr Selbstvertrauen geben Ihnen Boden unter den Füßen, wenn Ihnen alles über den Kopf wächst. Heutzutage werden solche Hilfsangebote älterer Frauen leicht bespöttelt und kritisiert. Manche Ärzte und gewisses Pflegepersonal versuchen auf diese Weise, den Frauen die Unterstützung vorzuenthalten, die sie von anderen bekommen könnten. Ihnen ist es lieber, wenn Sie sich einzig und allein auf *professionellen* Rat verlassen. Doch Rat brauchen Sie eigentlich gar nicht. Sie brauchen Menschen, die Ihnen zuhören, Ihnen freundschaftliche Gefühle entgegenbringen, jemanden, der Sie ein wenig entlastet, damit Sie auch wieder mehr Zeit für sich persönlich haben.

Als Maureen und Jim ihr erstes Baby bekamen, lernten sie eine Frau um die sechzig kennen, die ein paar Häuser weiter wohnte und erst kürzlich ihren Mann verloren hatte. Sie war offensichtlich sehr einsam und ihre eigenen Enkelkinder lebten einen halben Kontinent entfernt von ihr. Diese Frau mußte Versicherungsangelegenheiten und andere Gelddinge regeln, etwas, das sie noch nie vorher gemacht hatte. Maureen und Jim konnten ihr dabei behilflich sein, und sie übernahm ihrerseits mit Begeisterung die Aufgabe, hin und wieder für die beiden Babysitter zu sein. Sie wurde zur Adoptivgroßmutter.

Viele Unterstützungsnetzwerke entstehen ganz spontan. Doch wenn Sie schwanger sind, dann ist es zu riskant, die Entstehung eines Netzwerks, das Sie zu Ihrer Unterstützung als Mutter mit kleinem Baby brauchen, dem Zufall zu überlassen. Falls Sie das doch tun sollten, können unnötige Ängste entstehen. Also wenden Sie sich jetzt anderen zu und schließen Sie neue Freundschaften!

Manche schwangeren Frauen quälen sich mit der Befürchtung, daß das Baby Mißbildungen haben könnte. Und wenn es manchen auch gelingt, tagsüber solche Gedanken zu verscheuchen, werden Sie nachts oft von Ängsten verfolgt. Eine geistige Behinderung wäre für sie das Allerschlimmste. Eine Frau meinte:

»Ich liege hier und überlege mir, daß ich mit beinahe jeder körperlichen Behinderung fertig würde, doch mir fehlt einfach der Mut, mich mit einem geistig behinderten Kind abzufinden. Die letzte Nacht war furchtbar. Gestern hatte ich eine Frau mit ihrer Tochter gesehen, die das Down-Syndrom hatte. Ihr hing die Zunge heraus. Sie muß so um die zwanzig gewesen sein. Ich dachte mir: ›Was wäre, wenn mein Baby so aufwachsen würde?‹ Das könnte ich nicht ertragen. Unser Leben wäre ruiniert!«

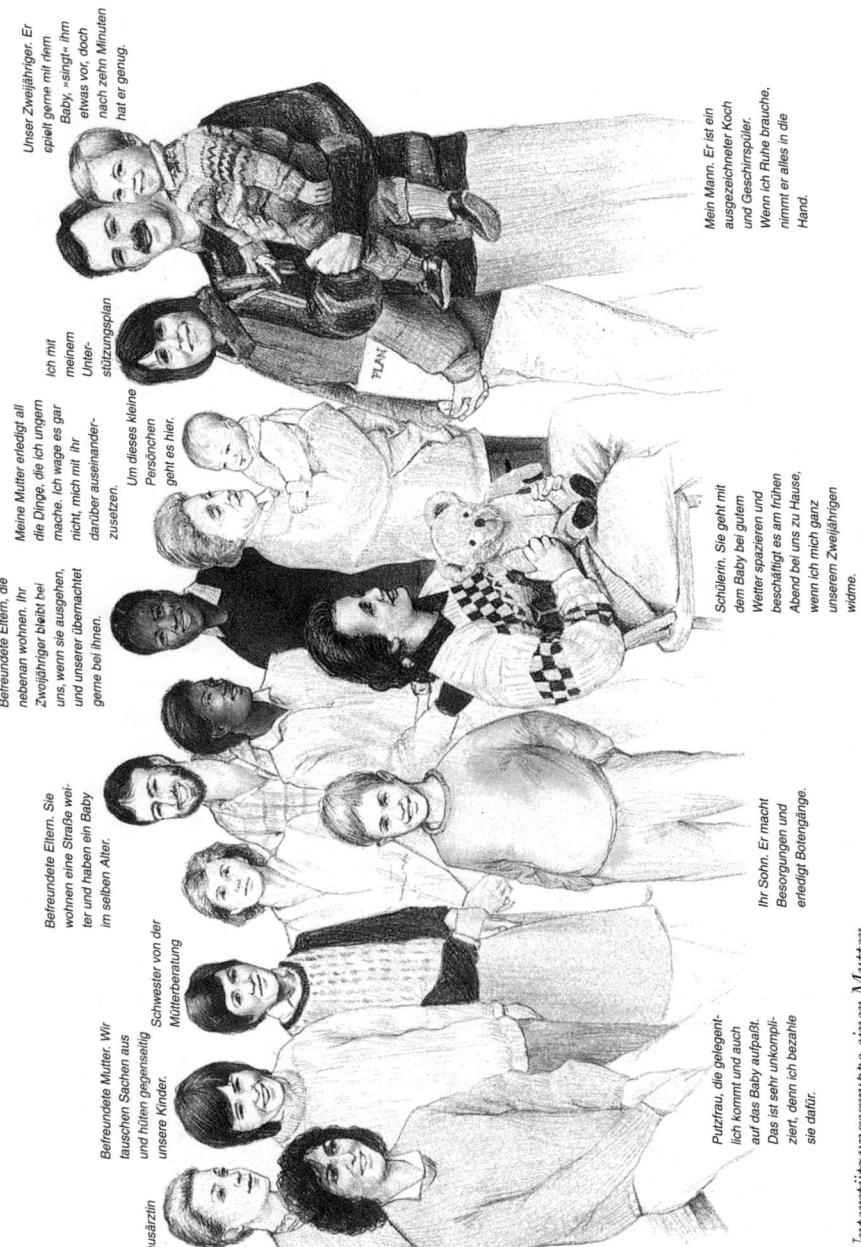

Unser Zweijähriger. Er spielt gerne mit ihm Baby. »singt« ihm etwas vor, doch nach zehn Minuten hat er genug.

Mein Mann. Er ist ein ausgezeichneter Koch und Geschirrspüler. Wenn ich Ruhe brauche, nimmt er alles in die Hand.

Ich mit meinem Unterstützungsplan

Meine Mutter erledigt all die Dinge, die ich ungern mache. Ich wage es gar nicht, mich mit ihr darüber auseinander-zusetzen.

Um dieses kleine Persönchen geht es hier.

Befreundete Eltern, die nebenan wohnen. Ihr Zweijähriger bleibt bei uns, wenn sie ausgehen, und unserer übermachtet gerne bei ihnen.

Schülerin. Sie geht mit dem Baby bei gutem Wetter spazieren und beschäftigt es am frühen Abend bei uns zu Hause, wenn ich mich ganz unserem Zweijährigen widme.

Befreundete Eltern. Sie wohnen eine Straße wei-ter und haben ein Baby im selben Alter.

Ihr Sohn. Er macht Besorgungen und erledigt Botengänge.

Schwester von der Mütterberatung

Befreundete Mutter. Wir tauschen Sachen aus und hüten gegenseitig unsere Kinder.

Putzfrau, die gelegent-lich kommt und auch auf das Baby aufpaßt. Das ist sehr unkompli-ziert, denn ich bezahle sie dafür.

Hausärztin

*Unterstützungsgruppe einer Mutter*

Jeder schwangeren Frau fällt irgendetwas ein, das sich in den ersten Schwangerschaftswochen ereignet hat und dem Baby geschadet haben könnte: Medikamente, Alkohol, Zigarettenrauch oder etwas anderes, was auf die fötale Entwicklung Auswirkung haben kann. Nur wenige von uns leben in einer so wenig geschädigten Umgebung, daß uns nicht irgendeine giftige Chemikalie einfällt, die schädlich gewesen sein könnte. Eine Frau berichtete:

»Ich mache mir eine Menge Sorgen, denn egal wie vorsichtig ich bin, kann ich doch nicht sicher sein, daß das Baby nicht durch giftige Chemikalien geschädigt wird. Am Wochenende sind wir Wandern gegangen. Es war wunderbar, einmal aus der Stadt zu kommen. Die Bauern spritzten gerade das Getreide – womit, weiß ich nicht. Anfangs war die Luft sehr ruhig, doch nachdem wir etwa eine Stunde unterwegs waren, kam Wind auf, und ich kriegte richtig Angst. Wir kehrten um. Der ganze Tag war verdorben, und letzte Nacht hatte ich einen furchtbaren Alptraum von einem Baby mit Mißbildungen.«

Es kommt vor, daß eine Frau, die unter Ängsten leidet, Medikamente verschrieben bekommt, die ihre Angst, das Baby könnte geschädigt sein, noch verstärken. Heather zum Beispiel hatte neun Jahre lang Tranquilizer genommen. »Ich reduzierte die Dosis zwar auf die Hälfte, ehe ich schwanger wurde, nahm aber die ganze Schwangerschaft hindurch weiter Tranquilizer«, erzählt sie. »Ich machte mir Riesensorgen und hatte unheimlich Angst davor, wie sich das Medikament auf das Baby auswirken würde. Ich konnte gar nicht verstehen, wie ich so verantwortungslos sein konnte, und hatte das Gefühl, ich und das Baby wären Zeit unseres Lebens gezeichnet.« Sie hätte das Thema unbedingt mit ihrer Ärztin besprechen müssen. Doch leider hatte sie solche Schuldgefühle, daß sie es nicht wagte, dieses Problem zur Sprache zu bringen. Wenn Sie wegen chronischer Erkrankungen Medikamente nehmen, empfiehlt es sich, mit ihrem Arzt darüber zu reden, lange bevor Sie schwanger werden. Dann können Sie überlegen, ob Sie die Dosierung verringern, das Medikament ganz absetzen oder etwas anderes nehmen oder ob es für den Fall, daß die Folgen der Krankheit schlimmer wären als die Nebenwirkungen des Medikaments, vernünftiger wäre, es weiterhin zu nehmen.

Sehr viel Streß im Beruf kann während der Schwangerschaft ebenfalls zu Ängsten führen. Catherine zum Beispiel arbeitete als Krankenschwester in der Psychiatrie und hatte mit Patienten zu tun, die sowohl körperlich als auch geistig krank waren.

»Die meisten konnten sehr wenig allein machen. Ich mußte viele der Patienten heben und baden. Gelegentlich neigten sie zu aggressiven oder gewalttätigen Ausbrüchen. Ich hatte schreckliche Angst, daß das Baby irgendwie verletzt werden könnte.«

Sie mußte weiterarbeiten, weil sie das Geld brauchte. Doch hätte es möglich sein müssen, eine weniger anstrengende Arbeit in dieser Klinik übernehmen zu können. Ihre Angst hatte offensichtlich eine reale Ursache und konnte auf keinen Fall als Hirngespinst einer Schwangeren auf Grund einer besonderen emotionalen Empfindsamkeit abgetan werden.

Es ist bekannt, daß Röteln in den ersten acht Schwangerschaftswochen das Herz, das Gehirn, das Sehvermögen oder das Gehör des Kindes schädigen können. Diana war nicht gegen Röteln geimpft und steckte sich an, kurz nachdem sie schwanger geworden war:

»Ich ließ einen Bluttest machen. Er fiel positiv aus. Mein Mann und ich waren völlig verzweifelt. Wir wünschten uns so sehr ein Kind. Wir sagten dem Arzt, daß ich das Baby behalten würde. Uns wurde mitgeteilt, daß ein Risiko von 20 Prozent bestünde, daß das Baby mit einem Augen- oder Ohrenschaden geboren wird. Von diesem Tag an bis zur Geburt machten wir die Hölle durch. An manchen Tagen konnten wir darüber reden. An anderen Tagen weigerten wir uns zu akzeptieren, daß irgendetwas schief laufen könnte. Ich stand unter massivem Druck. Es verging kaum ein Tag, an dem ich nicht entweder in der Arbeit auf der Toilette oder nachts im Bett weinte. Mir wird es immer ein Rätsel bleiben, wie mein Mann und ich diese endlosen 40 Wochen überstanden haben.« (Ihr Baby war völlig gesund.)

Wenn eine Frau bereits ein Kind durch eine Fehl- oder Totgeburt verloren hat, geht sie häufig von der Erwartung aus, daß ihr das gleiche in dieser Schwangerschaft wieder passieren wird. Sie ist wahrscheinlich ständig in Alarmbereitschaft, bis der Zeitpunkt vorüber ist, zu dem sie ihr anderes Kind verloren hat, oder bis das Baby sicher auf die Welt gekommen ist. Eine solche Erfahrung wirft ihre Schatten voraus, und selbst wenn Sie das Gefühl haben, daß Sie die Trauer überwunden haben und nun mit ganz neuer Hoffnung von vorne beginnen, steht dieses Ereignis im Hintergrund und trübt die jetzige Schwangerschaft. Es gibt vielleicht bestimmte Zeitpunkte in der Schwangerschaft, zu denen Sie denken: »Das letzte Mal ging es mir in diesem Stadium genauso wie jetzt. Das könnte bedeuten, daß wieder etwas nicht stimmt.« Oder es passiert etwas anderes, das Ihnen wie eine genaue Wiederholung der vorherigen Schwangerschaft vorkommt, und das führt zu Ängsten.

Jeniffer hatte vor zwei Jahren ein totes Baby zur Welt gebracht. Sie rief mich nach einem Arztbesuch an:

»Er sagte: ›Sich Sorgen zu machen, das überlassen Sie mir. Dafür bin ich da.‹ Er hat es offensichtlich völlig vergessen, doch genau das gleiche hat er schon mal gesagt, damals, als ich ihm erzählt hatte, daß während der Schwangerschaft nicht sehr viele Kindsbewegungen zu spüren waren.«

Wird die Frau schon sehr bald nach dem Tod des anderen Kindes wieder schwanger, ohne genug Zeit zur Trauer über den Verlust zu haben, hat sie vielleicht Schuldgefühle, weil das neue Baby das gestorbene ersetzt. Eine Frau, die ihr Baby durch plötzlichen Kindstod verloren hatte, bekam von ihrem Arzt den Rat, so bald wie möglich wieder schwanger zu werden, und einige Monate nach dem Tod des Babys kam es zur Empfängnis. Sie berichtete mir:

»Während ich mit Rosemarie (dem verstorbenen Kind) schwanger war, hatten wir sehr viele Babysachen gekauft. Ich kann mir nicht helfen, aber ich habe das Gefühl, daß das einfach nicht in Ordnung ist, wenn ich sie jetzt dem neuen Baby anziehe. Das ist, als würde ich Rosemarie ausschließen, als würde sie mir nichts mehr bedeuten.«

Eine andere Frau, die eine Totgeburt hatte, meinte:

»Ich denke immer noch: ›Jetzt wäre meine Tochter ein Jahr alt‹, und frage mich, ob das zweite Baby genauso aussehen wird wie sie. Manchmal ist es fast so, als wäre sie wieder da und ich wäre immer noch mit *ihr* schwanger. Es ist fast so, als wollte ich etwas gutmachen, ihr noch einmal die Chance zu dem Leben geben, das sie verloren hat.«

Die Trauer nimmt viele Monate in Anspruch. Manche Frauen brauchen ein Jahr und länger. Wenn eine erneute Schwangerschaft vor Abschluß dieses Trauervorgangs beginnt, kann das zu sehr gemischten, beunruhigenden Gefühlen führen.

Stirbt das Baby, dann ist es für die Eltern häufig sehr schwierig, vollständige und genaue Informationen über die Gründe zu bekommen. Manchmal haben die Ärzte selbst keine Erklärung. Doch viele Eltern haben das Gefühl, daß ihnen die Tatsachen von den Ärzten vorenthalten werden, für den Fall, daß sie klagen wollen. Das kann stimmen.

Bei der nächsten Schwangerschaft hat eine Frau oft das dringende Bedürfnis, zu *wissen* und ganz sicher sein zu können, daß ihr nichts verschwiegen wird. Am besten machen Sie Ihrem Arzt das unmißverständlich klar. Annes letzte Schwangerschaft endete mit der Totgeburt eines mehrfach behinderten Babys. Als sie wieder schwanger war, bat sie ihren Frauenarzt, sie umfassend und aufrichtig zu informieren:

»Er forderte mich auf, die Herztöne anzuhören, und beim Ultraschall nahm er sich Zeit, um meinem Mann und mir die Gliedmaßen unseres Babys zu zeigen, das schlagende Herz und die ganzen Organe. Wir konnten die voll-ausgebildete Wirbelsäule betrachten und sahen sogar, wie sich die Blase entleerte. Der Arzt erklärte uns genau, wie er das Wachstum des Babys und seinen Entwicklungsstand feststellte und versicherte mir, daß alles in Ordnung war.«

Eine Abtreibung, selbst wenn sie lange zurückliegt und die Frau meint, sie verarbeitet zu haben, kann in der nächsten Schwangerschaft die Ursache für eine unerklärliche Niedergeschlagenheit und Angst sein. Beth sprach mit mir über ihre große Angst, daß das Baby Mißbildungen haben könnte. Es verging kein Tag, an dem sie nicht darüber grübelte. Erst als wir über den Schwangerschaftsabbruch sprachen, den sie vor drei Jahren vornehmen ließ, und sie ihre Gefühle darüber zu Ausdruck bringen konnte, meinte sie: »Ich habe das Gefühl, daß dieses Baby geschädigt sein wird als Strafe dafür, daß ich das andere abgetrieben habe.«

Wir wollen zwar alle rational mit diesem Thema umgehen, doch haben viele von uns in einer Schwangerschaft anschließend an eine Abtreibung Angst davor, unsere wohlverdiente Strafe zu bekommen.

Frauen, die vorher eine Fehlgeburt hatten, haben selten solche Gefühle.[1]

Die Schwangerschaft kann auch durch die Angst vor der Klinik getrübt sein und davor, was »sie« dort wohl mit einem machen werden. Daß einer Frau dort ihre Autonomie genommen wird, ist eine weitere realistische Befürchtung.

Robin zum Beispiel verbrachte sechs Monate damit, einen Frauenarzt ausfindig zu machen, der bereit war, sie bei einer natürlichen Geburt zu unterstützen. Der erste behandelte sie »wie ein Schulmädchen, sehr herablassend«, und erst in der 26. Woche war der Wechsel zu einem Arzt möglich, der sich gerade erst in ihrer Gegend niedergelassen hatte und sich für natürliche Geburt interessierte. Er stellte mit ihr einen ganz persönlichen Geburtsplan zusammen. Erst danach konnte sie sich entspannen und ihre Schwangerschaft genießen.

Ängste, die auf Machtlosigkeit zurückzuführen sind und darauf, daß alle Entscheidungen für Sie und Ihr Baby von anderen getroffen werden, kann man nur durch konstruktives Handeln auflösen. Das heißt, daß Sie entweder die Kommunikation und das Verständnis zwischen Ihnen und Ihren Geburtshelfern verbessern und das Machtgleichgewicht zu Ihren Gunsten ändern oder sich andere Geburtsbetreuer und eine andere Geburtsumgebung aussuchen. Es gibt keine einfache Lösung, die darin bestünde, sich beschwichtigen zu lassen, tief zu atmen oder zu meditieren. Keinesfalls sollten Sie sich ändern müssen, um sich dem bestehenden System anzupassen. Irgendwie muß es Ihnen gelingen, das System so zu verändern, daß es Ihren Bedürfnissen entspricht.

Es kann lange dauern, bis Sie über eine sehr qualvolle Geburt hinweggekommen sind und sich auf die nächste freuen können. Manche Leute erteilen den Rat, am besten alles »zu vergessen«, doch das ist unmöglich. Viel besser ist es, wenn Sie alles genau in Erfahrung bringen, was das letzte Mal passiert ist und warum, damit sie verstehen können, was vor sich gegangen ist und sich mit neuem Wissen und Verständnis auf die kommende Geburt vorbereiten können.

Elanes erste Geburt war für sie ein schlimmes Erlebnis. Sie hatte sich auf ihren Frauenarzt verlassen, da er ja der Experte war. Bei der Geburt kam dann die Apparatemedizin zum Einsatz, es wurde schließlich eine

Zangengeburt. Sie erzählte, daß das Schlimmste an der Geburt gewesen sei, daß eine Gruppe von Medizinstudenten sich im Zimmer gegenseitig auf die Füße traten, um bei der Geburt zuzuschauen und daß der Arzt mit ihnen und nicht mit ihr sprach: »Ich war lediglich ein Demonstrationsobjekt. Es war wie eine Gruppenvergewaltigung.« Bei der nächsten Schwangerschaft ließ sie sich von einem anderen Arzt betreuen und sorgte dafür, daß ihr so etwas nicht wieder passieren würde.

»Ich stellte vor dem Arztbesuch eine Liste mit Fragen zusammen, die ich ausführlich mit meinem Mann besprach, damit er genau verstand, was ich wollte. Er war einverstanden, mich zu den Arztbesuchen zu begleiten, und ihm war es ebenso wichtig wie mir, dafür zu sorgen, daß ich dieses Baby so auf die Welt bringen konnte, wie ich das wollte. Ich machte ganz klar, daß mir auch bei einem möglichen Eingriff eine intime Atmosphäre wichtig sei.«

Die Angst vor der Geburt selbst ist sehr komplex. Oft ist das eine Mischung aus der Angst vor Verlust der Eigenständigkeit, davor, sich in einer Situation zu befinden, auf die man keinen Einfluß hat, Angst, dem Gefühl von Unzulänglichkeit und Minderwertigkeit ausgeliefert zu sein und der Angst, nicht mit den Schmerzen umgehen zu können. Die Befürchtung, daß das Baby mißgebildet sein oder sterben könnte, oder daß es sehr schwer mißgebildet ist und *nicht* stirbt, und Angst davor, selbst verletzt zu werden, sogar die Angst, selbst dabei zu sterben, das alles sind Aspekte einer ständig gegenwärtigen Angst, von der viele Frauen oft mitten in der Nacht heimgesucht werden.

Es ist wichtig, offen mit jemandem über solche Ängste sprechen zu können, und zwar mit einer Person, die Sie versteht und Ihre Nöte ernst nimmt. Vielleicht ist die Leiterin Ihres Geburtsvorbereitungskurses die richtige oder ein einfühlsamer Arzt oder die Hebamme. In einem Geburtsvorbereitungskurs, wo Raum für ausführliche und freimütige Gespräche ist, sind Frauen oft überrascht, wenn sie feststellen, daß andere Frauen unter den gleichen Ängsten leiden, und viele empfinden diesen Gedankenaustausch als große Hilfe.

Bei den meisten Frauen beziehen sich die Ängste in der Schwangerschaft auf die Geburt, die als ein Zeitpunkt einer großen Prüfung und von manchen sogar als Zeitpunkt der Bewährung und Beurteilung und auch der Bestrafung wahrgenommen wird. Die Angst vor Schmerzen ist nur ein Aspekt dabei, und deshalb geht die Versicherung des Arztes, daß jederzeit Schmerzmittel zur Verfügung stehen und keine Frau während der Geburt zu leiden braucht, größtenteils an der Problematik vorbei.

Nehmen Sie sich ein wenig Zeit, und denken Sie an Ihre Ängste. Gehen Sie in Gedanken noch einmal zurück an den Anfang der Schwangerschaft und notieren Sie sich alles, was Ihnen Sorgen bereitet hat, als Sie erfuhren, daß Sie schwanger sind. Die anfänglichen Sorgen haben sich vielleicht verflüchtigt. Wenn das so ist, dann überlegen Sie sich, wie das kam und notieren Sie sich, was passiert ist. Vielleicht haben Sie Hebammen oder Geburtshelfer, die Ihnen früher eher als schemenhaft und bedrohlich erschienen sind, nun persönlich kennengelernt. Möglicherweise haben Sie wichtige Dinge erfahren. Vielleicht haben Sie jemanden, der Sie emotional unterstützt und Ihnen Verständnis entgegenbringt, oder Sie sind in einer Schwangerengruppe, in der sie sich gegenseitig helfen.

Richten Sie jetzt Ihre Aufmerksamkeit auf die Ängste, die immer noch da sind und überlegen Sie, was Sie tun können, um sie konstruktiv zu nutzen und ihnen ihre Macht zu nehmen. Der erste Schritt besteht oft darin, mit jemandem darüber zu reden, der akzeptieren kann, wie es Ihnen damit geht.

Es wird nicht immer deutlich, daß auch die werdenden Väter sich oft sehr viele Sorgen machen, doch da sie selbst nicht betroffen sind, haben sie das Gefühl, daß sie über ihre Sorgen lieber nicht reden sollten. Auch die Person, die Sie zur Geburt begleitet, Ihr Partner oder jemand anders, ist vielleicht beunruhigt über das, was passieren wird. Wenn Sie darüber sprechen, bietet Ihnen das die Gelegenheit, Ihre Beziehung zu vertiefen und sich gegenseitig mitzuteilen, was Sie voneinander brauchen.

Etwas Konstruktives zu unternehmen, damit Sie sich gut auf alles vorbereitet fühlen, was auf Sie zukommt, ist eine Möglichkeit, um mit der Angst vor der Geburt umzugehen. Das heißt, daß Sie die Vorgänge bei der Geburt genau verstehen und wissen, wie sich die Wehen in den verschiedenen Phasen der Geburt anfühlen können und was Sie tun können, um sich selbst zu helfen. An die Stelle dieser sich auftürmenden Ängste kann zuversichtliches Handeln treten, um *mit* Ihrem Körper zusammenzuarbeiten anstatt gegen ihn. Und ganz gleich, ob es sich dann zeigt, daß sie alles alleine schaffen oder bei der Geburt des Babys Hilfe brauchen, können sie zu der Einstellung gelangen, daß eine Geburt ein aktives, schöpferisches Erlebnis ist.

In jeder wichtigen Lebenssituation können Ängste auftreten, auch wenn wir das nicht immer zugeben. Diese Ängste haben eine wichtige Funktion, denn sie sind ein Antrieb, sich zu informieren, Veränderungen einzuleiten und sich auf neue Anforderungen einzustellen. Ängste können so genutzt und konstruktiv umgesetzt werden.

**Sexualität**

In den ersten Schwangerschaftsmonaten läßt Ihr Interesse an der Sexualität vielleicht nach, oder sanftes Streicheln und liebevolles Schmusen sind Ihnen lieber als Geschlechtsverkehr. Viele Frauen haben das Gefühl, daß in ihrer Beziehung Zärtlichkeit und Einfühlsamkeit zu kurz kommen, egal ob sie schwanger sind oder nicht, und in der Schwangerschaft kristallisiert sich diese Sehnsucht nach langsamer, sanfter und liebevoller sexueller Begegnung noch deutlicher heraus. Vielleicht möchten Sie die Gelegenheit wahrnehmen, mit Ihrem Partner darüber zu sprechen, so daß die Schwangerschaft Sie einander näherbringt anstatt Sie voneinander zu entfernen, wie manchen Paaren das passiert.

Nichts ist wirkungsvoller als Übelkeit und Erbrechen, um uns an alles andere, nur nicht an Sex denken zu lassen, um uns auszulaugen und eine sehr negative Einstellung zu unserem Körper zu bekommen. Die Angst vor einer Fehlgeburt wirkt sich ebenfalls dämpfend auf das sexuelle Verlangen aus, und beide Partner haben vielleicht große

Angst, daß sie den sich entwickelnden Embryo stören könnten. Der medizinische Umgang mit der Schwangerschaft führt bei vielen Frauen auch zu dem Gefühl, daß ihr Körper nicht mehr ihnen gehört und daß sie jetzt vor allem Patientinnen sind. Ein Element hierbei ist, daß wir das Gefühl verlieren, Kontrolle über unseren Körper zu haben, und die Verantwortung dafür an berufsmäßige Betreuer abgeben.

Übelkeit, Erbrechen und die damit einhergehende Müdigkeit, die zu Beginn der Schwangerschaft häufig ist, dauern meist nicht länger als drei Monate, und danach fühlen Sie sich vielleicht plötzlich völlig anders. Eine Frau berichtete mir: »Als die Morgenübelkeit vorbei war, fühlte ich mich wie eine Königin!« Für eine Frau ist dieses Gefühl, sich rundum wohl zu fühlen, die Grundlage für Freude an der Sexualität und nicht die Stimulation der Geschlechtsorgane.

Im mittleren Schwangerschaftsdrittel sind Sie vielleicht schneller erregbar als sonst und haben viel Spaß an der Sexualität. Zum Teil hat das mit der Begeisterung darüber zu tun, daß ein Baby in Ihnen heranwächst, zum Teil mit der guten Stimmung während der Schwangerschaft, und oft kommen Sie sich richtig klug vor – als wäre das das erste Baby, das je zustande gekommen ist. Es liegt aber auch daran, daß der Druck der vergrößerten Blutgefäße gegen den Beckenboden und die Scheide und im Beckenraum körperlich erregend wirken.

Wenn die Schwangerschaft nicht mehr zu übersehen ist, geben Frauen oft an, daß ihr Körper ihnen jetzt besser gefällt, daß sie sich »reifer« fühlen, »fraulicher«, »zufrieden«, »stolz«, »besonders« und »wunderbar«. »Ich war gern so rund«, sagte Lindsey. »Ich fand mich sehr attraktiv. Die Liebe war schöner als vorher, und ich hatte intensivere Orgasmen.«

Im fünften Monat befindet sich Angela in einem Zustand beinahe ständiger sexueller Erregung:

»Mein Körper ist jetzt so attraktiv wie nie zuvor. Mein Haar ist weich und glänzend, meine Haut straff und glatt, meine Wangen sind rosig. Ich bin mir meiner festen runden Brüste und meines Bauches sehr bewußt. Meine Brustwarzen sind erigiert und wirken durch die dunklen Warzenhöfe noch größer. Ich befriedige mich täglich mindestens zweimal selbst, bis ich einen Orgasmus habe. Ich genieße meine Sexualität ganz und gar in dem Bewußtsein, daß ich vielleicht nur noch vier oder fünf Wochen diese Freuden habe, bis unsere sexuelle Lust sehr eingeschränkt wird, weil ich mir dann zu schwerfällig vorkomme.«

Bei manchen Frauen dauert diese sexuelle Begeisterung die ganze Schwangerschaft an. Sara erzählte mir, daß sie soviel Spaß an der Sexualität hatte, daß sie sich schon Sorgen machte, ob das normal sei und sie ihren Arzt fragte, ob bei ihr vielleicht irgendwas nicht stimmte:

»Er meinte, daß ich zu den Glücklichen gehöre. Ich genoß Sexualität bis zu der Nacht, als das Baby geboren wurde. Kurz nach Mitternacht hatten wir noch miteinander geschlafen, und meine Fruchtblase platze um drei Uhr während ich schlief. Ich dachte immer, das würden die in der Klinik merken, doch niemand sagte irgendetwas oder fragte danach.«

Sara war ziemlich verblüfft, weil ihre stärkere sexuelle Lust nicht mit ihrem Bild vom Muttersein übereinstimmte. In unserer Kultur wird ein Gegensatz zwischen Sexualität auf der einen Seite und Mutterschaft auf der anderen hergestellt, als bildeten Schwangerschaft und Geburt den entgegengesetzten Pol zu der Leidenschaft, die ursprünglich die Voraussetzung dafür war. Frauen entdecken jetzt die Sexualität der Schwangerschaft und der Geburt wieder neu.

Doch wenn die Frau durch das Wachstum des Babys immer runder wird, wird sie den Geschlechtsverkehr kaum genießen können, wenn ihr Partner grob, unaufmerksam gegenüber ihren Bedürfnissen und zu schnell ist, und viele Frauen sagen, daß Masturbieren in der Schwangerschaft sehr lustvoll ist – für manche zum erstenmal. »Ich war von meiner wachsenden Lust zu masturbieren überrascht«, meinte eine Frau. »Das paßte überhaupt nicht zu meinem Bild von Mütterlichkeit, doch masturbierte ich regelmäßig, bis ich einen Orgasmus bekam. Bei meinem Mann hatte ich keine Orgasmen.« Vielleicht hätte ihr Mann von ihr lernen können, wo und wie er sie zärtlich berühren soll. Manchmal treten in der Schwangerschaft solche Schwierigkeiten in einer sexuellen Beziehung zu Tage, doch diese Zeit kann auch eine gute Gelegenheit sein, sich intensiver auf sexuelle Gefühle einzulassen. Viele Frauen finden die letzten Wochen schwierig, weil sie zu müde sind, um sexuelle Lust zu erleben und sich schwer und prall vorkommen. Manche haben ein sehr negatives Körperbild. »Ich kam mir wie ein Wal vor«, meinte eine Frau. Eine andere sagte: »Meine Schwangerschaftsstreifen sehen wie eine Weltkarte aus. Ich komme mir häßlich vor. Ich habe keine Lust auf Sexualität, da ich oft Sodbrennen habe und mich sehr unwohl fühle. Ich kann es kaum erwarten, bis ich wieder Konturen bekomme!« Wenn es Ihnen so geht, kann ein liebevoller Partner sehr viel Selbstbestätigung geben, indem er Ihnen seine Freude an Ihrem Körper zeigt und Ihnen hilft, sich darin wohlzufühlen.

Manche Männer haben vor Geschlechtsverkehr in der Schwangerschaft Angst und befürchten, daß sie die Frau oder das Baby verletzten könnten. Die Folge ist, daß sie sich dem körperlichen Kontakt entziehen, nach dem die Frau sich verzweifelt sehnt. Auch wenn es Ihnen unweiblich und »fordernd« erscheint, ihn direkt darauf anzusprechen, ist es wichtig, das deutlich zu machen und ihm zu verstehen zu geben, was Sie sich wünschen. Sonst ziehen Sie sich beide in Ihr privates Schneckenhaus zurück.

Oft ist es auch so, daß eine Frau gerade dann, wenn sie sich im mittleren Schwangerschaftsdrittel besonders lustvoll erlebt, bemerkt, daß ihr Mann äußerst zurückhaltend ist. Das kann daran liegen, daß er Angst hat, die Schwangerschaft zu gefährden oder manchmal auch, weil ihn der schwangere Körper mit seinen Rundungen und seiner Fülle abstößt. Männer bemühen sich selten darum, zuzugeben, daß sie Angst haben und versuchen, eine beiläufige Gleichgültigkeit an den Tag zu legen. Frauen könnten dies aber als Liebesentzug interpretieren. »Ich dachte, daß mein Mann mich abstoßend findet«, erzählte mir eine Frau, »denn während der Schwangerschaft war er sexuell völlig enthaltsam. Doch nach vielem Reden und Sichwinden sagte er mir, daß das nichts mit Ablehnung meines Körpers zu tun hätte, sondern mit seiner Angst, das Baby in meinem Bauch zu verletzen.« Es ist schade, daß dieses Gespräch erst zustande kam, nachdem das Baby geboren war.

Es kann auch sein, daß ein Mann eine Frau nicht »als sexuell anziehend«, sondern als »heilig« wahrnimmt und ganz bewußt alle erotischen Gefühle unterdrückt, weil er glaubt, daß das unpassend oder falsch sei. Manchen Frauen geht es ähnlich: »Mein Körper fühlte sich geweiht und irgendwie besonders an. Sobald ich wußte, daß ich schwanger war, hatte ich keinen Geschlechtsverkehr mehr.«

Gegen Ende der Schwangerschaft kann ein Mann, der bisher sexuell ziemlich unbefangen war, völlig überwältigt sein von der großen Verantwortungsgefühl gegenüber diesem neuen Leben und von der Angst, daß er die Frau verletzen könnte:

»In den letzten drei Monaten wurde mein Mann beim Geschlechtsverkehr immer zögerlicher. Er wollte immer berührt, geküßt und liebkost werden und wünschte sich von mir, daß ich ihn zum Orgasmus bringe, doch mich faßte er nicht an. Zu der Zeit dachte ich, daß er mich nicht begehrt. Nachdem wir jetzt darüber gesprochen haben, ist mir klar, daß er einfach nur Angst hatte, mich zu verletzen.«

Natürlich sind nicht alle Männer so. Es kommt vor, daß eine Frau, die sich überhaupt nicht erotisch fühlt, einen Partner hat, für den die Schwangerschaft sehr aufreizend ist. Joanne mochte ihren schwangeren Körper überhaupt nicht und konnte gar nicht verstehen, wieso ihr Partner sie so attraktiv fand: »Doch er meinte, ich sei albern. Er fand mich begehrenswert und als Schwangere wunderschön.«

In einer amerikanischen Studie wurde behauptet, daß Geschlechtsverkehr gegen Ende der Schwangerschaft zum Blasensprung und zu dadurch bedingten Infektionen führe. Doch die selben Wissenschaftler fanden anschließend heraus, daß die Infektionen die Ursache und nicht die Folge des Blasensprungs waren und daß keine Beziehung zwischen dem vorzeitigen Blasensprung und der Häufigkeit des Geschlechtsverkehrs laut Angaben des Paares bestand. Wenn jedoch das Fruchtwasser infiziert ist, kann sich das durch Geschlechtsverkehr verstärken.[2] Das bedeutet, daß Sie Ihren eigenen Gefühlen vertrauen können, das Richtige zu tun, solange die Schwangerschaft gut verläuft und Sie sich gesund fühlen. Sie können dann so oft miteinander schlafen, wie sie wollen. Doch das heißt auch, daß es ratsam ist, keinen Geschlechtsverkehr zu haben, wenn die Blase vorzeitig gesprungen ist (auch wenn es nur tröpfelt) oder wenn Sie erschöpft sind und sich krank fühlen. Suchen Sie in diesen Fällen nach anderen Möglichkeiten, sich gegenseitig ihre Liebe zu zeigen.

Die Samenflüssigkeit enthält viele Prostaglandine, die den Muttermund am Ende der Schwangerschaft geburtsreif machen und erweichen. Wenn Sie mit Ihrem Finger einen unreifen Muttermund abtasten, fühlt sich das wie Ihre Nasenspitze an. Ein reifer Muttermund dagegen fühlt sich an wie ein weicher, entspannter Mund. Eine Möglichkeit der Geburtseinleitung ist das Einbringen von Prostaglandine-Gel in den Muttermund, damit er geburtsbereit wird, und wenn das Baby so weit ist, löst das tatsächlich Wehen aus, manchmal erst nach einigen Stunden.

Wenn es nach dem Geschlechtsverkehr zu leichten Blutungen kommt und der errechnete Geburtstermin noch länger als drei Wochen entfernt ist, ist es besser, keinen Geschlechtsverkehr zu haben und statt dessen das Stimulieren der Geschlechtsteile, das Streicheln und Schmusen zu genießen. Wenn der Geburtstermin nicht mehr fern oder schon überschritten ist, dann ist Geschlechtsverkehr nicht nur völlig unschädlich, sondern kann dazu beitragen, daß die Geburt beginnt, vor allem, wenn dabei die Brustwarzen stimuliert werden. Bleiben Sie eine halbe Stunde nach dem Geschlechtsverkehr noch ruhig liegen, während Ihr Partner weiterhin an Ihren Brüsten saugt und Sie stimuliert. Das ist eine der angenehmsten Möglichkeiten, die Geburt in Gang zu bringen. Und auch wenn die Geburt nicht sofort beginnt, wissen Sie, daß dadurch der Muttermund wahrscheinlich weicher und geburtsbereiter geworden ist.

Überlegen Sie sich Möglichkeiten, wie Sie Ihre Sexualität in dieser Phase der Schwangerschaft am liebsten gestalten würden und denken Sie dabei nicht nur an die Dinge, die Sie nicht mögen, sondern auch an die, die Sie gern haben.
Die Grundlage einer befriedigenden Liebesbeziehung ist eine gute Kommunikation. Wie möchten Sie Ihrem Partner Ihre Wünsche mitteilen, in Worten, Gesten oder durch Berührung? Gibt es Aspekte in Ihren sexuellen Empfindungen und Verhaltensweisen, die Sie jetzt am besten miteinander besprechen könnten – Ihre Ängste, Zweifel, Hoffnungen und Sehnsüchte?

Sehr viel mehr über Sexualität in der Schwangerschaft, die sexuellen Aspekte von Geburt und über Sexualität, nachdem das Baby geboren ist, finden Sie in meinem Buch *Sexualität im Leben der Frau* (s. Literatur). Die Gefühle und persönlichen Erfahrungen in der Schwangerschaft sind so vielfältig, daß sich unmöglich behaupten läßt, irgendein Verhalten sei normal oder unnormal. Sie können sicher sein, daß es andere Frauen gibt, die ganz ähnliche Erfahrungen gemacht haben, ganz gleich, wie Ihre Gefühlslage sein mag. Sie sind damit ganz sicher nicht alleine.

Für viele Paare ist die Schwangerschaft eine Zeit des Staunens und der Freude, und eine wichtige Rolle dabei spielen ganz neue Entdekkungen, wenn der Körper der Frau sich verändert, sich wölbt und reif wird. Das bringt neue Zärtlichkeit und Leidenschaft in die Beziehung, und diese Begeisterung und Freude ist eine gute Vorbereitung, um ein neues Leben im Kreis der Sie umgebenden Liebe willkommen zu heißen.

Es ist gut so, daß Babys nicht schon wenige Wochen nach ihrer Entstehung auf die Welt kommen. In der Schwangerschaft ereignet sich emotional sehr viel, und damit sich das entfalten und entwickeln kann, braucht es Zeit. Alternativen müssen genauer betrachtet werden, Sie müssen herausfinden, welche Betreuung für Sie und Ihr Baby die richtige ist und wieviel Verantwortung Sie übernehmen möchten. Andere Leute gehen manchmal davon aus, daß Sie in diesen Dingen *gar keine Wahl* haben, und dann stehen Sie noch vor der zusätzlichen Aufgabe, ihnen deutlich zu machen, daß sie nicht die Entscheidungen *für Sie* zu treffen haben. In dieser Zeit ist es wichtig, daß Sie sich wirkungsvoll mitteilen und manchmal auch Angriffen standhalten, mehr über sich erfahren und herausfinden, wie Sie möglichst befriedigend und harmonisch mit Ihrem Körper umgehen und sich durch ihn ausdrücken können.

Die Schwangerschaft kann auch unbequem sein – nicht nur körperlich, auch emotional. Manchmal wünschen Sie sich vielleicht, daß Sie sich besser nie darauf eingelassen hätten. Doch diese Belastung kann auch sehr anregend sein: Sie überdenken Dinge neu und finden ein neues Verständnis für sich selbst und für Ihre Beziehung. Es sind Monate, die Sie darauf vorbereiten, sich mit den gewonnenen Erkenntnissen auch auf andere Belastungen und Veränderungen einzulassen, die das Leben insgesamt mit sich bringt.

Die Schwangerschaft ist eine Zeit des Lernens. Sie ist ein Prozeß, der zwar oft stürmisch verläuft, jedoch zur emotionalen Entwicklung und Reifung beiträgt. Dies wird Ihnen die Kraft und die einfühlsame Aufmerksamkeit verleihen, die Verantwortung für ein neues Leben zu übernehmen.

# 8 Welche Art von Vorsorge wünschen Sie sich?

Es gilt zwar meist als selbstverständlich, daß regelmäßige Arztbesuche während der Schwangerschaft eine gute Sache sind und daß es umso besser ist, je mehr medizinische Betreuung die Frau in der Schwangerschaft erfährt, doch gibt es wenige Beweise für diese Annahme. Es stimmt, daß bei den Frauen, die die meisten Vorsorgeuntersuchungen haben, Frühgeburten seltener sind, aber per Definition liegt das daran, daß durch eine Frühgeburt die Schwangerschaft kürzer wird und dadurch weniger Vorsorgeuntersuchungen möglich sind.

Regelmäßige Arztbesuche während der Schwangerschaft nützen nur dann etwas, wenn die Vorsorge den Bedürfnissen der Frau entspricht. Zudem hat in den meisten Schwangerschaften die Art, wie eine Frau für sich selbst sorgt, und die Fürsorge durch den Partner und andere Familienmitglieder mehr Bedeutung für ihr Wohlergehen und das des Babys als die Vorsorge durch den Arzt. Diese Tatsache verliert man nur allzu leicht aus den Augen. Im Grunde geht es bei der Betreuung einer Schwangeren doch gar nicht um Maßnahmen des Gesundheitssystems, die an ihr vorgenommen werden. Die Medizin kann ein Sicherheitsnetz bieten, jedoch nicht gewährleisten, daß eine Frau in der Schwangerschaft gut betreut wird.

Wenn Sie nicht lediglich Empfängerin der medizinischen Vorsorge sein wollen, sondern so gut wie möglich für sich selbst sorgen möchten und von denen, die Sie betreuen, optimal betreut sein wollen, dann müssen Sie das, was Ihnen angeboten wird, beurteilen können. Damit das möglich ist, ist es wichtig, sich zu überlegen, was Sie wünschen. Sie müssen sich nötigenfalls überall umhören, damit Sie auch finden, wonach Sie suchen, und sich dann auch darüber klarwerden, wieviel *persönliche* Verantwortung Sie für sich und Ihr Baby übernehmen wollen.

Die Vorstellungen, die eine Frau von der Vorsorge hat, können ganz anders sein, als der Gynäkologe das sieht. Die werdende Mutter erwartet, daß genug Zeit bleibt, um über ihre Sorgen und Ängste zu sprechen und möchte viele Informationen über die alltäglichen Erfahrungen des Schwangerseins, was sie für sich tun kann und wie Sie sich am besten auf die Geburt vorbereitet. Der Arzt – in den meisten Fällen ist es ein Mann – ist meist vor allem damit beschäftigt, die Abweichungen vom Normalen dingfest zu machen und die Frau je nach Ergebnis einer Kategorie zuzuordnen, die die Art der Behandlung bestimmt. Für viele Gynäkologen, insbesondere für diejenigen, die in großen, überfüllten Krankenhäusern arbeiten, ist das etwa so wie die Fehlersuche im Produktionsablauf einer Fabrik.

Diese Art der Vorsorge ist historisch betrachtet (unter dem Aspekt, wie Frauen in der Vergangenheit in den verschiedenen Kulturen auf der ganzen Welt ihre Babys zur Welt gebracht haben) relativ neuen Ursprungs. Eine auf Gemeinschaftsgefühl basierende Vorsorge, in der andere Frauen die Betreuerinnen sind, war sehr viel üblicher, und die moderne Regelung der Vorsorge innerhalb des medizinischen Systems, das sich aus Ärzten und Schwestern zusammensetzt, bildet eher die Ausnahme als die Regel. Durch die Konzentration auf die körperliche Sicherheit ist uns die emotionale Unterstützung, die andere Frauen uns geben können, verloren gegangen.

## Der Hintergrund der Vorsorge

Aus den frühesten historischen Quellen geht hervor, daß es Hebammen waren, die Frauen über Ernährung und Gesundheit beraten haben, sie massiert und ihnen Ratschläge gegeben haben, wie sie sich am besten auf die Geburt vorbereiten können.[1] Hinweise auf Hebammen finden sich auch in der Bibel. Schwangerschaft und Geburt, ein weibliches »Geheimnis«, über das die Männer nichts wußten, standen unter dem Schutz der großen Muttergöttin, die viele verschiedene Namen trug – die Erdmutter, die Vielbrüstige, die Lichtkönigin, die Mondgöttin, die Jägerin und später Maria, die Mutter von Jesus. Frauen haben einander bei der Geburt unterstützt, Wissen ausgetauscht, das ihnen von ihren eigenen Müttern überliefert wurde, und auf die Erfahrungen jener Frauen zurückgegriffen, die schon Kinder geboren hatten. So wurde ein Netzwerk von Überzeugungen und Praktiken geschaffen, das wir in Fragmenten jetzt nur noch als »Ammenmärchen« kennen.[2]

In der Dritten Welt existieren heute zwei Systeme der Vorsorge nebeneinander. Das offizielle, von Ärzten und ausgebildeten Krankenschwestern und Hebammen geleitete, ist nur einem kleinen Teil der Bevölkerung zugänglich. Das überlieferte System der Eingeborenen basiert auf praktischen Fähigkeiten, die Frauen voneinander gelernt und aneinander weitergegeben haben und die auf diese ganz besondere Umgebung abgestimmt sind. Dieses System ist eng mit der Religion und dem Glaubenssystem dieser Kultur verbunden. Der Widerspruch zwischen diesen beiden Systemen ist unvermeidlich. Im ersten werden Techniken des Messens und der klinischen Bewertung angewendet, die objektiv und für jede Patientin gleich sein sollen. Es bietet eine Standardversorgung, bei der jede Frau so behandelt wird, als wäre sie lediglich ein bewegliches Becken. Andererseits werden dadurch viele Babys und Mütter gerettet, falls die Schwangerschaft nicht normal verläuft. Das alte System greift auf die Macht spiritueller Kräfte zurück und sieht die Frau im Zusammenhang mit ganz einmaligen sozialen Beziehungen in Gegenwart und Vergangenheit, mit den Lebenden und den schon Gestorbenen, von denen angenommen wird, daß sie die Frau und ihr Baby beeinflussen. Besondere Betonung wird auf gute psychische Bedingungen gelegt, die von der Mutter und ihrer Familie unbedingt hergestellt werden müssen, wenn sie ein gesundes Kind zur Welt bringen und einen leichte Geburt haben soll.

In Mexiko zum Beispiel glaubt man, daß eine Schwangere vor emotionalen Aufregungen und vor Leuten geschützt werden muß, die zu belastend für sie sind. Früher wurde oft ein rotes Band getragen, mit der die Frau selbst den Fortgang der Schwangerschaft abschätzte, indem sie das Wachstum der Gebärmutter maß. (In modernen Vorsorgeuntersuchungen wird etwas Ähnliches durchgeführt, nur messen hier die professionellen Helfer und nicht die Frau selbst.) Sie übernahm persönlich die Verantwortung dafür, gut für sich zu sorgen, reinlich zu sein und täglich ein Bad zu nehmen, damit das Baby nicht krank wird, und kannte eine Reihe von Kräutertees, um kleinere Störungen zu behandeln. In Mexiko werden alte aztekische Kräuterheilmittel gegen Harnwegsinfektionen, die in der Schwangerschaft häufig sind, immer noch angewandt, zum Beispiel Tee aus aufgebrühten Maisstauden oder Sarsaparille.

In der gesamten Karibik ernährt eine Schwangere sich sehr sorgfältig, damit ihr Blut weder zu »heiß« noch zu »kalt« ist. Sie glaubt, daß regelmäßige Übungen notwendig sind, damit sie stark wird für die Geburt, und gegen Ende der Schwangerschaft kommt die »Nana« (die örtliche Volkshebamme) regelmäßig, um ihr ermutigend zuzureden und das Baby durch Massage zu »formen« und es »richtig wachsen zu lassen«.[3]

In Südafrika geht die Frau bei den Zulu jeden Morgen vor die Tür ihrer Hütte, wo sie langsam und tief einige Minuten lang bei Sonnenaufgang ein- und ausatmet und betet, daß ihr Baby gesund heranwächst. In großen Teilen Afrikas wird geglaubt, daß eine Frau sich in den Wochen vor der Geburt mit niemandem streiten darf, damit die Geburt komplikationslos verläuft, und daß sie und ihr Mann für jeden Ärger, den sie aufeinander haben, um Vergebung bitten müssen. Eine leichte, unkomplizierte Geburt gilt als abhängig davon, daß Beziehungen in Ordnung gebracht werden.


## Moderne Schwangerenbetreuung

Die Schwangerenvorsorge, die wir in der westlichen Welt kennen, ist von Ärzten, nicht von Hebammen in die Wege geleitet worden. Ursprünglich hat diesen Vorschlag Dr. Ballantyne aus Edinburgh im Jahre 1901 gemacht, doch erst 1915 wurde eine Spezialklinik eröffnet, und erst gegen Ende des Ersten Weltkriegs wurden systematisch Kliniken eingerichtet. Die Absichten dieser Pioniere waren lobenswert: Sie wollten Ängste und Schwangerschaftsbeschwerden beseitigen, dafür sorgen, daß Komplikationen früh behandelt werden, die Zahl der normalen Geburten sollte erhöht, die Zahl der mütterlichen Todesfälle und Todgeburten gesenkt werden.

Eine Frauenärztin hat die der heutigen Schwangerenvorsorge zu

Grunde liegenden Prinzipien so beschrieben: Jede Abweichung vom Normalen soll erkannt und korrigiert oder möglichst gering gehalten werden; es soll zu verhindern versucht werden, daß sich Situationen entwickeln, die für die Mutter oder ihr Baby gefährlich sind; wenn es zu Komplikationen kommt, sollen der beste Zeitpunkt und die beste Methode der Entbindung ausgewählt werden; der Frau, ihrem Partner und Ihrer Familie soll geholfen werden, die Geburtserfahrung zu verstehen und mit Freude zu erleben.[4] Die Ziele haben sich seit Beginn des letzten Jahrhunderts nicht wesentlich verändert, hinzugekommen sind die Früherkennung angeborener Mißbildungen und die Vorbereitung auf Geburt und Elternschaft. In neuester Zeit beginnt man sich Gedanken zu machen, welche Einflüsse vor der Empfängnis Auswirkungen auf die Schwangerschaft haben könnten und wie sich soziale Benachteiligung und Armut auswirken. Die Geburt ist für Babys armer Mütter sehr viel gefährlicher als für die, deren Müttern es an nichts mangelt.

Den Ärzten wird klar, daß soziale Einflüsse sich stärker auf die Schwangerschaft und ihren Ausgang auswirken als alles, was sie selbst unternehmen können.[5] In Großbritannien zum Beispiel sterben 16 von 1000 Babys, deren Väter in angelernten oder ungelernten Berufen tätig sind, bei der Geburt oder kurz vorher bzw. nachher im Vergleich zu 11 von 1000 Babys, deren Väter eine gute Berufsausbildung haben.[6] In allen westlichen Ländern ergibt sich die höchste Sterblichkeits- und Krankheitsrate bei Kindern von Arbeiterinnen und Einwanderinnen aus der Dritten Welt. Bei einer Frau, die in Pakistan geboren ist und im westlichen Einwanderungsland ein Baby bekommt, ist die Wahrscheinlichkeit doppelt so hoch wie bei einer in England geborenen Frau, daß sie ihr Kind bei der Geburt oder kurz davor oder danach verliert.[7]

Faktoren wie eine unzureichende Schulbildung, schlechte Wohnverhältnisse, Mangelernährung, Arbeitslosigkeit und gesundheitsschädliche Arbeitsbedingungen können das Wohlergehen der Mutter und ihres Babys stark beeinträchtigen. Die heutige Vorsorge leistet wenig oder gar nichts, um die Folgen dieses sozialen Drucks zu mildern, der für viele Frauen körperliche und seelische Belastungen in der Schwangerschaft mit sich bringt und für sie und die Ungeborenen eine große

Bedrohung darstellen. Armut ist die Hauptursache der Säuglingssterblichkeit – und hier kann Mikrochip-Technologie keine Abhilfe schaffen.

Das Problem besteht jedoch nicht nur in der perinatalen Säuglingssterblichkeit. Viele Babys werden zu früh geboren, haben ein geringes Geburtsgewicht, sind krank oder behindert – das wird als perinatale Morbidität bezeichnet. Um es mit den Worten einer Soziologin auszudrücken: »Soziale Benachteiligung – sei es auf Grund schlechter Wohnverhältnisse, eines unzureichenden verfügbaren Einkommens, mangelhafter Ernährung oder anderer Dinge – ist kein Problem, das völlig unabhängig von der Aufgabe der Senkung der Säuglingssterblichkeits- und Morbiditätsrate existiert; es handelt sich dabei vielmehr um ein und dasselbe Problem.«[8]


## Probleme der hochtechnisierten Apparatemedizin

Gleich zu Anfang dieses Kapitels habe ich darauf hingewiesen, daß jeder mehr oder weniger davon ausgeht, daß die Schwangerenvorsorge intensiviert werden müsse. Sie gilt als Musterbeispiel der Präventivmedizin.

Wenn wir jedoch die Erfolge und das Kosten-Nutzen-Verhältnis genauer betrachten, finden wir nur wenige Daten darüber. Im letzten Jahrhundert ist die Schwangerenvorsorge unsystematisch erweitert worden, neue Maßnahmen sind hinzugefügt worden, ohne den Nutzen vorher einer exakten Bewertung zu unterziehen und ohne daß jemand festgestellt hätte, in welchem Schwangerschaftsstadium bestimmte Maßnahmen angebracht sind oder welchen Frauen andere Vorsorgemaßnahmen angeboten werden sollten.[9] Es gilt als selbstverständlich, daß das eine gute Sache sein muß, egal, wie kompliziert und wie kostspielig es ist und was es für die Schwangere und ihre Familie bedeutet. Das betreuende Personal macht oft in bester Absicht seine ganze Autorität geltend, um der Schwangeren die Idee einzuimpfen, daß sie zum Wohle des Babys jede Untersuchung passiv über sich ergehen lassen muß, unabhängig davon, wie belastend sie ist. Schließlich ist die Frau das Behältnis für das Kind, und die Gesellschaft erwartet von ihr, daß sie sich allen Überwachungsmaßnahmen aussetzt, die die Frauenärzte in die Lage versetzten, mehr darüber zu erfahren, was genau im Inneren der Gebärmutter vor sich geht – diesem ärgerlicherweise hermetisch abgeschlossenen Raum, der durch einen scheinbar unerbittlichen Fortschritt in der wissenschaftlichen Entwicklung den durchsichtigen Guckkästen aus Kunststoff in den Modellen des weiblichen Körpers, die zur Demonstration unserer Fortpflanzungsorgane verwendet werden, immer ähnlicher wird.

Die technische Entwicklung hat den Ärzten die Einführung ganz neuer Überwachungsmethoden bei der Schwangerenvorsorge ermöglicht. Doch das hat auch neue Probleme mit sich gebracht. Eines besteht in einer *falsch positiven* Diagnose und den unnötigen Eingriffen, die sie dann oft nach sich zieht. Eine falsch positive Diagnose ergibt sich, wenn als Folge eines Tests, der unrichtige Informationen liefert oder falsch interpretiert wird, die Frau als krank gilt oder als »Risikoschwangere« eingeordnet wird. Und diese Einordnung bleibt bestehen, selbst wenn andere Tests später ergeben, daß alles in Ordnung ist. Die Ängste, die dadurch entstehen, lassen die Frau und auch ihre Betreuer oft nicht mehr los, und das kann sich auch auf ihre spätere Handlungsweise auswirken und zu unnötigen Eingriffen führen, wenn die Geburt beginnt.

Ein häufiges falsch positives Ergebnis ist die auf Grund eines Ultraschalls in der 16. Woche gestellte Diagnose einer tiefsitzenden Plazenta, was einen Kaiserschnitt bedeuten könnte. Doch in der ersten Schwangerschaftshälfte sitzt die Plazenta häufig sehr tief, und wenn die Gebärmutter später immer größer wird, läßt sich meist feststellen, daß die Plazenta sich nun in einer günstigen Position befindet. Es kann auch sein, daß eine Frau nach dem Ultraschall darauf hingewiesen wird, daß ihr Kind nicht wächst, doch später bringt sie dann ein fast vier Kilo schweres Kind zur Welt. Eine Untersuchung ergab, daß auf jede richtig diagnostizierte Wachstumsverzögerung 2,5 falsch positive Diagnosen über eine intrauterine Wachstumsverzögerung entfielen.[10]

Im allgemeinen machen sich Ärzte weniger Sorgen über die falsch positiven als über die falsch negativen Diagnosen. Sie irren sich lieber zugunsten einer übermäßigen Diagnostizierung von Problemen, als ein Zeichen von Fehlfunktion oder Krankheit zu übersehen. Der

Gedanke, nicht zu erkennen, daß ein physiologischer Prozeß nicht normal verläuft, löst sehr viel Angst und besonders in Amerika auch Besorgnis aus, deswegen juristisch belangt zu werden. Die Folgen einer falsch positiven Diagnose können für eine Frau jedoch katastrophal sein: Klinikeinweisung, künstliche Geburtseinleitung und Kaiserschnitt beispielsweise, und wenn ein Baby zur Welt kommt, bevor es soweit ist, besteht die Gefahr der Unreife.

*Falsch negative* Diagnosen sind offensichtlich gefährlich, denn sie lassen darauf schließen, daß alles in Ordnung ist, wenn in Wirklichkeit etwas nicht stimmt. Sie haben die Wirkung, daß die Warnleuchte ausgeschaltet wird, die durch klinische Beurteilung und menschliche Erfahrung ausgelöst worden war. Die Beurteilung des fötalen Wachstums führt zwar zu mehr falsch positiven als falsch negativen Ergebnissen, doch viele Fälle intrauteriner Wachstumsverzögerungen werden durch die üblichen Vorsorgemaßnahmen nicht entdeckt. In einer Untersuchung vermuteten die Ärzte sie lediglich bei 44 Prozent der Frauen, die später ein untergewichtiges Baby zur Welt brachten.[11] Offenbar ist die Diagnose intrauteriner Wachstumsverzögerung eine Sache von Zufallstreffern!

Wenn Untersuchungen durchgeführt werden, wird die Frau selten nach ihren Beobachtungen gefragt und meist wird das, was sie sagt, übergangen. Eine andere Art falsch negativer Diagnosen können sich bei der Aufzeichnung der kindlichen Herztöne in der Schwangerschaft ergeben, wenn nichts auf eine Abweichung vom Normalen hinweist, die Frau selbst jedoch bemerkt, daß sie schon längere Zeit keine Kindsbewegungen mehr gespürt hat und nach einigen Tagen das Baby dann tot ist. Das ist selten, doch wird dadurch das Vertrauen in die Apparatemedizin erschüttert. Die Mutter hat gespürt, daß etwas nicht stimmt, doch niemand hat sie gefragt, was *sie* über ihr Baby wußte, und die Ärzte verließen sich statt dessen auf technische Geräte.

Vorsorgeuntersuchungen können wirkungslos und manchmal gefährlich sein, selbst wenn sie gewissenhaft durchgeführt werden oder die Ärzte auf dem neuesten Wissenstand sind, was in beiden Fällen nicht immer zutrifft.

Manche Menschen meinen, daß die Lehre, die daraus zu ziehen sei, in noch mehr Routineuntersuchungen und noch ausgeklügelteren Apparaten besteht. Andere glauben, daß von den Frauen selbst sehr viel zu erfahren ist, und daß das, was eine Frau über ihren Körper weiß und wie sie in Verbindung mit dem Baby in ihrem Bauch steht, das Hauptthema der Betreuung während der Schwangerschaft sein sollten. Die medizinische Betreuung bewirkt jedoch häufig, daß eine Frau ihren eigenen unmittelbaren Erfahrungen und Wahrnehmungen im Zusammenhang mit dem Ungeborenen mißtraut. Die medizinischen Ergebnisse stellen für sie die einzige abgesicherte Realität dar.

Was Frauen über ihre Gesundheit und den Verlauf der Schwangerschaft »wissen« sollen, sind die Dinge, die durch Beobachter von außen aufgezeichnet und gemessen und in Karteikarten und den Mutterpaß eingetragen werden können. Alles andere gilt als unwichtig. Ein kompliziertes System von Abläufen hat sich entwickelt, und eine seiner Auswirkungen ist die, daß Frauen das Wissen abgesprochen wird, das sie über sich selbst haben können.

Viele der Routinemaßnahmen sind zu Ritualen geworden, zum Bestandteil eines symbolischen Vorgangs, durch den eine Frau zur Patientin wird. Ein Beispiel für diese Zeremonie ist das regelmäßige Wiegen bei jeder Vorsorgeuntersuchung, als wenn eine Frau nicht in der Lage wäre, zu Hause selbst ihre Gewichtszunahme festzustellen. Diese Rituale werden routinemäßig bei allen Frauen ausgeführt, obwohl sie sich nur in bestimmten, ganz speziellen »Risikofällen« als sinnvoll erweisen. Ultraschall wird ebenfalls routinemäßig angewendet, obwohl die Vorteile regelmäßiger Ultraschalluntersuchungen wissenschaftlich nie belegt worden sind. Sie sind zu einer Art »Versicherung« gegen Fehlentwicklungen geworden.

Sie *müssen nicht* allen Eingriffen und Maßnahmen zustimmen. Wenn Ihr Arzt Ihnen keine Beweise dafür liefern kann, daß eine Untersuchungsmaßnahme oder eine Behandlung Ihnen etwas nützt, haben Sie nicht nur das Recht, sie abzulehnen, sondern tun vielleicht auch gut daran.

Die Autorinnen eines Hebammenlehrbuchs schlagen vor, daß die Kategorie der »Risikoschwangerschaft« durch einen anderen Begriff ersetzt werden sollte, den der »Betreuungsebenen«.[12] Manche Frauen brauchen intensivere Betreuung als andere oder eine ganz bestimmte Betreuung. Wie wir später sehen werden, führen risikoorientierte

Überwachungsmaßnahmen bei der Schwangerenvorsorge oft zu einer Betreuung, die den Bedürfnissen der Schwangeren nicht entspricht und zu schädlichen Eingriffen führt, wie beispielsweise zu einer unnötigen Geburtseinleitung.

Ärzte behandeln die Schwangerschaft zu unrecht als einen medizinisch zu betreuenden Zustand. 80 Prozent aller Frauen haben eine völlig normale Schwangerschaft und Geburt. 20 Prozent haben irgendein besonderes Risiko. Doch nur bei der Hälfte dieser Frauen wird das Risiko während der Schwangerschaft entdeckt. Die Probleme der anderen werden erst während der Geburt erkannt. Gegenwärtig erweist sich also das gesamte System der Vorsorge bei nur zehn Prozent aller Frauen als wirkungsvoll.

Selbst wenn die Vorsorge sorgfältig durchgeführt wird, ist es von ganz großer Bedeutung, wie es einer Frau bei dieser Betreuung geht und wie sie von den Ärzten behandelt wird, denn Schwangerschaft und Geburt sind ein biologisch und sozial beeinflußter Vorgang. Sie laufen nicht einfach wie mechanische Prozesse in der Technik ab, obwohl Geburtshilfelehrbücher oft diesen Eindruck vermitteln. Ein häufiger Effekt bei der Vorsorge besteht darin, daß die Frau ihr Selbstvertrauen verliert und die gesamte Schwangerschaft und Geburt als ein medizinisches Ereignis erlebt. Sie fühlt sich ihrer Autonomie beraubt, unzulänglich, hilflos und schuldig, weil sie meint, daß sie nichts gegen diese Behandlung einwenden darf, wenn sie sich wirklich um ihr Kind sorgt. Wenn eine Frau zur Patientin wird, ist sie damit oft auch von der Hilfe und der emotionalen Unterstützung durch andere Frauen abgeschnitten. In der Vergangenheit bedeutete die Bekanntgabe der Schwangerschaft eine Gelegenheit, die Solidarität unter den Frauen in der Familie und der Nachbarschaft zu stärken. Im Mittelalter rief eine Frau, deren Geburt begann, ihre Hebammen herbei (in England die »God sibs«, die guten Schwestern, ein Wort das später zu gossip verballhornt wurde, was Klatsch bedeutet; in Deutschland hat der Begriff Ammenmärchen möglicherweise einen ähnlichen Ursprung), die sie während der Geburt betreuten und ihr beistanden, ihr Essen und kräftigende Getränke brachten und dann ein Geburtsfestmahl ausrichteten. Die Männer mögen gemurrt haben, doch wurde erwartet, daß sie das Haus verließen und für sich selbst sorgten. Geburt war Frauensache! Gleichermaßen waren Schwangerschaft und Geburt in Amerika während der Kolonialisierung vor allem soziale Ereignisse, die auf Gegenseitigkeit beruhten. Die Frauen sorgten füreinander, leisteten sich gegenseitig praktische Hilfe und emotionale Unterstützung.

Im Gegensatz dazu wird Frauen heute vermittelt, daß Sie sich ganz und gar medizinischen Ratgebern anvertrauen und skeptisch all den Dingen gegenüber sein sollten, die sie von anderen Müttern lernen könnten, was mit den Worten eines Frauenarztes als ein »Haufen Unsinn« abgetan wurde.[13] Er warnte werdende Mütter, besser nicht auf »mißgünstige Frauen mit ihrem böswilligen Lügenmundwerk« zu hören. Die ideale schwangere Patientin sollte aus seiner Sicht die folgsame Schülerin des Arztes sein, die nur für seine Anweisungen Ohren hat und bereit ist, sie fraglos zu befolgen.

In vielen Ländern der westlichen Welt sind die Vorsorgeeinrichtungen so schlecht organisiert, daß manchmal vielleicht mehr Schaden angerichtet als Gutes bewirkt wird. Die Frauen, die keinen festen Arzt oder keine bestimmte Hebamme haben, die sie die ganze Schwangerschaft hindurch betreuen, und die zur Vorsorge in eine große Klinik gehen, sind den Risiken ausgesetzt, die mit einer mangelnden Kontinuität in der Betreuung einhergehen und dem Durcheinander und der unzureichenden Verständigung untereinander, die die Folge davon sind. Sie berichten folgendes: »Das ging wie am Fließband. Jedesmal hatte ich einen anderen Arzt.« – »Die Behandlung war sehr unpersönlich. Unstimmigkeiten hinsichtlich des Geburtstermins wurden nie geklärt. Zweimal wurde mir gesagt, daß ich die Geburt einleiten lassen solle.« (Das Baby wäre dann fünf Wochen zu früh gekommen!) – »Die Vorsorge war unglaublich bürokratisch organisiert. Ständig mußten wir uns wieder in einer anderen Schlange anstellen. Ich kam von jeder Vorsorgeuntersuchung in Tränen aufgelöst nach Hause mit dem Gefühl, daß Muttersein bedeutet, kleingemacht zu werden.«

Bei den Vorsorgeuntersuchungen in einer großen Klinik ist die Frau das passive Objekt der Verwaltungsabläufe. Sie wird in das System eingepaßt, und wenn sie es durchläuft, werden ihre Fortschritte Punkt für Punkt kontrolliert, als hätte sie keinerlei eigene Wünsche. Oft befinden sich große Kliniken weit weg von den Orten, wo die Menschen, die sie versorgen sollen, wohnen oder arbeiten, so daß werdende Mütter es auf sich nehmen müssen, mühsame Wege zurückzulegen. Dann müssen sie warten, eine Stunde, zwei Stunden, drei, manchmal sogar länger, und zwar in einer Umgebung, die oft ausgesprochen ungemütlich und deprimierend ist. In fast jeder großen Klinik kann ein Besucher reihenweise Frauen dasitzen sehen, die auf den Arzt warten. Es wird davon ausgegangen, daß der Frauenarzt zwar nie auf die Frau warten müssen sollte, es einer Frau jedoch durchaus zuzumuten ist, lange auszuharren, um den Arzt zu Gesicht zu bekommen. Die Zeit des Arztes gilt auf jeden Fall als wertvoller als die der Patientin.

Nur wenige Kliniken bieten den Frauen andere Beschäftigungen als das *Warten* an. Meist gibt es kein Angebot für Kinder, und sie werden quengelig und unleidlich. Oft sind viel zuviele Patientinnen gleichzeitig da, und die Atmosphäre gleicht der auf einem schlecht organisierten Viehmarkt. Häufig bekommen die Frauen widersprüchliche Informationen und Ratschläge.

Ein Gespräch mit dem Arzt ist auf wenige Minuten beschränkt. Für viele Frauen ist das der Anlaß ihres Besuchs, und ihre ganze Planung und ihr Warten konzentrieren sich auf diesen Moment. Sie sind furchtbar enttäuscht, wenn sie innerhalb weniger Minuten aus dem Untersuchungszimmer herauskommen und keine Gelegenheit hatten, Fragen zu stellen oder über ihre Ängste zu reden. Statt dessen finden sie sich flach auf dem Rücken liegend ohne Unterhose und von der Taille abwärts fremden Blicken ausgeliefert auf dem Untersuchungstisch wieder, werden abgetastet und geknetet, während sie nichts weiter als die Haare in den Nasenlöchern des Arztes sehen können. Danach verschwindet der Arzt meistens, um sich der nächsten Patientin zuzuwenden; der Frau wird gesagt, daß sie jetzt wieder aufstehen und sich anziehen kann.

Wenn Ihnen das passiert und heftige Gefühle in Ihnen aufsteigen, denken Sie vielleicht, daß mit *Ihnen* etwas nicht stimmt, denn *andere Frauen* scheinen nicht den Tränen nahe zu sein. Sie machen sich selbst Vorwürfe, daß sie überempfindlich sind oder eine Sonderbehandlung erwarten. Wenn ich mit schwangeren Frauen rede, bin ich oft erstaunt darüber, wie sehr sie sich in einer Situation gefangen fühlen, der gegenüber sie machtlos und völlig auf sich allein gestellt sind. Diese Erfahrung ist so weit verbreitet, daß Sie in Ihrem Fall nicht alleine damit dastehen. Es lohnt sich, mit anderen Frauen darüber zu sprechen und zu überlegen, ob Sie etwas tun können, um die Situation zu verändern.

Viele, die in der Schwangerenvorsorge tätig sind, machen sich ebenfalls Gedanken über das, was dabei passiert. Zahlreiche Soziologen haben auf die negativen Erfahrungen hingewiesen, die Frauen bei den Vorsorgeuntersuchungen machen und haben aufgezeigt, wie viele Ängste das in ihnen auslöst. Einige Ärzte und Hebammen sind sich durchaus bewußt, daß Veränderungen notwendig sind und sind Ihnen vielleicht für jede Anregung dankbar, die Sie dazu beitragen können, um Änderungen herbeizuführen.[14]

In großen klinischen Einrichtungen stehen Ärzte, Schwestern und Hebammen unter Druck. Wenn sehr viele Frauen während der Sprechstunden durch die Vorsorge geschleust werden, ist das sowohl für das Personal als auch die Mütter mit Ängsten verbunden, denn sie stehen unter der Belastung, alles zügig abzuwickeln. Sie sind oft frustriert und haben Schuldgefühle, weil es unmöglich ist, die Patientinnen entsprechend zu betreuen. Ihre Arbeit ist bruchstückhaft und an den Aufgaben, nicht an den Personen orientiert, was zur Folge hat, daß auch sie selbst, nicht nur die wartenden Frauen, sich wie an einem Fließband vorkommen.

Doch auch wenn Sie zu einem niedergelassenen Arzt in die Praxis gehen, ist das keine Garantie dafür, daß Sie so betreut werden, wie Sie sich das wünschen, auch wenn mehr Kontinuität gewährleistet ist und die Umgebung angenehmer, manchmal sogar luxuriös ist. Viel zu oft kommt es vor, daß eine Frau von ihrem Arzt beschwichtigt wird, der versucht, sie zu beruhigen, doch nicht wirklich vorhat, ihr die Entscheidung zu überlassen, von unwesentlichen Dingen abgesehen. Frauen, die sich für eine natürliche Geburt einsetzen, werden oft mit Hinhaltetaktik und Unaufrichtigkeit und manchmal auch regelrechter Täuschung seitens der Frauenärzte konfrontiert: Sie wollen, daß »die kleine Frau« ihnen alles glaubt. »Meinetwegen können Sie Ihr Baby am Kronleuchter hängend bekommen« (eine andere Version lautet »im Kopfstand«), »doch wenn Sie zu große Schmerzen haben, muß ich etwas unternehmen.« – »*Selbstverständlich* können Sie eine natürliche Geburt haben. *Jede* Geburt ist natürlich…« Die gleiche autoritäre Art, die gleiche väterliche Herablassung, mit der in großen Kliniken die Frauen kleingehalten werden, verbirgt sich hier hinter dem Antlitz von Geschäftstüchtigkeit in manchen Frauenarztpraxen.

## Hebammen und Frauenärzte

Sie sind nicht dazu verpflichtet, sich in der Schwangerschaft von einem Frauenarzt betreuen zu lassen. Die gesamte Vorsorge kann auch von einer Hebamme durchgeführt werden. Das kann eine frei niedergelassene Hebamme sein, wie das in Deutschland und Holland üblich ist, oder ein Hebammenteam, das sich in einer Gemeinschaftspraxis zusammengeschlossen hat. Oder die Hebamme arbeitet mit einem Allgemeinarzt zusammen, der Geburtshilfe leistet, wie die Gemeindehebammen in England das handhaben. Ausgebildete Hebammen können die volle Verantwortung für die Vorsorgeuntersuchung in der Schwangerschaft, für die Geburt und die Nachsorge übernehmen. Sie können Geburtshelfer hinzuziehen, wenn sie das für notwendig halten. Praktisch sieht es jedoch so aus, daß in vielen europäischen Ländern den Hebammen diese professionelle Verantwortung mehr und mehr entzogen wird. Sie sind daher immer häufiger in einem Geburtshilfeteam in Kliniken tätig, das von einem Frauenarzt geleitet wird. Das bedeutet, daß sie vermehrt Anweisungen von den Ärzten bekommen, und in einigen Ländern, zum Beispiel in Italien und Deutschland, übernehmen Hebammen zunehmend Aufgaben (wie die in der Geburtshilfe ausgebildeten Krankenschwestern in den USA) als Assistentin des Frauenarztes. Auch in England wird von mehr als 75 Prozent der Hebammen, die in Lehrkrankenhäusern arbeiten, erwartet, daß sie sich bei einem normalen Geburtsverlauf an Ärzte wenden, obwohl das in der Praxis normalerweise oft nicht passiert. Über 90 Prozent der Hebammen, die in den Kliniken die Vorsorge durchführen, haben nicht die Möglichkeit, die Fähigkeiten und das Wissen auszuschöpfen, das sie sich in ihrer Ausbildung angeeignet haben.[15]
Sie sind in ihrem Einsatz als Empfangsdamen in der Aufnahme oder bei Urintests oder dem Wiegen der Patientinnen unterfordert. Es überrascht nicht, daß in England nur jede fünfte Hebamme, die die

Ausbildung abschließt, auch praktiziert, und von ihnen geben die meisten den Hebammenberuf innerhalb von fünf Jahren wieder auf. Dennoch kommen 80 Prozent aller Babys mit der Hilfe von Hebammen auf die Welt, und innerhalb des National Health Service, der staatlichen Gesundheitsversorgung in England, leisten Ärzte gewöhnlich nur bei Komplikationen Geburtshilfe.

Da sich die Situation für Hebammen derart verschlechtert hat, begannen sie, sich zu organisieren und ihre Rolle neu zu definieren, um eine klare Unterscheidung zwischen der Arbeit der Hebammen und der der Ärzte zu treffen. Es entstand eine starke, ständig anwachsende Bewegung »radikaler« Hebammen – ein Begriff, der wörtlich »zu den Wurzeln zurückkehren« bedeutet.

In Nordamerika, wo der Hebammenstand Anfang dieses Jahrhunderts durch die Ärzteschaft beinahe völlig ausgelöscht worden ist, findet jetzt eine Wiedergeburt des Hebammenwesens statt, da viele Frauen lieber von einer Hebamme betreut werden. In manchen amerikanischen Staaten und in Kanada ist der Hebammenstand als Beruf nicht anerkannt, oder Frauen können sich nicht als Hebammen frei niederlassen. Die Folge davon ist, daß »Laienhebammen« meist illegal tätig sind, auch wenn es einige Orte gibt, wo sie sich legal niederlassen können. Manchmal werden sie als »empirische« oder »praktische« Hebammen bezeichnet. In den Gebieten, in denen der Hebammenberuf illegal ist, sind Laienhebammen und auch in Geburtshilfe ausgebildete Krankenschwestern (die eine Ausbildung als Krankenschwester absolvieren müssen, bevor sie mit der Hebammenausbildung beginnen können) ständig der Bedrohung ausgesetzt, wegen des »Praktizierens ohne Niederlassung« juristisch belangt und inhaftiert zu werden. Einige Laienhebammen sind sehr gut, andere leiden unter ihrer Situation, weil es keine systematische Ausbildung gibt. Auch ist es so, daß Krankenschwestern, die als Hebammen ausgebildet sind und eng mit Ärzten zusammenarbeiten, sehr viel mehr schulmedizinisch ausgerichtet sind als andere Hebammen. Andere wiederum haben sehr viel Sicherheit in der Unterstützung der natürlichen Abläufe bei der Geburt. In den USA werden Hebammen fast immer mit Hausgeburt in Verbindung gebracht, denn in den meisten Bundesstaaten sind Hebammen nicht berechtigt, Geburten in Kliniken zu leiten. Wenn Hebammen das Baby bei der Geburt in Empfang nehmen dürfen, dann nur deshalb, weil der Arzt nicht rechtzeitig gekommen ist oder manchmal auch, weil sie im Rahmen eines Forschungsprogramms zum Vergleich der Sicherheit bei einer Geburt, die von einer Hebamme geleitet wird, gegenüber einer von Ärzten geleiteten Geburt unter einer anderen Bezeichnung diese Funktion ausüben, beispielsweise als »Krankenschwester mit erweitertem Kompetenzbereich«. Viele Hebammen arbeiten in Geburtszentren, in denen die Geburt als normaler Lebensvorgang gilt und wenig oder gar nicht eingegriffen wird.

Es kann sein, daß es gar nicht so leicht ist, eine Hebamme zu finden, die Sie ganz allein betreut. Wenn Sie sich eine Schwangerenvorsorge wünschen, die vom normalen Angebot abweicht, müssen Sie möglicherweise in einem weiten Umkreis suchen und außerordentlich beharrlich sein.

Wenn Sie sich darüber klarzuwerden versuchen, wie Sie in der Schwangerschaft betreut werden möchten, müssen Sie dabei auch an die Geburt denken, denn es kann sein, daß es sich um dieselben Leute handelt. Ihre Entscheidung hinsichtlich Ihrer Geburtshelfer schränkt sicherlich schon den Personenkreis ein, mit dem Sie bei der Vorsorge zu tun haben. Sie müssen also an beides gleichzeitig denken.

Es gibt zwar Riesenunterschiede zwischen den einzelnen Ländern, in den USA auch noch zwischen der Westküste und dem Mittleren Westen, zwischen ländlichen Gebieten und der Stadt, doch allgemein bestehen zwischen Hebammen und Ärzten folgende Unterschiede:

| *Hebamme* | *Frauenarzt* |
|---|---|
| Fast immer handelt es sich um eine Frau. (Männer können zwar Geburtspfleger werden, doch nur wenige ergreifen diesen Beruf.) | Meist handelt es sich um einen Mann, obwohl immer mehr Frauen diesen Beruf ergreifen. |
| Kann auf natürliche Geburt spezialisiert sein. | Er ist Spezialist für Komplikationen. |
| Arbeitet entweder in freier Praxis oder in einer kleinen, spezialisierten Gruppe. | Leitet ein Team, dem andere Spezialisten angehören: Neonatologen, Anästhesisten, Radiologen, Physiotherapeuten. |

| *Hebamme* | *Frauenarzt* |
|---|---|
| Hat möglicherweise keinen Zugang zu Spezialgeräten, wenn sie nicht in einer Klinik arbeitet. | Hat Zugang zu Spezialgeräten: CTG, Ultraschall, Röntgengeräte, bestimmte Labortests. |

Diese Aufstellung ist sicherlich stark vereinfacht. Für Sie ist es wichtig, alles über die Situation in Ihrer Gegend in Erfahrung zu bringen, wenn Sie die Wahl zwischen verschiedenen Möglichkeiten treffen wollen.

Schauen Sie sich die Liste noch einmal an, und wenn Sie über die Situation in Ihrer Gegend Bescheid wissen, dann ändern Sie sie entsprechend, damit sie der Situation bei Ihnen entspricht. Wenn Sie persönlichen Kontakt hergestellt haben, dann vermerken Sie auch die Informationen über bestimmte Hebammen und Ärzte, die für Sie in Frage kommen. Legen Sie für Hebammen und Ärzte, über die Sie etwas wissen, eine neue Spalte an. Wenn Sie etwas über die Häufigkeit von Eingriffen in Erfahrung bringen können, zum Beispiel bei welcher Prozentzahl der Frauen die Schamhaare rasiert werden, ein Einlauf gemacht oder ein Venenzugang gelegt wird, Wehenmittel gegeben werden, die Fruchtblase gesprengt oder ein Dammschnitt gemacht wird oder wie hoch die Kaiserschnittrate ist, dann tragen Sie auch das in Ihre Liste ein. (Auf diese Themen wird ausführlich im 11. Kapitel eingegangen.) Sie sind dann besser in der Lage, eine Entscheidung für die für Sie in Frage kommenden Geburtshelfer zu treffen oder die Vor- und Nachteile dieser Person gegenüber anderen besser abzuwägen und sich zu überlegen, ob Sie vielleicht den Arzt oder die Klinik wechseln möchten.

## Das Sondierungsgespräch

Es kann sein, daß Sie zunächst einmal mit dem Arzt oder der Hebamme ein Vorgespräch vereinbaren, um festzustellen, ob sie oder er Ihnen zusagt und ob Sie über die Geburt gleicher Meinung sind. Eine verbindliche Entscheidung möchten Sie vielleicht erst nach einem solchen Sondierungsgespräch treffen. In manchen Einrichtungen ist es vielleicht schwierig, einen ersten persönlichen Kontakt herzustellen, denn es wird von Ihnen ein Vertrauensvorschuß erwartet: Sie sollen sich einfach den Experten anvertrauen und sich darauf verlassen, daß sie das tun, was für Sie das Beste ist. Wenn Sie diese Erwartung an Sie gestellt sehen, dann hören Sie sich unbedingt anderweitig um und sprechen Sie mit anderen Frauen, die vor kurzem ein Baby bekommen haben. Fragen Sie in Geburtsberatungsstellen oder in der Schwangerengymnastik um Rat. Es kann sein, daß Sie komplizierte Detektivarbeit leisten müssen. Doch geht es um eine wichtige Entscheidung. Bei der Suche nach einem Friseur würden Sie sich vorher ausführlich erkundigen, ehe Sie sich von einem Fremden eine neue Frisur schneiden lassen, oder Sie würden sich um einen guten Architekten bemühen, wenn Sie sich ein Haus entwerfen lassen wollten. Sie haben das Recht, bei der Wahl der Personen, die Sie in der Schwangerschaft und bei der Geburt betreuen, mindestens genauso sorgfältig vorzugehen.

Sie möchten natürlich beurteilen können, ob Ihre Betreuer verstehen, wie Sie zur Geburt eingestellt sind und ob sie Ihnen gegenüber aufgeschlossen sind, doch kommen Sie trotzdem nicht mit einer Liste von Forderungen zu ihnen. Feststellungen, die ausschließlich Formulierungen mit »soll« und »darf nicht« enthalten, sind zwangsläufig stark vereinfacht und ziehen nicht in Betracht, daß bestimmte Ereignisse bei Ihnen zu einer veränderten Haltung führen könnten. Wichtig ist, ob Sie sich gut verständigen und Übereinstimmung finden können. Andererseits müssen Sie genau erklären, wo Sie Ihre Prioritäten setzen, sonst kann es zu folgenschweren Mißverständnissen kommen. Lassen Sie sich nicht durch beschwichtigende Töne und pauschale Zusicherungen abwimmeln. Sprechen Sie Ihre Anliegen direkt an. Es hilft, wenn Sie sich vorher Notizen machen, damit Sie die Themen, die Ihnen am meisten am Herzen liegen, nicht vergessen. Das 10. Kapitel kann Ihnen helfen, zum Ausdruck zu bringen, was Sie wollen und erfolgreich zu verhandeln. Die letzten beiden Abschnitte dieses Buches bieten Ihnen ein Überblick über die verschiedenen Ansätze zur Geburt.

Was den Ort der Geburt angeht, vergessen Sie nicht, daß ein Arzt nicht immer unbedingt die am besten geeignete Person ist, Ihnen zu raten, wo Sie Ihr Kind zur Welt bringen sollten. Mit Sicherheit ist er nicht der einzige, der Ihnen Auskunft geben kann. Am besten sprechen Sie mit anderen Frauen darüber und bringen in Erfahrung, was Ihnen dort, wo sie ihre Kinder zur Welt gebracht haben, gut oder weniger gut gefiel. Stellen, die Geburtsvorbereitung anbieten, und Frauengesundheitszentren können ebenfalls weiterhelfen.

## Das erste Gespräch

Nachdem Sie sich entschieden haben, wer Sie während der Schwangerschaft betreuen soll, ist das erste Gespräch mit dem Arzt sehr wichtig, denn wahrscheinlich haben Sie dabei mehr Gelegenheit zum Reden als bei den folgenden Terminen. Bei diesem ersten Termin machen die Hebamme oder der Arzt eine »Anamnese«, das heißt, sie nehmen Ihre Krankengeschichte auf. Dazu gehören Einzelheiten über Ihre eigene Gesundheit und alle bisherigen Schwangerschaften und Geburten, außerdem die Krankheitsgeschichte des Vaters des Kindes und Krankheiten in beiden Familien. Dann wird eine körperliche Untersuchung durchgeführt. Sie werden gemessen und gewogen. Es wird eine Blutprobe gemacht, um den Hämoglobinwert (sauerstofftransportierender Bestandteil der roten Blutkörperchen) festzustellen, den Rhesusfaktor zu bestimmen und einen Syphilistest durchzuführen. Wenn Sie zu der in Frage kommenden Gruppe gehören, wird außerdem ein Test gemacht, um zu sehen, ob Sie Träger der Sichelzellenanämie oder des Tay-Sachs-Syndroms sind. Außerdem wird von Ihnen eine Urinprobe des Mittelstrahls verlangt, um Bakterien und Zucker – ein Hinweis auf Diabetes – feststellen zu können.

Meist werden Sie vaginal untersucht, um die Größe Ihrer Gebärmutter festzustellen und sie mit dem Datum ihrer letzten Regelblutung zu vergleichen. Es kann auch ein Abstrich für einen Test auf Krebszellen im Gebärmutterhals gemacht werden. Wenn Sie Scheidenausfluß haben, kann der Arzt ihn auf Pilzbefall und Geschlechtskrankheiten hin untersuchen. Falls es in Ihrer Umgebung Fälle von Tuberkulose gibt, sollte Ihnen auch eine Röntgenuntersuchung des Brustkorbs angeboten werden.

Ein weiterer Test, der häufig bei dieser oder der nächsten Vorsorgeuntersuchung durchgeführt wird, ist der Alphafetoproteintest (AFP). Ist der Alphafetoproteinspiegel hoch, besteht ein erhöhtes Risiko, daß Ihr Baby eine Schädigung des Neuralrohrs hat (eine Entwicklungsstörung des Zentralnervensystems wie Spina bifida, bei der ein Teil des Rückenmarks aus dem Rücken hervortritt). Dieser Test kann erst in der 16. Woche (vom ersten Tag Ihrer letzten Periode an gerechnet) durchgeführt werden. Frauen über 35 wird meist auch eine Amniozentese (Fruchtwasseruntersuchung) angeboten. Dabei wird etwas von dem Fruchtwasser entnommen, von dem das Baby in der Gebärmutter umgeben ist. Anhand von Fruchtwasserproben können eine Reihe von Störungen festgestellt werden, zum Beispiel Chromosomenanomalien wie das Down-Syndrom und Fehlentwicklungen des Neuralrohrs. Auch dieser Test kann erst zwischen der 16. und der 18. Schwangerschaftswoche durchgeführt werden. Liegt eine solche Störung vor, gibt es keine Möglichkeit, sie zu beheben, doch kann die Schwangerschaft abgebrochen werden. Wahrscheinlich ist es beim ersten Besuch für diese Tests noch zu früh, doch ist zu empfehlen, bei dieser Gelegenheit darüber zu reden und Ihren Arzt wissen zu lassen, wie Sie darüber denken.

Viele Ärzte machen in der 16. Woche oder auch früher eine Ultraschalluntersuchung, um den errechneten Termin abzuklären. Manche führen regelmäßig Ultraschalluntersuchungen durch, um das Wachstum des Babys die ganze Schwangerschaft hindurch zu dokumentieren. Da es keinerlei Beweise dafür gibt, daß Ultraschalluntersuchungen irgendwelche Vorteile mit sich bringen, bilden Sie sich hierzu sicherlich Ihre eigene Meinung, über die Sie mit Ihrem Arzt diskutieren sollten.

# Tests bei der ersten Vorsorgeuntersuchung

| Test | Warum er gemacht wird |
|---|---|
| **Gewicht** | Um einen Basiswert für die Beurteilung der Gewichtszunahme zu erhalten. |
| **Blut** | Bestimmung der Blutgruppe. Feststellung einer möglichen Rhesusfaktor-Unverträglichkeit. Messung des Hämoglobinwertes. Untersuchung auf und Behandlung von Krankheiten, die durch Geschlechtsverkehr übertragen wurden. |
| **Urin** | Um Bakterien nachweisen und eine Blaseninfektion behandeln zu können. Nachweis von Zucker (mögliches Symptom für Schwangerschaftsdiabetes). |
| Untersuchung der **Brustwarzen** (beim ersten Kind) | Um festzustellen, ob es auf Grund von Schlupf- oder Hohlwarzen zu Stillschwierigkeiten kommen könnte. (Das ist unnötig, denn sobald das Baby richtig ansaugt, formt es die Brustwarzen) |
| Abtasten des **Bauches** | Um die Größe der Gebärmutter und den Fundusstand (Gebärmutterhöhe) festzustellen. |
| **Vaginale Untersuchung** | Zur Bestätigung der Schwangerschaft. Bei Ausfluß wird ein Abstrich erforderlich, damit eine Infektion behandelt werden kann. Abstrich am Muttermund zur Feststellung eines Krebsvorstadiums. |
| **Blutdruck** | Zur Feststellung eines Basiswertes, anhand dessen ein späterer Anstieg beurteilt werden kann. |

Bei diesem ersten Besuch sollten Sie auch darüber sprechen, wo Sie Ihr Kind zur Welt bringen möchten – zu Hause oder in der Klinik. Wenn Sie sich für eine Klinik entscheiden, erkundigen Sie sich nach einem Gebärzimmer dort. Die Möglichkeiten sind in verschiedenen Ländern ganz unterschiedlich. Wenn Sie sich zwischen mehreren

Angeboten entscheiden können, sollten Sie genau wissen, was Ihnen zur Verfügung steht und welche Vor- und Nachteile es mit sich bringt. Wenn Sie merken, daß sich keine Übereinstimmung erzielen läßt, ist es noch nicht zu spät, den Arzt oder die Hebamme zu wechseln. Normalerweise finden bis zur 28. Woche alle vier Wochen Vorsorgeuntersuchungen statt, bis zur 36. Woche alle zwei Wochen und von da an jede Woche. Für die meisten Frauen – und zwar für alle, die zu Beginn der Schwangerschaft kerngesund sind und sich weiterhin wohl fühlen – sind so häufige Arztbesuche vor der 36. Woche überflüssig. Eine Schwangere ist durchaus selbst in der Lage, ihr Gewicht zu notieren und mit Hilfe von Stix-Tests ihren Urin auf Eiweiß (ein Symptom für die Entstehung einer Präeklampsie und Stoffwechselstörungen in der Schwangerschaft) und Zucker zu untersuchen. Wonach die meisten Frauen ein Bedürfnis haben und was sie aber selten vorfinden, ist die Möglichkeit, sich mit einer Frau auszusprechen, die sich gut auskennt und verständnisvoll ist und eigene Erfahrungen mit Schwangerschaft und Geburt hat.

### Erhöhter Blutdruck
### (SIH, schwangerschaftsinduzierter Hochdruck)

Sie werden merken, daß viele routinemäßig durchgeführten Schwangerschaftstests auf die Erkennung einer Präeklampsie abzielen. Das ist wichtig, weil Sie sich vielleicht vollkommen gesund fühlen und nicht bemerken, daß etwas nicht stimmt. Präeklampsie hat eine verringerte Blutzufuhr zur Plazenta, die das Baby mit allem Notwendigen versorgt, zur Folge. Die Symptome sind erhöhter Blutdruck, Albumin (Eiweiß) im Urin, starke Ödembildung (Wasseransammlungen unter der Haut) und plötzliche Gewichtszunahme. Erhöhter Blutdruck kann ohne die anderen Symptome oder im Zusammenhang mit einer Präeklampsie auftreten. Eine leichte Präeklampsie in den letzten Wochen kommt in ungefähr 25 Prozent aller Schwangerschaften vor.[16] Das ist so häufig, daß sie als normal gelten kann. Sehr ernst ist eine Präeklampsie jedoch dann, wenn sie schon früher beginnt (vor der 36. Woche) oder sehr ausgeprägt ist – das heißt wenn der Blutdruck mehr als 160/100 beträgt

–, selbst wenn sie spät einsetzt. Zu einem so ernsten Zustand kommt es nur in einem Fünftel aller Fälle von Präeklampsie. Wenn die Diastole, der niedrigste Wert, auf den der Blutdruck zwischen zwei Herzschlägen absinkt, auf 110 oder höher steigt oder Albumin im Urin vorhanden ist *und* der Diastolendruck 90 oder mehr beträgt, oder wenn die Frau tatsächlich eine Eklampsie bekommt und Krampfanfälle hat, besteht das Risiko, daß das Baby sterben könnte.[17]

Bei der Aufzeichnung des Blutdrucks wird zuerst die Systole angegeben, der höchste Druck, der während des Herzschlags erreicht wird, und dann der Diastolendruck. Der erste Wert verändert sich je nach Tageszeit und wenn Sie wütend oder ängstlich sind. Haben Sie es wegen einer Verabredung eilig oder sind Sie in der Hauptverkehrszeit unterwegs, steigt dieser Wert wahrscheinlich. Wichtig ist der zweite Wert.

Um den Blutdruck exakt zu messen, sollten Sie entspannt sein. Es ist oft schwierig, bei einem Arztbesuch gelassen zu sein, vor allem, wenn Sie befürchten, daß Ihr Blutdruck angestiegen ist. Im Englischen ist der Ausdruck »Weißkittel-Hochdruck« (white-coat hypertension) geprägt worden, um den Vorgang zu beschreiben, wenn der Blutdruck in Anwesenheit eines Arztes plötzlich ansteigt.[18] Zu Hause ist Ihr Blutdruck wahrscheinlich niedriger als in der Klinik.[19] Er ist zu verschiedenen Tageszeiten unterschiedlich, am niedrigsten gewöhnlich am frühen Morgen. Einzelne Blutdruckmessungen liefern keine verläßlichen Werte.[20] Einige Herzspezialisten behaupten, daß die Werte am zuverlässigsten sind, wenn die Patienten zu Hause selbst regelmäßig ihren Blutdruck messen oder wenn Freunde oder Familienmitglieder ihnen dabei helfen. In Gegenden, in denen die Gemeindehebamme zu den Vorsorgeuntersuchungen noch ins Haus kommt, fällt den Schwangeren oft auf, daß ihr Blutdruck höher ist, wenn er beim Arzt gemessen wird, sogar noch höher, wenn er in der Klinik gemessen wird, und am niedrigsten, wenn ihn die Hebamme zu Hause mißt. Wenn also gegen Ende der Schwangerschaft Ihr Blutdruck leicht erhöht ist, wie das bei vielen Frauen der Fall ist, und befürchtet wird, daß er ansteigt, dann kaufen oder leihen Sie sich am besten ein Gerät zum Blutdruckmessen (Sphygmomanometer) aus und lernen Sie, Ihren Blutdruck zu Hause selbst zu messen.

# Tests, die regelmäßig durchgeführt werden

| Test | Warum er gemacht wird | Wie Sie das selbst machen können |
|---|---|---|
| **Gewicht** | Um die Größe des Babys zu beurteilen und plötzliche Gewichtszunahme, ein mögliches Symptom für Präeklampsie, zu bemerken. | Wiegen Sie sich immer zur selben Tageszeit in derselben Kleidung. Nach dem dritten Monat nehmen manche Frauen in Schüben zu. Meistens steigt das Gewicht gleichmäßig um 200–400 g pro Woche, die gesamte Gewichtszunahme beträgt bis zu 12 kg. Das Baby kann ein günstiges Geburtsgewicht haben, auch wenn Sie weniger oder mehr zunehmen. |
| **Urin** | Um Bakterien nachzuweisen, so daß eine Blaseninfektion behandelt werden kann.<br>Zur Feststellung von Zucker, ein mögliches Symptom für Schwangerschaftsdiabetes.<br>Zur Feststellung von Albumin (Eiweiß), ein Symptom für Präeklampsie. | Können Sie nicht selbst untersuchen, die Urinprobe muß ins Labor geschickt werden.<br>Verwenden Sie Stäbchen zum Eintauchen, die durch Farbveränderungen das Vorhandensein von Albumin oder Zucker anzeigen. Erhältlich in der Apotheke. |
| **Blutdruck** | Um einen Anstieg festzustellen; plötzliche Blutdruckerhöhung ist ein Symptom für Präeklampsie. | Lassen Sie sich bei der Benutzung des Blutdruckmeßgeräts von jemandem helfen. |
| Abtasten des **Bauches** | Um die Größe der Gebärmutter und den Fundusstand zu beurteilen und Lage und Größe des Babys festzustellen. | Siehe S. 239ff. Wenn Sie es selbst lernen möchten, bitten Sie Ihre Hebamme, es Ihnen zu zeigen. |
| Abhören der **Herztöne** | Um die Herzfrequenz beim Baby festzustellen; normal sind 120 bis 160 Schläge pro Minute. | Verwenden Sie ein langes Stethoskop oder bitten Sie eine Freundin, durch eine leere Toilettenpapierrolle die Herztöne abzuhören. Zählen Sie 15 Sekunden lang mit und multiplizieren Sie die Zahl mit vier. |
| **Vaginale Untersuchungen** (gegen Ende der Schwangerschaft) | Um die Stellung des kindlichen Kopfes festzustellen und zu beurteilen, ob der Muttermund geburtsreif ist. | Wird am besten vom Arzt oder der Hebamme gemacht. |

Gegen Ende der Schwangerschaft wird Frauen, die unter Präeklampsie leiden, meist geraten, die Geburt einleiten zu lassen. Jenen, bei denen der Blutdruck unwesentlich angestiegen ist, wird oft gesagt, daß sie eine Präeklampsie bekommen werden und deshalb die Geburt einleiten lassen sollten. Es empfiehlt sich, der Einleitung in einem solchen Fall nicht zuzustimmen, es sei denn, Ihr Blutdruck bewegt sich im gefährlichen Bereich.

Es gibt alle möglichen Theorien über die Ursachen von Präeklampsie: nicht nur schlechte Ernährung, wie wir im vierten Kapitel gesehen haben, sondern auch Anspannung und Streß, Armut – und unsere gesamte westliche Lebensweise. Sie ist mit Sicherheit eine Krankheit, die durch physiologischen Streß hervorgerufen wird. Die Wahrscheinlichkeit, daß es zu einer Präeklampsie kommt, ist zum Beispiel bei einer Frau größer, wenn ihr Körper sich auf eine Zwillingsschwangerschaft umstellen muß oder wenn sie besonders jung oder bereits älter ist. Bei Erstgebärenden (Primiparae) besteht ebenfalls eine größere Wahrscheinlichkeit der Präeklampsie als beim zweiten oder einem weiteren Baby (Multiparae).

Wenn die Symptome einer Präeklampsie festgestellt wurden, beschließt Ihr Arzt wahrscheinlich, Sie in die Klinik einzuweisen und empfiehlt eine medikamentöse Behandlung. Diuretika, Mittel zur Entwässerung, die den Urinfluß fördern, werden häufig verschrieben, weil dadurch der Blutdruck sinkt. Elf an willkürlich ausgesuchten Frauen durchgeführte Untersuchungen über Diuretika in der Schwangerschaft haben ergeben, daß sich kein zuverlässiger Nachweis über den Wert dieser Behandlung erbringen läßt.[21]

Andere Medikamente, die verordnet werden, sind Betablocker, die die Wirkung des Adrenalins auf das Herz unterbinden. Darüber gibt es wenige kontrollierte Untersuchungen, doch eine systematische Versuchsreihe mit einer Nachuntersuchung der Babys im Alter von einem Jahr ergab keine bemerkenswerten Nachteile.[22] Es darf aber nicht vergessen werden, daß sich in den ersten drei Lebensjahren das Nervensystem des Kindes sehr schnell entwickelt und manche Probleme erst sehr viel später zutage treten. Angesichts dieser Tatsache sind einige Wissenschaftler der Ansicht, daß »Nachuntersuchungen bis zum Alter von sieben Jahren unabdingbar sind, bevor ein Medikament, das einer Mutter in der Schwangerschaft gegeben wird, auch nur als relativ ungefährlich gelten kann«.[23] Ärzte werden von der Pharmaindustrie gedrängt, diese Mittel zu verwenden, doch werden sie derzeit im allgemeinen mehr oder weniger ohne wissenschaftliche Bewertung und unkontrolliert eingesetzt.[24]

Wenn sich die Präeklampsie verschärft und durch Bettruhe keine Besserung eintritt, gibt es möglicherweise keine wirkungsvolle Behandlung außer der Weheneinleitung. Es kommt der Zeitpunkt, zu dem das Baby draußen besser aufgehoben ist als drinnen.

Es kann sein, daß man Ihnen sagt, daß Sie eine PDA (Periduralanästhesie) bekommen, sobald die Geburt beginnt, damit Ihr Blutdruck sinkt. Wenn Sie gut mit den Wehen zurechtkommen, dann lassen Sie sich nicht dazu überreden, denn eine PDA hat keinen Einfluß auf maximale Blutdruckwerte, um die es ja hier geht. Es sollte Ihre Entscheidung bleiben, ob Sie eine PDA wollen oder nicht.

Die Ängste, die viele Frauen in der Schwangerschaft haben, können nicht dadurch weggeredet werden, daß darauf hingewiesen wird, sie befänden sich in einem emotional sehr empfindlichen Zustand und das alles sei auf Hormone zurückzuführen. Wenn Sie ein Baby erwarten, dann können soziale und finanzielle Probleme, die vorher keine so große Rolle gespielt haben, übermächtig werden, weil Sie die Verantwortung für ein neues Leben übernehmen. Es kann wichtig sein, mit jemandem, der Sie versteht und Ihnen dabei helfen kann, nach Lösungswegen zu suchen, über Belastungen in der Beziehung zu reden, über finanzielle Sorgen oder beengte Wohnverhältnisse, über Ängste wegen der Geburt oder wie Sie anschließend zurechtkommen. Wenn sich keine Lösungen für derartige Schwierigkeiten finden lassen, dann haben Sie zumindest die Gelegenheit, Wege zu suchen, wie Sie besser damit umgehen können.

Da jede vierte Schwangere von den Ärzten als in irgendeiner Form unter Präeklampsie leidend eingestuft wird, wenn auch nur in leichter Form, ist es ratsam, sich vorher zu überlegen, wie Sie behandelt werden möchten, falls sich bei Ihnen Symptome zeigen. Sprechen Sie mit Ihrem Partner oder jemand anderem darüber und überlegen Sie gemeinsam eine Vorgehensweise. Machen Sie sich über den groben Umriß Notizen. Auf diese Weise können Sie sich über Ihre Lebensweise klarwerden und erkennen, wie Sie manche Dinge vereinfachen und Streß vermeiden können. Wenn Sie zum Beispiel vorhaben, eine längere Berufspause einzulegen, dann ist der Zeitpunkt gegeben, sobald sich die ersten Symptome einer Präeklampsie zeigen, anstatt zu warten, bis sich der Zustand verschlimmert hat und Sie in die Klinik müssen. Ihr Partner oder jemand anderes muß Ihnen alle Aufgaben im Haushalt abnehmen, so daß Sie sich möglichst viel ausruhen können. Die Entspannung, die Sie in der Geburtsvorbereitung gelernt haben, und die langsame, tiefe Atmung, bei der Sie sich mit jedem *Ausatmen* noch ein bißchen mehr entspannen, tragen dazu bei, den Blutdruck zu senken. Da erhöhter Blutdruck meist in einem Schwangerschaftsstadium auftritt, in dem Sie auch unter Schlafstörungen leiden, können Sie es mit einem natürlichen Schlafmittel versuchen, das aus Aminosäuren besteht – Tryptophan. Sie bekommen es in Naturkostläden. Wenn Sie nicht mehr mehrmals in der Nacht aufwachen, weil Sie die Blase entleeren müssen, kann ein Milchgetränk vor dem Schlafengehen gut sein. Gegen Ende der Schwangerschaft schlafen Sie vielleicht besser allein.

Machen Sie einen Plan für den Fall, daß Ihr Blutdruck nach der 36. Woche ansteigt oder Sie andere Symptome einer möglichen Präeklampsie haben. Wenn Sie vorbereitet sind, sind Sie gewappnet.

Schreiben Sie alle Fragen auf, die Sie haben.

Machen Sie eine Liste der Leute, an die Sie sich um Hilfe wenden könnten und schreiben Sie auf, welche Maßnahmen Sie treffen müssen.

# 9 Die Entscheidung für oder gegen besondere Untersuchungen

Die Grenze zwischen Routineuntersuchungen während der Schwangerschaft und besonderen Überwachungsmaßnahmen, sobald der Verdacht besteht, daß die Entwicklung nicht normal verläuft, ist sehr verschwommen. In vielen Ländern werden immer mehr Tests zum Bestandteil der routinemäßigen Schwangerenvorsorge, mit denen zum einen leichte oder unbedeutende Abweichungen von der Norm erkannt werden sollen, zum anderen seltene Krankheiten, die ernsthafte Folgen haben. Wenn Sie darüber Bescheid wissen, was das für Tests sind und warum sie gemacht werden, kann Ihnen das bei der Entscheidung für oder gegen solche Tests helfen. Das liegt bei Ihnen. Selbst wenn erwiesen ist, daß ein Test sinnvoll ist, haben Sie das Recht, ihn abzulehnen. Niemand kann Sie zwingen, medizinischen Eingriffen, ganz gleich welcher Art, zuzustimmen.

Einige Überwachungsmethoden erfordern eine differenziertere Analyse des Blutes, das Ihnen beim ersten Besuch oder kurz danach routinemäßig abgenommen wird. Bei anderen sind eine nochmalige Blutabnahme oder andere Untersuchungsmaßnahmen notwendig.

## Blutuntersuchung auf Zucker

Bei einer Frau, die Diabetes hat, ist eine regelmäßige Überwachung des Blutzuckers während der Schwangerschaft wichtig. Früher war es üblich, daß die Geburt in solchen Fällen etwa in der 37. Woche eingeleitet wurde, damit das Baby früher zur Welt kam, doch hat sich inzwischen gezeigt, daß man bei einer sorgfältigen Kontrolle des Blutzuckers unbedenklich bis zum spontanen Wehenbeginn warten kann. Frauen können ihre Blutzuckerwerte sehr gut auch selbst zu Hause überwachen. Dabei kommt es zu weniger Klinikeinweisungen und einer niedrigeren Kaiserschnittrate, und die Babys sind in einem besseren Zustand.[1] In einem solchen Fall ist die sorgfältige Überwachung während der Schwangerschaft außerordentlich wichtig, und hier können die Frauen selbst persönliche Verantwortung übernehmen und aktiv gut für sich selbst sorgen, anstatt die Schwangerenvorsorge lediglich passiv zu erleben.

## AFP-Bluttest

Die Konzentration von Alphafetoprotein, einem Stoff, der von der Leber und vom Verdauungstrakt des Babys gebildet wird, kann im Blut der Mutter gemessen werden, um festzustellen, ob mit großer Wahrscheinlichkeit eine Neuralrohrschädigung des Babys vorliegt, eine Fehlbildung des Rückenmarks, das sich entweder nicht richtig entwickelt oder offen bleibt.

Die Untersuchung wird zwischen der 16. und der 18. Woche vorgenommen. Wenn die AFP-Werte hoch sind, kann das ein Hinweis auf eine angeborene Fehlentwicklung des Rückenmarks sein. In manchen Kliniken wird dieser Test bei allen Schwangeren durchgeführt.

In anderen Kliniken oder Arztpraxen wird der Test nur gemacht, wenn es in der Familie schon Fälle von Spina bifida gegeben oder die Frau bereits ein Baby mit Spina bifida zur Welt gebracht hat und deshalb ein Verdacht besteht. Es gibt eine Menge Argumente für und gegen routinemäßige Tests. Manche vertreten die Ansicht, daß der Test nicht durchgeführt werden sollte, wenn der Frau nicht vorher gesagt wurde, daß ihr Blut auch auf diesen Wert hin untersucht wird. Andere meinen, daß bei den Schwangeren große Ängste ausgelöst werden, wenn sie ohne Anlaß mit der Möglichkeit konfrontiert werden, daß das Kind eine angeborene Anomalie haben könnte. Manche Ärzte weisen auf das geringe Vorkommen von Fehlbildungen hin, die durch den AFP-Test entdeckt werden können und halten ihn deshalb für eine unnötige und kostspielige Maßnahme. Nur zehn Prozent der Frauen, die einen erhöhten AFP-Wert haben und dann eine Fruchtwasseruntersuchung machen lassen, bringen Babys zur Welt, die tatsächlich unter einer Fehlbildung des Zentralnervensystems leiden; die Fehlerquote ist also sehr hoch.

Einer der Gründe hierfür besteht darin, daß die AFP-Werte zu hoch sind, wenn der errechnete Termin nicht stimmt. Im zweiten Schwangerschaftsdrittel verdoppeln sie sich alle fünf Wochen, und zwischen der 16. und 18. Schwangerschaftswoche ist der Abstand zwischen normalen und sehr hohen Werten am höchsten. Wenn Ihre Schwangerschaft schon länger besteht, als Sie denken, sind die AFP-Werte höher als erwartet. Auch bei einer Zwillingsschwangerschaft sind die AFP-Werte höher. Wenn Sie eine virale Hepatitis haben, sind die Werte ebenfalls erhöht.

In Nordamerika treten Fehlentwicklungen des Neuralrohrs einmal unter 1000 Schwangerschaften auf, in England dagegen wesentlich häufiger: Auf 1000 Schwangerschaften kommen 4,5 Anomalien des Neuralrohrs. Das ist einer der Gründe, warum AFP-Tests in England häufiger durchgeführt werden als in den USA. Doch durch den Test kann die Möglichkeit eines Neuralrohrdefekts des Babys nicht völlig ausgeschlossen werden.[2] Wenn Sie einen AFP-Test machen lassen wollen oder wenn Ihr Arzt das vorschlägt, dann vergessen Sie nicht, daß ein hoher AFP-Wert viele Ängste in der Wartezeit bis zur Fruchtwasseruntersuchung auslöst und Sie dann noch einmal vier Wochen oder länger warten müssen, bis das Ergebnis vorliegt. Überlegen Sie sich, wie Sie das bewältigen können und welche Unterstützung Sie sich dabei wünschen. Viele Frauen haben eine verständnisvolle Freundin, die selbst in der gleichen Situation war, als große Hilfe erlebt. Viele besprechen alles eingehend mit ihrem Partner und setzen sich dann gemeinsam damit auseinander. Versuchen Sie auf jeden Fall nicht, das alles schnell zu vergessen und so zu tun, als wäre nichts geschehen, ganz gleich, wie Sie sich entscheiden. Es ist besser, die Ängste offen auszusprechen und zuzulassen, während Sie sich gleichzeitig weiterhin mit anderen Dingen beschäftigen und Ihr Leben in vollen Zügen genießen.

## Amniozentese (Fruchtwasseruntersuchung)

Bei einer Amniozentese wird das Fruchtwasser untersucht, von dem das Baby in der Gebärmutter umgeben ist. Diese Untersuchung kann erst in der 16. bis 18. Woche durchgeführt werden, weil vorher noch nicht genügend Fruchtwasser vorhanden ist. Durch die Bauchdecke der Mutter wird eine Hohlnadel in die Gebärmutter eingeführt und damit eine Fruchtwasserprobe entnommen, die dann untersucht wird. Es kann der AFP-Wert bestimmt werden, und mit den Zellen des Fötus, die im Fruchtwasser enthalten sind, kann eine Kultur angelegt werden, anhand derer sich eine Reihe von Chromosomenanomalien feststellen lassen, unter anderem das Down-Syndrom, Spina bifida und Anenzephalie.

Wenn die Fruchtwasseruntersuchung ergibt, daß das Baby eine angeborene Mißbildung hat, steht die Schwangere vor der Entscheidung, eine Abtreibung vornehmen zu lassen; darüber haben die meisten Frauen sich schon Gedanken gemacht, bevor sie dem Test zugestimmt haben. Viele Frauen sagen auch, daß der Test für sie völlig sinnlos ist, weil sie sowieso keine Abtreibung machen lassen würden.

Es ist ein bedeutender wissenschaftlicher Fortschritt, daß heute vorhergesagt werden kann, ob ein Baby behindert sein oder wegen einer angeborenen Fehlentwicklung sterben könnte. Für viele Frauen, bei denen ein erhöhtes Risiko besteht, daß ihr Kind aufgrund bestimmter Fehlentwicklungen in der eigenen Familie oder in der des Partners behindert sein könnte oder weil sie einer Altersgruppe mit einem höheren Risiko angehören, ist es möglicherweise eine große Erleichterung zu wissen, daß sie bei einem geschädigten Kind eine Abtreibung vornehmen lassen können. Das Abwägen sieht bei jeder Frau anders aus, und ihre persönlichen Gefühle, die oft sehr gemischt sind, müssen bei der Entscheidung eine wichtige Rolle spielen. Das läßt sich nicht mit dem Rechenschieber lösen.

Die National Genetic Foundation, eine Einrichtung für genetische Beratung in Amerika, rät folgenden Frauen, eine Fruchtwasseruntersuchung vornehmen zu lassen:

- Alle Frauen über 35 Jahre.
- Jede Frau, die aufgrund der Ergebnisse einer genetischen Untersuchung weiß, daß sie und der Vater des Babys Genträger der gleichen Erbkrankheit sind.
- Alle Frauen, die bereits ein Kind mit einer Stoffwechsel- oder Entwicklungsstörung geboren haben, die sich vor der Geburt erkennen läßt.
- Frauen aus ethnischen Gruppen, bei denen ein besonderes Risiko für bestimmte Erbkrankheiten besteht. Schwarze Frauen sollten sich auf Sichelzellenanämie untersuchen lassen, Frauen mit mediteranen Vorfahren auf Thalassämie, eine Hämoglobinanomalie, und Nachfahren von Juden aus Mittel- oder Osteuropa auf die Tay-Sachs-Krankheit, eine Enzymmangelerkrankung, die zu Gehirnschäden führt.
- Frauen mit Diabetes oder Präeklampsie, denen geraten wurde, die Geburt einleiten zu lassen oder das Kind per Kaiserschnitt zur Welt zu bringen, falls es zu früh kommt, sollten im letzten Schwangerschaftsdrittel eine Fruchtwasseruntersuchung machen lassen.

Bei der Amniozentese läßt sich auch das Geschlecht des Babys bestimmen – Bedeutung hat das bei geschlechtsgebundenen Erbkrankheiten wie Hämophilie oder Duchenne-Muskeldystrophie, bei denen Frauen die Krankheit übertragen, ohne selbst daran zu erkranken. In Gesellschaften, in denen Mädchen wenig gelten und die Geburt von Söhnen allergrößte Wichtigkeit hat, kann es vorkommen, daß weibliche Babys nach einer Amniozentese abgetrieben werden. Manchmal besteht der Vater auf einer Abtreibung, obwohl die Frau das Kind austragen möchte. Die neu erworbene Möglichkeit, zu erkennen, was in der Gebärmutter vor sich geht, schafft ethische Dilemmata und muß mit einem neuen Verantwortungsbewußtsein einhergehen, das für den überlegten Einsatz dieser Möglichkeit sorgt.

Wenn Sie eine Fruchtwasseruntersuchung machen lassen, möchten Sie vielleicht gerne das Geschlecht Ihres Kindes wissen, doch nicht alle Ärzte geben Ihnen diese Information. Das liegt zum Teil daran, daß sie meinen, eine Frau könnte ein Kind mit unerwünschtem Geschlecht möglicherweise abtreiben lassen. Viele Frauen wünschen, das Geschlecht des Babys gar nicht zu erfahren, weil sie das für natürlicher halten und sich lieber überraschen lassen wollen. Andere möchten soviel wie möglich wissen. In jedem Fall sollten die Frauen das *Recht* haben, über alles informiert zu werden. Sämtliche Ergebnisse einer Fruchtwasseruntersuchung sollten nicht nur dem betreuenden Arzt bekannt sein.

1985 war es zum erstenmal möglich, mit 99prozentiger Zuverlässigkeit festzustellen, bei welchen Föten sich eine zystische Fibrose entwickeln würde, eine Krankheit, die zu schweren Verdauungsstörungen und Lungenschäden führt. Ein Kind, das unter dieser Krankheit leidet, hat eine Lebenserwartung von nur 20 Jahren. Doch ist es gegenwärtig noch nicht möglich vorauszusagen, welcher Elternteil Träger des fehlerhaften Gens ist; der Test kann also nur den Frauen helfen, die bereits ein Kind mit zystischer Fibrose geboren haben.

Zu einem späteren Zeitpunkt der Schwangerschaft kann eine Analyse des Fruchtwassers außerdem zeigen, ob die Lungen des Fötus voll entwickelt sind und ob das Neugeborene, wenn es zu diesem Zeitpunkt geboren wird, unter dem Atemnotsyndrom leiden wird. Das ist eine wichtige Information, wenn das Baby sehr früh zur Welt kommt. Doch selbst dann sind die Ergebnisse nicht hundertprozentig zuverlässig, und bei vielen Babys, bei denen diagnostiziert wurde, daß sie für ein eigenständiges Leben noch nicht ausreichend entwickelt wären, funktioniert die Atmung nach der Geburt gut.[3]

Eine Fruchtwasseruntersuchung bietet keine Garantie dafür, daß das Baby völlig in Ordnung ist, denn damit können nur ganz bestimmte Fehlentwicklungen festgestellt werden. Eine vom Royal College of Obstetricians and Gynaecologists in Auftrag gegebene Studie über Abtreibungen in einer späten Schwangerschaftsphase ergab, daß 6,5 Prozent der Föten, die wegen erhöhter AFP-Werte bei der Fruchtwasseruntersuchung abgetrieben worden waren, keinerlei Fehlentwicklungen hatten, und bei 15 Prozent der restlichen Föten war kein offenes Rückenmark festzustellen. (Das heißt, daß sie eine sehr leichte Spina bifida hatten, die keinerlei Probleme verursacht hätte.)[4] Es besteht also die Möglichkeit, daß ein ganz normales Baby abgetrieben wird, nur weil der Verdacht besteht, daß es behindert sein könnte.

Das ist ein weiteres Dilemma im Zusammenhang mit der Fruchtwasseruntersuchung.

## Häufigkeit des Down-Syndroms bei Lebendgeburten bei Frauen über 35 Jahre[5]

| Alter der Frau | Häufigkeit | Alter der Frau | Häufigkeit |
|---|---|---|---|
| 35 | 1 von 365 | 43 | 1 von 50 |
| 36 | 1 von 290 | 44 | 1 von 40 |
| 37 | 1 von 225 | 45 | 1 von 32 |
| 38 | 1 von 180 | 46 | 1 von 25 |
| 39 | 1 von 140 | 47 | 1 von 20 |
| 40 | 1 von 109 | 48 | 1 von 15 |
| 41 | 1 von 85 | 49 | 1 von 12 |
| 42 | 1 von 70 | | |

## Häufigkeit von Chromosomanomalien bei Amniozentese in Altersabständen von fünf Jahren[6]

| Alter der Frau | Häufigkeit | Alter der Frau | Häufigkeit |
|---|---|---|---|
| 25 | 1 von 527 | 40 | 1 von 73 |
| 30 | 1 von 476 | 45 | 1 von 23 |
| 35 | 1 von 204 | | |

*Hinweis:* Bei einer Reihe von Babys mit Chromosomenanomalien kommt es zu einer Fehlgeburt. Die Häufigkeit der bei Fruchtwasseruntersuchungen festgestellten Fälle ist also höher als die Zahl der tatsächlich mit diesen Fehlbildungen geborenen Babys. Mit 35 Jahren zum Beispiel beträgt die Wahrscheinlichkeit, daß ein Baby mit einer solchen Fehlbildung geboren wird, eins zu 222 gegenüber eins zu 204 zum Zeitpunkt der Fruchtwasseruntersuchung; mit 40 Jahren ist die Wahrscheinlichkeit eins zu 73 bei der Fruchtwasseruntersuchung, und mit 45 Jahren liegt die Wahrscheinlichkeit bei eins zu 30 verglichen mit eins zu 23 bei der Fruchtwasseruntersuchung.

Die Amniozentese oder Fruchtwasseruntersuchung wird in einem
Raum durchgeführt, der wie ein Operationssaal aussieht, mit Rollwa-
gen voller Arzneifläschchen und sterilen Kompressen; außerdem gibt
es ein Ultraschallgerät, das an einen Fernseher erinnert. Die Untersuchung muß unter sterilen Bedingungen erfolgen, sonst könnte es zu
einer Infektion in der Gebärmutter kommen. Möglicherweise erhält
die Frau ein Klinikhemd; sofern bisher noch keine Blutuntersuchung
zur Feststellung des AFP-Werts durchgeführt wurde, wird das als
erstes gemacht. Sie liegt auf einer Liege, die ein wenig an einen
Operationstisch erinnert. Auf dem Ultraschallschirm sieht man die
Lage der Plazenta und des Fötus, und es ist genau zu erkennen, wie
weit die Nadel in die Fruchtblase vordringen muß, um die Flüssigkeit
entnehmen zu können. Die Haut am Bauch wird mit einem Antisep-
tikum abgetupft. Darüber wird ein Papiertuch mit einem Loch an der
Stelle gelegt, an der die Nadel eingeführt wird. Möglicherweise bekommt die Frau eine örtliche Betäubung, doch wird das nicht immer
für nötig gehalten. Wenn sie das möchte, sollte sie danach fragen.
Eine lange Nadel, die auf einer Spritze sitzt, wird durch die Haut in
die Gebärmutter geschoben. So läßt sich ein wenig Fruchtwasser
entnehmen. Selbst in den besten Kliniken trifft in etwa einem von
tausend Fällen die Nadel ein Blutgefäß und muß wieder herausgezo-
gen werden, um bei einem weiteren Versuch klares Fruchtwasser zu
bekommen. Sobald die Nadel in der richtigen Position ist und eine
bestimmte Menge Fruchtwasser mit der Spritze aufgezogen wurde –
etwa eine Kaffeetasse voll – wird die Punkturstelle mit etwas Kunst-
stoffhaut besprüht und mit einem Pflaster versehen. Viele Frauen
sagen, daß ihnen in dem Moment, in dem sie meinen, daß die Fruchtwasserentnahme beginnt, gesagt wird, alles sei vorüber. Trotzdem ist
es ganz normal, wenn sie nachher weiche Knie haben.
Wenn Sie nicht in allernächster Nähe der Klinik wohnen, empfiehlt
es sich, sich von jemandem heimfahren zu lassen und sich dann ein
paar Stunden hinzulegen. Tun Sie alles, was Ihnen hilft, sich zu
entspannen, zum Beispiel Musik hören oder ein spannendes Buch
lesen. Sorgen Sie dafür, daß Sie eine ruhige Woche haben.

Die Einstichstelle für die Punktion der Fruchtblase ist nicht größer, als wenn man sich mit einem Rosendorn sticht. Gewöhnlich schließt sie sich automatisch von selbst, sobald die Nadel entfernt wird. Manchmal kommt es zu leichtem Tröpfeln von Fruchtwasser und gelegentlich zu vaginalen Blutungen. Zwei Prozent aller Frauen verlieren etwas Fruchtwasser oder Blut.[7]

Das Risiko einer Fehlgeburt ist gering – etwa ein Prozent –, bei sehr viel Erfahrung des Personals noch geringer. Bei einer Frau, die während der Schwangerschaft Blutungen hatte oder bei der von einem früheren Kaiserschnitt Narbengewebe zurückgeblieben ist, kann es höher sein. Zu einer Fehlgeburt nach einer Amniozentese kommt es am häufigsten am dritten oder vierten Tag.

Zur Feststellung des Down-Syndroms muß von dem entnommenen Fruchtwasser eine Zellkultur angelegt werden. In ein bis fünf Prozent aller Fälle geht die Zellkultur nicht an. Das stellt sich nach einer Woche bis zehn Tagen heraus. In diesem Fall wird die Frau aufgefordert, eine zweite Fruchtwasserentnahme durchführen zu lassen. Das kann eine Qual sein, und möglicherweise läßt sie aufgrund der Tatsache, daß eine Abtreibung dann erst wesentlich später stattfinden könnte, keine weitere Amniozentese durchführen.

Die Fruchtwasserentnahme sollte immer unter Ultraschall erfolgen, damit die Nadel so eingeführt werden kann, daß sie weder die Plazenta beschädigt noch das Baby verletzt. Das Baby bewegt sich gewöhnlich ohnehin weg, doch erhöht sich durch Ultraschall die Sicherheit des Eingriffs. Eine Beschädigung der Plazenta kann im Kreislauf einer Rhesus-negativen Mutter eine Rhesus-Inkompatibilitätsreaktion hervorrufen, wenn der Fötus Rhesus-positiv ist, was zu einer Rhesus-Isoimmunisierung führt. Im Blut der Mutter entstehen Antikörper gegen das Blut des Babys, wodurch ein Teil seiner roten Blutkörperchen zerstört wird. Das Baby bekommt Anämie und Gelbsucht.

Sie sollten Gelegenheit zu einem Gespräch in einer genetischen Beratungsstelle haben, bevor Sie sich für oder gegen eine Fruchtwasseruntersuchung entscheiden, um dann auch beurteilen zu können, über welche Untersuchungsergebnisse Sie mehr wissen möchten. Es gibt vielleicht auch Dinge, die Sie nicht erfahren möchten. Dazu kann zum Beispiel, wie schon erwähnt, das Geschlecht des Babys gehören. Vielleicht möchten Sie auch nicht über Abweichungen von der Norm informiert werden, die noch nicht erforscht ist, da Ihnen das Wissen darum keine Entscheidungshilfe bietet. Geringfügige Chromosomenanomalien werden bei der Analyse zum Erkennen des Down-Syndroms häufiger entdeckt. Viele von uns haben diese leicht abnormen Chromosomen und leben damit, ohne es je zu entdecken oder dadurch beeinträchtigt zu sein. Wenn die Eltern wissen, daß ihrem Kind ein Chromosom fehlt oder daß es ein überzähliges besitzt, dann beobachten sie es wahrscheinlich angstvoll und warten auf Anzeichen für auffälliges Verhalten.[8]

Untersuchungen haben zum Beispiel ergeben, daß in Gefängnissen mehr Männer mit einem zusätzlichen Y-Chromosom anzutreffen sind als beim Durchschnitt der Bevölkerung. Die Medien haben das aufgegriffen und daraus den Schluß gezogen, daß sie aggressiver sein müssen. Spätere Untersuchungen haben ergeben, daß das nicht der Fall ist. (Eine andere Theorie besagt, daß Männern mit einem zusätzlichen Y-Chromosom weniger intelligent sind, so daß sie erwischt werden!) Stellen Sie sich vor, sie wüßten, daß ihr Zweijähriger ein zweites Y-Chromosom hat. Wenn er im Supermarkt einen Wutanfall bekommt, was bei fast allen Zweijährigen irgendwann einmal vorkommt, könnten Sie vielleicht glauben, daß das an seinem überzähligen Chromosom liegt und er auf dem besten Weg zur Kriminalität ist. Würde Ihre Aufgabe als Eltern dadurch leichter oder schwieriger? Darauf gibt es keine schnellen Antworten, doch immer noch mehr Informationen einzuholen, führt nicht immer zu mehr Weisheit.

Es gibt bei der Amniozentese einige Risiken und Probleme, und für einige Frauen sind sie größer als die Vorteile. Oft haben Frauen unmittelbar nach der Fruchtwasserentnahme deutliche und manchmal auch regelmäßige Gebärmutterkontraktionen. Das kann sehr beunruhigend sein, selbst wenn Sie wissen, daß das ganz normal ist. Es gibt statistisch nachweisbare Zusammenhänge zwischen der Amniozentese und Blutungen in der Schwangerschaft, Atemschwierigkeiten der Neugeborenen und orthopädischen Problemen.[9]

Bei der Entscheidung, ob Sie eine Fruchtwasseruntersuchung vornehmen lassen wollen, überlegen Sie auch, was es für Sie bedeuten würde, dieses Baby nicht zu bekommen. Das läßt sich aus Statistiken nicht ermitteln.

Lynn ist 40, sie hat zwei Kinder und hat sich für eine Fruchtwasseruntersuchung entschieden:

»Wenn etwas nicht in Ordnung ist, dann bin ich der Situation gewachsen, glaube ich. Ich würde eine Abtreibung machen lassen. Das tue ich für meine Familie ebenso wie für mich. Sie ist schon da, und darauf muß ich Rücksicht nehmen. Ich würde ein behindertes Baby um ihretwillen abtreiben lassen.«

Karen, deren Partner einen Bruder mit Spina bifida hat, hat sich gegen eine Fruchtwasseruntersuchung entschieden:

»Wir haben so lange auf dieses Baby gewartet. Zehn Jahre haben wir es versucht. Wenn ich es durch eine Fruchtwasseruntersuchung verlieren würde, könnte ich mir das nie verzeihen. Und wenn sich herausstellen sollte, daß das Baby behindert ist, nun, dann erwarte, dann hoffe ich, daß wir das schon schaffen. Ich kenne Paare, die sich durch ein behindertes Kind sehr nahe gekommen sind. Ich glaube, daß unsere Liebe uns die Kraft gibt.«

Gail hatte im letzten Jahr nach einer Fruchtwasseruntersuchung eine Fehlgeburt. Sie ist 37, und in diesem Alter ist das Risiko einer Behinderung nur wenig höher als das Risiko eine Fehlgeburt. Sie meint:

»Ein behindertes Kind läßt sich nicht mit einer Fehlgeburt vergleichen. Lieber habe ich sechs Fehlgeburten als ein Leben lang ein behindertes Kind.«

Ihr Alter, Ihre Empfängnisbereitschaft, die Bedeutung dieser Schwangerschaft und die Gefühle Ihres Partners, Ihre Fähigkeit, eine Behinderung oder den Tod des Kindes zu akzeptieren, Ihre Einstellung zur Abtreibung und Ihre Bereitschaft dazu – das alles ist zu bedenken. Das kann Ihnen kein Arzt abnehmen.


*Eine Abtreibung vornehmen lassen*

Falls nach einer Fruchtwasseruntersuchung die Schwangerschaft abgebrochen werden soll, besteht ein großes Problem darin, daß die Abtreibung sehr spät, nämlich nach der 20. Woche vorgenommen wird. Das kann sehr belastend sein. Manchmal wird Frauen gesagt, sie müßten dankbar sein, daß sie die Möglichkeit haben, ein behindertes Kind abtreiben zu lassen, und schließlich spräche nichts dagegen, sehr bald wieder ein Kind zu bekommen. Manchmal wird auch behauptet, auf diese Weise ein Kind zu verlieren sei leichter als der Verlust eines vollkommen gesunden Kindes. Solche Überlegungen sind bedeutungslos, wenn es um ganz persönliche Erfahrungen geht. Eine Abtreibung nach einer Fruchtwasseruntersuchung bedeutet den Tod eines Kindes und setzt schmerzliche Entscheidungen voraus, die einer Frau das Herz brechen können.

Meist wird die Abtreibung mit Prostaglandinen eingeleitet. Schmerzmittel stehen dabei jederzeit zur Verfügung. Trotzdem würde sich wohl keine Frau eine solche Erfahrung wünschen. Eine Frau beschrieb ihre Abtreibung als »eine schreckliche Parodie auf eine Geburt«. Der ganze Vorgang kann acht Stunden und länger dauern. Eine Frau braucht währenddessen und in den darauffolgenden Wochen starke emotionale Unterstützung. Zu diesem Zeitpunkt der Schwangerschaft kommt es nach der Abtreibung wahrscheinlich zum Milcheinschuß. Ein fest sitzender BH, reduzierte Flüssigkeitsaufnahme und kalte Kompressen für die Brüste (Eiswürfel in einem großen Taschentuch oder ein Päckchen Tiefkühlerbsen) lindern die Beschwerden.

Eine weitere Schwierigkeit bei der Fruchtwasseruntersuchung ist die Zeit zwischen der Untersuchung und den Ergebnissen, die mit großer Sorge verbunden ist. Manche Ergebnisse liegen zwar schon nach 24 Stunden vor, doch andere brauchen drei oder vier Wochen, manchmal auch länger. Oft hat eine Frau das Gefühl, es ihrer Umgebung gar nicht sagen zu können, daß sie schwanger ist, weil sie befürchtet, daß ihr möglicherweise eine Abtreibung bevorstehen könnte. Kathy ist 39 und hat seit acht Jahren versucht, schwanger zu werden. Während sie in der Klinik darauf wartete, daß das Fruchtwasser entnommen wird, meinte sie:

»Ich habe meiner Mutter nicht gesagt, daß ich ein Baby erwarte. Es kommt mir so vor, als würden alle außer unserer Familie davon wissen. Sie würden sich so freuen, doch ich wage nicht, es ihnen zu sagen, bevor ich die Ergebnisse kenne. Wir möchten ihnen keine Enttäuschung bereiten. Es ist alles so unwirklich, ganz merkwürdig. Ich trage besonders weite Sachen, damit sie nichts merken. Besonders schwierig war es, als ich bei ihnen zu Besuch war und mir morgens immer schlecht wurde. Ich frühstückte mit ihnen, obwohl mir gar nicht danach zumute war, und versuchte dann, ganz selbstverständlich ins Bad zu gehen, um alles wieder zu erbrechen. Das wird eine große Erleichterung sein, wenn ich es ihnen endlich sagen kann, das heißt, falls ich es ihnen überhaupt sagen kann.«

Das Urteil, auf das eine Frau wartet, scheint eine Entscheidung über ihre Fähigkeit zu sein, ein gesundes Kind zur Welt zu bringen, vielleicht sogar eine Entscheidung über ihren Wert als Frau. Nach einer Abtreibung auf Grund einer Fruchtwasseruntersuchung hat sie möglicherweise sogar das Gefühl, daß dieses heranwachsende Leben zerstört werden mußte, weil sie nicht in Ordnung ist, und daß in ihrem Körper Tod und Krankheit verborgen sind. Dieses Gefühl tiefer persönlicher Schuld wird oft noch verstärkt, wenn sie von einer Krankenschwester betreut wird, die einer Abtreibung gegenüber moralische Vorbehalte hat.

Jede Frau braucht eine Freundin, der sie sich anvertrauen kann, die versteht, was sie durchmacht, und die die Wucht dieser Gefühle nachempfinden kann, ohne sie wegreden zu wollen. Oft erzählen Frauen anderen gar nichts von ihrer Schwangerschaft und hüten den Abbruch wie ein schändliches Geheimnis. Und auch wenn eine Frau es anderen gesagt hat, versteht vielleicht niemand ihre widersprüchlichen Gefühle, das schlechte Gewissen und die Niedergeschlagenheit, die sie noch Monate danach belasten. Weil sie das »Vernünftige« getan hat, wird ihr Bedürfnis zu trauern vielleicht nicht akzeptiert. Freunde sagen möglicherweise: »Wie erleichtert du sein mußt, daß du es früh genug erfahren hast!« Erleichterung und Dankbarkeit darüber, daß die Fehlentwicklung erkannt wurde, sind die scheinbar einzig akzeptablen Gefühle.

Trotz alledem ist es meistens ratsam, anderen zu sagen, daß Sie schwanger sind, bevor sie eine Fruchtwasseruntersuchung machen lassen. Die meisten Babys sind gesund, und selbst wenn beide Eltern Träger defekter Gene sind, besteht in drei von vier Fällen die Chance, daß das Ergebnis erleichternd ausfällt. Auch wenn es vielleicht sehr schwierig ist, den emotionalen Halt zu finden, den Sie brauchen, wenn Sie dieses Kind verlieren, werden Sie sicherlich die benötigte Hilfe gar nicht bekommen, wenn überhaupt niemand erfahren hat, daß Sie schwanger waren.

Die Fruchtwasseruntersuchung ist nur eine von vielen Untersuchungen und Eingriffen, die im Körper der Mutter vorgenommen werden können. Sie alle werfen schwerwiegende moralische Fragen bezüglich Abtreibung und der Qualität menschlichen Lebens auf, Fragen, die das Bestimmungsrecht der Frau über ihren eigenen Körper im Gegensatz zu ihrer Verantwortung gegenüber dem Fötus betreffen und ihr persönliches Recht im Gegensatz zu ihrer Verantwortung gegenüber der Gesellschaft. In einigen amerikanischen Staaten *muß* ein Arzt bei allen Frauen über 35 eine Fruchtwasseruntersuchung durchführen, sonst macht er sich der Fahrlässigkeit schuldig. Ebenso wurde gefordert, daß Frauen über 35 verpflichtet sein sollen, eine Fruchtwasseruntersuchung durchführen und ein geschädigtes Baby abtreiben zu lassen.

Zwar sind an allen diesen Untersuchungen und Eingriffen Ärzte beteiligt, doch handelt es sich dabei keineswegs nur um medizinische Fragen. Es geht um menschliche Werte und um Anforderungen, die die heutige Zeit an uns stellt und denen wir uns stellen müssen, wenn wir die Verantwortung für die Zukunft übernehmen wollen. Ich halte es für falsch, alles zu akzeptieren, was die Wissenschaft ermöglicht. Es gibt wichtige Fragen, die wir uns stellen müssen, und es gibt darauf keine einfachen Antworten.

## Chorionzottenbiopsie

Die Chorionzottenbiopsie kann schon zu einem sehr viel früheren Zeitpunkt der Schwangerschaft gemacht werden als die Fruchtwasseruntersuchung, zwischen der sechsten und der 10. Woche. Eine Kanüle (ein dünnes Röhrchen) wird unter Ultraschallüberwachung durch die Scheide und den Muttermund eingeführt und etwas Gewebe der Chorionzotten abgesaugt. Chorionzotten sind kleine Ausbuchtungen, die in einem sehr frühen Stadium wie Efeuwurzeln auf der mütterlichen Seite der sich entwickelnden Plazenta herausragen und sich später in der Schleimhaut der Gebärmutter einnisten, so daß Sauerstoff und Nährstoffe zum Fötus transportiert werden können.

Proben dieses Gewebes können auf genetische Störungen und Stoffwechselstörungen einschließlich Down-Syndrom und andere Chromosomenanomalien, Thalassämie, Sichelzellanämie und Tay-Sachs-Krankheit hin untersucht werden.

Die Wartezeit auf die Ergebnisse ist sehr viel kürzer als bei der Fruchtwasseruntersuchung, sie beträgt 24 Stunden anstatt zwei bis sechs Wochen. Der große Vorteil dieses Tests besteht darin, daß im Fall einer Entscheidung für eine Abtreibung diese vor der 12. Woche vorgenommen werden kann. Zu diesem Zeitpunkt kann eine Absaugung gemacht werden, wohingegen im zweiten Schwangerschaftsdrittel eine Abtreibung mit Salzwasser oder Prostaglandinen notwendig ist.

Die Chorionzottenbiopsie scheint zwar die ideale Testmethode zu sein, doch bleiben dabei Fragen offen, die einer Klärung bedürfen. Eine betrifft die Häufigkeit von Fehlgeburten nach dieser Untersuchung, die in der Vergangenheit von einigen Forschungsinstituten mit bis zu zehn Prozent angegeben wurde. Auch sollte nicht vergessen werden, daß viele Föten mit einer Fehlentwicklung spontan abgehen, daß also einige Frauen durch einen Schwangerschaftsabbruch in der achten Woche Föten abtreiben, die auf ganz natürliche Weise abgegangen wären.

Weitere Fragen beziehen sich auf die Häufigkeit von Unterleibsinfektionen, Blutungen, das Abgehen von Fruchtwasser und mögliche Entwicklungsstörungen, die bei Babys, die nach einer Chorionzottenbiopsie voll ausgetragen werden, zu niedrigem Geburtsgewicht führen. Noch kennen wir die Anworten auf all diese Fragen nicht, doch wird in diesem Bereich weitergeforscht, so daß man auf Erkenntnisse hoffen darf.

## Ultraschall

Nach Einführung der Röntgenuntersuchungen hat es fast 50 Jahre gedauert, bis entdeckt wurde, daß sie in der Schwangerschaft Schäden anrichten. Zwar wurden schon Anfang der 20er Jahre warnende Hinweise über Strahlungseinflüsse gegeben, doch noch 1935 konnte eine

Autorität auf diesem Gebiet behaupten: »Schwangerenvorsorge ohne routinemäßige Röntgenuntersuchungen ist ebensowenig gerechtfertigt wie die Behandlung von Knochenbrüchen ohne sie.«[10] Zwei Jahre später stellte der Direktor der radiologischen Abteilung des University College Hospital in London kategorisch fest, daß bei kompetenter Handhabung keinerlei Gefahr bestehe.[11] In einer spezialisierten Entbindungsklinik (Queen Charlotte's) wurde 1954 bei zwei Dritteln aller Schwangeren eine Röntgenaufnahme gemacht; in diesem Jahr wurden neue Röntgengeräte mit höherer Spannung eingeführt.[12] Zwei Jahre später veröffentlichte Dr. Alice Stewart ihre Forschungsergebnisse, die besagten, daß für ein Baby, das im Mutterleib Röntgenstrahlen ausgesetzt worden war, das Risiko, mit zehn an Krebs zu sterben, doppelt so hoch sei.[13] Erst dann wurden die Warnungen befolgt und während der Schwangerschaft seltener Röntgenaufnahmen gemacht. Seitdem Marie Curie mit Radium zu arbeiten begonnen hatte, waren die Gefahren der Radioaktivität bekannt, doch schob man dieses Wissen beiseite, weil die Frauenärzte der Täuschung erlagen, daß die Vorteile zu wissen, was in der Gebärmutter vor sich geht, größer seien als die Risiken.

Ultraschall wurde im Zweiten Weltkrieg entwickelt und zur Ortung von Unterseebooten im Meer eingesetzt. In der zweiten Hälfte der 50er Jahre wurde Ultraschall in Glasgow in der Frauenheilkunde eingesetzt. Das zugrundeliegende Prinzip ist, daß Schallwellen von festen Gegenständen zurückgeworfen werden. Dadurch entsteht eine Abbildung auf einem Bildschirm oder ein pulsierender Strahl – der Doppler-Ultraschall zur Überwachung der kindlichen Herztöne. Der große Vorteil beim Ultraschall besteht darin, daß er nicht die offensichtlichen Gefahren der Röntgenstrahlen birgt und genauere Aussagen über das Leben in der Gebärmutter ermöglicht.

Gegenwärtig gibt es keine Beweise dafür, daß Ultraschall bedenklich ist, doch über mögliche, erst später auftretende Auswirken und Langzeitrisiken ist eine rege Diskussion im Gange. Manche Leute geben zu bedenken, ob angesichts der späten Erkenntnis der Risiken bei Röntgenstrahlen nicht auch die Verwendung von Ultraschall während der Schwangerschaft mit noch unerkannten Gefahren verbunden sein könnte.

Bevor nicht bei Hunderttausenden von Erwachsenen, die im Mutterleib Ultraschallwellen ausgesetzt waren, Nachfolgeuntersuchungen durchgeführt worden sind, können wir keineswegs sicher sein, ob wir nicht auch hier mit dem Feuer spielen. Und selbst wenn bei der Mehrzahl der Frauen und der Föten keine nachteiligen Auswirkungen des Ultraschalls zu erkennen sind, könnte es doch trotzdem sein, daß einige besonders empfindlich dagegen reagieren.[14] Während Einigkeit darüber herrscht, daß Ultraschall für diagnostische Zwecke sehr nützlich sein kann – etwa wenn man vermutet, daß der obere Teil der Gebärmutter nicht so hoch liegt, wie das in diesem Stadium der Schwangerschaft der Fall sein sollte, und das Baby deshalb nicht gut wachsen kann; um die Position einer tiefliegenden Plazenta zu bestimmen oder um eine angeborene Behinderung sichtbar zu machen –, wurde bisher nicht nachgewiesen, daß die regelmäßige Ultraschalluntersuchung des Wachstums des Fötus von Vorteil ist.

Heutzutage kommen die meisten Schwangeren in den hochindustrialisierten Ländern in irgendeiner Form mit Ultraschall in Berührung. Bei vielen wird meist in der 16. Woche eine routinemäßige Ultraschalluntersuchung gemacht und eine mindestens 20 bis 30 Minuten lange Doppler- Ultraschalluntersuchung durchgeführt, nachdem die Wehen begonnen haben. Viele Frauen werden sehr viel häufiger untersucht. Manche Frauenärzte empfehlen zwei bis drei Routineuntersuchungen in der Schwangerschaft und in der letzten Schwangerschaftswoche zusätzlich eine Herzton-Überwachung. Ultraschall wird auch zur Erkennung möglicher Fehlbildungen beim Fötus, wie zum Beispiel Spina bifida und Verschluß des Magendarmtrakts, eingesetzt und kann zusätzlich zur Fruchtwasseruntersuchung angewendet werden.

*Die Durchführung einer Ultraschalluntersuchung*

Wenn zu Beginn der Schwangerschaft eine Ultraschalluntersuchung gemacht werden soll, werden Sie gebeten, viel zu trinken und mit voller Blase zur Untersuchung zu kommen. So läßt sich die Blase deutlich erkennen, und die Verdauungsorgane werden von der Gebärmutter weggedrückt. Zunächst wird auf Ihrem Bauch ein Gleitmittel aufgebracht. Dann wird eine Sonde über die Gebärmutter geführt, die Schallwellen aussendet, die so hochfrequentig sind, daß sie mit dem Ohr nicht mehr wahrgenommen werden können. Das ist völlig schmerzlos. Der Schall wird in Punkte umgewandelt, von denen jeder ein Echo darstellt und die auf einem Bildschirm erscheinen. Wenn Sie dabei zuschauen möchten, dann bitten Sie darum, daß das Gerät so steht, daß Ihnen die einzelnen Körperteile genau erklärt werden können.

Etwa in der sechsten Woche ist die Fruchtblase zu erkennen, der Embryo schwimmt darin wie ein kleiner weißer Mond. In der 16. Woche können Sie den Herzschlag sehen und die Lage der Plazenta erkennen, die zu diesem Zeitpunkt oft sehr tief in der Gebärmutter sitzt. Der Kopf des Babys ist verhältnismäßig groß und eiförmig. Wenn sich das Kind bewegt und dreht, nickt es oder schüttelt den Kopf. Manchmal hebt es eine Hand und nuckelt am Daumen. Es werden die Maße vom Oberkopf bis zum Rumpf und von einem Ohr zum anderen festgestellt.

Bei einer Ultraschalluntersuchung nach der 24. Woche ist möglicherweise das Geschlecht des Babys zu erkennen; das hängt von der Lage des Babys ab. Die Genitalien von Mädchen wirken zu diesem Zeitpunkt oft sehr dick und groß, deshalb wird ein Mädchen leicht für einen Jungen gehalten. Somit kommt es auch vor, daß eine Frau eine falsche Auskunft über das Geschlecht des Kindes erhält.

Vielleicht bekommen Sie eine Polaroid-Aufnahme Ihres Babys mit nach Hause, die sie ins Fotoalbum kleben können. Der ganze Vorgang dauert etwa eine Viertelstunde.

Diana war ganz aufgeregt, als sie zum erstenmal ihr Baby sehen konnte: »Es sah aus wie eine Kaulquappe in einer Wanne. Die Beine waren nur kleine Stummel. Ich war verblüfft. Ich konnte überhaupt nichts spüren, doch bewegte es sich wie wild!«

France war so begeistert, als sie das Abbild ihres Babys sah, daß sie ausrief: »Schaut mal! Er/Sie winkt mir zu!«

Da es Frauen oft große Freude macht, ihr Baby zu sehen, meinen manche Frauenärzte, daß Ultraschall der Mutter schon lange vor der Geburt eine »Bindung« an ihr Baby ermöglicht. Den meisten Frauen ist es bisher auch ohne diese zusätzliche technische Herauskitzeln mütterlicher Gefühle gelungen, ihre Babys liebzugewinnen. Die Ärzte mögen noch so fasziniert über die Reaktionen der Frauen sein und sich freuen, daß sie diese ermöglichen, doch ist das keine ausreichende Rechtfertigung für den Einsatz dieser wirksamen Diagnosetechnik, wenn sonst keine weiteren Gründe dafür vorliegen.

Ultraschalluntersuchungen können Ärzten eine Menge Informationen über die Entwicklung des Fötus liefern. Zwischen der 16. und 24. Woche ermöglichen sie eine genaue Datierung der Schwangerschaft. Danach ist Ultraschall meist nicht mehr so genau.[15] Er kann zeigen, daß der Fötus wahrscheinlich ganz normal entwickelt ist, es lassen sich auch ohne Fruchtwasseruntersuchung einige Mißbildungen feststellen (zum Beispiel Spina bifida, Anenzephalie und das Turner-Syndrom, eine Anomalie der Geschlechtschromosomen), außerdem können Herzfehler, Tumoren und Fehlbildungen des Skeletts und des Harnwegs erkannt werden, die durch eine Fruchtwasseruntersuchung nicht feststellbar sind. In der Frühschwangerschaft zeigt er an, ob in der Fruchtblase Gewebe vorhanden ist, später, ob das Herz des Kindes schlägt, so daß sich erkennen läßt, ob die Schwangerschaft bestehen bleibt. Es lassen sich auch Zwillinge (oder Mehrlinge) erkennen, und der Sitz der Plazenta ist ersichtlich, so daß bei einer Plazenta Prävia (wenn die Plazenta vor dem Muttermund liegt) im voraus ein Kaiserschnitt geplant werden kann. Auch ist die Diagnose einer »Mangelgeburt« möglich, doch hierbei kommt es oft zu Fehlern.

Ultraschall hat aber auch Nachteile.[16] Oft werden Anomalien, wie zum Beispiel eine tiefsitzende Plazenta oder eine abweichende Lage, diagnostiziert, die zwar irgendwann in der Schwangerschaft vorlagen, sich jedoch bis zum Geburtsbeginn verändert haben. Die Ergebnisse werden nicht immer richtig interpretiert, so daß der Eindruck entstehen kann, alles sei in Ordnung, wenn das in Wirklichkeit gar nicht der Fall ist, oder eine Fehlentwicklung angenommen wird, wenn gar keine vorliegt.[17] Nach der 25. Woche läßt sich mit Ultraschall der Entwicklungsstand des Fötus nur sehr ungenau beurteilen.[18] Die Bestimmung der Schwangerschaftsdauer durch Ultraschall ist nicht immer so genau, wie behauptet wird. Manchmal weiß eine Frau sehr genau, wann es zur Empfängnis gekommen ist und daß das Ergebnis der Ultraschalluntersuchung nicht zutrifft.

Jennie hat ihr zweites Kind zur Hause zur Welt gebracht. Als sie in der 16. Woche einen Ultraschall machen ließ, sagte man ihr, daß sie in der 18. Woche sein müsse. Sie beschrieb ihre Schwangerschaft als »vollkommen schön«. In der 37. Woche wurde eine Querlage diagnostiziert, das Baby lag waagrecht in der Gebärmutter, und es hieß, sie müsse sofort in die Klinik gehen, um die Geburt einleiten zu lassen: »Sonst könnte das Baby möglicherweise sterben.« Sie weigerte sich, doch hatte sie »Riesenangst«. Zwei Wochen später drehte sich das Baby mit dem Kopf nach unten. Die Wehen begannen spontan in der laut Ultraschall 42. Woche, und sie brachte ein 3,5 kg schweres Baby zur Welt, das keinerlei »Übertragungszeichen« hatte. Wäre die Geburt eingeleitet worden, hätte das Baby vier Wochen zu früh auf die Welt kommen müssen.

In manchen Kliniken ist die Bestimmung des Geburtstermins durch Ultraschall weniger ungenau, und die Geburtshelfer raten nicht so eilig zu Eingriffen. Eine Untersuchung in Glasgow ergab eine 94prozentige Genauigkeit bei der Feststellung von Mangelgeburten, wenn zwei Ultraschalluntersuchungen durchgeführt wurden, eine vor der 24. Woche und eine zweite zwischen der 34. und der 36. Woche. Trotzdem konnte die Untersuchung keinen Nachweis für die Vorteile von Routineuntersuchungen bei normal verlaufenden Schwangerschaften liefern; die Autoren kamen zu dem Ergebnis, daß »sie dieses Vorgehen als routinemäßige Überwachungsmethode nicht empfehlen könnten«.[19]

Während die kurzfristige Sicherheit bei Ultraschalluntersuchungen unumstritten ist, bleiben doch Fragen hinsichtlich der langfristigen Sicherheit offen.[20] Es ist noch nicht bekannt, ob Ultraschall Veränderungen in den Zellen des Fötus hervorruft, die in manchen Fällen sehr viel später zu Krebs führen könnten, oder ob durch Veränderungen in der DNA und der Zellstruktur die Gesundheit zukünftiger Generationen beeinträchtigt werden könnte. Bei Mäusen führt Ultraschall nach zehn Generationen fortwährender Zellteilung zu Zellveränderungen, die bis zu 100 Generationen lang bestehen bleiben.[21] Wenn auch nur die geringste Möglichkeit eines Risikos besteht, scheint es ratsam, in den ersten 12 Wochen, in denen das Gewebe des Fötus in der allerempfindlichsten Entwicklungsphase ist, eine Ultraschalluntersuchung zu vermeiden, sofern keine zwingenden Gründe dafür vorliegen. Wenn Frauen nach einer starken Blutung wissen wollen, ob sie eine Fehlgeburt hatten oder befürchten müssen, ist das für einige vielleicht ein triftiger Grund. (Andere warten lieber ab.) Der Umgang mit den aus den Ultraschalluntersuchungen gewonnenen Informationen, die daraus resultierenden Auswirkungen auf den weiteren Schwangerschaftsverlauf und die Geburtsleitung werden zwar in medizinischen Fachzeitschriften erörtert, aber weder in der Öffentlichkeit noch aus der Sicht der Frau ausführlich diskutiert. Doch das ist ein sehr wesentlicher Aspekt beim Umgang mit Ultraschall. Wenn die Diskussion dieses Themas keine Veränderung in der Schwangerenvorsorge nach sich zieht, ist sie sinnlos. Wenn Ärzte oder die eigene Mutter mit Ängsten auf die gewonnenen Informationen reagieren und diese Ängste sich nicht in konstruktiven Handlungen niederschlagen, können Ultraschalluntersuchungen negative Auswirkungen auf den weiteren Schwangerschaftsverlauf haben. Wenn sie dazu führen, daß Frauen unnötigerweise in die Klinik eingeliefert werden, vorschnell die Geburt eingeleitet oder ein Kaiserschnitt gemacht wird, sind die Auswirkungen ebenfalls negativ.

Zwar hat die britische Ärztevereinigung Royal College of Obstetricians and Gynaecologists eine routinemäßige Ultraschalluntersuchung in der 16. Woche gebilligt, doch gibt es keinerlei Beweise dafür, daß Ultraschall bei routinemäßiger Anwendung Vorteile bringt. Das wird von der amerikanischen Ärztevereinigung American College of Obstetricians and Gynecologists berücksichtigt, die ausdrücklich erklärt hat, daß »keine gut kontrollierte Studie bisher den Nachweis erbracht hat, daß Ultraschalluntersuchungen bei allen Schwangeren einen Vorteil für den Ausgang der Schwangerschaft bedeuten«. Die Ärztevereinigung empfiehlt daher, daß »gegenwärtig nur Untersuchungen über indizierte Diagnosemaßnahmen in Auftrag gegeben werden sollten«.[22]

Wenn Ihnen zu einer Ultraschalluntersuchung geraten wird, stehen Sie vielleicht vor folgenden Fragen:[23]

- Welche Informationen soll sie liefern?
- Ist sie wichtig?
- Wenn ja, warum?

- Wie genau ist sie zum jetzigen Zeitpunkt der Schwangerschaft?
- Wie wirkt es sich auf meine Schwangerschaft aus, wenn ich keine Ultraschalluntersuchung machen lasse?
- Ergeben sich genügend Informationen, damit es gerechtfertigt ist, das Baby den möglichen Risiken einer Ultraschalluntersuchung auszusetzen?

Sicherlich ist es Ihnen wichtig, daß man Ihnen die Ergebnisse des Ultraschalls sofort mitteilt, und das passiert oft nur dann, wenn ein Arzt anwesend ist. Normalerweise wird davon ausgegangen, daß Ihr behandelnder Arzt einen Bericht über die Untersuchung bekommt.
Sicherlich möchten Sie auch wissen, ob die Zahl der Ultraschalluntersuchungen, ihre Intensität und die Dauer genau registriert werden. Wenn solche Aufzeichnungen nicht gemacht werden, läßt sich unmöglich feststellen, ob es Langzeitauswirkungen gibt.
Sicherlich möchten Sie auch die Zusicherung haben, daß Ihr Partner dabei sein kann. Das verringert nicht nur Ihre Ängste, sondern kann die Untersuchung zu einem begeisternden Erlebnis für Sie beide machen.

In diesem Stadium kann es sinnvoll sein, daß Sie sich Ihr Notizbuch vornehmen und vielleicht in einem Gespräch mit Ihrem Partner oder einer Freundin Ihre Hauptergebnisse notieren. Überlegen Sie, welche Fragen Sie stellen möchten, wenn Ihr Arzt Ihnen eine Ultraschalluntersuchung empfiehlt, und schreiben Sie sie auf.

**Doppler-Ultraschall**

Ultraschall wird auch zum Abhören der Herztöne des Kindes verwendet, sowohl in der Schwangerschaft als auch während der Geburt. Dies geschieht entweder mit einem Übertragungsgerät, das an der Stelle, an der sich das Herz des Babys befindet, mit einem Gürtel auf der

Bauchdecke der Mutter befestigt wird, oder mit Hilfe eines Verstärkers, der etwa die Größe eines kleinen Kassettenrekorders hat und zeitweise angewendet wird (Dopton). Eine andere Möglichkeit der kontinuierlichen Überwachung erfolgt elektronisch durch eine Elektrode, die mit einem schraubenförmigen Draht oder einem Clip verbunden ist, der durch die Scheide der Frau eingeführt und an der Kopfschwarte des Babys befestigt wird. Dabei wird kein Ultraschall eingesetzt.

Bei der Anwendung von Ultraschall zur Überwachung der Herztöne erhält man häufig Informationen, die fehlinterpretiert werden, so daß es zu falschen positiven und falschen negativen Ergebnissen kommt.[24] Es wird von den Frauen erwartet, daß sie sich hinlegen, wenn die Herztöne aufgezeichnet werden. Das kann dazu führen, daß die großen Blutgefäße im unteren Körperbereich der Frau zusammengedrückt werden, wobei sich die Blutversorgung des Babys verringert und es zu unregelmäßigen Herztönen kommt. Meistens ist es auch extrem unbequem, in einer solchen Haltung zu verharren, damit sich eine deutliche Aufzeichnung ergibt, und die Frau fühlt sich eingeschränkt und behindert.

Die unmittelbaren Auswirkungen von Ultraschall auf das Baby kommen selten zur Sprache, doch eine Schwangere stellt beim Ultraschall meist fest, daß der Fötus darauf mit heftiger Bewegung reagiert. In der Spätschwangerschaft gilt das tatsächlich als Test für die Vitalität des Babys, und seine Bewegungen sind oft sehr wild. Ähnlich wie bei einer Hundepfeife können unsere Ohren die Schallwellen nicht wahrnehmen, für das Baby jedoch können sie so schrill und laut wie ein Martinshorn sein. Die Bedingungen, unter denen eine Frau untersucht wird, sind oft schon belastend genug, um das Baby zu heftigen Bewegungen anzuregen. Eine Studie ergab Herztonbeschleunigungen des Babys, wenn der Arzt nur an das Bett der Frau trat.[25]

Selbst bei Risikoschwangerschaften bedeutet eine Aufzeichnung der kindlichen Herztöne nicht, daß mehr Babys gerettet werden. Studien über routinemäßige Herztonüberwachung zufolge sterben mehr Föten in den Gruppen, in denen sie vorgenommen werden, als in den Kontrollgruppen, in denen keine durchgeführt werden.[26] Ultraschall in der Schwangerschaft sollte nach den Worten des US-Gesundheitsministeriums auf jeden Fall »auf die Situationen beschränkt bleiben, in denen ein anerkannter medizinischer Grund für die Maßnahme vorliegt ... Es gibt nicht genügend Beweise dafür, daß regelmäßige Ultraschallüberwachung der Mutter oder dem Baby nützen.« Es erscheint also vernünftig, sowohl bei der Doppler-Überwachung als auch beim Ultraschall die Werte so niedrig wie möglich zu halten und einer Untersuchung oder Überwachung nur zuzustimmen, wenn es klinische Anzeichen dafür gibt, daß nicht alles in Ordnung ist.

**Herpestest**

Herpes an den Genitalien kann zu einer Fehl- oder Frühgeburt, zur Erblindung und manchmal auch zum Tod des Neugeborenen führen. Es scheint sich dabei um eine Infektion zu handeln, die in der mittleren und der gehobenen Bevölkerungsschicht, nicht jedoch in der Unterschicht vorkommt. Wenn eine Frau während der Schwangerschaft einen Herpesausbruch hatte, wird gewöhnlich sechs Wochen vor dem Geburtstermin und dann noch einmal vier Wochen später eine Kultur angelegt, um nachzuprüfen, ob die Infektion abgeheilt ist. Manche Frauenärzte meinen jedoch, daß der richtige Zeitpunkt für einen Test zu Geburtsbeginn ist und daß alle Frauen ihn machen lassen sollten. Eine vaginale Geburt gilt gewöhnlich als unbedenklich, wenn es in den letzten acht Wochen nicht zu krankhaften Veränderungen gekommen ist. Wenn jedoch eine Kultur ein positives Ergebnis zeigt oder Verletzungen festzustellen sind, wird zu einem Kaiserschnitt geraten.[27]

Wenn das Baby vaginal geboren werden soll, ist nicht entscheidend, ob Sie Herpes hatten, sondern wichtig ist der Zustand Ihrer Scheide bei Geburtsbeginn, vor allem, wenn Sie in dieser Schwangerschaft zum ersten Mal Herpes (primärer Herpes) hatten. Eine Frau, die früher schon unter Herpes litt, überträgt durch die Plazenta Antikörper auf ihr Baby, so daß eine Infektion des Kindes sehr unwahrscheinlich ist. Selbst wenn der Herpes während der Schwangerschaft wieder ausbricht, beträgt die Wahrscheinlichkeit, daß sich das auf das Baby auswirkt, nur zwei bis drei Prozent, im Gegensatz zu einem fünfprozentigen Risiko, wenn sie während der Schwangerschaft zum erstenmal erkrankt und zum Zeitpunkt der Schwangerschaft Herpes hat. Das eigentliche Problem besteht darin, daß Herpes in der Schwangerschaft zum ersten Mal auftritt und das Virus zum Zeitpunkt der Geburt in der Scheide vorhanden ist.

Viele Kaiserschnitte wurden unnötigerweise bei Frauen gemacht, die *wiederholt* Herpes hatten, so daß die Babys sehr wahrscheinlich schon Antikörper gegen das Virus besaßen. Wenn Sie jedoch eine vaginale Geburt vorhaben und die Möglichkeit besteht, daß Sie aktiven Herpes haben, sollten Sie eine Geburt mit möglichst wenigen Eingriffen anstreben, weil das Virus durch eine Punkturstelle über eine Elektrode an der Kopfschwarte auf das Baby übertragen werden kann oder über eine Zange durch Risse in der Haut.[28]

Jedes Kind, das möglicherweise mit einer aktiven Herpesveränderung in der Haut der Mutter in Berührung gekommen ist, bekommt Chemotherapie, doch wirkt sie nur, bevor Symptome auftreten. Herpes kann auch nach der Geburt über die Hände der Schwestern übertragen werden. Das ist einer der Gründe, weshalb Sie dafür sorgen sollten, daß Ihr Baby nicht ins zentrale Säuglingszimmer kommt, sondern die ganze Zeit bei Ihnen bleibt.

### Hormontests oder Aufzeichnung der Bewegungen des Kindes?

Da die Plazenta der Lebensborn des Kindes ist, sind Frauenärzte bemüht, wirksamere Methoden zur Funktionsüberwachung zu entwickeln. Ein Test dient dazu, den Östriolspiegel zu messen. Das ist ein Hormon, das im Urin der Mutter nachgewiesen werden kann und von der Leber des Babys und der Plazenta gebildet wird. Je mehr das Baby wächst, um so mehr Östriol wird ausgeschüttet. Da es normalerweise je nach Tageszeit zu großen Schwankungen in der Östriolausschüttung kommt, müssen über einen Zeitraum von 24 Stunden Urinproben gesammelt werden. Es ist üblich, daß Frauen für diese Urinproben in die Klinik eingewiesen werden, doch besteht eigentlich kein Grund, weshalb eine Frau das nicht zu Hause selbst machen könnte, wenn Sie die Anweisungen sorgfältig befolgt.

Allerdings ist der Nachweis von Östriol im Urin als Test zur Beurteilung des Zustands des Babys nicht sehr zuverlässig. Zum Beispiel kann eine Nierenentzündung zu einer Verringerung des Wertes führen. Auch bei einer Zwillingsschwangerschaft kann er sehr viel geringer sein als angenommen. Selbst die Einnahme von Medikamenten wie Aspirin oder Ampicillin kann sich auf die Östriolwerte auswirken. Es ist wahrscheinlich nicht ratsam, lediglich auf Grund eines niedrigen Östriolspiegels einer Geburtseinleitung oder einem Kaiserschnitt zuzustimmen.

Es gibt andere Tests, die manche Frauenärzte bevorzugen. Hierbei werden das Östradiol im Blut gemessen und die HPL-Werte (human placental lactogen, ein Hormon, das direkt von der Plazenta produziert wird) bestimmt. Diese Untersuchungen sind zwar meist genauer, erfordern jedoch häufige Blutuntersuchungen.

Eine Aufzeichnung der täglichen Bewegungen des Kindes ist bei der Beurteilung des fötalen Zustands sehr viel zuverlässiger als chemische Tests.[29]

Wenn die Plazenta nicht mehr gut genug funktioniert, um das Kind ausreichend mit Sauerstoff und Nahrung zu versorgen, nimmt die Zahl und die Stärke der Kindsbewegungen ab. Wenn ein Baby stirbt, hört es mindestens zwölf Stunden vorher völlig auf, sich zu bewegen. Manche Babys, denen es völlig gut geht, haben jedoch lange Phasen, in denen keine Bewegungen festzustellen sind. Vielleicht schlafen sie einfach.

Bei einem Forschungsprojekt brachten 66 von 78 Frauen, die 12 Stunden und länger überhaupt keine Bewegungen ihres Kindes mehr gespürt hatten, eine bis zehn Wochen später gesunde Babys zur Welt. Die Frauenärzte kamen bei den anderen 12 zu der Ansicht, daß sie außerhalb des Mutterleibs sicherer seien, und leiteten die Geburt ein. Zehn dieser Babys waren bei der Geburt in ausgezeichnetem Zustand, und nur zweien ging es wirklich schlecht.[30]

Vielleicht ziehen Frauenärzte deshalb chemische Hormontests vor, weil sie den Frauen nicht zutrauen, daß sie gewissenhaft Aufzeichnungen machen. Manche haben den Verdacht, daß sie mogeln könnten, gar nicht merken, wenn ihr Baby sich bewegt, oder überhaupt vergessen, die Bewegungen aufzuzeichnen. Einigen Ärzten fällt es sehr schwer, diese Verantwortung an die Frauen abzugeben.

Zwar sind Mütter am besten in der Lage, die Vitalität ihrer Babys zu beurteilen – und die von ihnen gemachten Aufzeichnungen der Kindsbewegungen sind zuverlässiger als andere Tests – doch können Aufzeichnungen der Kindsbewegungen große Ängste auslösen, wenn sie nur dazu dienen festzustellen, ob das Baby noch lebt. Daher sollte man solche Aufzeichnungen erst gegen Ende der Schwangerschaft und nur über einen bestimmten Zeitraum am Tag machen und sie als eine Möglichkeit betrachten, den Kontakt zum Baby herzustellen und seinen Schlaf- und Wachrhythmus und die Zeiten kennenzulernen, zu denen es aktiv oder ruhig ist. Die meisten Babys bewegen sich innerhalb von 12 Stunden mindestens zehn Mal, manche viel häufiger, doch viele dieser Bewegungen bemerkt eine Frau gar nicht, entweder weil sie sehr sanft sind oder weil sie sehr mit anderen Dingen beschäftigt ist. Wenn Sie recht viel Fruchtwasser haben, ist es oft gar nicht so leicht, einzelne Bewegungen voneinander zu unterscheiden. Wenn Sie nicht sehr viel Fruchtwasser haben, meinen Sie vielleicht, daß das Baby sich ununterbrochen bewegt. Wenn Sie Zwillinge bekommen, fühlt sich das vielleicht an wie ein Korb voll quirliger Hundebabys.

Manchen Frauen machen die Aufzeichnungen der Kindsbewegungen richtig Spaß. Carol meinte:

»Mir wurde gesagt, daß ich in einer Woche viel zu viel zugenommen hätte, und daraufhin hungerte ich in der nächsten Woche beinahe. Dann hieß es, ich hätte abgenommen, und man mache sich deshalb Sorgen. Ich hatte die Bewegungen des Kindes notiert, einfach so zum Spaß. Mir tat es gut, wenigstens irgend etwas *tun* zu können, und als der Arzt meinte: ›Sie haben ja überhaupt nicht zugenommen‹, konnte ich ihm sagen: ›Das Baby bewegt sich auf jeden Fall viel. Hier sind meine Aufzeichnungen.‹«

Andere Frauen finden es furchtbar, die Bewegungen des Babys aufzuzeichnen. Jane meinte:

»Ich wußte nie genau, war das jetzt eine Bewegung oder nicht, und war immer im Zweifel, ob ich das jetzt notieren sollte oder nicht. Ich hatte es wirklich satt.«

*Die Bewegungen des Babys aufzeichnen*

Wenn Sie selbst eine Tabelle über die Kindsbewegungen anlegen möchten, brauchen Sie kariertes Papier. Links oben vermerken Sie die Zeit, zu der Sie mit den Aufzeichnungen beginnen wollen und wählen am besten einen Zeitraum, in dem Ihr Baby meist sehr aktiv ist. Häufig ist das abends der Fall. Wenn Sie aber dazu neigen, sich nachts leicht Sorgen zu machen, wählen Sie lieber den Vormittag aus. Teilen Sie die Karos in Halbstundenabstände von oben nach unten ein. Oben tragen Sie die Wochentage und das Datum ein. Das kann so aussehen:

| 1.-7. August | | | | | | | 8.-14. August | | | | | | |
|---|---|---|---|---|---|---|---|---|---|---|---|---|---|
| Uhr-zeit | Mo | Di | Mi | Do | Fr | Sa | So | Mo | Di | Mi | Do | Fr | Sa | So |
| 9.30 | | | | | | | | | | | | | |
| 10.00 | | | | | | | | | | | | | |
| 10.30 | | | | | | | | | | | | | |
| 11.00 | | | | | | | | | | | | | |
| *usw.* | | | | | | | | | | | | | |

Sie zählen jeden Tag bis zur zehnten Kindsbewegung und beginnen damit immer zur gleichen Zeit. Umranden Sie dann das Karo des Halbstundenzeitraums, in dem Sie die zehnte Kindsbewegung gespürt haben. Sie sollten diese zehnte Kindsbewegung jeden Tag ungefähr zum gleichen Zeitpunkt spüren, eine halbe Stunde später oder früher, doch kann es sein, daß sich das Baby in den letzten 12 Stunden vor Geburtsbeginn sehr ruhig verhält. Wenn Sie innerhalb von 12 Stunden keine zehn Bewegungen wahrnehmen, dann notieren Sie sich die Zahl der Bewegungen innerhalb dieser Zeit und informieren Sie Ihren Arzt. Tun Sie das auch, wenn Sie in der Regel keine zehn Bewegungen innerhalb von 12 Stunden spüren und wenn Sie vorher mehr Bewegungen spürten und jetzt feststellen, daß die Bewegungen weniger geworden sind. Ihr Frauenarzt wird dann wahrscheinlich die Herztöne abhören, möglicherweise mit Doppler-Ultraschall. Sehr wahrscheinlich bekommen Sie dann die Bestätigung, daß alles in Ordnung ist. Die Feststellung pathologischer Zustände ist ein wichtiger Bestandteil des Aufgabenbereichs eines Frauenarztes. Doch sollte es nicht der einzige sein. Wenn in der Schwangerschaft ständig Alarm geschlagen wird, kann das manchmal gerade die Abnormitäten erst hervorrufen, die dadurch eigentlich vermieden werden sollten.

Sogar die Ratschläge, die eine Frau in der Schwangerschaft bekommt, können dazu führen. Wenn Sie sich wegen der schlimmen Schäden Sorgen machen, die Sie Ihrem Baby durchs Rauchen oder durch Alkohol zufügen, kann es passieren, daß Sie zur Beruhigung gerade deshalb dazu greifen. Wenn Sie krank vor Angst sind, daß das Baby nicht genug wächst, kann die dadurch hervorgerufene Anspannung sich auf Ihren Stoffwechsel und die Versorgung des Babys in der Gebärmutter auswirken, so daß es zu dem Zustand kommt, den Sie unbedingt vermeiden wollten. Wenn Sie sich jeden Tag von Bluthochdruck und den schrecklichen Folgen bedroht fühlen, kann Ihr Blutdruck dadurch tatsächlich steigen.

Abweichungen von der Norm zu erkennen ist wichtig. Doch ein noch viel wichtigerer Bestandteil bei der Betreuung Schwangerer sollte sein, alles zu unterstützen, was *gut* läuft. Manche Frauenärzte haben keine Ahnung, wie sie das bewerkstelligen sollen. Sie sind spezialisiert darauf, alles zu verfolgen, was schief gehen könnte, aber völlig ratlos, wie sie das Normale aufrecht erhalten und fördern können.

Hierbei ist das Selbstvertrauen einer Frau und ihre Entschlossenheit, sich ihren Körper in der Schwangerschaft zurückzuerobern, lebenswichtig. Das ist die Grundlage für eine positive Geburtserfahrung.

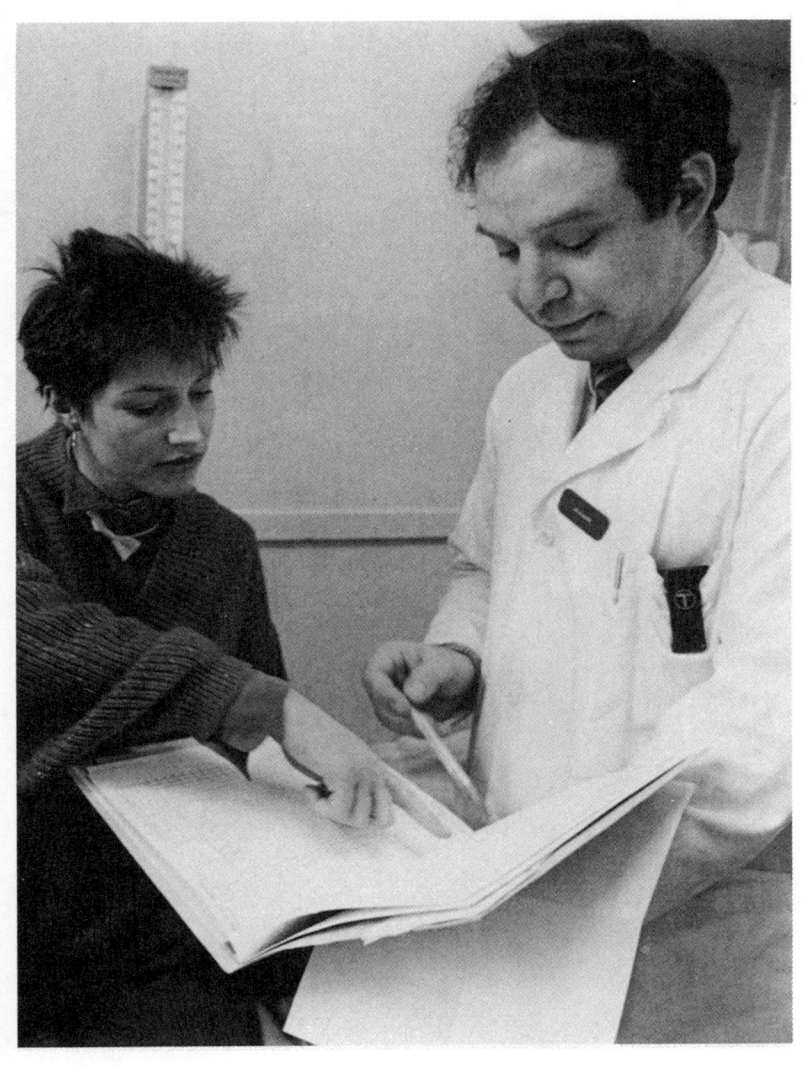

# Positiv eingestellt sein und aktiv werden

# 10 Sagen Sie, was Sie sich wünschen

Eine Schwangere braucht bestimmte Fähigkeiten, um erfolgreich die Betreuung durchzusetzen, die sie für richtig hält, denn manchmal hat sie es dabei mit Ärzten zu tun, die der festen Überzeugung sind, daß sie es besser wissen müssen. Ihr werden Hindernisse in den Weg gelegt. Sie kommt schwer an Informationen heran. Vielleicht hat sie das Gefühl, mit dem Kopf gegen die Wand zu rennen. Um sich hier zu behaupten, muß sie sich ruhig, entschlossen, beständig und unbeirrbar mit ihren Vorstellungen *durchsetzen*.

Sich durchsetzen bedeutet, klare Aussagen darüber zu machen, was Sie denken und wollen, und dem was andere Leute mit Ihnen vorhaben, Grenzen zu setzen. Sie wirken selbstbewußt (selbst wenn Sie sich innerlich nicht so fühlen) und können entschieden auftreten. Selbstvertrauen entwickelt sich daraus, daß sie Selbstbehauptung üben.

Das ist etwas ganz anderes, als aggressiv zu sein. Jemand, der aggressiv ist, beschuldigt andere und greift sie mit der Absicht an, sie als Feinde zu vernichten. Aggression schafft Gegner, und jedes Zusammentreffen ist wie eine Schlacht zwischen feindlichen Heeren, nach der die Ergebnisse aufgelistet werden: Gewinne und Verluste.

Es ist unglaublich schwierig, plötzlich damit anzufangen, sich Ärzten gegenüber zu behaupten, wenn Sie es nicht gewöhnt sind, sich zu äußern und deutlich zu sagen, was Sie wollen. Doch gerade in der Schwangerschaft und bei der Geburt ist das besonders wichtig, allein schon deshalb, weil sonst niemand weiß, was Sie wirklich wünschen. Ansonsten werden vielleicht Mutmaßungen über die Art der Geburt, über die Medikamente, die Sie bekommen sollen, und darüber, wie Ihr Baby versorgt werden wird, angestellt, weil man von Erwartungen ausgeht, die man sich während der Ausbildung angeeignet hat, oder einfach deshalb, weil man seine Patientinnen schon immer so behandelt hat. Viele Frauen beschweren sich über das, was sie beim Arztbesuch erlebt haben und weinen vielleicht nachher heimlich, doch ihrem Arzt erzählen sie nie, wie unzufrieden sie mit ihm sind. Ihm (und meistens ist es ein »Er«) können kaum Vorwürfe gemacht werden, daß er auf Andeutungen nicht eingegangen ist, weil die Frauen sich so leise und unbestimmt äußerten, wodurch er leicht darüber hinweggehen oder sie mit seinem persönlichen Behandlungsstil überfahren konnte – ob das nun väterliches Beschützerverhalten, Kumpanei oder blindes Vertrauen in die Apparatemedizin war. Die Frau kommt sich hierdurch ganz klein vor, wenn sie die Praxis verläßt, fast als würde sie als Person gar nicht existieren.

Wenn Sie mit Ihrem Arzt gut auskommen, sind Sie vielleicht noch nie auf die Idee gekommen, sich ihm gegenüber zu behaupten, und bezweifeln, daß das nötig ist. Einmal genauer zu betrachten, was sich zwischen Ihnen abspielt, kommt Ihnen vielleicht wie eine Unfreundlichkeit vor und bereitet unbehagliche Gefühle. Doch die Dynamik in Ihrer Beziehung hängt nicht nur von zwei Individuen ab, die sich sympathisch sind, sondern davon, wie das Verhältnis zwischen Arzt und Patientin *gesellschaftlich* definiert ist.

Das Arzt-Patienten-Verhältnis beruht auf einem Machtungleichgewicht, wie freundlich und nett Ihr Arzt auch sein mag. Das ist so, ganz gleich, ob es sich nun um Patienten oder Patientinnen handelt, doch es ist besonders ausgeprägt, wenn der Arzt ein Mann ist und die Patientin eine schwangere Frau, die eifrig bemüht ist, das Beste für ihr Kind zu tun, vor allem, wenn es ihr erstes ist.

In unserer Kultur haben Akademiker weitgehend die Macht der Priester übernommen. Sie haben Einfluß auf die gefährliche Überwindung von Lebenskrisen. Sie bringen ihr spezialisiertes und oft sehr teures Fachwissen ein, um uns zum einen zu beurteilen und zum anderen für uns mit dem Schicksal zu verhandeln. Ganz besonders dramatisch und spektakulär tritt dieses Phänomen – das von den Medien mit Begeisterung aufgegriffen wird – bei Herzchirurgen auf, doch passiert das auch bei Rechtsanwälten, Lehrern, Professoren, Psychiatern, Gynäkologen und Geburtshelfern. Das nur Eingeweihten vorbehaltene Wissen der Experten kann dazu mißbraucht werden, auf Laien Macht auszuüben.

Die Beziehung zwischen einer Patientin und ihrem Arzt ist besonders ungleichgewichtig, weil Frauen bei der elementaren Überwachung ihrer Fortpflanzungsfunktionen von Ärzten abhängig sind: wenn sie schwanger werden wollen oder nicht, wenn sie schwanger bleiben wollen oder nicht und bei der Geburt selbst.[1] Auch eine völlig gesunde Frau ist auf einen Arzt angewiesen, der ihre normalen Körperfunktionen überprüft. Frauenärzte sind die Repräsentanten des weiblichen Körpers geworden: Sie verfügen über äußerst spezialisierte, nur Auserwählten zugängliche Kenntnisse, zu denen die Frauen im Grunde keinen Zugang haben sollten. Die Frauengesundheitsbewegung hat damit begonnen, diese Wissensbarrieren niederzureißen, doch gibt es noch viele Frauen, die lieber dem Arzt »vertrauen« und alle wichtigen Entscheidungen über ihren Körper ihm überlassen.

Wenn beide, eine Frau und ihr Arzt, dieses Muster akzeptieren, gibt es in ihrer Beziehung meist keine Reibung. Wenn einer von beiden versucht, ein Machtgleichgewicht herzustellen, entsteht Verwirrung. Ein Frauenarzt berichtete mir über seine frustrierten Gefühle, als er eine Frau aufforderte, sich zwischen Alternativen zu entscheiden. Sie meinte immer wieder: »Herr Doktor, das überlasse ich Ihnen.«

Die meisten Frauenärzte sind ebenso im System verhaftet und ihm ausgeliefert wie ihre Patientinnen. Oft nehmen sie ihr überlegenes Wissen als etwas so Selbstverständliches hin, und bewerten die Informationen, die sie selbst über ihre Patientinnen eingeholt haben, so hoch, daß medizinische Ergebnisse für sie sehr viel mehr Realitätswert haben als alles, was ihnen die Frauen über sich selbst mitteilen könnten. Ann Oakley berichtet aus einem Gespräch zwischen einem Frauenarzt und seiner Patientin in einer großen, renommierten Londoner Universitätsklinik:[2]

*Arzt* (in die Patientenunterlagen vertieft): »Aha, Sie haben also einen Jungen und ein Mädchen.«
*Patientin:* »Nein, zwei Mädchen.«
*Arzt:* »Wirklich? Ich dachte, hier steht…« (schaut wieder in die Unterlagen) »Ach, nein, Sie haben recht, zwei Mädchen.«

Es kann sehr schwierig sein, sich bei Begegnungen mit Ärzten zu behaupten. Es ist, als wären Sie schon darauf programmiert, sich der Macht zu beugen, jegliche Entscheidungsfreiheit abzugeben und der

Autorität von Experten zu vertrauen. In der Beziehung zum Arzt positiv zu agieren bedeutet, etwas zu akzeptieren, was sich als beängstigende Verantwortung für die Folgen der von uns getroffenen Entscheidungen erweisen kann. Dazu gehört auch, daß wir die Hilfe und Anleitung seitens der Ärzte akzeptieren, um die Informationen zu bekommen, die wir brauchen, und das Für und Wider alternativer Handlungsmöglichkeiten abzuwägen.

Ein Problem bei der Selbstbehauptung ist, daß Sie keine Anerkennung dafür bekommen. Es ist sehr unwahrscheinlich, daß jemand zu Ihnen sagt: »Das haben Sie aber gut gemacht!« Und es kann sein, daß bei Ihnen das Gefühl zurückbleibt, daß Sie einen schwerwiegenden »faux pas« begangen haben. Ein Arzt, der normalerweise nicht mit Frauen zu tun hat, die sich ihm gegenüber behaupten, ist vielleicht verwirrt und geht in Verteidigungshaltung. Sie bemerken wahrscheinlich sein Unbehagen und machen sich deswegen Gedanken. Es ist jedoch äußerst wichtig, daß Sie nicht wieder in die passive Rolle zurückfallen. Frauen werden dazu erzogen, sich um andere zu kümmern und fürsorglich zu sein. Uns wird beigebracht, auf die Gefühle anderer Rücksicht zu nehmen, warmherzig zu sein, Trost zu spenden und vor allem dafür zu sorgen, das Selbstwertgefühl von Männern zu stärken. Wir lächeln. Wir beschwichtigen. Wir sind voller Bewunderung. Das hätte viel Gutes an sich, wenn Männer zu den gleichen Verhaltensweisen fähig wären. Doch meistens ist das nicht der Fall. Sie sind die ausführenden Organe. Sie geben Anweisungen und kontrollieren alles. Sie sind zu sehr mit wichtigen Dingen beschäftigt, um sich mit Gefühlen zu befassen. Sicherlich sind nicht alle Männer so. Doch der Großteil ist seit ihrer Kindheit zu solchen Verhaltensweisen ermutigt worden. Sie werden zu dominantem Verhalten erzogen, dazu, die anderen Jungen zu verhauen und vor allem stark zu sein.

Wenn Ihnen Ihr Arzt also leid tut, ist das ein Alarmsignal. Von da aus ist es nur noch ein Schritt, und eine Frau beginnt zu verstummen, zu beschwichtigen, sich zu entschuldigen und alles zurückzunehmen, was sie gesagt und gewollt hat. Und wie die Katze in *Alice im Wunderland* bleibt schließlich nur noch ihr Lächeln übrig. Sie haben es nicht nötig, auf Kosten Ihres eigenen Wohlbefindens dafür zu sorgen, daß Ihr Arzt sich wohlfühlt. Es ist zwar wichtig, daß Sie seine Gefühle erkennen und verstehen, doch sind Sie nicht dafür verantwortlich. Machen Sie ihm klar, welche Art von Hilfe und Unterstützung Sie brauchen. Wenn er sie Ihnen gewährt, dann erkennen Sie das an. Wenn Sie sie nicht bekommen, dann sagen Sie, wie es ihnen dabei geht und machen deutlicher klar, was Sie wollen. Wenn er nicht in der Lage ist, Sie zu unterstützen, dann wechseln Sie den Arzt. Setzen Sie sich mit dem Gesundheitsamt oder der Ärztekammer in Verbindung und lassen Sie sich eine Liste der Frauenärzte in Ihrer Gegend geben. Wenn Sie keinen Arzt finden, der Ihren Vorstellungen entspricht, es jedoch in Ihrer Nähe freipraktizierende Hebammen gibt, dann gehen Sie direkt zu einer Hebamme. Eine Hebamme ist dafür ausgebildet, alle Vorsorgeuntersuchungen und die Nachsorge nach der Geburt des Babys zu übernehmen und eine normale Geburt auch ohne Hinzuziehung eines Arztes zu betreuen. Sie ruft einen Arzt, wenn sie es für nötig hält. Adressen bekommen Sie vom Gesundheitsamt oder vom Hebammenverband (s. Adressen).

Es gehört Mut dazu, aus der Rolle zu fallen und nicht mehr dem sorgfältig aufgebauten Image der Frau zu entsprechen, die immer verständnisvoll ist, sich in andere hineinversetzen kann, voller Mitgefühl ist, und uns statt dessen dem anderen Bild einer entschlossenen, fordernden Frau anzunähern, die ein Nein als Antwort nicht akzeptiert, die ihre Interessen nachhaltig vertritt, sich behaupten und eine Strategie anwenden kann, um das zu erreichen, was ihr wichtig ist. Als Frauen sind wir so konditioniert, daß uns solche Frauen nicht besonders gefallen. Doch wenn Sie ein Kind erwarten, lohnt sich ein selbstbewußtes Verhalten auf alle Fälle.

Ehe Sie wirklich sinnvolle Entscheidungen hinsichtlich Ihrer Schwangerenbetreuung treffen können, müssen Sie herausfinden, welche Rechte sie haben. In der Rechtsprechung sind sie oft nicht klar definiert, doch Einrichtungen für Geburtsvorbereitung können Ihnen da weiterhelfen. Sie sollten jedoch zum Beispiel auf jeden Fall wissen, daß Sie das Recht haben, Ihr Kind zu Hause zur Welt zu bringen, allerdings kann es in einigen Gegenden der USA illegal sein, wenn eine Hebamme zur Hausgeburt kommt. In England und auch in Deutschland *müssen* Sie auf jeden Fall eine Hebamme rufen. Wenn Sie Ihr Baby in der Klinik zur Welt bringen, ist es zum Beispiel wichtig zu wissen, daß Sie darauf bestehen können, nicht von Ihrem Baby getrennt zu werden. Das Baby gehört zu Ihnen und ist nicht Eigentum des Krankenhauses.

Wenn Sie sich nicht durchsetzen, hat das seinen Preis, und es hilft Ihnen vielleicht, sich das klarzumachen, sowohl was Ihre Gefühle zum gegenwärtigen Zeitpunkt anbelangt als auch in Hinblick auf spätere Konsequenzen. Hier der Bericht einer Frau:

»Bei meiner ersten Geburt sagte mir die Hebamme, daß ich Dolantin (ein Schmerzmittel auf Morphinbasis) nehmen müsse. Das wollte ich nicht und sagte das auch. Sie meinte: ›Sie wissen gar nicht, wie weh das noch tun wird. Im Moment kommen Sie noch gut zurecht, doch wenn Sie das jetzt nicht nehmen, kann ich Sie nach zwei Stunden von der Wand kratzen.‹ Also ließ ich mir eine Spritze geben. Es kann sein, daß sie mir noch eine gegeben hat, als ich schon zu benommen war, um noch Widerstand zu leisten. Als meine Tochter geboren wurde, war ich so betäubt, daß ich mich nicht einmal mehr erinnern konnte, daß ich sie gleich im Arm halten und anlegen wollte. Ich ließ es geschehen, daß sie sie in ein Plastikbettchen legten und ins Säuglingszimmer schoben. Das habe ich später zutiefst bereut. Ich hatte das Gefühl, sie um etwas gebracht zu haben, worauf sie ein Anrecht hatte.«

Wenn Sie schwanger sind, stoßen Sie auf viele Hindernisse, wenn Sie sich durchsetzen wollen. Es kann Ihnen passieren, daß Sie von einer Entscheidung überrumpelt werden, zum Beispiel einer Geburtseinleitung, und sich vorher gar nicht überlegt haben, was Sie wollen. Oder: Um eine Entscheidung zu treffen, brauchen Sie vorher wichtige Informationen, die oft schwer zugänglich sind. Also wissen Sie nicht, was Sie tun sollen, wenn der Frauenarzt Druck auf Sie ausübt, einem Kaiserschnitt zuzustimmen, weil Ihr Baby sich zum Beispiel in Steißlage befindet, und das schlicht und einfach damit begründet, daß das »sicherer für das Baby« sei. Wenn Sie gar nicht wissen, welche Fragen Sie stellen sollen, dann kommen Sie sich vielleicht albern bei dem Versuch vor, sich zu behaupten, vor allem, wenn das Ihr erstes Kind ist. Stellen Sie sich zum Beispiel vor, Sie haben über die Vorteile der hockenden und halb hockenden Haltung bei der Geburt gelesen und fragen, ob Sie Ihr Kind in aufrechter Haltung am Boden zur Welt bringen können. Doch Ihr Arzt sagt, daß das Baby dann auf den Boden fällt und einen Gehirnschaden davonträgt. Wenn Ihnen nicht bewußt ist, daß eine Frau ganz spontan in die Knie geht und sich aus der stehenden Haltung in die Hocke begibt, wenn sie ihr Baby hinausschiebt, und daß bei jeder Geburt jemand dabei mit geöffneten Händen bereitstehen sollte, um den Kopf des Babys zu umfangen, falls das nötig ist, haben Sie vielleicht das Gefühl, sich lächerlich zu machen, wenn Sie weiterhin darauf bestehen.

Oft sind Frauen sehr unsicher, weil Sie sich Sorgen machen, wie sich ihre Entscheidung auf das Baby auswirken könnte. Deshalb ist emotionale Erpressung von Leuten, die damit drohen, daß Sie ihrem Kind schaden, wenn Sie nicht tun, was man Ihnen sagt, so erfolgreich. Setzen Sie sich mit Einrichtungen für natürliche Geburt und anderen Selbsthilfeorganisationen in Verbindung, die Ihnen helfen können, holen Sie bei Bedarf zusätzlichen medizinischen Rat ein und erkundigen Sie sich, ob es Ergebnisse kontrollierter klinischer Untersuchungen gibt, die verläßliche Beweise für solche Behauptungen geliefert haben. Bleiben Sie dann entweder bei Ihrer Meinung und weigern Sie sich, einem Eingriff zuzustimmen, oder wechseln Sie den Arzt oder die Hebamme, falls Sie Leute finden, die aufgeschlossener und besser informiert sind. Sich auf Auseinandersetzungen einzulassen ist selten der beste Weg, sich durchzusetzen. *Sie brauchen überhaupt keine Argumente anzuführen.* Es genügt, wenn Sie sagen: »Nein danke.« ... »Ich habe mich dagegen entschieden.« ... »Ich brauche mehr Zeit, um darüber nachzudenken.« ... »Ich möchte mit X. darüber sprechen, bevor ich eine Entscheidung treffe.« ... »Dazu gebe ich meine Zustimmung nicht.« oder einfach: »Bitte hören Sie sofort damit auf.« Wenn Sie gefragt werden, warum, dann können Sie Ihre Aussage wiederholen, eine weitere der angeführten Äußerungen hinzufügen oder sagen, wie Sie sich fühlen. Andere sind vielleicht nicht Ihrer Meinung, doch sie müssen die Gültigkeit Ihrer Gefühle anerkennen.

Wiederholungen haben einen großen Wert. Das wurde einmal die »Methode der Platte mit Sprung« genannt. Wenn Sie Dinge ruhig, aber bestimmt wiederholen, können Sie nicht von Ihrer Aussage abgebracht werden.

Maggie zum Beispiel ist gerade schwanger geworden und ist auf der Suche nach einem Frauenarzt. Sie hat mit anderen Frauen gesprochen, die zu Dr. Z. gehen, und erfahren, daß er bei jeder Geburt auf elektronischer Herztonüberwachung besteht. Maggie möchte unbedingt eine aktive Geburt erleben und sich während der Geburt frei bewegen können. Sie weiß, daß eine kontinuierliche Herzton-Wehen-Überwachung die Bewegungsfreiheit einschränkt. Sie möchte wissen, wieviel von Dr. Z.s Patientinnen an den elektronischen Herzton-Wehenschreiber angeschlossen waren.

*Maggie:* »Können Sie mir sagen, bei wievielen Frauen, die Sie betreuen, eine kontinuierliche elektronische Herztonüberwachung gemacht wurde? Machen Sie das routinemäßig bei allen Frauen?«

*Arzt:* »In meiner Praxis gibt es keine Routine, junge Frau.«

*Maggie:* »Wie hoch ist die Zahl der Frauen, bei denen eine elektronisch Herztonüberwachung durchgeführt wird?«

*Arzt:* »Das wird gemacht, wenn eine medizinische Indikation dafür vorliegt.«

*Maggie:* »Ah, ja. Bei wievielen Ihrer Patientinnen ist das der Fall?«

*Arzt:* »Sie haben wohl *Bücher* gelesen!«

*Maggie* (lächelnd): »Ja! Und ich möchte gerne wissen, wie viele der Frauen, die Sie betreuen, tatsächlich an den Herzton- Wehenschreiber angeschlossen werden.«

*Arzt* (droht ihr mit dem Finger): »Nicht alles läßt sich aus Büchern lernen, wissen Sie.«

*Maggie:* Davon bin ich überzeugt. Deshalb möchte ich gern von Ihnen hören, bei wie vielen Frauen eine elektronische Herzton-Wehen-Überwachung durchgeführt wurde.«

*Arzt:* »Ich habe die Zahlen jetzt nicht vorliegen.«

*Maggie:* »Die Zahlen hätte ich gern vor dem nächsten Termin bei Ihnen. Aber vielleicht könnten Sie das jetzt aufgrund Ihrer Informationen schätzen.«

*Arzt:* »Also, ich betreue viele Risikoschwangere mit Babys, die mir sehr wichtig sind. Ich würde sagen, daß 85 Prozent meiner Patientinnen die Vorteile dieser Überwachung genießen.«

*Maggie:* »Vielen Dank, Herr Dr. Z.«

Das Alarmzeichen war da, als der Arzt ihr vorwarf, Bücher zu lesen. Maggie hätte aggressiv reagieren, sich schamhaft in eine passive Haltung zurückziehen oder argumentieren können. Das alles tat sie nicht. Sie blieb gelassen, stimmte mit einem Lächeln der Äußerung des Arztes zu, daß sich aus Büchern nicht alles lernen läßt, und wiederholte bestimmt und freundlich ihre Frage. Jetzt weiß sie, daß bei mindestens 85 Prozent der Patientinnen von Dr. Z. eine kontinuierliche Herzton-Wehen-Überwachung durchgeführt wird, und hat mit diesem Gespräch das erreicht, was sie wollte.

Sehr schwer ist es, mit persönlicher Kritik umzugehen. Wir alle haben unsere empfindlichen Stellen. Auch hier spielt die Vorstellung davon, was es heißt, eine Frau zu sein, eine große Rolle. Der Vorwurf, daß Sie unsensibel seien, oder Kritik an der Art, wie Sie mit Ihren Kindern umgehen, an Ihrer persönlichen Erscheinung oder Ihrer Beziehung zu Ihrem Partner können verletzend sein oder Ihnen zumindest den Wind aus den Segeln nehmen.

Holly fand es sehr schwierig, sich ihrer Mutteer gegenüber durchzusetzen, die so gerne gebraucht werden und an allem teilnehmen wollte, was mit Hollys Schwangerschaft und Geburt zu tun hatte. Sie hatte das Gefühl, daß die Gefahr bestand, daß ihre Mutter das ganze Erlebnis an sich reißen würde. Ihre Mutter machte sich ihretwegen Sorgen und sah sie immer noch als ihr kleines Mädchen, das niemals in der Lage sein würde, einen Säugling zu versorgen. Holly beschloß, sich durchzusetzen:

*Mutter:* »Ich möchte mich ja nicht einmischen, Liebes, aber ich hoffe, daß du nicht darauf bestehst, daß Bob bei der Geburt dabei ist.«

*Holly:* »Doch, Mutter. Er freut sich darauf. Wir lesen gemeinsam Bücher, und er geht mit mir in den Vorbereitungskurs.«

*Mutter:* »Ich glaube, daß du damit Zwietracht in eure Ehe säst. Ich habe mit deinem Vater darüber gesprochen.«

*Holly:* »Bob möchte genau so sehr wie ich, daß er dabei ist.«

*Mutter:* »Du weißt nicht, was eine Geburt bedeutet. Es geht dabei blutig und unsauber zu, und es ist sehr, sehr schmerzhaft.«

*Holly:* »Stimmt, ich weiß nicht genau, wie es sein wird. Es tut mir leid, daß es für dich so schlimm war, Mutter, und ich weiß, daß so, wie wir uns darauf einstellen, alles anders sein kann. Wir möchten so flexibel bleiben, daß wir das tun können, was uns in der Situation richtig erscheint. So wie es im Moment aussieht, wollen wir die Geburt gemeinsam erleben.«

*Mutter:* »Er wird dich nie wieder begehrenswert finden!«

*Holly:* »Bob gefällt es, wenn sich das Baby in mir bewegt. Wir sind uns sehr nah, Mutter. Viel näher als vorher. Und wir sind zu dem Schluß gekommen, daß das zu unserer Art, uns gegenseitig unsere Liebe zu zeigen, dazugehört. Mir ist klar, daß das zu dir und Papa nicht gepaßt hätte, aber Bob und ich sind uns einig, daß wir beide das so möchten.«

Letztendlich ergibt sich Selbstbehauptung daraus, daß Sie sich wohl in Ihrer Haut fühlen und ein gutes Selbstwertgefühl haben. Verhaltensweisen, die etwas zum Ausdruck bringen sollen, was Sie gar nicht empfinden, erscheinen meist künstlich und gezwungen. Doch kann Selbstvertrauen dadurch entstehen, daß Sie die ersten Schritte zu einer positiven Einstellung machen und üben, sich selbst zu behaupten.

# 11 Der Geburtsplan

Ein Geburtsplan ist eine genau formulierte schriftliche Aussage über Ihre Wünsche bei der Geburt und in den Tagen danach, die Sie vorher nach Rücksprache mit Ihrer Hebamme oder Ihrem Arzt zusammengestellt haben. Ein Exemplar wird an Ihre Unterlagen geheftet und bleibt in der Klinik, ein weiteres Exemplar behalten Sie. Darin ist beschrieben, wie Sie betreut werden möchten und wie Sie allgemein zur Geburtserfahrung eingestellt sind. Das ist kein juristisch verbindliches Dokument, sondern bietet allen Beteiligten die Möglichkeit zu verstehen, worauf es Ihnen ankommt. Ein Geburtsplan ist dann besonders wichtig, wenn Sie vorher nicht wissen, wer Sie während der Geburt betreut, und es sein kann, daß Sie mit völlig fremden Menschen zu tun haben. In einem Geburtsplan sollten auch Angaben darüber enthalten sein, welche Maßnahmen Sie sich wünschen, wenn es zu Komplikationen kommt oder nicht alles normal verläuft, wenn Sie zum Beispiel einen Kaiserschnitt benötigen oder das Baby auf die Intensivstation muß.

Manche tun einen Geburtsplan als »Einkaufsliste« ab, die mit dem wirklichen Geburtsgeschehen nichts zu tun hat, und meinen, daß die Zusammenstellung eines solchen Plans bei den Frauen falsche Erwartungen und bei den Ärzten und Hebammen Widerstand und manchmal offene Feindseligkeit auslöst. Das trifft häufig zu, und zwar deshalb, weil wir noch nicht wissen, wie wir einen Geburtsplan möglichst nutzbringend einsetzen. Zudem gibt es viele falsche Vorstellungen darüber, was so ein Plan bewirken kann und wie er aufgestellt werden sollte.

Betrachten wir zunächst einmal die Argumente gegen Geburtspläne – Argumente, mit denen jede Frau konfrontiert ist, wenn Sie das Thema anschneidet, wie sie sich ihre Geburt wünscht:

»Legen Sie sich nicht fest. Bleiben Sie offen für alles. Warten Sie ab, was auf Sie zukommt. Dann werden Sie auch keine Enttäuschungen erleben.« Vordergründig ist ein solcher Rat sehr lobenswert und gut gemeint, doch meist nicht sehr hilfreich. Die Geburt ist ein wichtiges Ereignis im Leben, viele von uns machen dabei auch eine Krise durch, selbst wenn wir diese Krise begrüßen. Oft sind überwältigende Gefühle damit verbunden, und vor allem gegen Ende der Eröffnungsphase kommen sich viele von uns vor wie ein kleines Boot, das auf stürmischer See die Orientierung verloren hat: Es ist kein Land in Sicht, wir geraten in Strudel, eine Welle folgt der anderen. Jede Frau, die es vermeidet, sich im voraus vorzustellen, wie es ihr ergehen mag, was sie dann vielleicht tun und wie sie betreut werden möchte, wenn Sie etwas so Einschneidendes erlebt, wird leicht durch die Annahmen *anderer* darüber, was jetzt das Richtige für sie ist, zu etwas genötigt und von etwas überzeugt – sie entscheiden dann *für* sie. Viele Frauen, die eine solche Geburt erlebt haben, auch wenn sie komplikationslos und offensichtlich leicht verlaufen ist, behalten sie als etwas Qualvolles in Erinnerung, nicht nur wegen der Schmerzen, sondern weil sie sich wie in einer Falle gefühlt haben, verwirrt und völlig machtlos – Begriffe, die in Geburtsberichten von Frauen immer wieder auftauchen. Das Vorgehen beim Zusammenstellen eines Geburtsplans, das Einholen von Informationen, die die Grundlage Ihres Plans bilden, das Abwägen der Vor- und Nachteile bei verschiedenen Vorgehensweisen, Gespräche mit einer aufgeschlossenen Hebamme oder einem Arzt über Ihre Vorstellungen – das alles können ganz wichtige Schritte dabei sein, sich der Geburtsrealität als wichtigem Lebensereignis zu stellen und mehr Selbstvertrauen zu gewinnen.

Ein weiteres Argument gegen Geburtspläne lautet, daß eine Frau bestimmte Erwartungen hegt und sich dann anschließend wie eine Versagerin vorkommt. Häufig wird das ganz kategorisch festgestellt, obwohl es keinerlei Untersuchungen gibt, in denen die Geburtserfahrungen von Frauen, die einen Geburtsplan gemacht hatten, und ihr emotionaler Zustand nach der Geburt mit denen von Frauen ohne Geburtsplan verglichen wird. Diese Ansicht beruht auf falschen Vorstellungen von einem Geburtsplan. Denn es geht dabei nicht um einen Entwurf, wie die Geburt verlaufen »sollte« oder wie Sie sich »verhalten« sollten. Es ist auch keine Beschreibung eines perfekten Geburtsverlaufs.

Der Geburtsplan ist auch keine Liste von Verboten, die Sie Ihrem Arzt überreichen. Es handelt sich vielmehr um eine Möglichkeit zu sagen: »Wenn das und das eintritt, dann möchte ich gerne …« Ein Geburtsplan ist eher mit der Planung einer Wanderung oder einer Fahrradtour zu vergleichen. Sie überlegen vorher, wohin Sie wollen, und da die Route je nachdem, wie es Ihnen in dem Moment dann geht, abgeändert werden kann, informieren Sie sich auch über alternative Wege und überlegen, was Sie machen, wenn es zu beschwerlich wird. Daraus folgt, daß ein Geburtsplan unter dem Gesichtspunkt entsteht, daß Sie während der Geburt andere Entscheidungen treffen, als Sie sich das in der Schwangerschaft vorgestellt haben. Vielleicht sind Sie zum Beispiel davon ausgegangen, daß Sie etwas essen möchten, und finden den Gedanken dann abwegig. Sie wollten vielleicht keine PDA und merken dann, daß heftige Schmerzen Sie doch dazu veranlassen.

Dabei geht es nicht um Erfolg oder Mißerfolg, sondern um einen aktiven Vorbereitungsprozeß, bei dem Sie in der Lage sind, Entscheidungen über Ihren Körper gemeinsam mit anderen zu treffen und Ihre Autonomie als erwachsener Mensch nicht aufgeben müssen. In der Vergangenheit bestand das Problem bei manchen Arten der Geburtsvorbereitung darin, daß Frauen entweder zu tapferer Eigenständigkeit angehalten wurden – und das führte oft dazu, daß die Hilfe und Unterstützung, die eine geschickte und erfahrene Hebamme einer Frau geben kann, völlig abgelehnt oder den Frauen bei der Geburt sogar verwehrt wurde – oder Frauen aufgefordert wurden, sich brav und dankbar allem zu fügen, was mit ihnen gemacht wird – immer auf der Basis, daß der Arzt es stets am besten weiß. Daß sich das jetzt ändert und Frauen und Hebammen lernen, wie Sie konstruktiv zusammenarbeiten können, ist zum Teil auch darauf zurückzuführen, daß neuerdings sehr viel Gewicht auf Gespräche vor der Geburt gelegt wird, wobei Wertvorstellungen zur Sprache kommen, die der Schwangeren wichtig sind, und ihr Recht anerkannt wird, Verantwortung für eine Erfahrung zu übernehmen, bei der sie die aktiv Gebärende und keine passive Patientin ist.

Ein anderer Vorwurf, dem sich eine Frau ausgesetzt sehen kann, die einen Geburtsplan aufstellt, lautet, daß sie nur an sich selbst und ihre eigenen psychischen Bedürfnisse denkt und das Baby dabei völlig übergeht. Frauenärzte sehen sich oft als die Beschützer des Fötus und halten die Frau wegen ihres Geschlechts für unfähig, rationale Entscheidungen zu treffen. Sie meinen, daß sie aufgrund ihres gesteigerten seelischen Zustands während der Schwangerschaft das Sicherheitsdenken nicht so ernst nimmt. Ein Frauenarzt namens Harold Francis hat verkündet, es dürfe schwangeren Frauen keinesfalls erlaubt werden, Entscheidungen über ihre Betreuung zu treffen oder auch nur an solchen Entscheidungen beteiligt zu sein, weil sie »nicht nur emotional instabil, sondern auch ausgesprochen egozentrisch sind ... In diesem egozentrischen Zustand kann die Aufforderung, sich an Entscheidungen zu beteiligen, zu der verbissenen Forderung führen, alles bestimmen zu wollen.«[1] Auch in diesem Fall gibt es keinerlei Untersuchungen, die zeigen, daß Frauenärzte sich mehr Gedanken über die Babys machen als deren Mütter.

Damit wird gesagt, daß die Bedürfnisse der Mutter und des Babys ziemlich unterschiedlich sind und das körperliche und psychische Wohlergehen der Frau nichts mit dem des Kindes zu tun hat. Heute weiß man genügend über den Kreislauf zwischen Mutter und Fötus, um sicher zu sein, daß die Angst, die dazu führt, daß die Frau zu heftig atmet und hyperventiliert, die Sauerstoffzufuhr zum Baby verringern kann, und daß zuviele Katecholamine (Hormone, die in akuten, dauerhaften Streßsituationen übermäßig produziert werden) zu einer langwierigen Geburt führen können, weil sie über die Plazenta in den Blutkreislauf des Babys gelangen.[2] Eine Frau in den Wehen ist nicht lediglich ein kontrahierender Uterus, als der sie manchmal in Lehrbüchern der Geburtshilfe beschrieben wird. Und das Baby ist auch nicht einfach ein »Passagier«. Die Mutter und ihr Kind sind in einer Partnerschaft verbunden.

Ein weiteres Argument gegen Geburtspläne lautet, daß dadurch die Arzt-Patientinnen-Beziehung, die eine Vertrauensbasis braucht, zerstört wird oder sich gar nicht erst entwickeln kann. (Das heißt, daß die Patientin dem Arzt vertraut, nicht umgekehrt, wenn ich das richtig verstehe.) »Vertrauen«, stellt Michael Klein ganz richtig fest, »kann nicht durch einen Vertrag vorgeschrieben werden.«[3] Es stimmt, daß eine gute Beziehung zu allen, die Sie betreuen, wichtig ist. Das läßt sich nicht durch Regeln und Bestimmungen festschreiben, ganz gleich, ob diese vom Arzt oder von Ihnen aufgestellt werden. Doch geht es wirklich darum, dem Arzt zu »vertrauen«, oder darum, daß beide partnerschaftlich auf der Grundlage gegenseitiger Achtung miteinander umgehen? Ein Geburtsplan kann das Ergebnis einer guten Arbeitsbeziehung zwischen gleichwertigen Partnern sein, die beide wissen, worum es geht, die ihre eigenen Fähigkeiten einbringen, die Fähigkeiten des anderen anerkennen und ihre eigenen Grenzen akzeptieren. Das ist etwas ganz anderes, als wenn eine Frau bedingungsloses Vertrauen zu ihrem Arzt hat, und unterscheidet sich grundlegend von der Aura des Geheimnisvollen, die eine Beziehung umgibt, in der der Arzt beinahe die Rolle eines Priesters einnimmt.

Da Geburtshelfer oft schon der Idee eines Geburtsplans äußerst skeptisch gegenüberstehen und heftige Vorbehalte haben, werden Sie vielleicht feststellen, daß Sie zunächst die Gründe erläutern müssen, warum Sie einen solchen Plan aufstellen wollen. Sie können ihnen erklären, daß Sie flexibel sind, daß Sie Eingriffen zustimmen werden, die Sie für notwendig halten, und froh über ärztlichen Rat sind (auch wenn Sie dann zu einem anderen Schluß kommen könnten als Ihr Arzt).

Natürlich gibt es Situationen, in denen eine Frau einen Entschluß faßt, den der Frauenarzt oder die Hebamme falsch finden: Sie möchte eine PDA und hat dann eine ansonsten unnötige Zangengeburt, oder sie entscheidet sich für eine Hausgeburt und muß dann während der Geburt in die Klinik transportiert werden; sie weigert sich, einen Dammschnitt machen zu lassen, und hat dann einen Riß dritten Grades, oder sie lehnt die kontinuierliche Herzton-Wehen-Überwachung ab, und das Baby stirbt tragischerweise. Es ist eine ganz normale psychische Reaktion, in einer solchen Situation die Schuld bei den anderen zu suchen. Die Frau beschuldigt ihre Geburtshelfer. Der Frauenarzt beschuldigt die Frau und oft auch die Hebamme.

Wenn eine Frau die Verantwortung für ihre Entscheidung übernimmt, dann übernimmt sie auch die Verantwortung für die Konsequenzen dieser Entscheidung; sie kann sie nicht auf die Geburtshelfer abwälzen. Das ist einer der Gründe, weshalb beim Aufstellen eines Geburtsplans eingehend besprochen werden muß, welches Maß an Verantwortung erreicht werden soll und wie sie sich zwischen der Frau, die ihr Kind zur Welt bringt, und ihren Geburtshelfern aufteilt.

Das heißt auch, daß sie umfassend informiert werden muß, und zwar mit Worten, die sie versteht.

In der Praxis stellen viele Frauen fest, daß sie reiner emotionaler Erpressung ausgesetzt sind. Einer Frau wird zum Beispiel damit gedroht, daß sie das Leben ihres Babys aufs Spiel setzt, wenn sie sich nicht in die Gegebenheiten fügt und ihr Kind in der Klinik zur Welt bringt oder nach der 42. Schwangerschaftswoche einer Einleitung zustimmt. (Hausgeburt und Geburtseinleitung sind zwei Themen, bei denen Frauenärzte ihre Patientinnen sehr häufig einschüchtern.) Es ist Sache der Frau, die Vor- und Nachteile im Licht ihrer eigenen Überzeugungen und Werte zu überdenken. Am Ende ist das keine medizinische Entscheidung, sondern eine moralische. Niemand hat das Recht, ihr diese Verantwortung zu nehmen, wenn sie sich entscheidet, sie zu tragen.

Die Hauptthemen beim Geburtsplan sind also Verantwortung und Einflußnahme. Sind Ärzte bereit, ihre Macht über den Körper der Frau während der Geburt abzugeben? Haben wir Frauen genug Selbstvertrauen, um die Verantwortung für unseren eigenen Körper und für unsere Babys zu übernehmen?

In englischen Kliniken gibt es immer häufiger eigene Geburtspläne mit einer Reihe von Vorschlägen, und die Frauen werden aufgefordert, ihre Vorlieben vorher anzugeben. In gewisser Weise kann das als Fortschritt bei der Verständigung miteinander angesehen werden und als aufrichtiges Bemühen, bessere Voraussetzungen für die Geburt zu schaffen. Doch viele dieser Klinik-Geburtspläne vernachlässigen oder verharmlosen diese grundlegenden Fragen der Verantwortung und Einflußnahme. Sie bieten statt dessen einen Rahmen, innerhalb dessen bestimmte Entscheidungen vorgegeben werden: »Möchten Sie Ihr eigenes Nachthemd oder ein Kliniknachthemd tragen?« Oder Sie verlangen die Zustimmung zu etwas, was heutzutage absolut üblich ist: »Möchten Sie Ihr Baby gleich nach der Geburt im Arm halten? Bitte kreuzen Sie die zutreffende Antwort an.« Geburtspläne können nicht einfach als Fassade für die dahinter verborgene institutionalisierte Steuerung des gesamten Geburtsvorgangs sein.

Das Modell der Verbraucherentscheidung kann auf die Situation von Frauen, die ein Baby bekommen, sinnvoll angewendet werden, wenn es uns ermöglicht, über unsere Prioritäten nachzudenken und das, was wir wollen, mit dem Angebot zu vergleichen, das uns zur Verfügung steht. Doch kann es sehr irreführend sein, wenn uns vorgegaukelt wird, wir hätten eine Wahl, während uns tatsächlich nur bei geringfügigen Entscheidungen die Wahl bleibt, oder wenn man uns einen völlig falschen Eindruck davon vermittelt, wieviel Mut und Initiative Frauen aufbringen müssen, wenn sie sich nach reiflicher Überlegung für etwas entscheiden und darauf bestehen, was es im fertigen Angebot der medizinischen Versorgung noch nicht gibt.

Je mehr Kliniken dazu übergehen, schwangere Frauen als »Verbraucherinnen« zu behandeln, um so eher besteht die Gefahr, daß die ethischen Vorgaben, der Managementstil und sogar die Werbemaßnahmen der Konkurrenz hier eingeführt werden. Geburtspläne unterliegen dann der Gefahr, als vorbereitende Behandlung und Lockangebot verwendet zu werden, um das zu erreichen, was die Pharmaindustrie als »Patientenkooperation« bezeichnet, nämlich die Frauen so zu konditionieren, daß sie ihr Vertrauen in die Experten setzen, die an diesem Geburtsort das Sagen haben.

Die Aufstellung eines Geburtsplans kann für alle Beteiligten einen Lernprozeß einleiten. Dadurch wird der Dialog mit den Leuten gefördert, die Sie betreuen, und der Weg für eine funktionierende Partnerschaft geebnet, bei der Sie mit Ihren Prioritäten auf Verständnis stoßen und Ihre Hoffnungen und Ängste zur Kenntnis genommen werden. Dabei kommt offen zur Sprache, was Sie von der Person erwarten, die bei der Geburt dabei ist, ob das nun Ihr Partner oder jemand anderes ist. Das hilft Ihnen, darüber zu sprechen, was Sie voneinander wollen und erwarten. Sie werden in die Lage versetzt, sich positiv mit Ihrer Rolle bei der Geburt auseinanderzusetzen, Sie werden zu einer aktiven Informationssuche angeregt und gelangen zu einem tieferen Verständnis des gesamten Geburtsvorgangs.

Wenn Sie dieses Buch durchgelesen haben, haben Sie eine Menge Ideen bekommen, die Grundlage Ihres eigenen Geburtsplans bilden können. Doch schon jetzt können Sie über allgemeine Fragen nachdenken, zum Beispiel: »Wo möchte ich mein Kind zur Welt bringen?« – »Wer sollen die Geburtshelfer sein?« – »Wen möchte ich außerdem dabei haben, der an dieser Erfahrung teilhaben soll?«

## Ihre Geburtsbegleitung

Vielleicht ist der Vater Ihres Babys die beste Begleitung für Sie. Viele Frauen sagen, daß es seine Hand war, die sie ergriffen haben, seine Kraft, auf die sie sich verlassen haben, und meinen sogar, daß sie nicht wissen, wie sie es ohne ihn geschafft hätten. Für viele Paare ist das ein ganz besonderer Höhepunkt in ihrem Leben, den sie um nichts in der Welt missen mögen. Doch manchmal kommt dafür am besten eine andere Frau in Frage, und die Mutter sollte die Freiheit haben zu entscheiden, wer bei der Geburt dabei sein soll, und auch ob eine Person oder mehrere.

Besprechen Sie den Inhalt Ihres Plans mit der Person, die Sie zur Geburt begleiten wird. Diese Person muß nicht nur verstehen, was Sie wollen, sondern auch wissen, *wie Sie darüber denken*, damit Sie ganz gelassen sein können, weil Sie die Gewißheit haben, daß er oder sie nötigenfalls sagen wird: »Moment bitte! Würden Sie sie bitte erst deswegen fragen!« oder »Ich glaube, sie wollte ohne das auskommen« oder »Ich weiß, daß sie gerne hätte, daß Sie ihr helfen ...«

Es gibt zahlreiche Untersuchungen, die zeigen, wie wichtig es ist, eine Geburtsbegleitung zu haben, also jemanden, der ausschließlich damit beschäftigt ist, die Frau bei der Geburt zu unterstützen. Das hat nicht nur psychologische Vorteile, sondern wirkt sich auch auf die physiologischen Vorgänge aus und trägt dazu bei, daß sich der Geburtsvorgang natürlich entfalten kann und weniger Eingriffe nötig sind, und daß das körperliche Wohlbefinden von Mutter und Baby gefördert wird.[4] In den Ländern Südamerikas sind die Väter selten bei der Geburt dabei, deshalb entschloß man sich, den Einfluß einer weiblichen Geburtsbegleitung zu untersuchen, die keine spezielle Ausbildung hatte und in einer Klinik in Guatemala allen Frauen bei der Geburt zur Seite stehen sollte. Ein interessanter Aspekt dieser Untersuchung ist der, daß die Frauen ihre Geburtsbegleiterinnen vorher nicht kannten. Trotzdem hatte ihre Freundschaft einen bemerkenswerten Effekt: Die Geburten waren viel kürzer. Es gab doppelt so viele geburtshilfliche Eingriffe (einschließlich Oxytozin zur Wehenverstärkung und Kaiserschnittgeburten) bei den Geburten, bei denen die Mütter keine Geburtsbegleiterin zur Seite hatten, und doppelt so viele Komplikationen während der Geburt (einschließlich Mekonium – Kindspech – im Fruchtwasser und schlechter Zustand des Babys). Wenn die Mutter eine Geburtsbegleiterin hatte, reagierte sie wesentlich positiver auf den Anblick ihres Neugeborenen und war in der ersten Stunde nach der Geburt zärtlicher zu ihm und sprach mehr mit ihm. In den ersten sechs Lebensmonaten mußten weniger Babys wieder in die Klinik.

Es spricht also viel dafür, eine Bezugsperson zur Geburt mitzunehmen, auch wenn das nicht der Vater des Babys ist. Falls er nicht geeignet erscheint, um Sie möglichst gut zu unterstützen, oder nicht dabei sein kann, dann wählen Sie jemand anderen, vielleicht auch eine Geburtsbegleiterin. Manche Frauen fühlen sich am besten unterstützt, wenn Sie von mehreren Menschen umgeben sind, die ihnen nahestehen, doch wenn Sie nicht ganz sicher sind, daß Sie das wirklich wollen, empfiehlt es sich schon deshalb, die Anzahl der Leute zu begrenzen, weil Sie sich auf Ihr eigenes Erleben und nicht das der anderen konzentrieren müssen und nicht das Gefühl haben sollten, ihnen etwas beweisen zu müssen.

*Ihre größeren Kinder*

In alten Kulturen sind Kinder oft bei der Geburt dabei. Ein Zuluhäuptling erklärte mir, daß es ein wichtiger Teil der Erziehung ist, sowohl Geburt als auch Tod zu erleben, um etwas über das Wesen der Natur zu erfahren. Bei anthropologischen Forschungen in Jamaika konnte ich beobachten, wie Kinder während der Geburt ein- und ausgingen oder sich neben ihre Mutter ins Bett kuschelten. In Mexiko und anderen Teilen Lateinamerikas bringen die anderen Frauen, die bei der Geburt dabei sind und der Frau helfen und sie unterstützen, oft ihre eigenen Kinder mit.[5]

So wie die Kinder bei der Vorbereitung und Zubereitung des Essens zuschauen können und die Fertigkeiten und den Rhythmus der Hausarbeit mitbekommen, können Sie in vielen Kulturen der Dritten Welt die Vorbereitung auf das Geburtsereignis und die schwere Arbeit dabei miterleben und die Fähigkeiten und den Rhythmus in der Gruppe von Frauen beobachten, die bei der Geburt dabei sind. Das führt wahrscheinlich zu einer realistischeren und aufgeklärteren Einstellung zur Geburt, als sie bei vielen jungen Frauen und Männern anzutreffen ist, die über Geburt nicht mehr wissen als das, was sie in Büchern und Zeitschriften gelesen oder gelegentlich im Film gesehen haben.

Es gibt zwar wenig Untersuchungen und systematische Nachfolgeuntersuchungen über die Anwesenheit von Kindern bei der Geburt, doch die Daten, die wir haben, lassen darauf schließen, daß das meistens eine positive Erfahrung für Kinder ist.[6]

Bei der Geburt ihres Sohnes Jason hatte Robbie sieben Menschen um sich: ihren Mann Robert, zwei Hebammen, einen Freund, der fotografierte, den zukünftigen Patenonkel, eine Freundin mit ihrer dreijährigen Tochter und ihre eigene vierjährige Tochter Peyton. Robbie hatte früher wegen »Geburtsstillstand« einen Kaiserschnitt gehabt und war entschlossen, das Kind vaginal zu Hause zur Welt zu bringen, sofern das möglich war. In England wäre kein Frauenarzt davon ausgegangen, daß sie bei der zweiten Geburt einen Kaiserschnitt haben muß, doch lebte sie in Amerika, wo für die meisten Frauenärzte die Einstellung »einmal Kaiserschnitt, immer Kaiserschnitt« eine Selbstverständlichkeit ist. Wenn sie also eine selbstbestimmte Geburt wollte, blieb ihr nur die Wahl, ihr Kind zu Hause zur Welt zu bringen und zu hoffen, daß sie nicht in die Klinik mußte. Die Geburt dauerte drei Tage, in denen sie umherlief, in die Hocke ging, am Kamin im Schaukelstuhl saß, sich hinkauerte, kniete, in den Wehenpausen schlief, aß, sang, tanzte, »in stiller Verzückung« im heißen Badewasser lag und nachts manchmal nach draußen ging und die Sterne zählte. Sie war froh, daß ihre Freunde und ihr größeres Kind bei ihr waren und das alles mit ihr gemeinsam erlebten. So beschreibt sie die Austreibungsphase:

»Gemeinsam gelang es uns, die unglaubliche Leistung zu vollbringen, ein fast fünf Kilo schweres Babys hinauszuschieben. Ein Freund hielt die Kamera, die Hebammen hielten meine Beine und meinen Damm, ein anderer Freund hielt die Uhr in der Hand, eine Freundin die Sauerstoffmaske, und Peyton hielt ihre Puppe und schrie: ›Komm schnell! Der Kopf vom Baby kommt! Der Kopf vom Baby kommt!‹ Wenn das keine Unterstützung ist!«

## Der Ort der Geburt

Eine der wichtigsten Entscheidungen betrifft den *Ort*, an dem Sie Ihr Kind zur Welt bringen. Das braucht nicht die herkömmliche Klinikumgebung zu sein. In den meisten Gegenden gibt es andere Möglichkeiten, und sicherlich möchten Sie die Alternativen zu einer Klinikgeburt in Erfahrung bringen. Die Beziehung zu Ihren Geburtshelfern und alles andere wird von Ihrer Wahl des Geburtsortes beeinflußt.

*Hausgeburt*

Vielleicht haben Sie schon daran gedacht, Ihr Baby zu Hause zu bekommen. Das bedeutet, daß Sie von einer Hebamme betreut werden. In vielen Ländern kommt auch noch ein Arzt hinzu. Die Vor- und Nachteile einer Hausgeburt sind in verschiedenen Gegenden sehr unterschiedlich, je nach den vorhandenen medizinischen Versorgungsmöglichkeiten und natürlich den Fähigkeiten und der Persönlichkeit der jeweiligen Hebamme und des Arztes. Doch im allgemeinen ist eine geplante Hausgeburt, im Gegensatz zu einer überraschenden Geburt außerhalb der Klinik, für eine gesunde Frau, deren Schwangerschaft komplikationslos verlaufen ist, unproblematisch. Britische Studien ergaben eine perinatale Sterblichkeitsrate (totgeborene Babys und Babys, die kurz nach der Geburt sterben) zwischen vier und fünf auf 1000 Geburten. Die Kinder, die sterben, haben meist eine angeborene Behinderung. In England und in den USA ist diese perinatale Sterblichkeit mindestens um die Hälfte geringer als die Sterblichkeitsrate bei den in Kliniken geborenen Babys. Sie ist vergleichbar mit der Sterblichkeitsrate in den skandinavischen Ländern und in den Niederlanden, wo das Gebären am sichersten ist.[7]
Bei geplanten Hausgeburten ist der Anteil von Babys mit geringem Geburtsgewicht am geringsten. In einer englischen Studie wogen 2,5 Prozent der zu Hause geborenen Babys weniger als 2500 g im Vergleich zu 18 Prozent bei Klinikgeburten.[8] Zu Hause geborene Babys beginnen ihr Leben meist sehr gesund und kräftig.
Viele Frauenärzte sind jedoch erbitterte Gegner der Hausgeburt. Ihr

beliebtes Argument, daß heute viel mehr Mütter und Babys die Geburt überleben als in der »schlechten alten Zeit«, als noch fast jede Frau ihre Kinder zu Hause bekam, trifft zu. Doch wenn sich zwei statistische Tendenzen gleichzeitig abzeichnen, heißt das nicht, daß die eine von der anderen abhängt. Ein Perinatal-Epidemiologe hat darauf hingewiesen, daß heute viel mehr Menschen einen Fernseher haben als vor 50 Jahren, als die perimortale Sterblichkeit höher war. Doch niemand würde behaupten, daß die wachsende Zahl der Besitzer von Fernsehgeräten zu einer Verringerung der perinatalen Sterblichkeit geführt hat.[9] In den letzten 50 Jahren hat es viele sozioökonomische Veränderungen gegeben, die zu einem besseren Gesundheitszustand der Frauen und zu Geburten mit geringerem Risiko beigetragen haben. Dazu gehören kleinere Familien, Empfängnisverhütung, die allen zugänglich ist, die Möglichkeit der Abtreibung, wenn ein schwer geschädigter Fötus diagnostiziert wird, bessere Ernährung, mehr Wissen über die Auswirkungen einer vergifteten Umwelt und Beiträge zur Reduzierung der Umweltvergiftung und eine zunehmende öffentliche Gesundheitsaufklärung. In England begann die perinatale Säuglingssterblichkeit im Zweiten Weltkrieg zurückzugehen. Das war lange vor der Zeit, in der die meisten Frauen ihr Baby in der Klinik bekamen, und vor der Einführung moderner Techniken wie elektronischer Herztonüberwachung. Es war eine Zeit, in der die Frauen von Hebammen und nicht von Ärzten betreut wurden, da viele von ihnen zum Militär eingezogen worden waren, und eine Zeit, in der ein System der Nahrungsmittelrationierung und die Verteilung von Orangensaft, Vitaminen und Milch an alle Bedürftigen bedeutete, daß der Großteil der Bevölkerung und vor allem schwangere Frauen eine bessere und reichhaltigere Ernährung bekamen als je zuvor. Es ist sogar möglich, daß mehr Babys ihre Geburt überleben würden, wenn die Kliniken diesen Bereich Geburt erst gar nicht übernommen hätten.[10]

Seit 1973 hat als Folge der allgemein üblichen Einweisung aller Frauen in eine Klinik (wobei die Frauen niemals nach ihrer Meinung gefragt wurden) der Anteil der überraschend außerhalb der Klinik stattfindenden Geburten zugenommen. Das Ergebnis ist, daß die Sterblichkeitsrate bei Hausgeburten gegenüber der Sterblichkeitsrate bei Klinikgeburten zugenommen hat. Taxigeburten zum Beispiel, verheimlichte Geburten bei Teenagern, die zum Teil nicht einmal wußten, daß sie schwanger sind, Geburten nach illegalen späten Abtreibungsversuchen, Geburten nach plötzlichen heftigen Blutungen und die vorzeitigen Geburten von Babys, die lange vor dem Zeitpunkt zur Welt kamen, zu dem die Frau damit gerechnet hatte – sie alle gelten als »Hausgeburten«. Diese nicht vorausgeplanten Geburten (vielleicht sollten sie besser »nicht betreute Geburten« genannt werden) verzerren die Statistiken und führen zu Verallgemeinerungen über die Risiken von Hausgeburten auf Grund mangelnder Informationen.[11]

In Holland kommen etwa ein Drittel aller Babys zu Hause auf die Welt – kein anderes westliches Land hat einen so hohen Anteil an Hausgeburten. Die perinatale Sterblichkeit bei Hausgeburten betrug dort 1979 drei pro Tausend. Eine Studie ergab, daß es bei Frauen, die eine Hausgeburt hatten, in der Schwangerschaft, bei der Geburt und im Wochenbett »wesentlich weniger Komplikationen gab als bei Frauen, die ihr Kind in der Klinik zur Welt brachten«. Auch die Sterblichkeit war bei zu Hause geborenen Babys geringer. Das Ergebnis der Wissenschaftler lautete, daß es »für eine normale, gesunde Frau, die in der Schwangerschaft richtig betreut wird, eine vernünftige Entscheidung ist, ihr Kind zu Hause zu bekommen«.[12]

Wenn Sie beschließen, daß Sie Ihr Kind zu Hause zur Welt bringen wollen, haben Sie möglicherweise Schwierigkeiten, einen Arzt zu finden, der damit einverstanden ist. Ärzte absolvieren ihre Ausbildung fast ausschließlich in der Klinik. Viele von ihnen haben noch nie eine wirklich natürliche Geburt ohne Eingriffe miterlebt, und das Fehlen einer Institution im Rücken löst bei ihnen Ängste aus. Oft machen sie sich auch Sorgen über die Meinung von Kollegen und Leuten, die sich in der medizinischen Hierarchie über ihnen befinden. Sogar die Allgemeinärzte in England, die früher Hausgeburten betreuten, haben immer mehr Bedenken, sich damit einverstanden zu erklären, weil Sie das Gefühl haben, aus der Übung zu sein.

In den USA haben Ärzte Bedenken wegen des Versicherungsschutzes gegen ärztliche Fehlbehandlung und mögliche juristische Folgen. Die Versicherungsunternehmen weigern sich, einen Hausarzt zu versichern, der Hausgeburten macht, und manche verweigern allen Ärzten eine Versicherung, die mit einer Hebamme zusammenarbeiten. Selbst in England, wo sehr viel seltener Anzeige erstattet wird, geben Ärzte als Grund, weshalb sie die Teilnahme an einer Hausgeburt ablehnen, diese Befürchtungen an. Wenn Sie Ihr Baby zu Hause bekommen wollen, bedeutet das (vor allem in den USA), daß Sie Ärzte am besten vergessen und sich eine Hebamme suchen.

Ein Riesenvorteil bei der Hausgeburt besteht darin, daß Sie in der Umgebung, in der die Geburt stattfindet, bestimmen und Ihre Geburtshelfer bei Ihnen zu Gast sind. Sie können sich so bewegen, wie Sie wollen, können essen, trinken, ein Bad nehmen oder einen Spaziergang machen, alles tun, wonach Ihnen zumute ist. Sie können nur Ihren Partner und die Hebamme dabeihaben wollen oder mehrere Freunde und Familienmitglieder, die Ihnen besonders nahe stehen, ohne irgend jemanden um Erlaubnis bitten zu müssen. Auch Ihre größeren Kinder können dabei sein und, da Sie zu Hause sind, jederzeit ins Zimmer kommen und auch wieder gehen. Eine Frau berichtete:

»Bei meiner letzten Geburt fand ich die Atmosphäre in der Klinik nicht sehr hilfreich. Es gab soviel Routine und so viele verschiedene Maßnahmen, die mir nie jemand erklärte, und ich konnte gar nichts dagegen machen. Ich hatte zu Hause schon sechs Stunden ganz munter mit Wehen verbracht, doch von dem Moment an, in dem ich die Klinik betrat, wurde ich zur Patientin. Die Geburt wurde zur Qual. Das nächste Mal möchte ich alles tun können, wonach mir der Sinn steht – essen, wenn ich mag, während der Wehen in der Badewanne sitzen, das Zimmer abdunkeln und stöhnen und seufzen und schreien und mir nicht immer wieder sagen lassen müssen, daß ich eine PDA brauche.«

Für zwei andere Frauen waren die Gründe, weshalb sie sich für eine Hausgeburt entschieden, etwas anders. Eine meinte:

»Ich entschied mich vor allem deshalb für eine Hausgeburt, weil das eine Möglichkeit war, nach einem Kaiserschnitt mein Kind auf normalem Weg zur Welt zu bringen. Kein Arzt in meiner Gegend wollte das auch nur in Erwägung ziehen. Auch hatte ich das Gefühl, daß die Geburt ein ganz normaler Bestandteil des Familienlebens sein sollte, und Geschwister dürfen in keiner der Kliniken in meiner Nähe mit in das Entbindungszimmer.«

Die andere Frau dachte hauptsächlich an das Geburtserlebnis für das Baby:

»Ich möchte es unbedingt so schön wie möglich für das Kind machen. Entscheidend war, daß ich auf keinen Fall will, daß das Baby jemals von mir getrennt wird, nicht einmal während der Untersuchung durch den Kinderarzt oder irgendeiner anderen Maßnahme. Ich möchte auch auf keinen Fall, daß irgendwelche Medikamente über die Nabelschnur zum Kind gelangen oder nachher in meine Milch. Ich wünsche mir eine sanfte Geburt, bei der das Baby immer liebevoll behandelt wird. Die einzige Möglichkeit, das in dieser Stadt zu bewerkstelligen, ist zu Hause.«

Zu den Nachteilen einer Hausgeburt gehört, daß es möglicherweise schwierig ist, einen Arzt oder eine Hebamme zu finden, die Sie bei der Geburt betreuen, und auch wenn Sie sie finden, sind Sie sich vielleicht nicht sicher, wie erfahren und geschickt sie sind. (In den USA und Kanada kann es sein, daß eine Hebamme keine medizinischen Versorgungseinrichtungen im Hintergrund hat, was ein Nachteil ist, wenn es Probleme gibt.) Zu Hause können Sie keine PDA bekommen, und da das die wirksamste Methode der Schmerzbekämpfung ist, ist es wichtig, daß Ihnen andere, nichtpharmazeutische Mittel für den Umgang mit dem Schmerz zur Verfügung stehen. Auch kann ein Kind zu Hause nicht durch Kaiserschnitt zur Welt kommen. Wenn sich Ihre Geburt lange hinzieht, wenn die Herztöne des Babys anzeigen, daß es ihm sehr schlecht geht, oder wenn Sie anschließend starke Blutungen haben, müssen Sie in eine Klinik eingeliefert werden. Selten – aber hin und wieder kommt es vor – muß ein Neugeborenes auf die Intensivstation gebracht werden.

Überlegen Sie sich die Vor- und Nachteile einer Hausgeburt von Ihrem eigenen Standpunkt aus. Notieren Sie sich alle Fragen, die Sie gerne beantwortet haben möchten, um mehr darüber in Erfahrung zu bringen. Wenn Sie beschließen, Ihr Kind zu Hause zur Welt zu bringen, dann entwerfen Sie eine Strategie, wie Sie das erreichen können.

Mehr über die Hausgeburt finden Sie in entsprechenden Büchern (s. Literatur).

### Geburtshäuser, Belegkliniken und Gebärzimmer

Ein Geburtshaus in Amerika ähnelt einem kleinen Krankenhaus auf dem Land, in dem jedoch nur Geburten stattfinden. Im allgemeinen werden dort natürliche Geburten ohne Eingriffe ermöglicht, es herrscht eine gemütliche, häusliche Atmosphäre, die Betreuung ist auf Familien eingestellt. Dabei wird von dem Prinzip ausgegangen, daß die Geburt kein medizinischer, sondern ein natürlicher physiologischer Vorgang ist, bei dem die liebevolle Unterstützung der anderen der Frau große Vorteile bringt. Ein Gebärzimmer ist ein Raum in einer Klinik, in dem sich die Frau während der Wehen und der Geburt aufhält; ansonsten herrscht dort die gleiche Einstellung wie in Geburtszentren. Überall in Nordamerika entstehen Geburtshäuser, und Gebärzimmer, die radikale Neuerungen auf diesem Gebiet darstellen. Es gibt zwei Arten von Geburtszentren: Sie gehören entweder zu einer großen Klinik oder sind eigenständig. Die Geburtszentren außerhalb von Kliniken können in das medizinische System eingebunden sein oder existieren unabhängig davon und sind aus Selbsthilfegruppen in der Wohngegend oder Initiativen unabhängiger Hebammen entstanden. Da sich das Angebot und die Ausstattung von Geburtszentren ausschließlich auf natürliche Geburten bezieht, kann einer verbindlichen Anmeldung ein sorgfältiges Ausleseverfahrungen vorausgehen. Sobald sich bei einer Frau Schwierigkeiten abzeichnen, wird sie in die Klinik gebracht. In manchen Geburtszentren werden zum Beispiel Frauen über 35 oder Erstgebärende nicht angenommen. Viele nehmen nur ungern Frauen, die in der Schwangerschaft rauchen.

In England gibt es schon lange kleine Entbindungskliniken, die den Geburtszentren in Amerika entsprechen. Da sie nicht gerade als letzter Schrei im Gesundheitswesen gelten, wurden sie häufig aus ökonomischen Gründen geschlossen und die vorhandenen Mittel flossen in die Belegstationen der großen Kliniken. Frauengruppen in ganz England kämpfen dafür, daß die bestehenden Entbindungskliniken erhalten bleiben.

In diesen Entbindungskliniken werden die Frauen von den Gemeindehebammen betreut, die eng mit den Allgemeinärzten zusammenarbeiten. Hier besteht ein großer Unterschied zu der Situation der Hebammen in Belegstationen, wo sie einem Team angehören, das von einem Frauenarzt geleitet wird.

In Geburtszentren, Entbindungsheimen und Gebärzimmern bleibt die Frau während der Eröffnungsphase und der Austreibungsphase meistens im selben Raum. Sie kann ihren eigenen Kassettenrekorder, Bilder und andere Dinge, die sie gerne um sich hat, mitbringen. Viele der Zimmer sind recht gemütlich, haben Vorhänge an den Fenstern, gemusterte Tapeten, Hängepflanzen, einen Schaukelstuhl, Teppichboden und angenehmes Licht.

Für Frauen, bei denen während der Schwangerschaft keine ernsten Probleme auftauchen und die deshalb keine komplizierten Apparaturen und Geräte brauchen, sind Geburten in diesen Einrichtungen – auch wenn die nächste Klinik weit weg ist – ebenso sicher wie in Entbindungsstationen mit vielen technischen Geräten und geburtshilflichen Eingriffsmöglichkeiten. Da die Entbindungsheime in das britische Gesundheitsversorgungssystem – National Health Service – integriert sind, wurden dort die meisten Untersuchungen durchgeführt.[13] Es hat sich herausgestellt, daß eine Hebamme und der Hausarzt Frauen mit geringem Risiko tatsächlich eine bessere Versorgung bieten können als hochspezialisierte Gynäkologen. In einem System, in dem die Frau von der Hebamme versorgt wird, die auch zu ihr in Haus kommt, haben Frauen weniger Einleitungen, es geschieht seltener, daß sie bei »Vorwehen« in die Klinik eingeliefert werden, sie benötigen weniger Schmerzmittel (meistens überhaupt keine), haben weniger Zangengeburten, und es kommt zu weniger Dammverletzungen. Ihre Babys beginnen oft früher zu atmen als Babys, die in hochtechnisierten Entbindungsstationen zur Welt kommen, und meistens bereitet das Stillen weniger Probleme.[14]

Das Konzept der an eine Klinik angeschlossenen Geburtszentren und Gebärzimmer beruht darauf, daß im Notfall geburtshilfliches Können und die nötigen Apparaturen sehr schnell zugänglich sind. Das Problem besteht jedoch darin, daß in Geburtszentren an großen Kliniken die Anzahl der Überweisungen meist sehr hoch sind, da man prinzipiell auf »Nummer sicher« geht. Selbst wenn die Frauen durch die feinen Maschen des Auswahlverfahrens geschlüpft und im Geburtszentrum aufgenommen worden sind, besteht die große Wahrscheinlichkeit, daß sie »über den Gang geschoben werden«. In manchen Kliniken können die Geburtshelfer, die sich eine Frau ausgesucht hat, bei ihr bleiben. In anderen Kliniken wechselt in diesem Fall das Geburtshilfeteam. Vom Standpunkt der Frau aus ist es auf jeden Fall wesentlich besser, wenn sie die ganze Zeit von denselben Leuten betreut wird. Wenn andererseits das Geburtshilfeteam ohne weiteres die Verlegung der Frau auf eine hochtechnisierte Station veranlassen kann oder die erforderlichen Geräte sogar ins Gebärzimmer gebracht werden können, wobei das Team weiterhin zuständig bleibt, geschieht das wahrscheinlich in dem Moment, in dem der Arzt Bedenken bekommt, weil die Geburt sich zu lange hinzieht, die Gebärmuttertätigkeit nachläßt oder das Baby nicht ideal im Geburtskanal liegt.

Wenn Sie sich für ein Geburtszentrum innerhalb einer großen Klinik oder für ein Gebärzimmer dort interessieren, ist es für Sie deshalb wahrscheinlich sehr wichtig zu erfahren, wie bei der Betreuung einer natürlichen Geburt vorgegangen wird. Gibt es eine festgelegte Zeitspanne für die Eröffnungsphase, so daß Sie automatisch überwiesen werden, wenn die Eröffnung langsam vorangeht oder es zu einem Stillstand kommt? Und heißt das wiederum, daß Sie mit einem plötzlichen Personalwechsel konfrontiert sind und sich auf einmal wildfremden Leuten gegenübersehen, und das zu einem Zeitpunkt, zu dem nicht alles glatt verläuft? Oder wird flexibel verfahren und davon ausgegangen, daß Geburtsverläufe ganz verschieden sind und nicht jede Geburt wie im Lehrbuch vor sich geht? Ist das Personal so ausgerüstet, daß hochtechnische Eingriffe möglich sind – zum Beispiel eine interne Herztonableitung, bei der eine Elektrode an der Kopfschwarte des Babys befestigt wird, ein intravenöser Tropf zum Anregen der Wehentätigkeit und PDA –, möchten Sie sicher wissen, bei wie vielen Frauen, die im Geburtszentrum oder im Gebärzimmer entbinden wollen, diese Eingriffe vorgenommen werden. Wenn Sie eine zutreffende Antwort bekommen, dann haben Sie eine klare Vorstellung von der Häufigkeit der Eingriffe, mit denen eine Frau, die auf eine natürliche Geburt hofft, rechnen muß. Wird die Frau in einen anderen Teil der Klinik verlegt, sobald es zu Abweichungen vom normalen Verlauf kommt, kann dann die Hebamme sie auch weiter betreuen, wenn nun ein Team, das Apparate einsetzt, die Leitung der Geburt übernimmt?

In Kliniken, in denen es nur wenige Gebärzimmer gibt (manchmal nur eines), kann es passieren, daß alle schon belegt sind, wenn Sie mit Wehen dort ankommen, so daß Sie in den normalen Kreißsaal müssen. Das macht wenig aus, wenn der einzige Unterschied zwischen den Gebärzimmern und der restlichen Klinik in der Innenarchitektur besteht. Es macht jedoch einen Riesenunterschied, wenn die Vorgehensweise und die Einstellung des Geburtshilfeteams dort anders ist.

In manchen Kliniken haben sich die Einstellung und die Atmosphäre in den Gebärzimmern oder Geburtszentren auf den Rest der Klinik ausgewirkt. Die Gepflogenheiten dort haben sich verändert, es kam zu weniger Eingriffen, was zum Beispiel dazu geführt hat, daß statt Schmerzmitteln Ermunterung und emotionale Unterstützung angeboten wurden und weniger Dammschnitte und Zangengeburten erfolgten. In einigen englischen Kliniken ist es sogar so, daß die Klinikhebammen gar nicht so sehr dafür sind, besondere Gebärzimmer einzurichten, weil sie die Ansicht vertreten, daß Veränderungen die ganze Klinik betreffen müssen und nicht nur den Frauen vorbehalten sein dürfen, die eine natürliche Geburt möchten und als Schwangere »ohne Risiko« eingestuft worden sind.

Allein aus der Tatsache, daß es in der Klinik Gebärzimmer gibt, läßt sich nicht schließen, daß in der Klinik die Atmosphäre herrscht, die Sie sich wünschen. Dekor und Einrichtung reichen als Hinweis für die Einstellung nicht aus. In zahlreichen Kliniken gibt es geblümte Vorhänge, Patchworkdecken, spezielle Geburtsbetten oder -stühle und leise Musik, doch dient das alles lediglich als Fassade für das gleiche invasive geburtshilfliche Vorgehen wie früher auch. In Ländern wie den USA und Australien, in denen die medizinische Versorgung kommerzialisiert ist – ein weiterer Artikel im freien Wettbewerb –, bieten Kliniken solche schönen Zimmer an, um die Frauen davon abzuhalten, ihr Baby in einem Konkurrenzunternehmen oder zu Hause zur Welt zu bringen. Ein solcher Wettbewerb kann Veränderungen bewirken, kann jedoch auch zum reinen »Schaufensterwettbewerb«

werden, der keine echte Veränderung in der Einstellung nach sich zieht.

Notieren Sie sich die Fragen, die Sie der Klinikverwaltung über die Kliniken in Ihrer Nähe stellen möchten. Es empfiehlt sich, die ausformulierten Sätze, die Sie verwenden wollen, aufzuschreiben und sich für den Fall, daß Sie vage Antworten bekommen, auch Anschlußfragen zu notieren, die darauf abzielen, daß Ihre Fragen genauer beantwortet werden.

Sicher möchten Sie auch gerne mit Frauen sprechen, die ihre Babys dort bekommen haben. Überlegen Sie sich, über welche Themen Sie vor allem mit ihnen reden wollen und notieren Sie sich dazu Stichpunkte.

Hier die Ergebnisse der Erkundigungen, die einige Frauen über die für sie in Frage kommenden Gebärzimmer und Geburtszentren eingeholt haben:

### Diana

Die Klinik hat ein Gebärzimmer für natürliche Geburt. Man kann bis zu vier Personen einschließlich der eigenen Kinder mitbringen. Wenn die Frau ihre Kinder dabei haben möchte, muß ein Erwachsener für sie da sein, also jemand zusätzlich zur Geburtsbegleitung. Gewöhnlich rasieren sie einen nicht und machen auch keine Einläufe. Die Frau kann während der Geburt umhergehen und die Dusche benutzen. Es wird Dolantin verabreicht, falls Schmerzmittel nötig sind, doch wird keine PDA gemacht. Der Wehentropf, Oxytozin, elektronische Herztonüberwachung und die Zange werden nicht angewandt. Nach der Geburt kann der Partner bis zu 24 Stunden dort bleiben. Doch finden nur wenige Geburten in dem Gebärzimmer statt – im letzten Jahr nur drei Prozent aller Spontangeburten.

### Frankie

Es handelt sich um ein Geburtszentrum, das auf Grund der Nachfrage von Frauen in der unmittelbaren Umgebung entstanden ist und in dem Laienhebammen tätig sind. Die meisten Frauen, die dort ihr Baby bekommen, sind sehr arme mexikanische Frauen. Das Geburtszentrum bietet Vorsorge, Ernährungsberatung, Geburtsbetreuung und Verhütungsberatung an. Es gibt keine Ausrüstung für den Notfall, um bei Komplikationen eingreifen zu können. Es ist ein ganz normales Haus mit kleinen Zimmern; meistens bekommen nicht mehr als zwei Frauen gleichzeitig ein Kind. Die Frauen werden dazu ermuntert, während der Geburt umherzugehen, und können ihr Kind in jeder gewünschten Stellung zur Welt bringen. Der Vater, die größeren Geschwister und Verwandte und Freunde können bei der Geburt dabei sein.

### Katy

Die Klinik hat ein neues Gebärzimmer, das sehr schön eingerichtet ist und richtig luxuriös aussieht. Es gibt einen Fernseher, eine Stereoanlage, ein Bidet, indirekte Beleuchtung, eine Wiege. 20 Minuten nach der Aufnahme in der Klinik wird ein CTG (Cardiotokogramm, Herzton-Wehenschreiber zur Herztonüberwachung des Kindes) gemacht, und danach jede Stunde 15 Minuten lang. Bei vielen Frauen wird ein Venenzugang gelegt, weil während der Wehen nichts gegessen werden darf. Der Vater des Babys oder eine andere Geburtsbegleitung kann mitkommen. Wenn das CTG nicht angeschlossen ist, können die Frauen umhergehen. Häufig werden Schmerzmittel gegeben, doch in diesem Raum wird keine PDA gesetzt. Nach der Geburt können die Eltern bis zu zwei Stunden mit ihrem Neugeborenen zusammenbleiben.

### Gebärstühle und Geburtsbetten

Ein besonderer Gebärstuhl oder ein spezielles Geburtsbett sind weitere Angebote, die gemacht werden. Das Geburtsbett erinnert oft an einen Zahnarztsessel und ermöglicht eine aufrechte Haltung während der Geburt, wenn es entsprechend gekippt wird oder einen Griff zum Festhalten in der Hocke hat. Völlige Bewegungsfreiheit ist jedoch nicht möglich, und die Frau ist dort mehr oder weniger unbeweglich auf eine bestimmte Haltung festgelegt. Dennoch stellt es einen großen Fortschritt gegenüber dem engen, kalten Brett des Entbindungstischs mit den Beinhaltern dar, in denen die weit gespreizten Beine der Frau festgeschnallt werden. (In Amerika gibt es sie noch zusätzlich mit Armhaltern und Schultergürteln.) Die meisten dieser Geburtsbetten haben zwar ebenfalls Beinhalter, die bei einer Klinikbesichtigung jedoch selten zu sehen sind. Die Herstellerfirmen weisen besonders darauf hin, daß diese Betten sehr schnell umgerüstet werden können, um das Geburtshilfeteam in die Lage zu versetzen, geburtshilfliche Operationen und zahlreiche Eingriffe vorzunehmen. Zumindest ein Typus dieser Geburtsbetten hat auch Schultergürtel, so daß die Frau in einer bestimmten Haltung festgeschnallt werden kann, wenn ein schmerzhafter Eingriff gemacht werden soll.

Viele Frauen, die Gebärstühle benutzt haben, berichten, daß es wesentlich leichter war, das Baby hinauszuschieben, vor allem wenn sie bei früheren Geburten auf einem Entbindungstisch liegen mußten. Sie fanden diese Stühle sehr viel bequemer, und es tat ihnen gut, ihre Geburtshelfer ansehen zu können, statt auf dem Rücken zu liegen und in helle Lampen schauen zu müssen.

Die meisten Gebärstühle sind so konstruiert, daß die Mutter gut abgestützt mit gespreizten Beinen und gebeugten Knien darin sitzen kann. Der Mechanismus zum Einstellen der Rückenlehne und der Fußstütze kann meist von ihr selbst bedient werden. Oft sind die Stühle aber auch so gebaut, daß die Geburtshelfer den Stuhl verstellen können. Wenn ein solcher Stuhl vorhanden ist und Sie ihn lieber selbst einstellen wollen, dann prüfen Sie nach, ob Sie die entsprechenden Knöpfe erreichen können.

Manche Stühle sind sehr schmal, so daß es schwierig ist, sich auszustrecken und das Becken vorzuschieben, um zum Beispiel eine Haltung einzunehmen, bei der das eine Knie angezogen und das andere ausgestreckt ist. Es kann auch schwierig sein, die Beine auszustrecken, wonach Sie sich vielleicht in den Wehenpausen sehnen. Wenn die Möglichkeit besteht, empfiehlt es sich, sich die Hilfsmittel, die zur Verfügung stehen, nicht nur anzusehen, sondern auch auszuprobieren, um ein Gefühl dafür zu bekommen, wie sich das dann in der Austreibungsphase anfühlt: Stellen Sie sich vor, Sie hätten heftige Rückenschmerzen oder fühlten sich sehr unbehaglich, weil der Kopf des Babys wie eine riesige Melone auf Ihren After drückt, und überlegen Sie, wie Sie sich dann wohl gerne bewegen würden. Oder malen Sie sich aus, daß Sie einen Krampf im Bein haben, und probieren Sie aus, ob Sie Ihr Bein und Ihren Fuß leicht ausstrecken können; drücken Sie die Ferse gegen die Fußstütze und massieren Sie mit einer Hand Ihre Wade. Ein weiterer wichtiger Punkt ist, ob Sie sich leicht vorbeugen und sich im Lendenbereich rund machen können, um den Kopf Ihres

Babys zu sehen und ihn anzufassen, wenn Sie das gerne möchten. Manche Stühle sind so konstruiert, daß es schwierig ist, sich im Rücken frei zu bewegen. Der gepreßte Kunststoff zwingt Sie in eine bestimmte Haltung. Bei einem sehr verbreiteten Fabrikat ist es unmöglich, sich im Becken zu wiegen, es sei denn, Sie drücken die Füße in die Fußstütze und stehen auf, wobei Sie sich an den Armstützen festhalten können.

Zwei Frauenärzte, die im *American Journal of Obstetrics* über Geburtsstühle berichten[15], stellen fest, daß Frauen, die lange Zeit darin verbringen, oft Ödeme an der Vulva bekommen, ein seltenes Phänomen, bevor es Geburtsstühle gab. Sie behaupten, daß dadurch ein großer Dammschnitt nötig würde, der schlecht heilt. Deshalb bestehen Sie darauf, daß eine Frau beim Pressen liegen soll, und verwerfen damit das Grundkonzept des Geburtsstuhls, nämlich, daß eine Frau die Möglichkeit haben sollte, eine aufrechte und physiologisch sinnvolle, bequeme Haltung einzunehmen. Außerdem ist über heftige Blutungen berichtet worden. Sowohl Ödeme als auch Blutungen sind aber darauf zurückzuführen, daß das Becken unbeweglich bleibt, wenn eine Frau auf eine bestimmte Haltung festgelegt ist, bei der Gesäß und Schenkel gegen eine harte, unnachgiebige Unterlage gedrückt werden. Deshalb ist Bewegungsfreiheit so wichtig.

Sicherlich möchten Sie auch wissen, womit der Stuhl bezogen ist. Ist das Material angenehm auf der Haut? Vielen Frauen wird in der Austreibungsphase sehr heiß. Fühlt sich das Material angenehm an, wenn Ihnen sowieso schon viel zu warm ist? Ist es rutschig? Stellen Sie fest, ob Ihr Körper in direkten Kontakt damit gerät oder ob ein Laken, ein Frotteeüberzug oder ein Kissen verfügbar ist.

Meistens wird der Gebärstuhl oder das -bett für die Geburt direkt unter eine helle Lampe gestellt. Es ist für eine Frau äußerst unangenehm und störend, wenn ihr während der Austreibungsphase das helle Licht direkt ins Gesicht scheint. Ist es möglich, das Kind bei gedämpftem Licht zur Welt zu bringen oder das grelle Licht zumindest nur auf den Dammbereich zu richten? Bitten Sie darum, das Licht verändern zu dürfen.

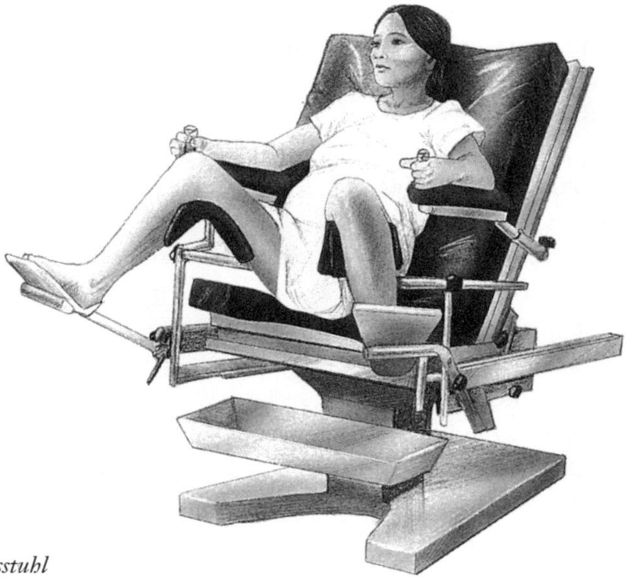

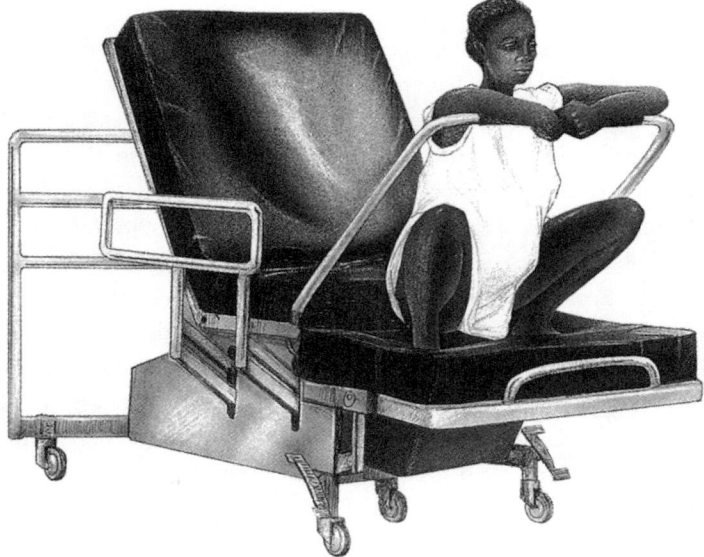

*Geburtsstuhl*

*Ein Geburtsstuhl mit Stange zum Festhalten in der Hocke ermöglicht mehr Bewegungsfreiheit.*

Wenn Ihnen ein Gebärstuhl oder ein Geburtsbett zur Verfügung stehen, dann notieren Sie sich in Ihrem Notizbuch folgende Checkliste:
- Kann ich in die Hocke gehen, wenn ich das möchte?
- Kann ich eine aufrechte Haltung einnehmen?
- Kann ich das Becken frei bewegen?
- Gibt es eine bequeme Rückenstütze?
- Gibt es für die verschiedenen Haltungen eine Vorrichtung in der richtigen Höhe und im richtigen Winkel, an der ich mich festhalten kann?
- Sind die Verstellknöpfe leicht erreichbar, und kann ich sie selbst bedienen?
- Wie weit läßt sich die Neigung der Rückenlehne und der Fußstützen verstellen?
- Welches Material hat der Überzug?
- Wie ist die Lichtquelle plaziert? Kann das Licht verändert werden?

Vielleicht gibt es andere Vorrichtungen, die Ihnen lieber sind als der Gebärstuhl oder das Bett. Wenn die Klinik nichts Entsprechendes hat, können Sie es vielleicht selbst mitbringen.

Ein großer Sitzsack oder ein Sitzkissen können sehr angenehm sein, um sich anzulehnen oder sich im Knien darüber zu beugen, wenn Sie Rückenschmerzen haben. Beides können Sie entweder im Bett oder am Boden verwenden. Ein niedriger Schemel ist eine gute Stütze in der Hocke. Es kann ein kleiner Schemel sein, wie Kinder ihn benutzen, um ans Waschbecken heranzukommen, oder ein Trittschemel, wie man ihn in Kliniken bekommt, um in ein hohes Bett oder auf den Entbindungstisch zu steigen. Sie können auch einen speziellen Gebärhocker in Form eines Hufeisens oder Bumerangs verwenden, ähnlich dem, die die Hebammen im Mittelalter benutzten. Manche dieser Hocker haben eine Rückenlehne, wodurch die Bewegungsfreiheit des Beckens eingeschränkt wird. Andere sind so hoch, daß Sie nicht in die Hocke gehen können. Achten Sie darauf, daß der Hocker auf einem

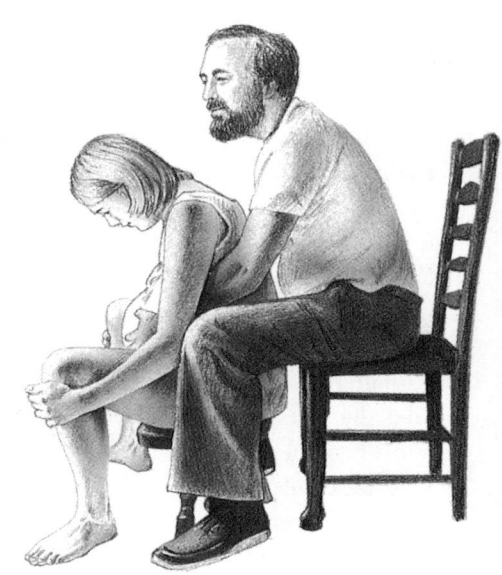

*Die Frau benutzt einen Gebärhocker, wobei ihr Partner sie mit den Armen stützt und ihr mit seinen Schenkeln Halt gibt.*

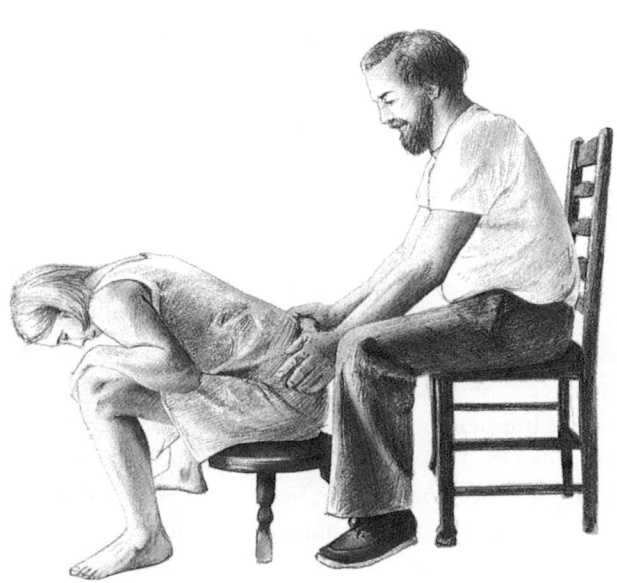

*Eine andere Haltung auf dem Gebärhocker, bei der der Partner einen kräftigen Druck auf den Rücken ausübt. Viele Frauen wechseln gern zwischen diesen beiden Haltungen ab.*

Fliesenboden nicht wegrutschen kann. Durch Gummikappen an den Stuhlbeinen wird er stabiler. Ein solcher Hocker sollte nicht auf dem Entbindungstisch verwendet werden. Sie fühlen sich dann nicht sicher und könnten das Gleichgewicht verlieren.

Wenn Sie sich für einen Gebärhocker entscheiden, kann Ihr Partner auf einem normalen Stuhl mit gespreizten Beinen hinter Ihnen sitzen, und Sie schmiegen sich an seinen Körper. Sie können sich auch vor ein großes Kissen oder vor eine Wand setzen, so daß Sie sich in den Wehenpausen anlehnen können.

Sehr gut kann ein Handtuch oder ein Laken sein, das Sie an einer stabilen Stange festknoten, um in der Hocke daran ziehen zu können. Vor 50 oder 60 Jahren haben Frauen bei der Geburt oft an einem Tuch gezogen, das an der Tür oder am Bettpfosten befestigt war. Sie können auch auf einem Eimer mit einem zusammengerollten Handtuch unter dem Gesäß sitzen. Vielen Frauen fällt es am leichtesten mitzuschieben, wenn sie auf der Toilette sitzen – die Haltung auf dem Eimer ist ähnlich.

In der Austreibungsphase haben viele Frauen das Bedürfnis, ihre Füße fest auf den Boden zu stellen. Sie fühlen sich so sicherer, und die Koordination der Bewegungen erfolgt wie von selbst. Vielleicht möchten Sie sich an einem Möbelstück festhalten oder an der Person, die Ihnen beisteht. In vielen Kliniken in England können Frauen heutzutage ihr Kind auf einem sterilen Laken am Boden zur Welt bringen. Manchmal wird es über eine Matratze gebreitet. Auf diese Weise ist die Frau nicht auf eine Stellung festgelegt. Sie kann sich frei bewegen und die Haltung wechseln, wenn ihr danach zumute ist. Die Hebamme kniet oder sitzt neben ihr und nimmt das Baby von vorn, von hinten oder von der Seite in Empfang, so wie die Mutter das möchte. Es gibt eine Klinik, in der alle Hebammen Overalls tragen, so daß sie sich nicht behindert fühlen. Bewegungsfreiheit ist wichtig, um die besten Möglichkeiten für eine spontane Geburt zu schaffen, vor allem wenn die Geburt schwierig ist, die Austreibungsphase sich lange hinzieht, das Baby sich in einer ungewöhnlichen Haltung befindet oder wenig Spielraum zwischen kindlichem Kopf und mütterlichem Becken vorhanden ist.

Um eine gute Stellung für die Geburt zu finden, sind keine teuren Apparaturen nötig. Heutzutage werden komplizierte Gebärstühle so angeboten, als würden sie allein schon die richtigen Voraussetzungen für eine natürliche Geburt garantieren. Das ist nicht der Fall. Es kann sogar sein, daß der Gebärstuhl hauptsächlich dazu dient, von weiteren

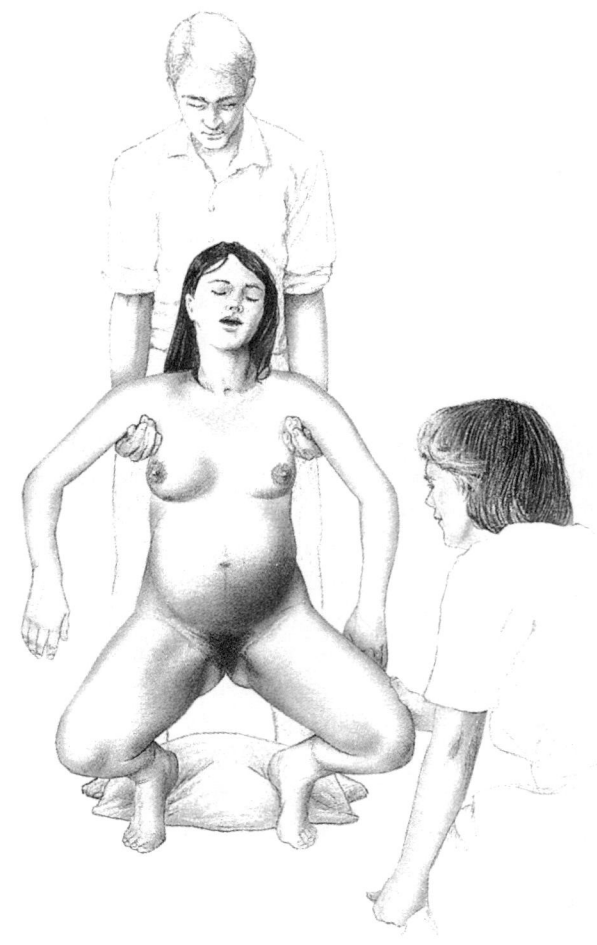

*Die abgestützte Hocke in der Austreibungsphase.*
*Es ist wichtig, keinen starken Druck unter den Armen der Frau auszuüben, weil das zu einer zeitweiligen Beeinträchtigung der Nerven führen kann.*

Fragen abzulenken, die Frauen zur natürlichen Geburt haben. Es ist fast so, als würde die Klinik der Frau zu verstehen geben: »Schauen Sie, wieviel Geld wir ausgegeben haben, um Ihnen das neueste Modell eines Gebärstuhls bieten zu können. Das ist der Beweis, daß wir Frauen dazu ermuntern, auf natürliche Weise zu gebären. Was wollen

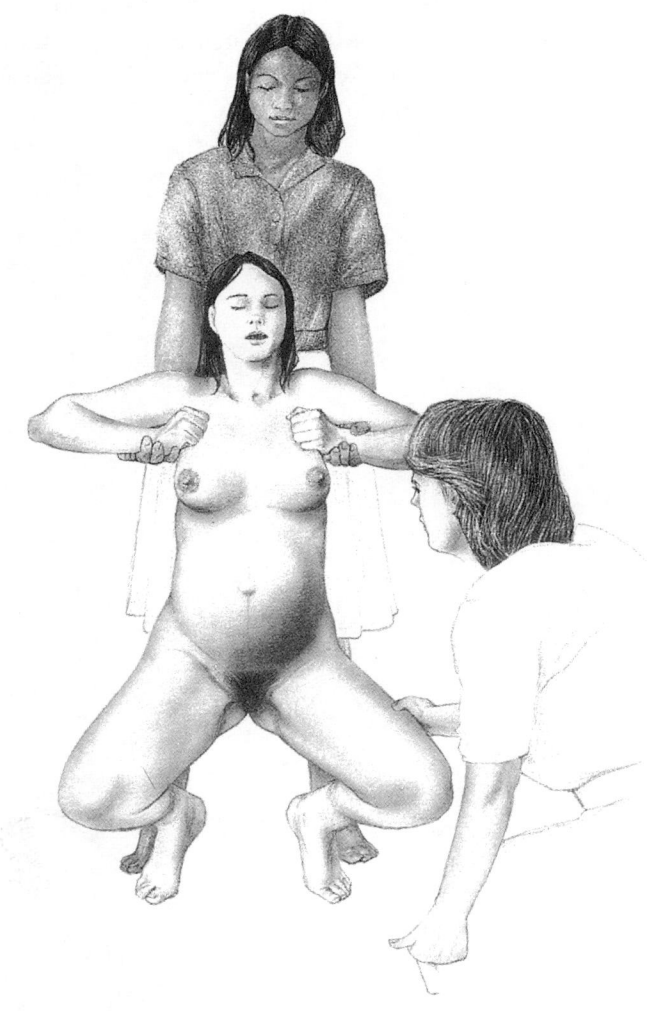

*Eine Variante der abgestützten Hocke, bei der die Geburtsbegleiterin die Handgelenke der Frau umfaßt.*

Sie mehr?« Die Antwort darauf lautet: mehr Bewegungsfreiheit. Viele Kliniken haben noch einen langen Weg vor sich, bis es so weit ist.

Wenn Sie sich überlegen, wie Sie Ihren Geburtsplan gestalten wollen, ist ein wichtiger Aspekt eine Umgebung, die Ihnen entspricht. Dabei geht es nicht nur um die Entscheidung zwischen Haus- und Klinik- geburt; es gilt viele verschiedene Möglichkeiten in Betracht zu ziehen, damit Sie sich eine Umgebung schaffen, in der sie sich entspannen können und Zuversicht gewinnen.

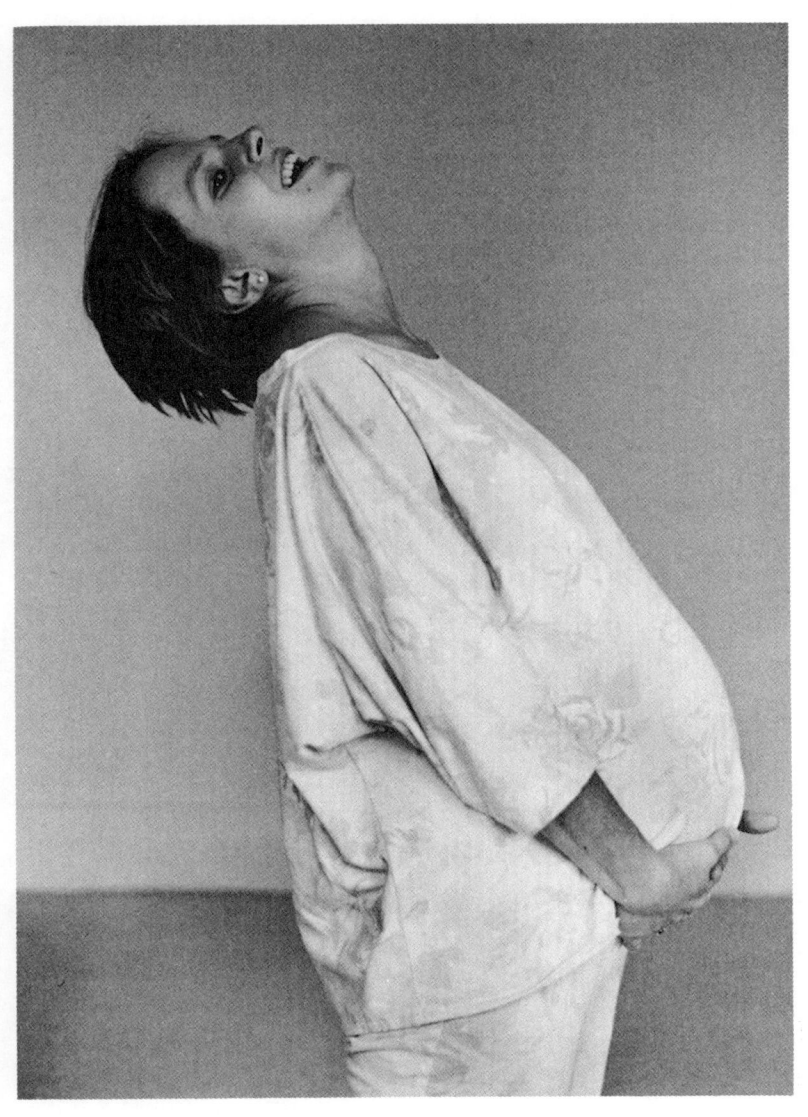

# *Ein Kind in sich tragen*

# 12 Den Kontakt zum Baby herstellen

Vielleicht pendeln Sie zwischen Tagträumen, in denen Sie sich Ihr Baby in allen Einzelheiten vorstellen, und dem Gedanken hin und her, daß so viele sich bewegende kleine Teile unmöglich zu einem Kind gehören können und Sie eher einen Oktopus oder einen Korb kleiner Kätzchen im Bauch haben. An ruhigen Tagen fühlt es sich vielleicht wie eine merkwürdige Ausbuchtung oder eine leblose Puppe an; oder Sie denken überhaupt nicht daran. Dann wird es plötzlich aktiv, und Ihnen wird deutlich bewußt, daß da drinnen ein lebendiges Wesen ist, das nur darauf wartet, in die Welt hinauszudrängen.

Die Schwangerschaft ist eine Zeit, in der man sich nicht nur auf die Geburt vorbereitet, sondern sich auch auf das Muttersein und auf all die heftigen Gefühle einstellt, die damit verbunden sind. Manche Frauen ziehen es vor, diesen Gefühlen keine allzugroße Aufmerksamkeit zu schenken:

»Ich bin viel zu beschäftigt, um in mich hineinzuhorchen. Ich hoffe, daß ich als Mutter geeignet bin. Ich habe in diesem Schuljahr so viele Stunden in so vielen Klassen, daß ich jetzt keine Zeit dazu habe.«

Andere Frauen genießen diese emotionale Reise ins Land der Mutterschaft:

»Ich glaube nicht, daß ich als Mutter je dem »Madonnenideal« entsprechen werde – immer nur sanft und still. Aber ich bin sicher, daß ich als Mutter sehr viel Anregung bieten werde, und sicher ist es faszinierend zuzuschauen, wie das Baby wächst und sich entwickelt. Manchmal gerate ich in Panik, weil ich keinen Mutterinstinkt an mir feststellen kann. Dann bewegt sich das Kind, ich lege meine Hand auf die Wölbung – das fühlt sich wunderbar an – und dann merke ich, daß ich mir wahrscheinlich gar keine Mühe geben muß, um die richtigen Gefühle aufzubringen. Sie sind einfach da!«

Eine Frau braucht Zeit, um eine Beziehung zu ihrem Baby und ihrem sich verändernden Selbst herzustellen, um zu träumen und zuzulassen, daß sich Phantasien um das erwartete Baby ranken. Das ist kein Sichgehenlassen, keine Zeitvergeudung, sondern ein wichtiger Teil der Vorbereitung auf die neue Beziehung zu einem anderen Menschen.

Für die alten Chinesen begann das Leben eines jeden Menschen neun Monate vor seiner Geburt. Heute entsteht eine neue Wissenschaft der perinatalen Psychologie, die die Einflüsse untersucht, die vor der Geburt, während des Geburtsvorgangs und unmittelbar danach auf Babys einwirken können.

Einige Frauen empfinden das vielleicht als eine zusätzliche Erwartung, die an sie gestellt wird, als eine Pflicht, die darin besteht, eine Beziehung zum Ungeborenen herzustellen, sich auf es zu konzentrieren und seine Bedürfnisse zu berücksichtigen – auf Kosten der eigenen. Das bedeutet eine zusätzliche Belastung der Schwangerschaft, die oft schon anstrengend genug ist. Eine Frau hat ihre eigenen Bedürfnisse, ihre eigenen Prioritäten und Rechte, die sich nicht alle unter dem Tatbestand subsummieren lassen, daß sie ein Baby erwartet. Deshalb ist es so wichtig, daß sie in der Schwangerschaft all ihre Möglichkeiten nutzt.

Andererseits wird für einige Frauen die Schwangerschaft immer schöner, je stärker sie ihr Baby wahrnehmen und einen Kontakt zu ihm herstellen:

»Das genieße ich an der Schwangerschaft besonders – das Baby zu spüren und mit ihm zu reden. Das ist ein ganz anderer Lebensrhythmus. Sonst muß alles immer schnell gehen. Ich bin ruhiger geworden. Ich bin mehr nach innen gekehrt.«

Auch wenn eine Frau es sich nicht leisten kann, sich Zeit und Ruhe zu gönnen, weil sie zum Beispiel beruflich sehr stark eingespannt ist und noch alles erledigen will, bevor sie in Mutterschutz geht, kann eine Pause in ihrem hektischen Leben, in der sie sich ganz und gar dem Baby zuwendet, erfrischend und erholsam sein. In den letzten drei Schwangerschaftsmonaten ist das eine wohltuende Unterbrechung.

## Das Leben vor der Geburt

Der Fötus kann erst auf Reize reagieren, wenn sich ein entsprechendes Nervensystem entwickelt hat. Und für das Bewußtsein ist noch etwas anderes notwendig: die Nervenverbindungen, die für das Funktionieren der Gehirnrinde sorgen – das ist der Teil des Gehirns, der für das Denkvermögen verantwortlich ist –, bilden sich erst zu Beginn der 28. Schwangerschaftswoche (gerechnet vom ersten Tag der letzten Periode).[1]

Doch die Reflexe funktionieren schon lange vorher. Sie treten spontan auf und können auch durch die Berührung des Fötus ausgelöst werden. Bereits in der 13. Woche bewegt der Fötus seine Zunge und kann schlucken. In der folgenden Woche beginnen die Lippenbewegungen, und er ist zu Gesichtsausdrücken fähig.

Ab der zehnten Woche fließt das Fruchtwasser, in dem der Fötus schwimmt, in seinen offenen Mund. Spätestens in der 15. Woche kann er verschiedene Geschmacksrichtungen unterscheiden. Fruchtwasser enthält Spuren von Zucker, verschiedene Säuren, Protein, Mineralsalze, Fette usw.[2] Geschmacksvorlieben scheinen sich also schon im Mutterleib zu bilden, da Untersuchungen an Neugeborenen ergeben, daß sie schneller saugen, wenn Sie süße Flüssigkeit bekommen, und langsamere Saugbewegungen machen und Grimassen schneiden, wenn sie Flüssigkeiten bekommen, die Chinin oder Zitronensäure enthalten.[3] Babys ziehen auch süßes Wasser normalem Wasser vor. Sie saugen nicht nur heftiger, auch ihr Herz schlägt schneller.[4] Normales Wasser mögen sie lieber als Salzwasser; Salz bemerken sie selbst in ganz geringer Konzentrationen sofort.[5]

### Was das Baby hören kann

Schon in der zehnten Woche ist das Vestibularum (Gleichgewichtssystem) funktionsfähig. Der Fötus kann sich im Raum orientieren.

Mitte der 70er Jahre kamen medizinische Forscher, die die Ergebnisse von Untersuchungen über die fötale Reaktion auf Geräusche auswerteten, zu folgendem Schluß: »Es wurde klar, daß der Fötus lange vor der Geburt hören und auf Geräusche reagieren kann und daß die

Gebärmutter keine schalldichte Kammer ist.«[6] Seit dieser Zeit wurden durch Ultraschall und CTG – von den Nachteilen und Gefahren dieser Maßnahmen bei regelmäßiger Anwendung einmal abgesehen – sehr viele neue Erkenntnisse über das Leben in der Gebärmutter gewonnen, darüber, was der Fötus hören kann, und sogar über seine Vorlieben.

Das Ohr ist der einzige Körperteil, das so groß wird wie bei einem Erwachsenen, solange das Baby noch im Mutterleib ist. In der 12. Woche entstehen die Nervenverbindungen, die für die Hörfähigkeit wichtig sind. Bis zur 20. Woche hat sich das komplizierte, mit Flüssigkeit gefüllte Labyrinth des Innenohrs entwickelt, und das Baby reagiert auf verschiedene Geräusche; allerdings werden diese Geräusche bis etwa zur 32. Woche nicht auf die gleiche Weise übertragen wie nach der Geburt. Der Fötus kann aber auf Schall reagieren, lange bevor er deutlich hören kann. Aus diesem Grund werden wahrscheinlich im vierten bis fünften Monat Kindsbewegungen und schnellere Herztöne registriert, wenn Musik gespielt wird. In diesem Entwicklungsstadium können Babys zwischen verschiedenen Musikarten unterscheiden, sie werden bei Beethoven und Brahms aktiver und beruhigen sich bei Vivaldi und Mozart.[7]

Selbst wenn sich der Fötus bei Musik nicht wirklich bewegt, verändern sich doch die Herztöne. Laute Geräusche rufen schnellere Herztöne hervor. Wahrscheinlich können Babys keine Geräusche unter einer Lautstärke von 40 Dezibel wahrnehmen.[8] David Chamberlain, ein Psychologe, der sehr viele Untersuchungen über das Bewußtsein während der Geburt und Erinnerungen an die Geburt durchgeführt hat, meint: »Viele Geräusche in der natürlichen Umgebung des Babys befinden sich demnach im hörbaren Bereich.«[9]

Das Ungeborene kann auch die Frequenzen der menschlichen Sprache wahrnehmen. Es scheint sogar Sprachmuster zu speichern, die es von seiner Mutter gelernt hat. Babys bewegen ihren Körper und die Augen synchron zur Sprache der Person, die mit ihnen redet. Doch machen Sie das nur bei deutlicher Sprache und nicht, wenn sie undeutliche Sprachlaute zu hören bekommen.[10] Sie reagieren so, ganz gleich ob es sich um Englisch oder Chinesisch handelt.[11] Offensichtlich kann das Baby in den letzten Schwangerschaftsmonaten, sobald sich das

Gehör entwickelt hat, bereits menschliche Sprache erkennen und gewöhnt sich an den Tonfall und den Sprachrhythmus der Mutter, obwohl es im Fruchtwasser schwimmt, wo Geräusche anders wahrgenommen werden, als wenn sie in der Luft übertragen werden.

Ein Neugeborenes kann die Stimme seiner Mutter erkennen. Wenn es die Wahl hat zwischen ihrer Stimme und einer anderen weiblichen Stimme, entscheidet es sich für die Stimme der Mutter. Bei einem Experiment wurde Säuglingen, die weniger als vier Tage alt waren, ein Gummisauger gegeben, aus dem keine Milch kam.[12] Durch Veränderung des Saugrhythmus konnten die Babys erreichen, daß entweder die Stimme ihrer Mutter erklang, die eine Geschichte vorlas, oder die Aufnahme der gleichen Geschichte, von einer anderen Frau gelesen. In weniger als 20 Minuten hatten die Babys gelernt, wie sie die Stimme ihrer Mütter erklingen lassen konnten. Wenn es Geschwister in der Familie gibt, dann reagiert der Fötus mit ziemlicher Sicherheit auch auf deren Stimmen. Die Stimmen kleiner Kinder sind sogar noch höher als die der Mutter, und da sich Zwei- bis Dreijährige meistens in der Nähe der Mutter aufhalten, auf ihrem Schoß sitzen, mit ihr schmusen und auf ihr herumklettern, was mit ziemlich viel Lärm verbunden sein kann, wäre es verwunderlich, wenn der Fötus nicht mit den Stimmen seiner Geschwister vertraut wäre. Meine eigene Erfahrung ist, daß das Neugeborene sich oft durch die Geräusche der Stimmen seiner Geschwister trösten läßt und dann ruhig und aufmerksam wird.

Das Baby übt auch Muskelbewegungen, die gleich nach der Geburt einen Schrei ermöglichen – und dieser Schrei ist so einmalig wie sein Fingerabdruck. Für alle, die noch nie mit Kleinkindern zu tun hatten, hört sich das Schreien verschiedener Babys wahrscheinlich sehr ähnlich an, doch jede Mutter weiß, daß sie das ihre unter Dutzenden herauskennt. Dieses Schreien hat es schon im Mutterleib geübt; es hat sich aus dem Sprachmuster der Mutter ergeben.[13]

Innerhalb von wenigen Minuten nach der Geburt wendet das Baby seinen Kopf in die Richtung, aus dem Geräusche kommen, vor allem, wenn es sich um eine menschliche Stimme handelt.[14] Dabei bevorzugt es hohe Frauenstimmen gegenüber der tieferen Tonlage von Männern. Viele Menschen sprechen ganz automatisch mit einer höheren Stimme, wenn Sie mit Neugeborenen reden. Auf einer Tonbandaufnahme von der Geburt eines meiner eigenen Kinder spricht mein Mann zuerst mit mir in seiner normalen Stimme und wendet sich dann seiner neugeborenen Tochter zu und sagt in einer deutlich höheren Tonlage: »Hallo! Wie sollen wir dich denn nennen, Kleines?«

Der Fötus kann das Verdauungssystems der Mutter hören und das Pulsieren des Blutes in ihren Arterien und Venen. Außerdem ist da das fortwährende Trommeln ihres Herzschlags. Der menschliche Herzschlag scheint auf Neugeborene besonders beruhigend zu wirken. Im Rahmen einer bekannten Untersuchung hat man Babys in einem Kliniksäuglingszimmer das Geräusch von Herzschlägen mit einem Tempo von 72 Schlägen pro Minute vorgespielt.[15] Eine Kontrollgruppe bekam dieses Geräusch nicht zu hören. Das Schreien der Babys in den beiden Säuglingszimmern wurde auf Band aufgenommen, und die getrunkene Milchmenge und das Gewicht wurden über einen Zeitraum von vier Tagen aufgezeichnet. Die Babys in der Kontrollgruppe schrien fast doppelt so oft wie die in der Gruppe mit dem Herzschlag. In der Herzschlaggruppe nahmen doppelt so viele Kinder an Gewicht zu, obwohl beide Gruppen ungefähr die gleiche Milchmenge tranken. Ihre Babys, die durch die Herztöne getröstet wurden, schienen die Nahrung besser zu verwerten.

Wenn der Herzschlag auf 128 Herztöne pro Minute beschleunigt wurde, gefiel das den Neugeborenen so wenig, daß alle zu weinen anfingen. Es funktionieren also nicht irgendwelche Laute, sondern ein ganz spezielles Geräusch, an das das Baby sich im Mutterleib gewöhnt hat und das mit Nähe zur Mutter und Geborgenheit bei ihr verbunden ist.

*Schlafen und Wachen*

Schon im fünften Schwangerschaftsmonat hat das Baby seinen eigenen Schlaf- und Wachrhythmus. In den letzten drei Monaten gibt es Zeiten, in denen der Säugling heftig zu trainieren scheint, und andere, in denen es wach ist und bereit, sich auf Geräusche, Haltungsveränderungen der Mutter oder den Druck der Hand auf die Bauchdecke hin zu bewegen. Besonders in diesem Wachzustand kann die Schwangere Kontakt zu ihrem Baby herstellen; er entspricht der »ruhigen Aufmerksamkeitsphase«, die Psychologen bei Neugeborenen beobachtet haben, einem Zustand, in dem das Baby offen für die Aufmerksamkeit seiner Eltern ist und sie ein »Gespräch« miteinander beginnen können.

Auch im Schlaf gibt es zwei unterschiedliche Zustände. Während des REM-Schlafs (Rapid Eye Movement-Schlafphase) kommt es zu schnellen Augenbewegungen. Das ist die Traumphase. Im Tiefschlaf dagegen ist die Herztätigkeit verlangsamt, und die Augen bewegen sich nicht. In der 30. Woche verbringt das Baby seine gesamte Schlafphase im REM-Schlaf. Bis zur 33. oder 35. Woche sind das nur noch 67 Prozent der Zeit, in der 36. bis 38. Woche noch 38 Prozent, und in der 40. Woche, wenn das Baby geburtsbereit ist, verbringt es die Hälfte seiner Schlafphase im REM-Schlaf.[16] Häufig bewegt sich der Fötus im REM-Schlaf, und offensichtlich reagiert er damit auf einen Traum. Die Autoren dieser Untersuchung sind der Ansicht, daß Traumschlaf wichtig für die Entwicklung des Zentralnervensystems und später für die Aufrechterhaltung seiner Funktionen ist.

Der klar abgegrenzte Wach- und Schlafzyklus in den letzten Schwangerschaftsmonaten ähnelt oft dem Rhythmus der Wach- und Schlafzeiten, der gleich nach der Geburt einsetzt. Ein Baby, das nicht unter Medikamenteneinwirkung steht, ist nach der Geburt meist eine Zeitlang sehr aufmerksam und wach. Das dauert ein oder zwei Stunden lang an, danach schläft das Neugeborene die nächsten drei oder vier Tage die meiste Zeit. Wenn der Milcheinschuß kommt, sind die Wachphasen häufiger, und innerhalb von 24 Stunden gibt es meist eine oder zwei längere Wachphasen. Ein Baby, das im Mutterleib regelmäßig jeden Abend sehr viel gestrampelt hat, legt dann meist auch nachher eine Wachphase am Abend ein. Häufig tritt diese Wachphase zwischen acht Uhr und 11 Uhr abends auf. Bei vielen Babys dauert sie auch länger. Gerade dann, wenn die Mutter zum Tagesabschluß Ruhe braucht, wird das Baby wach.

Machen Sie in den letzten zehn Schwangerschaftswochen eine Woche lang Aufzeichnungen darüber, wann Ihr Baby am lebhaftesten ist. Stellen Sie fest, ob sich ein Rhythmus ergibt.

Harriets Sohn ist jetzt fünf Monate alt. Wenn sie an das zurückdenkt, was sie vor der Geburt über ihn wußte, meint sie:

»Am Morgen war er ruhig, vielleicht meine ich das aber auch nur, weil ich so beschäftigt war und gar nicht gemerkt habe, wenn er sich bewegt hat. Seine Strampelzeit war am frühen Nachmittag. Doch noch lebhafter war er nach sechs Uhr abends. Manchmal stieß und strampelte er so heftig, das es unter den Rippen richtig wehtat. Und jetzt schläft er morgens immer tief, so daß ich meine Sachen erledigen kann. Nach der Mittagsmahlzeit möchte er dann eine Spielrunde einlegen, danach macht er ein Nickerchen, und seine längste Wachphase ist dann von sechs bis halb elf am Abend. Ihn vorher zur Ruhe zu bringen ist sehr schwierig. Ich beginne mit dem Kochen, bevor er wach wird, und David bereitet das Essen dann fertig zu. Ich esse dann, während er den Jungen umherträgt. Anschließend trage ich ihn umher, während David zu Abend ißt. Wir machen den Plattenspieler an, und manchmal tragen wir ihn im Tragetuch und tanzen mit ihm! Abends geht es bei uns immer sehr lebhaft zu.«

### Die Bewegungen des Babys

Ein gesunder Fötus bewegt sich bis zum Geburtszeitpunkt häufig, doch werden diese Bewegungen von den Frauen ganz unterschiedlich wahrgenommen. Eine Frau verzeichnet vielleicht durchgehend nur wenige Bewegungen, eine andere nimmt immer sehr viele wahr. Auch verändern sich die Bewegungen in den einzelnen Schwangerschaftsphasen. Wenn sie um die 18. bis 20. Woche zum ersten Mal spürbar sind, fühlen sie sich wie kleine Stupser an, wie platzende Seifenblasen oder so als würde ein Vogel mit den Flügeln flattern. Später sind sie deutlich als Stöße und Knüffe wahrnehmbar. Ab der 19. Woche beginnt das Baby mit Atembewegungen, als würde es für die Zeit nach der Geburt üben. Die Bewegungen werden stärker und treten häufiger auf, bis sie um die 27. Woche herum zu einem regelmäßigen Bewegungsrhythmus werden.

Bis zur 24. oder 26. Woche hat das Baby genug Bewegungsfreiheit, um Purzelbäume zu machen. In den nächsten vier bis sechs Wochen dreht es sich meist mit dem Kopf nach unten (was als Schädellage, SL im Mutterpaß, vermerkt wird) in die Geburtshaltung. Der Kopf ist der größte und schwerste Körperteil und schmiegt sich meist gut in das kleine Becken, wie ein Ei in einen Eierbecher. Weil er jetzt keinen Spielraum mehr hat, bleibt er in der Position, und dann sagt man, daß sich »der Kopf ins kleine Becken eingestellt« hat.

Von diesem Zeitpunkt an kann sich das Baby noch von einer Seite zur anderen drehen, den Kopf wenden und den ganzen Körper von einer Seite auf die andere rollen; doch kann es seine Haltung nicht mehr so verändern, daß der Po nach unten zeigt.

Es gibt mehrere deutliche Bewegungsarten, die Sie in den letzten Schwangerschaftsmonaten vielleicht unterscheiden können. Eine ist die Körperdrehung. Das Baby dreht sich von einer Seite des Bauches auf die andere und dann unter Umständen wieder zurück. Am Höhepunkt dieser Drehung entsteht eine kurze Pause, in der Ihre Bauchdecke von der harten Wölbung des Babyrückens nach außen gedrückt wird. Sie wölbt sich dann heraus wie der Panzer einer Riesenschildkröte.

Eine andere Bewegung geht von den Füßen aus; Sie spüren sie auf der rechten oder der linken Seite als Tritte unter Ihren Rippen. Der Körper des Babys befindet auf der gegenüberliegenden Seite der Stelle, an der Sie das Strampeln spüren. Wenn Sie diese Fußbewegungen bemerken, können Sie sicher sein, daß Ihr Kind mit dem Kopf nach unten in der vorderen Hinterhauptslage liegt, daß folglich sein Hinterkopf zu Ihrer Vorderseite zeigt. Die feste, melonenförmige Wölbung entsteht also durch den Rücken des Babys. Diese Lage ist für den Geburtsbeginn ausgesprochen günstig.

Das Kind kommt mit dem Reflex zur Welt, die Knie anzuziehen, sobald Druck auf seine Fußsohlen ausgeübt wird. Gegen Ende der Schwangerschaft werden die Gebärmutterwände im oberen Teil dikker, was damit zusammenhängt, daß das untere Gebärmuttersegment dünner wird und die Muskelfasern zum oberen Teil der Gebärmutter hin hochgezogen werden. Das Baby drückt mit den Füßen gegen diese feste Gebärmutterwand. Wenn sich die Gebärmutter zusammenzieht, was regelmäßig passiert, wird Druck auf die Füße ausgeübt. Dadurch wird der Fötus dazu angeregt, Schrittbewegungen zu machen, die Sie als Tritte spüren. Sie unterstützen also Ihr Baby dabei, sich mit angewinkelten Gliedmaßen, gerundetem Rücken und nach vorn aufs Brustbein gebeugtem Kopf zu einem Ball zusammenzurollen. Diese Haltung hat bei der Geburt einen rein mechanischen Vorteil, denn wenn sich die Gebärmutter zusammenzieht, kann sie die Rundung des kindlichen Kopfes nach unten gegen den geöffneten Muttermund und die Biegung des Geburtskanals drücken.

Vielleicht spüren Sie auch, wie das Baby mit dem Kopf stößt. Dazu kommt es nur, wenn er ins kleine Becken eingestellt ist. Der Fötus hat einen angeborenen Reflex, das Kinn zu heben, wenn auf seinen Oberkopf Druck ausgeübt wird. Ihre Beckenbodenmuskeln verlaufen am Ausgang des knöchernen Beckens unterhalb des kindlichen Kopfes. Immer wieder einmal stößt das Baby mit dem Kopf dagegen und benutzt Sie quasi als Trampolin. Sie empfinden dabei ein Vibrieren in der Scheide, so als würden sie gekitzelt oder hätten einen leichten elektrischen Schlag bekommen. Mit dieser Kopfbewegung bewegt sich das Kind weiter nach unten in eine gute Ausgangslage für die Geburt. Dabei liegt der Kopf dicht am Muttermund auf, dem Teil der Gebärmutter, der sich bei der Geburt öffnet.

Es kann auch sein, daß Sie manchmal ganz schnelle, ruckartige Bewegungen spüren. Das kann ein Schluckauf sein. Es kann sich dabei um schnelle seitliche Kopfbewegungen des Babys handeln, das den Daumen oder den Finger sucht, am dem es gerade gesaugt und den es verloren hat. Nach der Geburt hilft dieser Suchreflex dem Kind, die Brustwarze der Mutter zu finden.

Gegen Ende der Schwangerschaft gibt es kaum einmal zehn Minuten, in denen sich das Baby nicht irgendwie bewegt, Atemübungen macht – die Sie nicht spüren können – oder einen Arm oder ein Bein anzieht und wieder ausstreckt, mit den Armen winkt, strampelt, sich dreht oder von einer Seite auf die andere rollt, und je mehr das Baby ausholt, um so heftiger spüren Sie diese Bewegungen.[17]

Viele Frauen stellen gegen Ende der Schwangerschaft fest, daß sie das Verhalten des Fötus beeinflussen und ihm Zeichen geben können, damit er sich zum Beispiel bewegt oder beruhigt. Es kann sein, daß Ihr Baby eine für Sie sehr unbequeme Haltung einnimmt, Ihnen zum Beispiel einen Fuß in die Rippen bohrt. Versuchen Sie, die Haltung zu wechseln oder mit der Hand Druck auf den Rücken des Kindes auszuüben, damit es sich in eine andere Haltung rollt. Ein sehr lebhaftes Baby, das sich dreht und windet, strampelt und boxt, läßt sich oft durch eine Hand auf seinem Po, durch langsames, tiefes Atmen oder durch sanfte Musik beruhigen. Oft werden Ungeborene gerade dann besonders aktiv, wenn die Mutter schlafen geht, und sie findet dann heraus, daß sie es durch eine Veränderung der Haltung beruhigen kann oder indem sie den Rücken des Babys mit ihren Händen umfängt und ihm sagt, daß es jetzt still sein soll.

Manchmal stellt eine Frau auch fest, daß ihr Baby auf bestimmte Geräusche reagiert; bei manchen wird es offenbar ganz aufgeregt und bei anderen wird es ruhig oder schläft sogar ein.

Vielleicht fällt einer Frau auch auf, daß ihre eigene Gefühlslage sich auf das Kind auswirkt. Wenn sie an einem schönen Sommertag faul und schläfrig in der Sonne liegt, werden die Bewegungen oft langsamer und die Pausen dazwischen länger. Wenn Sie sich jedoch an einem besonders hektischen Tag ein paar Minuten Ruhe gönnt, dann wird sich das Baby wahrscheinlich herumwälzen, als würde es die ganze Geschäftigkeit und Unruhe und die vielen Dinge, die der Mutter durch den Kopf gehen, spüren können.

Wenn Frauen in den Geburtsvorbereitungskursen beginnen, sich zu entspannen und langsam zu atmen, bewegen sich die Babys anfangs oft besonders heftig. Das ist offenbar eine Reaktion darauf, daß bei der Mutter die Spannungen nachlassen, die sich wegen der Teilnahme am Kurs aufgebaut haben, oder die damit zusammenhängen, daß sie es schaffen muß, rechtzeitig mit der Arbeit aufzuhören, das Abendessen vorzubereiten, die größeren Kinder unterzubringen, sich zu vergewissern, daß ihr Partner dann auch fertig ist, sich im Abendverkehr durch die ganze Stadt zu kämpfen usw. Wenn sie sich dann auf eine rhythmische tiefe Atmung eingelassen hat und sich entspannt fühlt, wird auch das Baby ruhig.


*Verhalten des Babys im Mutterleib*[18]


| 8. Woche: | Der Embryo macht die ersten winzigen Bewegungen und kann Schluckauf bekommen, doch kann die Mutter davon noch nichts spüren. |
| 9. Woche: | Er beginnt zu strampeln. |

| | |
|---|---|
| 10. Woche: | Er bewegt sich mehr als 12 Prozent der Zeit, macht auch Atembewegungen und fängt jetzt oder in einigen Wochen damit an, Fruchtwasser zu trinken. |
| 11. Woche: | Die Bewegungen werden heftiger. Gelegentlich hüpft er, als wäre er erschreckt worden. |
| 12. Woche: | Auf entsprechende Reize schließt er den Mund und schluckt. |
| 13. Woche: | In dieser Schwangerschaftsphase sind Anfälle von Schluckauf besonders häufig, und zwar jeweils 26 bis 28 Mal pro Minute. |
| 16. Woche: | Der Geschmackssinn ist entwickelt. Bei Versuchen machten die Föten doppelt so häufig Schluckbewegungen, wenn das Fruchtwasser künstlich gesüßt worden war. Wenn helles Licht auf die Bauchdecke der Mutter fällt, werden die Herztöne schneller, und der Fötus dreht den Kopf weg. |
| 18. Woche: | Jetzt oder innerhalb der nächsten drei Wochen spürt die Mutter die ersten Kindsbewegungen. |
| 20. Woche: | Wenn der Fötus von etwas berührt wird, greift er danach und bewegt den Arm hinauf und hinunter. |
| 22. Woche: | Von nun an schlägt das Herz schneller, wenn sich das Ungeborene bewegt; es macht jetzt auch eindeutige Saugbewegungen. |
| 25. Woche: | Es reagiert auf laute, plötzliche Geräusche, wird ruhig, wenn die Mutter beruhigend mit ihm spricht, und schläft ein, wenn sie umhergeht und es in der Wiege ihres Beckens auf und ab geschaukelt wird. |
| 27. Woche: | Es macht jetzt kraftvolle Atembewegungen. |
| 28. Woche: | Etwa um diese Zeit hat sich das Gehirn so weit entwickelt, daß angenommen werden kann, daß ein Bewußtsein vorhanden ist. |
| 29. Woche: | Das Baby reagiert auf Geräusche, indem es sich mehr bewegt und sein Herz schneller schlägt. |
| 30. Woche: | Ab jetzt wird die Erfahrung des eigenen Herzschlags wichtig, damit sich eine Reaktion auf den Rhythmus nach der Geburt einstellt. |
| 33. Woche: | Von jetzt an gibt es zwei Schlafzustände: den REM-Schlaf (Rapid Eye Movement) oder aktiven Schlaf, bei dem es zu schnellen Augenbewegungen kommt (bei Erwachsenen ist das die Traumphase) und den tiefen Schlaf ohne schnelle Augenbewegungen. |
| 37. Woche: | Etwa um diese Zeit bewegt sich das Baby mindestens alle zehn Minuten. Manche dieser Bewegungen kann die Mutter |

nicht spüren, weil es sich um Atembewegungen handelt, die in Schüben erfolgen.

39. Woche: Während des stillen Schlafs macht das Baby oft in Abständen von zehn bis 20 Sekunden Mundbewegungen. In der aktiven Schlafphase bewegt es sich alle 0,5 bis 2,5 Minuten und macht fünf Sekunden bis drei Minuten lang Saug- oder andere Mundbewegungen. In dieser Schwangerschaftsphase verbringt das Ungeborene 95 Prozent der Zeit schlafend.

## Die Lage des Babys

Gegen Ende der Schwangerschaft können Sie herausfinden, wie Ihr Baby liegt, indem Sie seine verschiedenen Körperteile durch Ihre Bauchdecke hindurch ertasten. Der gynäkologische Fachausdruck hierfür ist »Palpieren«. Beim nächsten Arzt- oder Hebammentermin können Sie sich ja einmal zeigen lassen, wie das geht.

Folgendermaßen können Sie herausfinden, wie Ihr Kind liegt, zwar auf eine etwas andere Weise, als Ärzte das tun, aber wahrscheinlich haben Sie damit Erfolg.

Entleeren Sie zunächst die Blase, denn dann können Sie leichter die einzelnen Körperteile des Babys spüren. Legen Sie sich bequem mit Kissen abgestützt auf den Rücken. Betrachten Sie jetzt die Wölbung Ihres Bauches. Können Sie deutliche Ausbuchtungen entdecken? Suchen Sie vor allem um den Nabel herum. Wenn er herausragt wie eine Naht, die gleich aufgeht, dann können Sie zumindest im Moment sicher sein, daß sich das Kind in der vorderen Hinterhauptslage befindet, sein Rücken also nach vorne zeigt. Ist um den Nabel herum eine leichte Kuhle zu sehen oder sieht er flach aus, liegt das Baby momentan wahrscheinlich zur Seite gedreht. Wenn eine suppentellerförmige Vertiefung um den Nabel herum zu erkennen ist, liegt es wahrscheinlich in der hinteren Hinterhauptslage, schaut also nach vorne. Die Vertiefung entsteht durch den Abstand zwischen Beinen und Armen. Atmen Sie tief und lange aus und entspannen Sie sich völlig, so daß Ihre Muskeln ganz locker sind, dann können Sie mit den Händen darunter etwas spüren.

In den letzten Schwangerschaftswochen liegt Ihr Baby sehr wahrscheinlich mit dem Kopf nach unten; sein Rücken ist mehr oder weniger nach vorne gewandt. Tasten Sie also zunächst, ob sich seine Füße links oder rechts unter Ihren Rippen befinden. Bewegen Sie Ihre Hände langsam und entschlossen und drücken Sie fest nach innen. Ein Fuß fühlt sich etwa so an wie ein Türknauf. Oft können Sie Ihr Kind auch dazu bringen, den Fuß zu bewegen, indem Sie mit Ihrem Finger Druck ausüben. Wenn das Baby wach ist und Sie wirklich seinen Fuß erwischt haben, zieht es ihn weg und schiebt ihn dann vielleicht wieder zurück. Wahrscheinlich können Sie sogar die Fußform ertasten und den Fuß des Babys in der Hand halten. Wenn Sie den Fuß nicht unter Ihren Rippen finden können, im unteren Bauchbereich jedoch Tritte spüren, liegt Ihr Kind sehr wahrscheinlich mit dem Kopf nach oben in der Gebärmutter, also in der Steißlage.

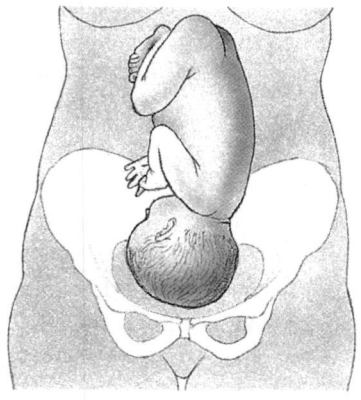
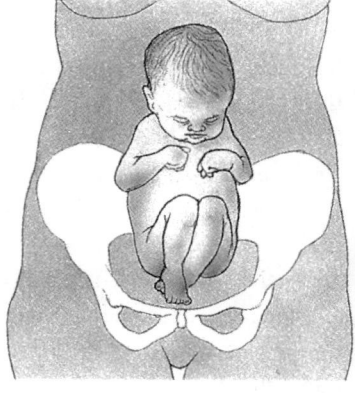

*Das Baby liegt in der vorderen Hinterhauptslage (SL I), in diesem Fall auf der linken Seite der Mutter.*

*Dieses Baby befindet sich mit angezogenen Knien in der vollkommenen Steißlage. Wenn es die Beine so hochgezogen hat, kann es sich leicht zu einem Ball zusammenrollen und sich so den Weg durch den Geburtskanal bahnen.*

Wenn Sie vorne überall Tritte spüren und am Nabel eine suppentellerförmige Kuhle wahrnehmen, liegt das Kind im Augenblick wahrscheinlich in der hinteren Hinterhauptslage. Sein Rücken liegt an Ihrem Rücken. Wenn der Kopf noch nicht ins kleine Becken eingetreten ist, kann sich das Baby mehrmals am Tag von der vorderen in die hintere Hinterhauptslage drehen. Hat sich der Kopf jedoch ins Becken eingestellt, kann es sein, daß die Geburt in dieser Lage beginnt und der Kopf dann durch die Wehen in die günstigere vordere Hinterhauptslage gedreht wird. Das dauert oft sehr lange. Die Frau bekommt Rückenschmerzen, weil der harte Hinterkopf gegen ihr Kreuzbein drückt. Nur Geduld: Das Baby dreht sich fast immer herum. Wenn es sich jedoch nicht dreht, kann es auch in der hinteren Hinterhauptslage geboren werden. Das ist eine schwierigere Geburt, da der Kopf mit einem größeren Durchmesser den Geburtskanal passieren muß. Geburtshelfer drehen den Kopf oft mit der Zange, einer Sauglocke oder mit der Hand.

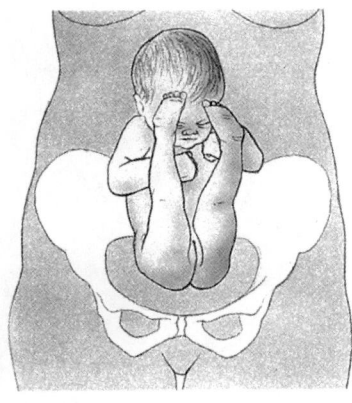 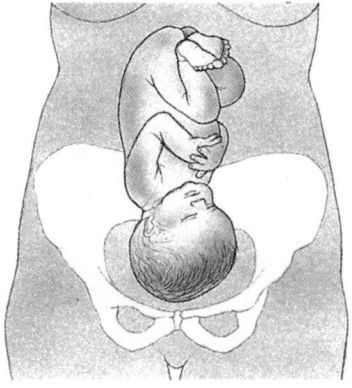

*Wenn die Beine so nach oben gestreckt sind, wird das als einfache oder reine Steißlage bezeichnet. Das Baby tritt dann wahrscheinlich langsamer tiefer ins Becken als bei einer vollkommenen Steißlage, weil die Beine wie eine Schiene für die Wirbelsäule des Babys wirken.*

*Das Baby befindet sich in der hinteren Hinterhauptslage.*

Sowohl der Kopf als auch der Po sind hart. Doch der Kopf ist rund wie ein Ball, der Po dagegen ist flacher. Um den Kopf vom Po unterscheiden zu können, versuchen Sie einmal, den Körperteil zu ertasten, den Sie für den Kopf des Babys halten. Legen Sie die Finger an beiden Seiten auf und versuchen Sie, die Ausbuchtung vor Ihren Fingern zu bewegen. Der Kopf bewegt sich wie ein Stück Kork auf dem Wasser; der Po des Babys bewegt sich nicht. Wenn sich der Kopf unter Ihren Rippen befindet, fühlt sich das vielleicht wie ein kleiner umgedrehter Topf an, der dort sehr unbequem Platz gefunden hat. Wenn der Kopf des Kindes nach unten zeigt und sich ins Becken eingestellt hat, können Sie ihn vielleicht überhaupt nicht ertasten, weil er tief im Becken sitzt.

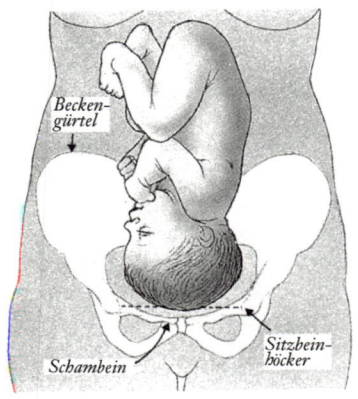

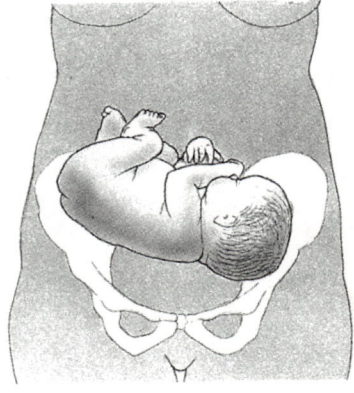

*Der Kopf des Babys hat sich ins Becken eingestellt, das heißt, daß sich der Oberkopf auf gleicher Höhe mit Ihren Sitzbeinhöckern befindet. Das ist der Höhenstand 0.*

*Das Baby liegt in der Querlage.*

242

Hier einige Hinweise, wie Sie herausfinden können, ob sich der Kopf des Babys ins Becken gesenkt hat. Es ist wahrscheinlich, daß sich der Kopf ins kleine Becken eingestellt hat, wenn

- Sie im Stehen das Gefühl haben, etwas Schweres zwischen den Beinen zu tragen,
- es unbequem für Sie ist, sich schnell auf einen harten Stuhl zu setzen,
- Sie in der Scheide manchmal das Gefühl haben, »elektrisiert« zu sein, sobald das Baby mit seinem Kopf gegen die Muskeln stößt,
- Sie Druck auf der Blase spüren und öfter auf die Toilette müssen,
- Ihnen das Atmen leichter fällt als vor ein paar Wochen und Sie nicht mehr so viel Druck gegen Ihre Rippen spüren,
- das Baby nicht mehr so viel herumhüpft,
- Sie knubbelige Füße unter den Rippen spüren können,
- Sie den Kopf des Babys schon ein paarmal im unteren Bauchbereich ertastet haben, ihn jetzt jedoch nicht mehr spüren können.

Sie können auch mit den Händen feststellen, ob sich der Kopf ins Becken eingestellt hat. Legen Sie sie oberhalb des Schambeins auf beide Seiten des Körperteils des Babys, den Sie dort spüren. Führen Sie Ihre Finger dann vom äußeren Rand zur Mitte. Wenn dort, wo sich Ihre Finger treffen, ein Abstand zwischen der runden Wölbung des Babys und dem Rand Ihres Schambeins zu spüren ist, hat sich der Kopf noch nicht ins Becken eingestellt. Wenn kein Abstand festzustellen ist, hat sich der Kopf ins Becken eingestellt, und bei dem Körperteil, den Sie spüren, handelt es sich dann wahrscheinlich um die Schultern.

Selbst wenn der Kopf sich nicht ins Becken eingestellt hat, wenn Sie sich hinlegen, ist das möglicherweise im Stehen der Fall. Sie spüren vielleicht, daß er wie eine große Orange nach unten gegen Ihre Blase und Scheide drückt.

Das zweite oder jedes weitere Kind stellt sich oft erst kurz vor der Geburt oder während der Geburt ins kleine Becken ein.

Wenn Ihr Partner oder eine Freundin die Lage des Babys ertasten, dann führen Sie deren Hände, um ihnen zu zeigen, wie stark der Druck sein darf, den Sie als angenehm empfinden. Vergessen Sie nicht, dabei gleichzeitig mit Ihrem Kind zu reden.

Es kommt vor, daß der Fötus keine gleichbleibende Haltung einnimmt. Oft ist das nach mehreren Schwangerschaften der Fall. Gegen Ende der Schwangerschaft liegt das Baby dann oft quer in der Gebärmutter. Wenn es während der Geburt in dieser Haltung bleibt, gelangt es nicht in den Geburtskanal. Doch meist dreht es sich ganz zum Schluß und liegt dann mit dem Kopf nach unten, wobei es tief ins Becken hineingleitet, wenn die heftigen Wehen beginnen.

**Träume**

Ganz zu Anfang und gegen Ende der Schwangerschaft haben viele Frauen häufig lebhafte Träume. Manche träumen in Farbe, obwohl sie vorher nur schwarz-weiß geträumt haben. Viele berichten, daß sich die Themen in unterschiedlicher Form mehrmals wiederholen oder daß sie verschiedene Versionen des gleichen Traums träumen. Manchmal sind diese Träume auch beunruhigend.

Das Baby kommt darin als Tierbaby vor, als Kätzchen oder Welpe zum Beispiel. Oder es wird zu einem Körperteil, der verloren gegangen oder amputiert worden ist. Manchmal ist es ein Zahn, der gezogen wird. Das ist gar nicht verwunderlich, denn während der Schwangerschaft kommt es der Frau so vor, als wäre ihr Kind ein Teil ihres eigenen Körpers, und die Geburt bedeutet die notwendige Trennung. Wasser ist ein uraltes Geburtssymbol. Manchmal bringen Träume, in denen Wasser vorkommt, die Angst vor der Geburt und ihren Gefahren zum Ausdruck. Manchmal deuten diese Wasserträume ganz im Gegensatz dazu auf ein Gefühl der Erfüllung hin.

Viele Frauen träumen vom Krankenhaus; manchmal sind das Alpträume. Eine Frau, die eine sehr schwierige Geburt hinter sich hatte und von ihrem Baby getrennt wurde, weil man es in die Säuglingsintensivstation verlegte, träumte in der nächsten Schwangerschaft immer wieder, daß man sie auf dem Entbindungstisch festband, die Ärzte und Schwestern Teufelsmasken trugen und ihr Baby sich in einer Glasflasche befand.

Manche Frauen träumen von einer Maschine, die in Gang gesetzt wird und nicht mehr zum Stillstand gebracht werden kann – ein anschauliches Symbol für das Gefühl vieler Frauen, daß sie den Ärzten und der Klinikroutine ausgeliefert sind. Manche träumen davon, in eine Falle geraten zu sein, sich zum Beispiel hinter verschlossenen Türen zu befinden, vielleicht deshalb, weil sie sich in den Händen der Fachleute machtlos oder der Schwangerschaft hilflos fühlen.

Frauen, die schon Kinder haben, werden oft von Alpträumen heimgesucht, in denen eines ihrer Kinder durch ihre Nachlässigkeit oder Unaufmerksamkeit zu Schaden kommt. »Ich gehe durch das Hoftor«, berichtet Carol, »und meine Zweijährige läuft vor mir her. Plötzlich rennt sie auf die Straße. Reifen quietschen, ein Schrei. Ihr Körper liegt leblos da.« Oft hat eine Frau Schuldgefühle, daß sie dem älteren Kind jetzt, da ein Baby unterwegs ist, nicht mehr genug Liebe schenkt; diese Schuldgefühle kommen in solchen Träumen zum Ausdruck.

Wenn eine Frau nachts aufwacht, führt sie das vielleicht darauf zurück, daß sie einen Druck auf der Blase spürt oder das Baby sich bewegt, doch diese körperlichen Ursachen für das Aufwachen verschleiern oft nur die Tatsache, daß sie durch heftige, beunruhigende Träume aufgewühlt ist. Es ist anscheinend einfacher, das plötzliche Wachwerden mit körperlichen Ursachen zu erklären, als die Ereignisse des Traums ins Bewußtsein gelangen zu lassen. Doch manchmal kann es eine Hilfe sein, diese Träume noch einmal zu rekapitulieren, um Ängste zu erkennen, die bisher nicht wahrgenommen wurden. Oft ist das sehr sinnvoll, damit sich die Ängste auflösen können.

Es kann in den Träumen darum gehen, daß Sie noch mehr Informationen brauchen, daß die Verständigung mit den Betreuungspersonen zu wünschen übrig läßt, daß Sie mit jemanden, zu dem Sie Vertrauen haben, etwas besprechen sollten, das Sie sehr beschäftigt, oder sich mit anderen Frauen austauschen, die die gleichen Erfahrungen gemacht haben.

> Vielleicht möchten Sie sich alle Träume in der Schwangerschaft aufschreiben, die Ihrer Ansicht nach Ihre Hoffnungen und Ängste deutlich machen oder Licht auf Dinge werfen, die Ihnen in bezug auf die Geburt und das Baby wichtig sind.

## Die Gefühle der werdenden Mutter

Wenn eine schwangere Frau sehr verängstigt oder wütend ist, gelangen Streßhormone in ihren Kreislauf und passieren die Plazenta, so daß auch das Baby von ihnen beeinflußt wird. Die meisten Frauen bemerken, daß ihr Kind sich sehr viel und heftig bewegt, sobald sie beunruhigt, furchtbar wütend oder sehr erregt sind, und daß es noch eine Stunde oder länger unruhig ist, nachdem sie sich schon längst wieder beruhigt haben. Streßhormone scheinen dem Baby Warnsignale zu übermitteln, die bewirken, daß sich sein Puls beschleunigt, und ein Verhalten auszulösen, das die Mutter als aufgeregt empfindet. Doch ist das nicht die einzige Möglichkeit des Babys, auf unsere heftigen Gefühle zu reagieren. Wenn eine Frau sehr unter Streß steht, kommt es zu weiteren Stoffwechselveränderungen. Betroffen sind davon Atmung, Herzschlag, Blutdruck und Muskelanspannung, und das kann sich auf das Ungeborene auswirken.

Angst löst eine physische Kampf- oder Fluchtreaktion aus: Blut fließt zu den großen Muskeln, damit wir einem Angriff standhalten oder fliehen können. Bei einer schwangeren Frau findet die Kampf- oder Flucht-Reaktion auf Kosten der Blutversorgung der Gebärmutter statt, so daß der Fötus weniger Sauerstoff erhält. Die meisten Babys sind recht widerstandsfähig und können einzelne Vorkommnisse dieser Art gut verkraften, doch wenn die Mutter unter Dauerstreß steht, kann die Sauerstoffversorgung des Kindes über einen langen Zeitraum vermindert sein.

Manche Psychotherapeuten behaupten, daß dadurch eine Reihe von Emotionen beim Baby ausgelöst werden können – Panik, Hilflosigkeit oder Depression zum Beispiel –, die einen Menschen womöglich sein ganzes Leben hindurch begleiten. Sie meinen, daß wir durch das Wiedererleben solcher Ereignisse aus unserem vorgeburtlichen Leben und bei der Geburt – samt all dem Schmerz und dem Schrecken, den wir damals empfanden – in die Lage versetzt werden, diese Gefühle zu verstehen und besser damit zurechtzukommen.[19] Diese Psychologen glauben, daß das Gehirn zwar sehr wichtig für das Wiedererinnern ist, der *Speichervorgang* von Erinnerungen jedoch möglicherweise in der gesamten zellulären Struktur des Körpers erfolgt. Wenn Menschen schmerzhafte Erlebnisse aus der Zeit in der Gebärmutter oder während der Geburt noch einmal durchleben, können diese Erinnerungen ihrer Meinung nach vom aktiven Bewußtsein aufgenommen und in Worte gefaßt werden. Sobald sie in Worte umgesetzt worden sind, können Erwachsene sich selbst besser verstehen und sich diese Erfahrungen für ihr emotionales Wachstum zunutze machen.

»Der zynische Teil in mir«, bemerkte ein britischer Psychoanalytiker, »sagt, daß es sich bei alldem lediglich um ein nützliches Symbol handelt. Doch wenigstens verstehen es alle … wir alle können uns in dieses Gefühl zurückversetzen, in einer kleinen Kapsel mit einem Zugang gewesen zu sein, vollkommen hilflos und abhängig, und uns dann durch einen engen Ausgang nach draußen gekämpft zu haben.«

Zu wissen, daß das Baby ein fühlendes Wesen ist, das schon in der Gebärmutter Dinge lernt, zu wissen, daß es Signale empfangen und im Ansatz auch schon Signale aussenden kann, bedeutet, daß sich schon lange vor der Geburt eine Beziehung zwischen Ihnen beiden anbahnen kann. Wenn Sie bereits während der Schwangerschaft Kontakt zu Ihrem Baby herstellen, entwickelt sich der gesamte Vorgang ganz allmählich. Es besteht nicht, wie das manchmal im Entbindungszimmer der Fall ist, die plötzliche Notwendigkeit, eine Bindung herzustellen und zu beweisen, daß Sie über entsprechende mütterliche Gefühle verfügen.

Wenn Sie mit dem Ungeborenen in Verbindung stehen, hat das auch praktische Konsequenzen. Sie nehmen dabei nicht nur den Schlaf- und Wachrhythmus Ihres Babys und seine Bewegungsmuster wahr, sondern sind wahrscheinlich der zuverlässigste Gradmesser für das Wohlergehen des Kindes. Zwar verlassen sich viele Kliniken immer noch auf Hormonuntersuchungen des Urins oder des Bluts, um festzustellen, ob die Plazenta gegen Ende der Schwangerschaft noch voll funktionsfähig ist, doch wenn Mütter Aufzeichnungen über die Bewegungen ihres Kindes machen, können diese Probleme manchmal zuverlässiger voraussagen als alle chemischen Untersuchungen.[20]

Wenn Sie sich die Reize vor Augen halten, auf die der Fötus erwiesenermaßen reagiert, und die Möglichkeiten, wie Ihr emotionaler Zustand sich auf das Baby auswirken kann, dann überlegen Sie jetzt einmal, was Sie tun könnten, um einen Kontakt zu dem Kind in Ihrer Gebärmutter herzustellen. Einige dieser Möglichkeiten wirken in Form von Veränderungen in Ihren Gefühlen, im Muskeltonus und der Atmung auf Ihr Baby, andere machen sich durch Veränderungen der Haltung oder als Geräusche bemerkbar. Hier noch ein paar andere Vorschläge:
- Machen Sie Entspannungsübungen.
- Atmen Sie langsam und tief.
- Singen Sie.
- Machen oder hören Sie Musik.
- Gehen Sie an der frischen Luft in einem flotten Tempo spazieren.
- Tanzen Sie.
- Machen Sie Übungen, bei denen das Becken bewegt wird.

Notieren Sie in Ihrem Notizbuch alles, was Ihnen bei den Bewegungen Ihres Babys aufgefallen ist.

Es ergibt sich auch eine offensichtliche Gefahr aus dem neuen Wissen, daß Babys in der Gebärmutter fühlen und hören können und ihre Mütter und die Welt, in die sie hineingeboren werden, allmählich wahrnehmen. Ein Psychologe auf dem Kongreß über pränatale Psychologie in Toronto meinte, daß in Fällen, in denen eine Frau gar nicht schwanger werden wollte oder die Schwangerschaft ablehnt, »das Kind im Mutterleib die Angst und Ablehnung deutlich spürt und vielleicht sein ganzes Leben lang das Gefühl hat, unerwünscht zu sein, gar nicht hierher auf diese Erde zu gehören«. Eine solche Feststellung verrät Unkenntnis über die bei Säugern wirksamen biologischen Kräfte, die dem Fötus dank der hervorragenden Funktionen der Plazenta eine ganze Menge Schutz bieten. In dem Bestreben, die enge Beziehung zwischen Mutter und Baby vor der Geburt hervorzuheben und die alte Vorstellung von der Gebärmutter als sicherem Hort der Geborgenheit in Frage zu stellen, verfällt man genau ins andere Extrem. Und das ist genauso unzutreffend.

Auch wird der Mutter damit eine große Last aufgebürdet. Man spricht den Frauen eine willentlich nicht beeinflußbare, biologische, instinktive Macht zu, um ihnen ihre Rechte als Individuen abzusprechen und sie dadurch machtlos zu machen. Wenn wir durch unser Blut und unsere Hormone einen solchen Einfluß auf ungeborenes Leben haben, dann folgt daraus, daß das Baby im Mittelpunkt all unseres Denkens stehen muß und wir es nicht wagen dürfen, unsere wirklichen Gefühle zum Ausdruck zu bringen. Dann kann die Schwangerschaft zu einer Art Gefangenschaft werden. Die Frau ist auf Gedeih und Verderb mit einem Wesen verbunden, das Besitz von ihrem Körper ergriffen hat und das sie niemals außer acht lassen oder vergessen darf. Sie hat die Pflicht, 24 Stunden lang glücklich zu sein, nicht um ihrer selbst willen, sondern weil sie, wie man ihr einredet, ihrem Baby nicht wiedergutzumachenden Schaden zufügen kann, wenn sie Depressionen oder Ängste zuläßt. Wenn sich das Kind nicht erwartungsgemäß entwickelt, dann ist das alles *ihre Schuld*.

Damit eine Frau in der Lage ist, ihr Baby sowohl in der Schwangerschaft als auch nach der Geburt spontan zärtlich zu lieben und Freude an ihm zu haben, muß *sie selbst* gut umsorgt und zärtlich geliebt werden. Wenn sie sich geborgen fühlt und zuversichtlich ist, von Menschen umsorgt wird, die sie lieben, die Möglichkeit hat, sich Zeit zu lassen, ihr Kind kennenzulernen, ohne das Gefühl zu haben, etwas beweisen zu müssen, dann kümmert sie sich ganz spontan genau richtig um ihr Baby.

### Nähe zum Baby nach der Geburt

Nach der Geburt des Kindes glauben Sie vielleicht, daß Sie endlich wieder sich selbst gehören, und sind froh, das Baby in sein Bettchen legen zu können, wann immer das möglich ist, und Ihre eigene Identität wiederfinden zu können. Doch es kann ganz anders kommen. Obwohl Sie in den letzten Wochen der Schwangerschaft schwer an

Ihrem Kind getragen haben und sich schon darauf freuten, Ihren eigenen Körper wieder für sich allein zu haben, kann es sein, daß Ihnen das Baby in Ihrem Bauch fehlt, sobald es geboren ist, und Sie sich leer fühlen. Wenn Ihnen jemand den Säugling abnehmen möchte – selbst wenn es nur ins Nebenzimmer gebracht werden soll –, erleben Sie vielleicht intensive Verlustängste. Nur wenn Sie das Baby in Ihrer Nähe oder auf dem Arm haben, fühlen Sie sich wieder vollständig. Diese heftigen Gefühle haben eine wichtige biologische Funktion. Sie sorgen dafür, daß Neugeborene gut umsorgt, zärtlich liebkost und genährt werden, und daß die Mutter das nicht nur aus Pflichtgefühl macht, sondern weil sie sich danach *sehnt*.

Wenn die Mutter ihr Neugeborenes kennenlernt, gerät sie in einen fortwährenden Prozeß, der große Anforderungen an sie stellt. Man muß es regelmäßig saubermachen und trockenlegen; es muß regelmäßig gestillt werden und möchte in den ersten Wochen nach Bedarf trinken und nuckeln. Es kann sein, daß es die Milch wieder ausspuckt und aufstößt und in die Windel macht, nachdem sie gerade gewechselt worden ist. Und wenn es Sie braucht, um zu trinken oder um getröstet zu werden, schreit es und hört nicht auf, ehe seine Bedürfnisse gestillt worden sind.

Wenn Sie sich das vorher ausmalen oder anderen Eltern dabei zuschauen, wie diese *ihr* Baby versorgen, dann wirkt das auf Sie vielleicht ziemlich abschreckend. Sie hoffen, daß Sie sich Ihr Leben anders einrichten und alles so organisieren können, um nicht Ihren ganzen Tagesablauf in so aufreibender Weise von Ihrem Kind bestimmen zu lassen. Doch das Merkwürdige ist, daß, sobald Sie es geboren haben, an die Stelle des Wunsches, sich als eigenständige Person zu erleben und alles unter Kontrolle zu haben, das Vergnügen am Zusammensein mit dem Baby tritt. Es macht Ihnen Freude herauszufinden, was es gerade will, und Sie genießen seine Abhängigkeit von Ihnen.

Diese Veränderung Ihrer Gefühle hat zum Beispiel Einfluß auf die Entscheidung, ob Sie Ihr Baby stillen oder mit der Flasche aufziehen wollen, ob Sie es im eigenen Bett oder in in einem separaten Kinderzimmer schlafen lassen oder ob Sie das Baby längere Zeit dicht am Körper in einem Tragetuch tragen oder in einen Kinderwagen legen möchten.

Die meisten Mütter genießen es, wenn ihr Kind ganz nahe bei ihnen ist, den Geruch seiner Haut, die Rundungen seines Kopfes und seinen festen Körper in ihren Armen. Selbst wenn eine Frau dachte, daß sie keinen »Mutterinstinkt« besitzt, kann sie gewöhnlich gar nichts dagegen machen, daß sie sich heftig in ihr Baby verliebt.

Eine Möglichkeit, sich auf diese aufregende Erfahrung vorzubereiten und sich Ihrer Gefühle bewußt zu werden, besteht darin, sich Zeit zum Nachdenken zu nehmen und – was vielleicht ebenso wichtig ist – zu *träumen* und sich Phantasien darüber hinzugeben, wie Sie Ihr Baby im Arm halten, zärtlich mit ihm umgehen und es stillen. Stellen Sie sich zum Beispiel vor, was das für ein Gefühl ist, Ihr Kind nachts ganz dicht bei sich zu haben, wenn seine winzige Hand Ihren Finger umschließt, das Gewicht seines Köpfchens in Ihrer Armbeuge ruht und Sie seinen festen, runden Po mit der Hand umschließen, oder wie das Baby an Ihrer Brust trinkt, sich festsaugt wie eine Napfschnecke. So haben sich einige Frauen ihre Gefühle ausgemalt:

»Ein bißchen so, wie ich das bei meiner Katze empfinde. Ich streichle sie gerne, sie ist so weich und anschmiegsam und schnurrt vor lauter Genuß. Ich habe mir bisher noch nie vorgestellt, ein Baby im Arm zu halten, doch ich weiß, daß ich Katzen und andere Tierjunge mag.«

»Manchmal kommt mir Peter fast wie ein Baby vor. Wenn wir so entspannt daliegen und ich seinen Kopf in meinen Armen halte. Das ist nicht ... leidenschaftlich oder erregend oder sowas, einfach ganz sanft und zärtlich. Ja, ich kann mir vorstellen, daß ich so mit einem Baby umgehe.«

»Ich beobachte gerne Frauen mit Babys. Ich bin sehr neugierig. Dabei geht es nicht um die Technik beim Wickeln, sondern wie sie ihr Kind anfassen. Vielleicht ist das eine Möglichkeit für mich, es selbst zu lernen. Ich habe nie mit Babys zu tun gehabt. Doch jetzt fallen sie mir überall auf, und ich schaue wie gebannt hin. Ich weiß, daß ich das tue. Das ist eine Art Lernerfahrung.«

Eine Möglichkeit, Nähe zu genießen und Kontakt zum Kind zu bekommen, besteht darin, sich jeden Tag eine Zeit der Ruhe zu gönnen, eine Zeit zum Träumen, in der Gedanken über die Schwangerschaft, die Geburt und das Baby entstehen, sich weiterentwickeln und verändern können. Zehn oder 15 Minuten sind schon genug, doch manche Frauen genießen diese Zeit in ihrem sonst so geschäftigen Tagesablauf mehr und mehr und dehnen sie auf eine halbe Stunde aus. Sie sagen anderen, daß sie jetzt eine Ruhepause einlegen. Dabei kommt es weniger darauf an, sich körperlich auszuruhen, als einen gemeinsamen Freiraum für sich selbst und das Baby zu schaffen. Das ist die beginnende Einstimmung auf das Leben, das sich ankündigt, die erste Verständigung mit Ihrem Kind, das noch so winzig ist, daß es auf Ihrer Handfläche Platz hätte.

Manche Frauen zögern damit, weil sie befürchten, daß die Schwangerschaft nicht fortbestehen, mit dem Baby etwas nicht in Ordnung sein oder es sterben könnte. Sie halten es für gefährlich, eine Beziehung zu Ihrem Kind herzustellen, solange es noch nicht geboren ist. Doch selbst wenn das Baby nicht bei Ihnen bleibt, selbst wenn es zu einer Fehlgeburt kommt oder Sie es später verlieren sollten, gab es jemandem, mit dem Sie Kontakt aufnahmen, jemanden, den Sie langsam kennengelernt haben, einen wirklichen kleinen Menschen. Es gehört zu den schwierigsten Dingen überhaupt zu trauern, wenn Sie gar nicht genau wissen, um wen Sie trauern, wenn der Mensch, um den Sie trauern, gar keine Identität besitzt. Frauen, deren Baby bei der Geburt gestorben ist und die es nicht gesehen oder im Arm gehalten haben, bestätigen das.

Vielleicht kann sich auch Ihr Partner etwas Zeit nehmen, um mit Ihnen und dem Baby, das in Ihrem Bauch heranwächst, zusammenzusein. Sie müssen dabei nicht unbedingt reden. Doch sobald ein Paar beginnt, dieses ruhige Zusammensein zu genießen, geschehen ganz andere Dinge. Vielleicht bemerken Sie, wie Sie die sanfte Rundung Ihres Körpers streicheln und beginnen, mit ihm zu sprechen. Tun Sie alles, was Ihnen in den Sinn kommt.

Wenn Sie sich Ihren Träumen überlassen haben, möchten Sie sich anschließend vielleicht Ihre Gedanken aufschreiben. Das sind nicht immer unbedingt nur schöne Gedanken, und wahrscheinlich ist das auch nicht immer hochliterarisch. Zensieren Sie sich dabei nicht. Schreiben Sie einfach auf, was Ihnen gerade einfällt, wenn Sie mit Ihren Gefühlen und Ihrem Baby enger in Berührung kommen.

# 13 An der Schwelle zum Unbekannten

Jede Geburt ist ein Abenteuer. Auch eine Frau, die dieses Abenteuer schon erlebt hat, läßt sich doch wieder auf eine neue Erfahrung ein, die sie mit unvorhergesehenen Anforderungen konfrontiert.

Nehmen Sie sich in den letzten Schwangerschaftswochen Zeit, einige Eindrücke und Wahrnehmungen aus dieser Schwangerschaftsphase in Ihrem Notizbuch festzuhalten – sowohl emotionale als auch körperliche. Beschreiben Sie positive und negative Gefühle. Erwähnen Sie auch die Zweifel und Ängste hinsichtlich der Geburt und der Zeit danach. Schreiben Sie die Gefühle auf, die Sie Ihrem Baby gegenüber in diesen Wochen empfinden. Vielleicht haben Sie auch das Bedürfnis, über die Hoffnungen zu schreiben, die Sie für Ihr Kind hegen, und darüber, wie Sie als Mutter gerne sein möchten.

Viele der Gedanken und Gefühle, die Sie jetzt haben, geraten leicht in Vergessenheit, sobald das Baby da ist. Wenn Sie sie jetzt aufschreiben, haben Sie wichtige Aufzeichnungen über diese letzten Schwangerschaftswochen.

Für eine Frau, die ihr erstes Kind erwartet, kann der ganze Vorgang in seiner Großartigkeit sehr geheimnisvoll und ehrfurchterregend wirken. Sie fragt sich, wie sie mit den Schmerzen zurechtkommen wird, wie sich Wehen wohl anfühlen, wie es sein wird, wenn der Kopf des Babys aus ihr herausgleitet, ob sie wohl »Mutterinstinkte« hat und ob sie danach je wieder dieselbe sein wird. Aufregung, Hoffnung, Neugier und Staunen über die schöpferische Kraft, die sich durch ihren Körper ausdrückt, vermischen sich mit oft nur teilweise eingestandenen Ängsten und Zweifeln hinsichtlich ihrer Kraft, ihrer Fähigkeiten und ihres Selbstwertgefühls.

Auch wenn eine Frau schon weiß, was eine Geburt bedeutet, wenn sie Erfahrungen als Mutter gesammelt hat und deshalb sehr viel gelassener ist und ziemlich realistisch an die Sache herangeht, kann es trotzdem sein, daß sie nicht restlos zuversichtlich ist, ob sie mit *dieser* Geburt und *diesem* Baby zurechtkommt.

Hat eine Frau bereits ein Kind, ist sie diesmal vielleicht sehr viel erschöpfter als beim ersten Mal, weil sie ihre Familie versorgen muß und ihr wenig Zeit bleibt, gut auf sich selbst zu achten. Oft hat sie das Gefühl, daß diese Schwangerschaft fast unbemerkt vorübergeht, daß sie gar keine Gelegenheit hat, sich damit zu beschäftigen oder sie zu genießen. Es ist, als könnte dieses Baby keine Sonderstellung einnehmen, weil ihre ganze Kraft von den Anforderungen, die die anderen an sie stellen, beansprucht wird.

Für eine Frau, die ihr erstes Kind bekommt und im Mutterschutz ist, können diese letzten Schwangerschaftswochen einen ungewohnten Freiraum in ihrem Leben bedeuten, ein Gefühl, endlich Zeit und Muße zu haben, wenn auch nur für kurze Zeit. Dennoch machen sich manche Frauen Sorgen darüber, daß sie mit der Arbeit in Verzug geraten und wie sie das später mit Baby und Beruf schaffen sollen.

Im Mutterschutz findet sich eine Frau in einer Welt wieder, die ganz anders ist als die ihrer Kolleginnen. Je mehr sie sich mit dem Baby beschäftigt, mit den Vorsorgeuntersuchungen, der Geburtsvorbereitung und den sonstigen Vorbereitungen, um so mehr kommt es ihr vor, als würde das »wirkliche« Leben an ihrem Arbeitsplatz ohne sie weitergehen. Es kann beängstigend sein, wenn sich die eigene Identität so plötzlich verändert, und vielleicht hat sie Angst, sich nie wieder als kompetente berufstätige Frau bezeichnen zu können. Sie steht vor der großen Frage, wie es ihr wohl gelingen kann, das Baby in ihr Leben »einzufügen«. Wie sie es auch anfangen wird, ihr Leben wird auf jeden Fall nie mehr genauso sein wie zuvor!

Gegen Ende der Schwangerschaft sehnt sich eine Frau danach, ihr Baby anzuschauen und im Arm zu halten, und sie spürt die wachsende

Ungeduld und die Vorfreude wie damals als Kind, wenn sie mit Spannung auf ihren Geburtstag oder Weihnachten gewartet hat, um endlich alle Geschenke anzuschauen, die sie bekommen hat.

Doch selbst dann ist die große Vorfreude mit Ängsten vermischt und mit dem Gefühl, daß sie dafür noch nicht *reif genug* ist.

Die eine Frau denkt bei Geburt eher an »Entbundenwerden«, eine andere denkt an »Gebären«. Schon die Sprache bringt unterschiedliche Einstellungen zu dem gesamten Vorgang zum Ausdruck. Wenn eine Frau von einem Kind »entbunden« wird, läßt das auf eine passive Rolle schließen. Wenn sie »gebiert«, spielt sie ein aktive Rolle, indem sie neues Leben zur Welt bringt. Erstere betrachtet die Geburt als etwas, was sie um des Babys willen durchstehen muß, und hält die Maßnahmen des Geburtshelfers, der die Geburt leitet, für überaus wichtig. Die zweite betrachtet ihre Betreuer als nebensächlich gegenüber der Hauptaufgabe, ein Kind zur Welt zu bringen, etwas, was sie, wenn alles glatt verläuft, ganz alleine macht; sie freut sich auf die Geburt als ein erfüllendes Erlebnis. Doch der starke Wunsch, daß die Geburt natürlich verläuft und Erfüllung bringt, birgt an sich schon Streß. Wenn Sie zu den Menschen gehören, die sich klare Ziele setzen, dann sind die letzten Wochen eine Zeit, die von so etwas wie Lampenfieber überschattet ist. Wenn der Tag, an dem das Kind kommen soll, näherrückt, fragen Sie sich vielleicht, ob Sie sich nicht zum Narren machen. Sie stellen sich vor, daß Sie schreien, fluchen oder um Schmerzmittel betteln, selbst wenn Sie vorher beschlossen haben, daß Sie keine wollen. Sie machen sich vielleicht Sorgen, daß Sie einer vorgefertigten, häufig selbstauferlegten Norm nicht entsprechen und Ihren Partner, Ihre Geburtsvorbereiterin und sich selbst enttäuschen. »Bob erwartet so viel von mir!«, meinte Sybille. »Er hat die ganzen Bücher gelesen und ist absolut regelmäßig mit zu den Kursabenden gegangen. Ich habe das Gefühl, ich muß eine Spitzenleistung erbringen.«

»Wir haben so lange gewartet, ein Kind zu bekommen, bis der richtige Zeitpunkt gekommen war – unsere Berufe, das Haus, usw.«, erzählte Alison. »Wir wollen nur ein Kind, und es ist uns sehr wichtig, daß alles richtig wird – daß ich eine natürliche Geburt habe, keine Medikamente und daß ich das Baby gleich nach der Geburt anlegen kann.«

Für die werdende Mutter scheint alles schon festgelegt. Jetzt hat sie das Gefühl, daß es an ihr liegt, ihre Rolle perfekt zu spielen. Es ist nicht verwunderlich, daß Frauen, die unter einem solchen Druck stehen, Angst haben zu versagen! Eine Erziehung, die in erster Linie auf Erfolg abzielt, läßt uns an die Geburt wie an einen Sportwettkampf herangehen, den wir unbedingt gewinnen müssen. Wenn sich dann herausstellt, daß sich bei der Geburt dieses vorher gesetzte Ziel nicht erreichen läßt, besteht die Gefahr, daß wir uns unzulänglich vorkommen und Schuldgefühle haben und dann die ersten Wochen als Mutter gar nicht genießen können.

Eine Geburt gehört nicht zu den Ereignissen, bei denen Sie bestimmen können, was passiert, oder vorher genau wissen können, wie es Ihnen gehen wird oder was sie dann am liebsten tun werden. Wie andere Ereignisse im Leben, die mit einschneidenden körperlichen Veränderungen und intensiven Gefühlen verbunden sind, kann sie nicht detailliert im voraus geplant, sondern nur *gelebt* werden. Denn Geburt ist vor allem eine Erfahrung, in die Sie nicht nur Ihr rationales, planendes Selbst einbringen, sondern Ihr ganzes Sein. Bei allen Ihren Geburtsplänen ist es wichtig, das immer im Auge zu behalten.

Wenn Sie sich sklavisch an eine Vorlage halten, wie es sein »sollte« und wie Sie sich verhalten »müssen«, werden Sie nicht nur enttäuscht, sondern machen es sich vielleicht tatsächlich schwerer, den Augenblick wirklich zu erleben und Ihren Gefühlen freien Lauf zu lassen. Die Kraft der Gebärmutter, der gesamte gewaltige Vorgang der Geburt ist ein so intensives Erlebnis, daß Sie, wenn Sie versuchen, die Kontrolle darüber zu behalten, sich vorkommen, als würden Sie verzweifelt versuchen, ein durchgegangenes Pferd im Zaum halten zu wollen.

Überlegen Sie sich, was Sie wollen, planen Sie im voraus, informieren Sie sich so umfassend wie möglich, bringen Sie Ihre Wünsche Ihren Geburtshelfern gegenüber deutlich zum Ausdruck, setzen Sie Veränderungen durch, wenn die Routinemaßnahmen sich mit Ihren Prioritäten nicht decken, doch wenn dann die Geburt beginnt, sollten Sie sich ganz und gar diesem Erlebnis *überlassen*.

# Außergewöhnliche Lagen

Gegen Ende der Schwangerschaft nehmen Sie wahrscheinlich sehr deutlich die verschiedenen Positionen wahr, die das Baby einnimmt – es drückt gegen Ihre Rippen oder gegen Ihr Kreuz, prallt auf Ihre Scheide, als würde es fast herausfallen, oder drückt auf die Blase. Diese körperlichen Veränderungen in der Spätschwangerschaft (die daher kommen, weil das Kind sich senkt und sich in die richtige Geburtshaltung einstellt) geben Ihnen vielleicht das Gefühl zu platzen, und es gibt kaum Momente, in denen Ihnen die baldige Ankunft des Babys nicht bewußt ist.

Bis zur 36. Woche haben sich die meisten Babys – vor allem bei der ersten Schwangerschaft – ins Becken eingestellt und die richtige Haltung für die Geburt eingenommen. Andere ändern immer wieder ihre Lage. Das ist sehr gut möglich, wenn das Ihr zweites Kind ist, und noch wahrscheinlicher, wenn Sie bereits zwei oder drei Kinder bekommen haben, weil sich die Gebärmutter gedehnt hat, so daß sie das Baby nicht mehr so eng umschließt. Manchmal liegt das Ungeborene quer in der Gebärmutter, mit dem Po auf der einen und dem Kopf auf der anderen Seite. Vielleicht machen Sie sich deswegen Sorgen, denn wenn es bei der Geburt quer liegt, bleibt es stecken und muß durch Kaiserschnitt zur Welt gebracht werden. Doch in der Praxis passiert das sehr selten, weil der Kopf der schwerste Körperteil ist, und bis die Wehen einsetzen, hat sich das Baby fast immer mit dem Kopf nach unten zum Muttermund hin gedreht. Der Fachausdruck hierfür ist »instabile Lage«, was sich sehr bedrohlich anhört. Es bedeutet lediglich, daß das Baby noch nicht die endgültige Stellung für die Geburt eingenommen hat.

*Wie man ein Baby aus der Steiß- in die Schädellage lockt*

Die meisten Babys liegen ab dem siebten Monat mit dem Kopf nach unten. Andere bleiben trotzig mit dem Po unten. Wenn sie sich noch nicht ins Becken eingestellt haben, können sie sich relativ frei in unterschiedliche Positionen drehen und wenden. Hat sich ein Kind jedoch in der Steißlage ins Becken eingestellt und sitzt mehr oder weniger im Becken fest, dann löst es sich nicht wieder aus dieser Haltung. Es dreht sich nicht anders herum, solange Sie oder Ihr Arzt nicht aktiv etwas unternehmen, um es zu einer Haltungsänderung zu bewegen. Und selbst dann paßt es vielleicht sitzend bequemer in den Platz, den Ihr Becken bietet, so daß es sich wieder umdreht.

Natürlich müssen ohnehin beide Enden des Babys geboren werden, doch durch den Kopf wird der Muttermund besser geweitet als durch den Po. Bei einer Steißgeburt besteht das Problem darin, daß sich die Geburt verzögern könnte und das Kind dann unter Sauerstoffmangel leidet, weil für den größten Körperteil, den Kopf, noch immer nicht genug Platz ist. Deshalb kommen Babys in der Steißlage oft mit der Zange oder mit Kaiserschnitt zur Welt.

Wenn das Kind begonnen hat, sich in der Steißlage ins Becken zu senken, gibt es Möglichkeiten, wie Sie es dazu bringen können, sich umzudrehen. Ertasten Sie zunächst mit den Fingern die genaue Lage des Babys. Sie können sich dabei von der Hebamme oder vom Arzt helfen lassen. Wenn sich Ihr Kind in der Steißlage befindet, kennen Sie sicherlich das Gefühl, daß der Kopf wie eine Kokosnuß gegen Ihr Zwerchfell drückt. Die Beinbewegungen spüren Sie im unteren Teil des Bauches, es sei denn, das Baby hat die Füße bis an die Schultern hochgezogen. In diesem Fall wirken seine Beine wie Schienen, so daß es sich kaum bewegen kann.

Um das Kind zu »überreden«, sich in eine andere Haltung zu drehen, müssen Sie es zunächst aus dem knöchernen Becken herauslocken. Nehmen sie sich dafür tagsüber Zeit: Es hat keinen Sinn, sich anschließend gleich hinzulegen, weil sich dann das Baby wieder zurückdrehen kann. Lagern Sie zunächst 20 bis 30 Minuten das Gesäß höher als den Kopf. Ein großer fester Sitzsack oder auch zwei sorgen dafür, daß Sie es in dieser merkwürdigen Lage einigermaßen bequem haben. Machen Sie eine große Kuhle für Ihren Bauch und legen Sie sich darauf. Rücken und Kopf des Babys sind am schwersten, und da Sie möchten, daß der Kopf unten und der Rücken vorn ist, weil das die optimale Stellung ist, ist für Sie die Bauchlage günstiger als die Rückenlage, um den Druck auf den Bauch zu verringern. Das können Sie zusätzlich erreichen, indem Sie die Knie leicht beugen, so daß der Po noch höher liegt. Sie können auch eine Couch mit vielen Kissen verwenden, die so hingelegt werden, daß Sie seitlich oder am Fußende knien und den Kopf auf ein Kissen am Boden legen. Vielleicht haben Sie auch andere Liegemöglichkeiten, die für diesen Zweck geeignet sind.

Wenn Sie einige Zeit in dieser Haltung verbracht haben, rutscht das Baby aus dem knöchernen Becken und beginnt sich zu bewegen. Lassen Sie den Kopf unten und das Gesäß oben und ertasten Sie mit der Hand die Lage des Kopfes. Spüren Sie ihn immer noch gegen das Zwerchfell drücken? Es kann natürlich auch sein, daß er dort bleibt. Doch oft macht das Kind einen Purzelbaum, und plötzlich ist der dicke runde Ball in Ihrer Mitte verschwunden und Sie können statt dessen kleine Bälle unter Ihren Rippen spüren, oft nur auf einer Seite: Das sind die Füße des Babys. In diesem Fall sollte Ihnen jemand beim Aufstehen helfen (vielleicht ist Ihnen ein wenig schwindlig). Sie sollten dann die nächste Stunde im Stehen verbringen oder umhergehen. Machen Sie einen langen Spaziergang, um zu sehen, ob das Baby mit dem Kopf nach unten fest im Becken bleibt.

Wenn ein Arzt das Kind dreht, wird das als »äußere Wendung« bezeichnet. Sie nehmen dabei 20 Minuten lang eine Haltung mit dem Kopf nach unten ein, der Arzt nimmt durch Ihre Bauchdecke hindurch Kopf und Po des Babys und dreht es, meist in Richtung von dessen Nase. (Das muß sehr vorsichtig gemacht werden, damit sich die Plazenta nicht löst.) Diese Maßnahme ist einem Kaiserschnitt vorzuziehen, doch viele Ärzte können das gar nicht mehr.

*Wie man ein Baby aus der hinteren Hinterhauptslage in die vordere lockt*

Wie das ist, wenn Ihr Baby zwar mit dem Kopf nach unten, aber mit dem Rücken nach hinten liegt? Das erkennen Sie leicht daran, daß Sie dann alle Bewegungen vorne an einer tellerförmige Vertiefung um den Nabel spüren, die bildet sich durch den Platz zwischen Armen und Beinen gebildet hat. Außerdem drückt der harte Rücken des Kindes gegen Ihr Kreuzbein (der Knochen, wo das Becken in die Wirbelsäule übergeht), und Sie haben deswegen wahrscheinlich Rückenschmerzen. Das kann allerdings auch an einer schlechten Körperhaltung liegen und ist für sich genommen also kein sicheres Zeichen.

Bei einer vorderen Hinterhauptslage ragt der Bauchnabel in den letzten Wochen meistens wie ein Knopf heraus. Bei der hinteren Hinterhauptslage sieht der Nabel ganz normal aus.

Die Ärzte versuchen nicht, eine hintere Hinterhauptslage in die vordere Lage zu drehen, höchstens unmittelbar vor der Geburt – von innen mit der Zange oder der Hand. Doch in einigen Agrargesellschaften haben Hebammen von jeher versucht, Babys durch Massage dazu zu bringen, sich zu drehen; es spricht nichts dagegen, daß auch Sie es auf einen Versuch ankommen lassen. Wenn Ihr Beckeneingang klein ist, muß der Fötus vielleicht in der hinteren Hinterhauptslage eintreten, kann sich jedoch dann mit etwas Überredungskunst für die Geburt in eine günstigere vordere Lage drehen.

Warten Sie, bis das Baby sich in den Beckeneingang gesenkt hat, denn vorher bewegt es sich ohnehin noch sehr viel. Wenn Sie es dazu bringen können, sich zu drehen, stellt sich der Kopf in der neuen Haltung außerdem leichter fest ins Becken ein, da er dann wie ein Ei im Eierbecher in Ihrem Becken ruht.

Warten Sie, bis das Baby wach ist und sich bewegt, um eine Drehung von der hinteren in die vordere Hinterhauptslage zu erreichen. Dann hilft es Ihnen dabei. Gehen Sie in den Vierfüßlerstand, lassen Sie den Bauch hängen. Spüren Sie zunächst, wie Ihr Kind liegt. Können Sie den Rücken finden? Er kann ganz zu Ihrem Rücken hin gedreht sein, so daß es schwierig ist, ihn überhaupt zu ertasten. Oft befindet er sich auf Ihrer rechten Seite, ist aber Ihrem Rücken zugewandt. Manchmal liegt er links. Versuchen Sie, ihn mit Ihrer Handfläche zu umfangen. Wiegen Sie sich im Becken ein wenig auf und ab. Dann ergreifen Sie den Rücken fest, sobald Sie ihn spüren – als wäre er ein Kätzchen, das Sie vom Sofa schieben möchten, damit Sie sich dort hinsetzen können – und schieben ihn mit einer Art Schöpfkellenbewegung Stück für Stück zu Ihrer Vorderseite, wobei Sie sich immer wieder im Becken wiegen. Da der Rücken schwerer ist als die Gliedmaßen, kann es sein, daß er irgendwann einfach nach vorne fällt. Und dann ist es geschafft! Behalten Sie jetzt entweder eine Stunde lang eine aufrechte Haltung bei oder vermeiden Sie zumindest die Rückenlage, wenn Sie sich hinlegen wollen, weil sich das Baby sonst sofort wieder umdreht. Manchmal dreht sich das Ungeborene nicht, rollt sich jedoch aus der gestreckten Haltung zu einem Ball zusammen; das ist auch schon ein Vorteil.[1] Es kann auch vorkommen, daß es wieder in die alte Haltung rutscht, selbst wenn Ihnen die Drehung gelungen ist. Vielleicht müssen Sie den Vorgang in gewissen Abständen wiederholen, bis das Baby fest in der vorderen Hinterhauptslage im Becken eingestellt ist. Manche Föten drehen sich nicht, und dann müssen Sie auf die starken Geburtswehen warten, die ihn zu einem kompakten Ball zusammendrücken und in eine günstige Haltung drehen. Wenn man ihnen genug Zeit läßt, drehen sich sieben von zehn Babys während der Geburt in die vordere Lage.

Ein großer Nachteil bei den Vorsorgeuntersuchungen ist, daß sich die Frauen zum Abtasten des Bauches auf den Rücken legen müssen. Die Folge davon kann sein, daß sich dabei das Baby in die hintere Hinterhauptslage dreht. Aus diesem Grund stellt Ihr Arzt vielleicht diese außergewöhnliche Lage fest; Sie dagegen merken in der Seitenlage, wenn Sie sich vornübergebeugt aufstützen, sich im Vierfüßlerstand befinden oder auch stehen, daß die glatte feste Rundung des Rückens nach vorne zeigt, was bedeutet, daß sich das Baby in der vorderen Hinterhauptslage befinden muß. Das ist ein guter Grund, sich bei der Geburt für eine aufrechte, vornübergebeugte Haltung oder den Vierfüßlerstand zu entscheiden.

Wenn Sie in der 36. Woche sind, machen Sie sich Notizen über alle Beobachtungen, die die Lage oder Lageveränderungen des Babys betreffen. Fragen Sie Ihren Arzt oder die Hebamme, wenn Sie sich nicht sicher sind. Wenn Sie eine der beschriebenen Möglichkeiten, das Kind in eine günstiger Haltung zu locken, ausprobieren wollen, dann schreiben Sie auf, was sich getan hat.

## Körperliche Veränderungen

Die körperlichen Veränderungen in der Schwangerschaft sind so gewaltig und in den letzten Wochen so unausweichlich, daß viele Frauen meinen, sie befänden sich an der Schwelle zu einem neuen Daseinszustand, da ihr vertrauter Körper sich zu öffnen beginnt, um ein neues Wesen zur Welt zu bringen.

Sobald sich der Kopf des Babys ins kleine Becken eingestellt hat, kommt es der Schwangeren oft vor, als würde ihr Inneres langsam, aber unerbittlich nach unten gezogen und jeden Moment herausfallen. Wenn sich der Kopf ins Becken eingestellt hat, dann drückt er so tief nach unten, daß es sich anfühlt, als hätte man eine Kokosnuß zwischen den Beinen. Vielleicht haben Sie in diesem Zustand Phantasien, daß Ihre Fruchtblase platzt und es mitten im Supermarkt losgeht.

Die körperlichen Empfindungen in den letzten Schwangerschaftswochen sind eher sonderbar als schmerzhaft. Es kann sein, daß Sie keine Stellung mehr finden, in der Sie sich völlig wohlfühlen. Manchmal haben Sie den Eindruck als wären Sie ein Panzer; an guten Tagen empfinden Sie sich eher wie ein Schiff in voller Fahrt.

Es hat Vorteile und macht manchmal sogar Spaß, daß Sie jetzt mehr Platz einnehmen als sonst. Das wird zwar selten ausgesprochen, doch können Ihr Umfang und Ihre Ausstrahlung in der Schwangerschaft mit einem Gefühl von Macht einhergehen. Die Frau bewegt sich ganz selbstverständlich mit der großen Kugel ihrer Gebärmutter, die unter ihrem Brustkorb nach oben drückt und nach unten gegen die Muskeln, die entlang der Unterseite ihrer Hüftknochen verlaufen. Die Haut über ihrem Bauch spannt sich straff über einer großen geschwungenen Wölbung, in deren Innerem das Baby sicher und geborgen ruht, sich dreht und zappelt wie ein spielender Delphin. Andere Menschen weichen zur Seite und machen ihr Platz; sie sind rücksichtsvoll, fürsorglich und voller Ehrfurcht oder haben vielleicht einfach Angst, daß die Geburt beginnt und sie Geburtshilfe leisten müssen.

Ihre größeren Kinder, sofern Sie welche haben, reagieren auf Ihre veränderte Form ganz anders als die Erwachsenen. Sie spielen auf Ihrem Bauch, lehnen sich an und pieksen mit dem Finger, versuchen hinaufzuklettern und über ihn zu krabbeln. Sie setzen oder legen sich darauf, klopfen, drücken und bohren hinein. Vielleicht reden sie mit dem kleinen Wesen da drinnen. Das Baby gehört bereits zur Familie! Allein wegen des Gewichts, das eine Frau in den letzten Wochen mit sich herumtragen muß, ist sie am Abend sehr müde und möchte früh schlafen gehen. Grob geschätzt trägt sie ein 3 bis 4 kg schweres Baby, 3/4 bis 1 kg Plazenta, 3/4 bis 1 kg Fruchtwasser, 1 kg Gebärmutter, 1/2 kg oder mehr zusätzliches Brustgewebe, 1 kg zusätzliches Blut, etwa 1 kg Wasser im Gewebe und 3 1/2 bis 4 kg eigenes Körperfett, also insgesamt 11 1/2 bis 13 1/2 kg zusätzliches Gewicht.

Wenn Sie ins Bett gehen, finden Sie vielleicht nur mit Mühe eine Stellung, in der Sie gut einschlafen können. Sie können sich zum Abstützen Kissen unter die Beine schieben, um den Bauch bequem zu lagern oder Ihren schmerzenden Rücken abzustützen. Trotzdem kommt es vor, daß Sie, kaum eingeschlafen, wieder wach werden und feststellen, daß Ihr Baby auf Ihrer Blase Wasserski zu fahren scheint und Sie daher immer wieder auf die Toilette müssen. Manche Kinder bewegen sich auch in den letzten Schwangerschaftswochen, wenn Sie eigentlich kaum mehr Platz haben, noch so viel, daß sie ihre Mütter mit einem Fußtritt in die Rippen oder einer flutwellenähnlichen Drehung ständig aufwecken.

Der Druck auf die Beckenbodenmuskulatur, die die Blase, den Enddarm und die Gebärmutter von unten stützt, ist in dieser Schwangerschaftsphase so intensiv, daß sie überdehnt wird. Wenn Sie husten, niesen oder lachen, wird möglicherweise Ihr Slip naß. Die Hormone in Ihrem Blut haben Ihren Körper für die Geburt weicher und lockerer gemacht, doch ist das tägliche Leben dadurch komplizierter geworden. Das hat aber auch positive Seiten, denn dadurch entsteht ein Gefühl körperlicher Üppigkeit und Fülle. Die Ziehharmonikafalten der Scheide sind jetzt dick und voll und bereit sich zu öffnen, sobald der Kopf des Babys sich hindurchschiebt. Der Muttermund wird hochgezogen, geht in die Gebärmutter über und wird ebenfalls ganz weich wie eine reife saftige Frucht. Die Brüste sind von Adern durchzogen und prall, bereit, das dickflüssige, sahnige Kolostrum zu spenden. Die Gebärmutter zieht sich immer wieder zusammen, als würde sie sich auf die bevorstehende Aufgabe vorbereiten. Kurz vor dem Termin kann das so häufig passieren, und die Wehen können so heftig und regelmäßig werden, daß Sie meinen, die Geburt hätte begonnen, doch in Wirklichkeit sind das nur sehr intensive Vorwehen.

Es gibt verschiedene Möglichkeiten, wie die Geburt anfängt. Es kann sein, daß Sie Wehen bemerken, die über einen Zeitraum von etwa zwei Stunden immer stärker, länger und in kürzeren Abständen kommen. Alles, was schwächer ist als dieser beschriebene Vorgang, sollten Sie nicht für Wehen halten. Vielleicht bemerken Sie auch, daß der Schleimpfropf abgegangen ist und daß »es zeichnet«, also zu Schmierblutungen etwa wie zu Beginn der Regel kommt; doch das kann schon einige Wochen vor Geburtsbeginn passieren. Möglicherweise haben Sie auch einen Blasensprung, wobei es entweder tröpfelt oder das Wasser in einem Schwall abgeht. Auch das kann passieren, bevor Sie auch nur eine Wehe spüren, doch dann setzen die Wehen meist innerhalb von fünf bis acht Stunden ein.

**Vorzeitiger Blasensprung**

Wenn das Fruchtwasser herauströpfelt, bevor die Geburt beginnt – zu einem Zeitpunkt, zu dem das Baby zwar lebensfähig, aber noch nicht voll entwickelt wäre – sind Ärzte allgemein der Ansicht, daß die Schwangerschaft möglichst lange aufrechterhalten werden sollte. Möglicherweise erhält die Mutter Steroide, die die Lungenreife des Babys fördern und somit das Atemnot-Syndrom verhindern, das bei Frühgeborenen häufig auftritt. (Es kann jedoch sein, daß Steroide nach der Geburt zu einer Verringerung der Abwehrkräfte des Babys führen.) Wenn die Fruchtblase platzt, solange der Fötus noch nicht geburtsreif ist, allerdings nicht so frühzeitig, daß er stark gefährdet wäre, sind sich die Ärzte über das richtige Vorgehen nicht einig. Manche weisen die Frau zur Beobachtung in die Klinik ein und verordnen Bettruhe. Andere plädieren dafür, mit Hilfe einer Fruchtwasseruntersuchung die Lungenreife des Babys festzustellen und bei einem zufriedenstellenden Ergebnis die Geburt einzuleiten.

Wenn die Fruchtblase kurz vor dem Geburtstermin platzt, sind viele Ärzte der Ansicht, daß die Geburt eingeleitet werden muß, wenn die Wehen nicht innerhalb von 24 Stunden oder 12 Stunden – je nachdem, welches willkürliche Zeitlimit sie setzen – spontan beginnen; sie befürchten, daß es sonst zu einer Infektion des Unterleibs oder des Babys kommt. Deshalb wird einer Frau gewöhnlich gesagt, sie solle sofort in die Klinik gehen. Dort muß sie dann liegen und hoffen, daß die Wehen beginnen.

Das ist kein günstiger Beginn für eine Geburt. Es setzt die Mutter unter Druck und macht ihr Angst, weil etwas offenbar nicht so ist, wie es sollte, und selbst wenn sie sich völlig gesund fühlt, wird sie augenblicklich zu einer Kranken.

Die Möglichkeit des vorzeitigen Blasensprungs gehört zu den Ängsten, von denen manche Schwangere in den letzten Wochen heimgesucht werden. Sie haben bei der Geburtsvorbereitung und vom Arzt wiederholt gehört, daß sie, wenn die Fruchtblase platzt, wegen des Infektionsrisikos sofort in die Klinik kommen müssen. Oft jedoch ist eine Infektion die *Ursache* und nicht die Folge des Blasensprungs, und anscheinend geht sie von den inneren Schichten der Eihäute aus und nicht von den äußeren.[2]

Die übliche Prophylaxe bei einem vorzeitigen Blasensprung besteht in der Gabe von Antibiotika und, nach einigen Stunden hoffnungsvollen Wartens, in einer Geburtseinleitung. Manchmal verschließt sich nach anfänglichem Tröpfeln die Fruchtblase spontan wieder. Das passiert, wenn die Blase weiter oben hinter dem Kinn des Babys geplatzt ist, also nicht die Vorblase, die unterhalb des kindlichen Kopfes ein Polster bildet. Niemand weiß, wie das vor sich geht, wenn sich die Eihäute wieder verschließen. Doch meistens rinnt das Fruchtwasser weiter, wenn es einmal zu tröpfeln oder zu fließen begonnen hat.

Wenn eine Geburtseinleitung vorgeschlagen wird, gibt es einiges, was Sie mit Ihrem Arzt besprechen sollten. Sie müssen keinesfalls davon ausgehen, daß von jetzt ab alles unnormal verläuft und der ganze Geburtsvorgang als medizinische Krisensituation behandelt wird.

Nützlich ist es zu wissen, ob der Muttermund reif und teilweise schon verstrichen (zur Gebärmutter hin hochgezogen) ist. Es kann sein, daß das schon in Ihren Unterlagen vermerkt ist und deshalb keine weitere vaginale Untersuchung erforderlich ist. Wenn der Muttermund noch nicht geburtsreif ist, dauert eine künstlich eingeleitete Geburt meist länger als eine spontane, und es besteht ein größeres Risiko, daß die Geburt mit einem Kaiserschnitt endet.[3] Außerdem darf man nicht vergessen, daß sich durch vaginale Untersuchungen das Infektionsrisiko erheblich erhöht, wenn der Abstand zwischen Blasensprung und Geburt mehr als 24 Stunden beträgt. Aus einer in Holland durchgeführten Untersuchung geht jedoch hervor, daß es nicht häufiger zu Infektionen kommt, *wenn überhaupt keine vaginalen Untersuchungen gemacht werden.*[4] Manchmal verschließen sich die Eihäute wieder von selbst, und die Wehen setzen auch in den nächsten Tagen nicht ein. Erst bei Geburtsbeginn platzt die Fruchtblase dann aufs neue.

Es spricht deshalb viel dafür abzuwarten, keine vaginalen Untersuchungen zu machen, alle vier Stunden die Temperatur zu messen, um jeden Anstieg, der auf eine Infektion hindeuten könnte, festzustellen. Auch sollten Sie jedesmal, wenn Sie die Binde wechseln, den Geruch überprüfen, denn das allererste Anzeichen für eine Infektion ist ein unangenehmer Geruch. Die prophylaktische Behandlung mit Antibiotika verringert die Möglichkeit einer Infektion zusätzlich. Vorausgesetzt, daß Sie kein Fieber bekommen und das Wasser klar und geruchlos bleibt, spricht nichts für die Einleitung der Geburt. Die Fruchtblase ist vielleicht nur wegen einer dünnen Stelle zu früh geplatzt, was bei Schwangerschaften, in denen eine Fruchtwasseruntersuchung durchgeführt wurde, gegen Ende manchmal der Fall ist.

Das Platzen der Fruchtblase ist gar kein so schlechter Geburtsbeginn. Sie sind vorgewarnt und können Vorbereitungen treffen. Auch bedeutet das bei natürlichem Wehenbeginn nicht, daß die Geburt länger dauert und anstrengender oder schmerzhafter sein wird, obwohl Ärzte in der Ausbildung gelernt haben, einen vorzeitigen Blasensprung als etwas Anomales zu behandeln, und dann oft Eingriffe vornehmen möchten.

Wenn sie sich vorher überlegen, wie Sie mit dieser Situation umgehen wollen, kann das dazu beitragen, daß Sie sich Ihre Eigenständigkeit bewahren, gemeinsam mit Ihrem Arzt eine Entscheidung treffen, ruhig und entspannt bleiben und sich auf die Geburt freuen können.

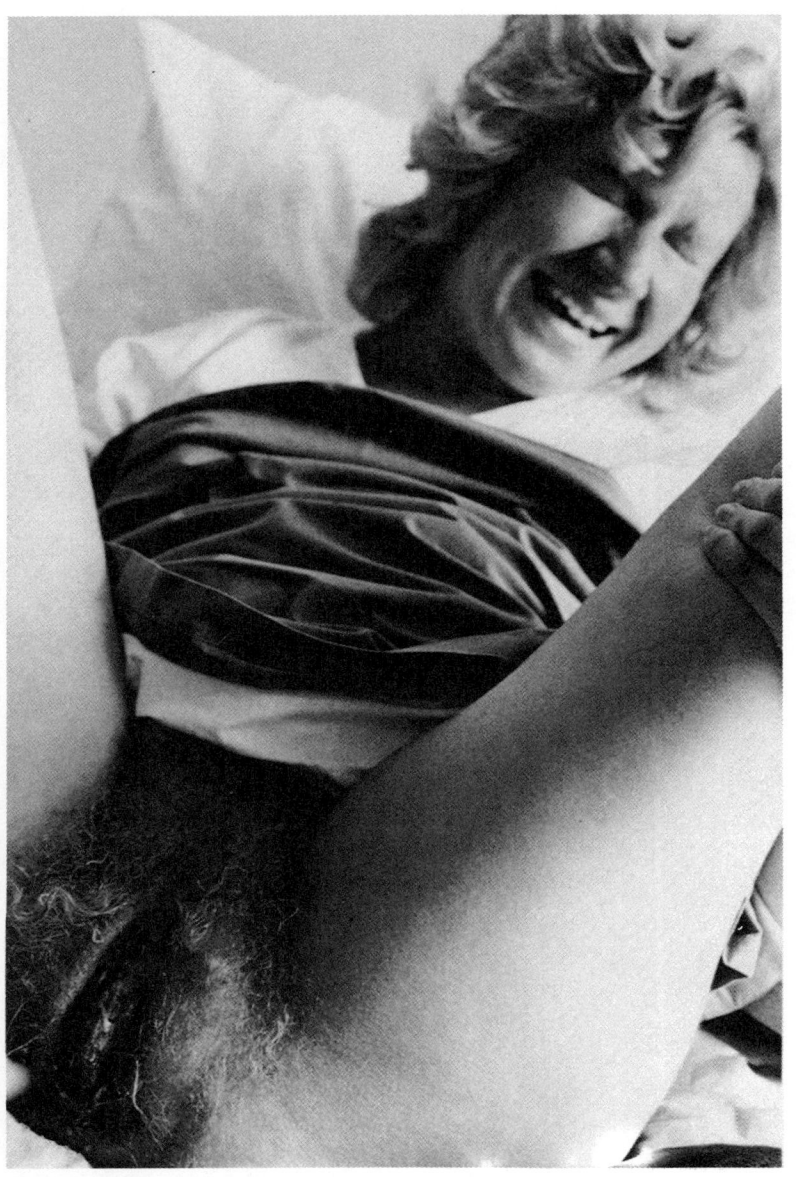

# So läuft eine Geburt ab

# 14 Die verschiedenen Stadien der Geburt

Bevor Sie sich auf eine Reise ins Unbekannte begeben, ist es hilfreich, sich eine ungefähre Vorstellung von der Strecke zu machen, die Sie zurücklegen wollen, von den Schwierigkeiten, die Sie bewältigen müssen, und davon, was Sie unternehmen können, um gut mit allem zurechtzukommen. Zwar ist jede Geburt anders, doch verläuft sie nach einem allgemeinen Muster. Es ist wichtig, daß Sie es kennen, um auf die verschiedenen Phasen vorbereitet zu sein. Sonst kann es passieren, daß die Empfindungen ganz anders sind als erwartet, und Sie davon überrollt werden. Auch für Ihre Geburtsbegleitung ist es wichtig, über diese Dinge Bescheid zu wissen, damit sie oder er Ihnen eine starke, Zuversicht vermittelnde Stütze sein kann.

In gewisser Weise ist jede Geburt wie eine Theaterinszenierung. Es gibt einen Anfang, der an einen Prolog erinnert, die erste Szene, die dazu dient, die Handlung und die Mitspieler einzuführen, dann erhöhte Konzentration und Verstrickung in die Handlung, die sich immer mehr verdichtet, häufig auch Pausen, in denen nicht viel passiert und Sie sich ausruhen können, und schließlich einen Spannungsanstieg bis zum großen Finale – der Geburt Ihres Babys.

Medizinisch wird die Geburt in drei Phasen aufgeteilt: In der Eröffnungsphase eröffnet sich der Muttermund, in der Austreibungsphase wird das Kind hinausgeschoben und in der Nachgeburtsphase kommt die Plazenta – wie in einem Theaterstück mit drei Akten. Doch Sie erleben in der Eröffnungsphase und der Austreibungsphase, den ersten beiden »Akten«, wahrscheinlich viele einzelne Phasen, die mit verschiedenen, manchmal auch ganz gegensätzlichen Stimmungen und Vorgängen einhergehen und auf die Sie vorbereitet sein sollten. Sie können sich voller Begeisterung auf die Geburt eingelassen haben, und dennoch gibt es oft Zeiten, in denen Ihre Stimmung auf einen Tiefpunkt sinkt und Sie müde und gereizt sind, Zeiten, in denen Sie ganz durcheinander sind und angstvoll dem entgegensehen, was als nächstes auf Sie zukommt. Es gibt Situationen voller Angst, Zweifel, Frustration und Unsicherheit. Es ist wichtig, mit diesen negativen Elementen umgehen zu können.

Der schematische Überblick über das Geburtsgeschehen auf den folgenden Seiten ist in Spalten aufgeteilt, in denen Sie Hinweise darauf finden, was in Ihrem Körper vor sich gehen könnte, wie Sie sich vielleicht fühlen, was Sie tun können, um sich selbst zu helfen, und wie Ihre Geburtsbegleitung Sie in jeder Phase am besten unterstützen kann. Es gibt keine festen Regeln, doch kann Ihnen der Überblick Hinweise darauf geben, wie andere Frauen die Geburt erlebt haben, so daß Sie aus deren Erfahrungen lernen können.

## Der Geburtsverlauf

| Phase | Körperliche Anzeichen | Mögliche Empfindungen | Wie Sie sich selbst helfen können | Was Ihre Geburtsbegleitung tun kann |
|---|---|---|---|---|
| **Vorwehen – die letzten Tage der Schwangerschaft** | Verstreichen des Muttermundes; er wird geburtsreif und öffnet sich vielleicht schon. Vermehrte und stärkere Vorwehen. Der Kopf des Babys kann sich ins Becken einstellen. Es kann sein, daß es »zeichnet« – leichte Schmierblutungen wie zu Beginn der Periode.* Ungeformter Stuhlgang Kreuzschmerzen | Vorfreude Freudige Erregung Zweifel an sich selbst: Schaffe ich das? Energieschub – »Nestinstinkt« | Bereiten Sie alles vor, was Sie für die Geburt brauchen. Sorgen Sie für regelmäßiges Ausruhen und genug Schlaf. Machen Sie körperliche Übungen. Sanfte Massage der Brustwarzen hilft, daß der Muttermund geburtsreif wird. | Sorgen Sie dafür, daß Sie jederzeit erreichbar sind. Erledigen Sie Arbeiten im Haushalt. Geben Sie emotionalen Rückhalt. Wenn die Frau das mag, streicheln Sie jeweils eine Brustwarze und spielen Sie damit, so daß der Muttermund geburtsreif werden kann. |
| **Frühe Eröffnungsphase** | Der Muttermund wird hochgezogen und verstreicht. 1-5 cm Eröffnung. »Zeichnen«, wenn es bisher noch nicht aufgetreten ist.* | Aufregung Zuversicht | Essen Sie eine leichte Mahlzeit, z.B. eine Suppe, ein Omelett, Brot mit Honig, eine Banane, Weintrauben. Entspannen Sie sich in der Badewanne. | Wenn die Geburt allmählich beginnt, essen Sie zusammen in entspannter Atmosphäre (z.B. im Garten) oder machen Sie ein Picknick im Grünen, gehen Sie in ein Restaurant oder laden Sie Freunde ein. |

*Rufen Sie bei ständigen Blutungen den Arzt an.*

| Phase | Körperliche Anzeichen | Mögliche Empfindungen | Wie Sie sich selbst helfen können | Was Ihre Geburtsbegleitung tun kann |
|---|---|---|---|---|
| **Frühe Eröffnungsphase** | Die Wehen werden länger und stärker und kommen in regelmäßigen Abständen von fünf Minuten oder länger. Das kann sich wie bei Verdauungsstörungen, Krämpfen oder Periodenschmerzen anfühlen oder als würde um Ihren Unterbauch ein Gummiband festgezogen. Die Fruchtblase kann platzen, so daß es entweder tröpfelt oder das Fruchtwasser in einem Schwall abgeht. | | Wechseln Sie am Tag zwischen Ruhe- und Aktivitätsphasen. Schlafen Sie nachts und wann immer Sie Schlaf brauchen. Bereiten Sie ein Essen zu, das lange dauert, z.B. Brot, Baisers, ein Eintopfgericht. Entleeren Sie alle 1 1/2 Stunden die Blase. Wenn Sie nicht sicher sind, ob es die Wehen sind, tun Sie etwas ganz anderes, stehen Sie z.B. auf und tun Sie etwas, wenn Sie im Bett liegen, oder ruhen Sie sich aus oder sehen Sie fern, wenn Sie gerade aktiv waren. Wenn die Wehen so stark sind, daß Sie dabei nicht mehr reden können, beginnen Sie mit der langsamen, tiefen Atmung. Entspannen Sie sich. | Tun Sie gemeinsam etwas, was Sie ablenkt, z.B. einen Film anschauen, leichte Gartenarbeit oder Kochen, Freunde einladen oder besuchen, Scrabble oder Karten spielen, Spazierengehen. Helfen Sie der Frau, sich zu entspannen. Bleiben Sie ruhig, zuversichtlich, liebevoll. Halten Sie alle wichtigen Telefonnummern griffbereit, außerdem Kleingeld zum Telefonieren, und überprüfen Sie, ob genug Benzin im Tank ist, falls Sie das Auto benutzen werden. Übernehmen Sie Arbeiten im Haushalt. Massieren Sie den Rücken der Frau oder streicheln Sie deren Bauch. |

| Phase | Körperliche Anzeichen | Mögliche Empfindungen | Wie Sie sich selbst helfen können | Was Ihre Geburtsbegleitung tun kann |
|---|---|---|---|---|
| **Fortgeschrittene Eröffnungsphase** | 5–8 cm Eröffnung Die Wehen werden heftiger und länger, bis sie alle 2–3 Minuten kommen und 60 Sekunden und länger dauern. Jetzt kann die Fruchtblase platzen. | Allgemeiner Eindruck, daß alles schneller und intensiver wird. Bedürfnis, sich ganz und gar auf die Wehen zu konzentrieren. Sie werden ernsthafter. Sie werden u. U. ängstlich, verlieren den Mut, werden ungeduldig und reizbar. Mögliche Müdigkeit Gefühl der Ausweglosigkeit Erbrechen | Fahren Sie in die Klinik oder machen Sie es sich jetzt im Geburtszimmer bequem, falls Sie nicht schon dort sind. Besprechen Sie den Geburtsplan mit der Hebamme. Konzentrieren Sie sich während der Wehen. Lassen Sie die Schultern locker und entspannen Sie sich jedesmal bei Wehenbeginn. Begrüßen Sie jede Wehe mit langsamem *Ausatmen.* Falls nötig, gehen Sie auf dem Wehenhöhepunkt zu leichterer Atmung über. Atmen Sie lange aus, wenn die Wehe vorbei ist. Dösen Sie in den Wehenpausen und entspannen Sie sich völlig. Lassen Sie sich zur Erfrischung mit Wasser besprühen. | Helfen Sie der Frau, sich zu entspannen. Berühren, streicheln, halten oder massieren Sie sie. Kühlen Sie in den Wehenpausen ihre Stirn mit einem kalten Tuch. Legen Sie ihr etwas Wärmes oder eine Wärmflasche an den Unterbauch, zwischen die Beine oder ins Kreuz. Bieten Sie ihr kaltes Wasser und Eiswürfel an. Atmen Sie mit ihr zusammen, wenn ihr das hilft. Wenden Sie bei Rückenschmerzen starken Gegendruck oder in ein Tuch gewickeltes Eis oder ein heißes Handtuch an. Helfen Sie ihr, eine vornübergebeugte Haltung einzunehmen. |

| Phase | Körperliche Anzeichen | Mögliche Empfindungen | Wie Sie sich selbst helfen können | Was Ihre Geburtsbegleitung tun kann |
|---|---|---|---|---|
| **Fortgeschrittene Eröffnungsphase** | | | Bewegen Sie sich und wechseln Sie die Haltung, so oft Sie wollen. Entleeren Sie alle 1 1/2 Stunden die Blase. Lutschen Sie Eiswürfel, trinken Sie in kleinen Schlukken oder saugen Sie an einem nassen Schwamm. Gehen Sie bei Rückenschmerzen in den Vierfüßlerstand, gehen Sie umher, legen Sie sich auf die Seite, knien Sie oder sitzen Sie vornübergebeugt. | Helfen Sie ihr, sich zu bewegen und umherzugehen. |
| **Übergangsphase zwischen Eröffnungs- und Austreibungsphase** | 8-10 cm Eröffnung Starke Wehen, die alle 1 1/2 bis 2 Minuten kommen und 90 Sekunden dauern oder fast durchlaufen. Manche Wehen haben zwei Höhepunkte. | Gefühl wie auf stürmischer See Unruhe, erhöhte Gereiztheit, kein Zeitgefühl mehr Es kann sein, daß Sie nicht mehr angefaßt werden wollen. Es kann sein, daß Sie alles vergessen, sogar daß Sie ein Baby bekommen. | Heißen Sie jede Wehe mit einem langen, langsamen Ausatmen willkommen. Atmen Sie dann so leicht und schnell, wie es Ihnen angenehm ist. Konzentrieren Sie sich auf jede Wehe einzeln. Sie kommt nie wieder. Entspannen Sie Gesäß und Beckenboden wie eine schwere Hängematte | Bleiben Sie bei der Gebärenden. Sie sind ihr Anker in stürmischer See. Erinnern Sie sie, daß die Übergangsphase zwar intensiv, aber kurz ist. Sagen Sie ihr, was geschieht. Erinnern Sie sie an das Baby, wie gut alles vorangegangen ist und daß es »jetzt nicht mehr lange dauert«. |

| Phase | Körperliche Anzeichen | Mögliche Empfindungen | Wie Sie sich selbst helfen können | Was Ihre Geburtsbegleitung tun kann |
|---|---|---|---|---|
| **Übergangsphase zwischen Eröffnungs- und Austreibungsphase** | Der Schmerz konzentriert sich um den Muttermund herum, da das Gewebe, das noch im Weg ist, über den Kopf des Babys nach oben gezogen und das Baby nach unten durch den Muttermund gedrückt wird. Krämpfe in den Beinen Ihnen wird heiß und kalt. Kalte Füße Benommenheit Zittern Gerötetes Gesicht Schluckauf, Kloß im Hals, Aufstoßen, unwillkürliches Luftanhalten, stoßweises Stöhnen, stöhnendes Ausatmen am Ende einer Wehe – alles Anzeichen für den Preßdrang. Platzen der Fruchtblase, falls das noch nicht geschehen ist. Beginnender Druck gegen den After | Es fällt Ihnen schwer, sich völlig zu entspannen und im Atemrhythmus zu bleiben. Sie würden am liebsten aufgeben. Vielleicht haben Sie Angst, weil alles so überwältigend ist. Es kann sein, daß Sie den Drang zum Pressen spüren. Vielleicht schlafen Sie in den Wehenpausen ein. | Gehen Sie umher, suchen Sie sich eine bequeme Haltung. Nutzen Sie jede Ruhepause, um sich völlig zu entspannen. Blasen Sie die Luft aus, wenn sie einen Preßdrang verspüren und die Hebamme sagt, sie sollen noch nicht pressen. | Muntern Sie sie auf und vermitteln Sie ihr Zuversicht. Drücken Sie sich einfach und klar aus. Gehen Sie auf ihre Stimmung ein. Atmen Sie mit ihr zusammen, wenn das hilft. Sorgen Sie für eine friedliche Atmosphäre. Legen Sie ihr eine Wärmflasche zwischen die Beine, an die Füße, ins Kreuz; vielleicht ist ihr bei Rückenschmerzen auch Eis in einem Tuch lieber. Helfen Sie ihr, die Stellung zu ändern. Vielleicht verharrt sie in einer unbequemen Haltung. Vielleicht mag sie es, wenn Sie sie massieren, streicheln, festhalten oder ihr den Rücken reiben. Wenn sie zittert, kann kräftiges Massieren an den Innenseiten der Oberschenkel helfen. |

| Phase | Körperliche Anzeichen | Mögliche Empfindungen | Wie Sie sich selbst helfen können | Was Ihre Geburtsbegleitung tun kann |
|---|---|---|---|---|
| Übergangsphase zwischen Eröffnungs- und Austreibungsphase | | | | Benutzen Sie dazu beide Handflächen, wobei die Finger nach unten zeigen, und massieren Sie mit gleichmäßigen, rhythmischen Bewegungen die Innenseiten der Schenkel bis hinunter zu den Knien und dann leicht an der Außenseite der Schenkel wieder nach oben. Bieten Sie ihr kleine Schlucke Eiswasser an und Vaseline oder Lippenpomade für die Lippen. Vielleicht tut es ihr gut, mit einem Schwamm mit kühlem oder warmem Wasser abgerieben zu werden. |
| »Ruhepause« | Vollständige Eröffnung Oft werden die Wehen schwach oder bleiben etwa 20 Minuten, manchmal auch länger, ganz aus. | Friedliches Gefühl Angst, weil Sie keine Wehen spüren, wenn Sie zum Pressen aufgefordert werden. | Ruhen Sie sich aus. Schließen Sie die Augen. Genießen Sie die Ruhe. | Entspannen Sie sich. Warten Sie geduldig ab. Bürsten Sie ihr das Haar aus dem Gesicht, bieten Sie ihr Eau de Cologne an und erfrischen Sie sie für die Preßphase. Versichern Sie ihr, daß alles in Ordnung ist. |

| Phase | Körperliche Anzeichen | Mögliche Empfindungen | Wie Sie sich selbst helfen können | Was Ihre Geburtsbegleitung tun kann |
|---|---|---|---|---|
| »Ruhepause« | | | | Vermitteln Sie ihr Zuversicht. Spielen Sie sanfte, entspannende Musik. Eine Dusche kann angenehm sein. |
| Austreibungsphase | Der Preßdrang wird stärker, das Baby tritt tiefer. Die Wehen können in größeren Abständen kommen. Intensität und Einsetzen des Preßdrangs können bei jeder Wehe anders sein. Wellenartig bei jeder Preßwehe, 1–4 Mal der Drang mitzuschieben Beim Mitschieben kann etwas Blut kommen; leichter Abgang von Stuhl. Ein Gefühl, als hätten Sie eine Grapefruit im After, das dann in Prickeln, Dehnen und Brennen um die Scheide herum übergeht, wenn der Kopf gegen den Damm drückt. | Gut gelaunt und aufgeregt Erstaunt über die Intensität des Preßdrangs, als würden Sie geschoben, statt selbst zu schieben. In den Wehenpausen sind Sie vielleicht sehr müde und nicken ein. Sie gehen völlig in dem auf, was Sie tun, und kümmern sich nicht mehr um Ihre Umgebung. Neue Entschlossenheit, wenn Sie den Kopf des Babys sehen und spüren können. Energieschub. Das Gefühl von Wärme steigert sich zu einem Brennen, als wäre um den Kopf des Babys herum ein »Feuerreifen«. | Der richtige Zeitpunkt zum Mitschieben ist da, wenn Sie pressen möchten. Tun Sie es nur, wenn Sie den körperlichen Drang dazu verspüren; halten Sie die Luft nur so lange an wie nötig. Machen Sie alles, wonach Ihnen zumute ist. Wechseln Sie oft die Haltung, um es bequem zu haben; versuchen Sie es mit Knien, Kauern, Hocken, dem Vierfüßlerstand oder der abgestützten Hocke im Stehen. Entspannen Sie Damm, Gesäß und Beine. | Ermuntern Sie sie während der Wehen, indem Sie sagen: »Öffne dich,« und »Gut,«, nicht aber »Pressen!«. Legen Sie ihr heiße Kompressen auf After und Damm, wenn ihr das hilft, die Beckenbodenmuskulatur zu entspannen. Helfen Sie ihr in eine Haltung, bei der der Oberkörper gut aufgerichtet ist. Richtig ist die Haltung, in der es ihr am besten geht. Wenn es langsam vorangeht, helfen Sie ihr in die Hocke. Stützen Sie sie in verschiedenen Haltungen mit Ihrem Körper ab: |

| Phase | Körperliche Anzeichen | Mögliche Empfindungen | Wie Sie sich selbst helfen können | Was Ihre Geburtsbegleitung tun kann |
|-------|----------------------|----------------------|-----------------------------------|-------------------------------------|
| **Austreibungsphase** | Durchtreten des kindlichen Kopfes<br>Geburt des Kopfes – danach gleitet der ganze Körper heraus. | Das Interesse richtet sich auf das Kind.<br>Das Gefühl, daß mehr Dehnung nicht mehr möglich ist, ohne zu platzen.<br>Erleichterung – Staunen – Freude – Dankbarkeit – Ekstase | Berühren Sie den Oberkopf des Babys, bevor er geboren wird.<br>*Atmen* Sie das Baby aus.<br>Ertasten Sie den ganzen Kopf, sobald er herausgeglitten ist.<br>Nehmen Sie das Baby in Empfang und tun Sie alles, was Ihnen in den Sinn kommt.<br>Lassen Sie Ihren Gefühlen freien Lauf. | im Stehen, im Knien, oder Sie setzen sich hinter sie, so daß sie im Rücken Halt hat.<br>Reiben Sie sie in den Wehenpausen mit einem kalten Schwamm ab; bieten Sie ihr Eiswürfel an.<br>Erinnern Sie sie daran, die Augen zu öffnen, damit sie die Geburt sehen kann.<br>Sagen Sie ihr, wenn der Kopf des Babys zu sehen ist.<br>Wenn sie einen Spiegel haben möchte, dann drehen Sie ihn so, daß sie den Damm sehen kann.<br>Wenn der Kopf durchtritt, atmen Sie mit offenem Mund mit ihr zusammen, damit der Kopf sanft geboren werden kann.<br>Beobachten Sie die Geburt.<br>Heißen Sie das Baby willkommen! Lassen Sie Ihren Gefühlen freien Lauf. Küssen, umarmen, streicheln Sie einander, nehmen Sie sich in die Arme, tun Sie alles, was sich spontan ergibt. |

| Phase | Körperliche Anzeichen | Mögliche Empfindungen | Wie Sie sich selbst helfen können | Was Ihre Geburtsbegleitung tun kann |
|-------|----------------------|----------------------|-----------------------------------|-------------------------------------|
| Nachgeburtsphase | Geburt der Plazenta und der Eihäute innerhalb von etwa 45 Minuten; innerhalb von fünf Minuten nach einer Spritze zur Wehenverstärkung. Die Wehen sind schwächer und kommen in größeren Abständen. Der Blutverlust sollte nicht mehr als 1/4 Liter betragen. Es kann zu unkontrolliertem Zittern kommen. | Völlig vom Baby in Anspruch genommen, oder aber Sie brauchen Zeit, um dieses gewaltige Ereignis zu begreifen, sich vom Schock und der Realität der Geburt zu erholen. Aufgeregt, müde | Geben Sie Ihrer Liebe, Ihrem Stolz, Staunen, allen aufkommenden Gefühlen Ausdruck. Entspannen Sie sich, halten Sie das Baby im Arm und genießen Sie es. Schieben Sie noch einmal mit, damit die Plazenta geboren werden kann; lassen Sie sie sich zeigen, wenn Sie das wollen. | Halten Sie das Baby und freuen Sie sich daran. Helfen Sie der Frau, das Kind anzulegen, wenn es nach der Brustwarze zu suchen beginnt. Decken Sie Mutter und Baby mit einer warmen Decke zu. Nehmen Sie sie in Ihre Arme. |

## Probegeburt

In den letzten sechs Wochen vor der Geburt ist es sinnvoll, sich Zeit für ein Gespräch mit Ihrer Geburtsbegleitung zu nehmen, um über ihre oder seine Rolle bei der Geburt zu sprechen.

Das kann Ihr Partner, eine Verwandte oder Freundin sein. Ihre Geburtsbegleitung sollte wissen, wie Sie sich auf die Geburt vorbereitet haben, und nach Möglichkeit wenigstens an ein paar Stunden des Vorbereitungskurses teilgenommen haben. Wichtig ist, daß Ihre Geburtsbegleitung Zuversicht ausstrahlt und beruhigend wirkt, und das fällt leichter, wenn sie über die Vorgänge Bescheid weiß, über das, was Sie vorhaben und wie sie Ihnen helfen kann.

Die Aufstellung auf den vorhergehenden Seiten enthält Informationen darüber, was geschieht, wie es Ihnen dabei gehen könnte und wie Ihre Geburtsbegleitung Ihnen helfen kann. Suchen Sie sich bestimmte Phasen der Geburt aus, reden Sie zunächst darüber und spielen Sie dann durch, was Sie möglicherweise tun möchten und welche Hilfe Sie sich dabei wünschen.

Um eine Wehe nachzumachen, kann Ihre Geburtsbegleitung an der Innenseite Ihres Oberschenkels etwas Haut und Gewebe nehmen (nicht da, wo Sie eine Krampfader haben), dann etwa 30 Sekunden lang immer fester kneifen und schließlich den Druck innerhalb von 30 Sekunden allmählich wieder zurücknehmen. Atmen Sie in den Schmerz hinein und entspannen Sie sich. Beginnen Sie mit recht schwachen »Wehen« und gehen Sie dann langsam zu heftigeren über. Es kann sein, daß sie dabei ärgerlich, frustriert und reizbar werden und sich wie in einer ausweglosen Situation vorkommen – alles Empfindungen, die auch bei der Geburt in Ihnen aufwallen werden. Wie können Sie mit der nächsten Wehe besser umgehen? Was wünschen Sie sich von Ihrer Geburtsbegleitung? (Bei der Geburt hat sie zum Glück beide Hände frei und braucht nicht mehr die Rolle der Gebärmutter zu übernehmen!)

Probieren Sie bei dieser Generalprobe auch verschiedene Möglichkeiten aus, wie die Geburt beginnen könnte. Stellen Sie sich eine Geburt vor, die allmählich beginnt, eine, die mit einem Blasensprung anfängt, oder eine, bei der Sie von Anfang an gleich alle zwei Minuten

Wehen haben. Malen Sie sich eine kurze, sehr heftige Geburt aus, eine, die sich sehr lange hinzieht und sehr anstrengend und ermüdend ist, eine Geburt mit Rückenschmerzen, eine eingeleitete Geburt und eine völlig überraschende Geburt, bei der niemand da ist, um Geburtshilfe zu leisten, usw. Vielleicht kommt es dann zu Situationen, in denen Sie sagen: »Es wäre besser gewesen, wenn du mich *dort* massiert hättest.« oder »Ich möchte möglichst wenig reden.«

Es kann eine Hilfe sein, wenn Sie sagen: »Ich wünsche mir von dir ...« (und den Satz damit beenden, daß Sie Ihrer Geburtsbegleitung sagen, was für Sie am wichtigsten ist). Andere hilfreiche Sätze lauten: »Ich habe Angst, daß ...«, »Ich hoffe ...«, »Ich möchte gerne, daß du mir ...«

Ihre Geburtsbegleitung geht mit eigenen Erwartungen und Zweifeln an die Geburt heran. Vermutlich tut es gut, auch das offen auszusprechen und darüber zu reden. Hier einige Vorschläge, wie Sie das formulieren könnten: »Ich weiß, daß ...«, »Ich bin nicht sicher, ob ...«, »Ich wäre froh, wenn ...«

Es gibt natürlich noch viele andere Möglichkeiten, über Gefühle zu reden, und diese Vorschläge sind nicht als vorgegebene Übung gedacht. Doch können Gespräche dieser Art Ihnen helfen, sich besser zu verstehen.

Machen Sie bei diesem Vorgespräch möglichst viele praktische Übungen. Wenn Sie zum Beispiel auf die Toilette müssen, möchten Sie dann, daß Ihre Geburtsbegleitung mitkommt? Falls ja, was erwarten Sie dann von ihr? Soll sie Sie an den Schultern festhalten, an den Füßen, den Händen – oder einfach nur da sein? Wenn Sie unter die Dusche gehen, möchten Sie dann, daß Ihre Geburtsbegleitung dabei ist? (In diesem Fall sollte der Mann in der Klinik eine Badehose dabeihaben.) Hilft es Ihnen, wenn Sie festgehalten werden? Ist Blickkontakt für Sie wichtig? Sie bekommen einen Krampf im Bein. Was möchten Sie dagegen unternehmen? Sie haben Durst. Was möchten Sie zur Erfrischung? Die Kissen sind nach unten gerutscht. Sie hätten sie lieber weiter oben. Sie atmen zu heftig und spannen die Beine an. Wie kann Ihnen dann am besten geholfen werden?

Vielleicht verläuft die Geburt ganz anders, als Sie erwartet haben, so daß einige Dinge, die Sie vorher geübt haben, völlig unwichtig sind.

Der Sinn dieser Probegeburt besteht darin, eine gute Beziehung zueinander herzustellen, damit Ihre Geburtsbegleitung in jeder Situation einfühlsam auf Ihre Stimmungen reagieren kann und Sie in engem Kontakt miteinander stehen.

ALLES GUTE!

# 15 Der Umgang mit dem Schmerz

Für viele Frauen lautet die große Frage, wie sie mit dem Schmerz fertigwerden. Die meisten Frauen haben bei der Geburt Schmerzen, finden sie aber erträglich. Bei manchen jedoch treten mehr Schmerzen auf, als sie verkraften können. Wenn Sie verstehen, warum Sie Schmerzen haben, kann Ihnen das helfen. Dann können Sie sich auch vorher überlegen, wie Sie damit umgehen werden. In den folgenden Situationen ist am ehesten mit Schmerzen zu rechnen:

- Wenn das Baby nur knapp durch das Becken der Frau hindurchpaßt, also ein Mißverhältnis zwischen dem Kopf des Kindes und dem Becken der Frau besteht. Der Kopf des Babys besteht nicht überall aus harten Knochen. Die Schädelknochen sind durch Schädelnähte voneinander getrennt, können aufeinander stoßen und sich sogar übereinander schieben. Da der Kopf, das größte Körperteil, von der Gebärmutter zusammengedrückt wird wie eine reife Pampelmuse, so daß er in die vorhandene Öffnung hineinpaßt, kann eine Frau mit einem schmalen Becken oft auch ein großes Baby vaginal zur Welt bringen; allerdings kann die Geburt sehr schmerzhaft sein.
- Wenn die Gebärmutter nicht ausreichend mit Sauerstoff versorgt ist. Einige Experten akzeptieren das zwar nicht als Ursache für Schmerzen, doch kann es dadurch zu krampfartigen Schmerzen kommen. Jeder Muskel tut weh, wenn er nicht genug Sauerstoff bekommt. Reicht die Zeit nicht, um die Gebärmutter in den Wehenpausen ausreichend mit Sauerstoff zu versorgen, können die Wehen sehr schmerzhaft sein. Wenn Sie in den Wehenpausen und am Anfang und Ende jeder Wehe langsam und tief atmen, wird das Blut gut mit Sauerstoff angereichert, der zur Gebärmutter transportiert wird.

- Wenn sich der Muttermund nur langsam öffnet. Der Kopf des Babys drückt gegen den Muttermund, als würde ihm ein enger Rollkragen übergezogen.[1] Der Muttermund ist sehr elastisch und kann sich immer weiter öffnen, wenn ihm Zeit gelassen wird, doch kann das harte Arbeit sein.

- Wenn das Baby sich in einer ungünstigen Lage befindet. Bei einer Steißlage (mit dem Po nach unten) ist die Geburt im allgemeinen nicht besonders schmerzhaft, doch wenn das Baby zwar mit dem Kopf nach unten, aber mit dem Rücken zum Rücken der Frau liegt, paßt sich der Oberkopf über dem Muttermund nicht so gut ein, und der Hinterkopf drückt gegen das Kreuzbein und verursacht Rückenschmerzen. Eine Geburt in der hinteren Hinterhauptslage kann schmerzhaft und ermüdend sein, weil es unter Umständen sehr lange dauert, bis die Wehen den Kopf des Kindes in die günstigere vordere Hinterhauptslage bewegt haben.

- Wenn die Wehen nicht geburtswirksam sind. Sie sind zwar lang und schmerzhaft, doch wegen unkoordinierter Wehentätigkeit geht der Muttermund nicht auf. Niemand kennt den Grund dafür, aber manchmal liegt es an der ungünstigen Lage des Babys.

- Wenn die Geburt sehr lange dauert (24 Stunden und länger) und die Frau unter Schlafmangel leidet. Eine normale acht- bis 12stündige Geburt kann ermüdend sein, wenn Sie in der Nacht davor nicht genug Schlaf bekommen haben. Die Geburt erfordert sehr viel Energie und Durchhaltevermögen. Deshalb ist es so wichtig, daß Sie zu Beginn gut ausgeruht sind. Wenn Sie Ihr Kind in der Klinik zur Welt bringen, dann fahren Sie nicht zu früh dorthin. Frauen gehen sehr viel häufiger zu früh in die Klinik, als zu spät. Dann besteht eher die Gefahr, daß sie einen Wehentropf bekommen und eine ganze Reihe anderer Eingriffe vorgenommen werden, nur weil sie früher in der Klinik waren als nötig.

Wie wir die Vorgänge in unserem Körper empfinden, ist ebenso wichtig wie die physiologischen Abläufe. Negative Gefühle können sich hemmend auf die Geburt auswirken und die Schmerzen in folgenden Situationen verstärken:

- Wenn eine Frau ängstlich ist, große Befürchtungen hat, wütend oder enttäuscht ist, sehr hohe Ansprüche an sich selbst stellt und darum kämpft, die Kontrolle über einen Geburtsablauf zu behalten, der sie verwirrt und bei dem alles drunter und drüber geht. Emotionen können sich positiv oder negativ auf die Geburt auswirken und die Schmerzwahrnehmung vermindern oder verstärken.

- Wenn eine Frau davon überzeugt ist, daß die Geburt unglaublich schmerzhaft sein wird, kann es sein, daß sie so angespannt ist, daß schon eine normale Berührung schwer erträglich für sie ist. Das ist ein zuverlässiges Mittel für eine schmerzhafte Geburt. Grantly Dick Read, ein Vorkämpfer der natürlichen Geburt, hat darauf hingewiesen, daß Unwissen Angst auslöst, die zu Spannungen führt, die wiederum Schmerzen verursachen. Doch möglicherweise reicht es nicht aus zu wissen, was mit Ihnen passiert und was andere unternehmen, um Ihnen zu helfen; vielleicht genügt nicht einmal das Wissen, wie Sie sich selbst helfen können, obwohl das sehr wichtig ist. Alle Gefühle, die verhindern, daß Sie sich frei fühlen und ganz spontan agieren können, können die Schmerzen verstärken und unerträglich werden lassen. Aus diesem Grund ist es wichtig, auch über die emotionalen Aspekte der Geburt vorher nachzudenken.

- Wenn eine Frau von Menschen betreut wird, die sie nicht mag oder zu denen sie kein Vertrauen hat. Die Geburtsumgebung hat sehr viel damit zu tun, wieviel Schmerz sie empfinden wird. Fühlt sie sich in einer ausweglosen Lage, in der andere die Kontrolle über sie übernommen haben, kann sie keine einfachen Schritte unternehmen, um eine unangenehme Situation zu verändern, und empfindet den Schmerz um so heftiger.

- Wenn eine Frau den Gedanken nicht zugelassen hat, daß Geburt mit Schmerzen verbunden sein kann, kann ihr jeder Schmerz, den sie empfindet, unerträglich vorkommen. Schmerz gehört bei den meisten Geburten dazu. Gewöhnlich tritt er nur während der Wehen auf, ist zu Beginn und gegen Ende einer Wehe schwächer und sehr heftig, wenn die Wehe ihren Höhepunkt erreicht. In der frühen Eröffnungsphase folgt auf jede Wehe eine Pause von etwa fünf Minuten, gegen Ende der Eröffnungsphase von einer Minute und weniger. Viele Frauen empfinden beim Hinausschieben des Babys überhaupt keine Schmerzen, doch ist die Empfindung, wenn der Kopf wie eine Pampelmuse gegen den After drückt und sich dann durch die Scheide schiebt, oft sehr beunruhigend. Wenn Sie sich wünschen, Ihr Kind ohne Medikamente zur Welt zu bringen, ist es wichtig, daß Sie die Vorstellung akzeptieren, daß es schmerzhaft sein kann.

- Wenn eine Frau den Umgang mit Schmerz nicht gelernt und auch *geübt* hat. Sie ist den heftigen Empfindungen dann hilflos ausgeliefert und kann nichts dagegen tun. Atmung, Entspannung, verschiedenen Haltungen, Bewegung, Massage, Konzentration, Visualisierung (sich vorstellen, was in Ihrem Körper vor sich geht), Meditation, Autosuggestion, Akupunktur und Akupressur, Hypnose – alle diese Dingen können Ihnen helfen, konstruktiv mit dem Schmerz umzugehen.

Wenn Sie sich die Liste noch einmal ansehen, werden Sie feststellen, daß Sie gegen fast alle Schmerzursachen etwas unternehmen können. Gehen Sie sie also Punkt für Punkt nochmals durch und überlegen Sie sich Möglichkeiten, wie Sie sich darauf vorbereiten können. Vielleicht möchten Sie zum Beispiel für den Fall, daß das Baby sich in der hinteren Hinterhauptslage befindet, vorher schon Haltungen, Bewegungen und Massagen herausfinden und üben, um mit den heftigen Rückenschmerzen bei einer solchen Geburt zurechtzukommen. Da oft die Menschen, die der Frau am nächsten stehen, darauf drängen, daß sie in die Klinik fährt, sobald die Wehen begonnen haben, können Sie mit Ihrem Partner oder Ihrer Geburtsbegleitung über die Nachteile sprechen, die es hat, wenn Sie zu früh in der Klinik ankommen, und überlegen, was Sie in der frühen Eröffnungsphase zusammen tun können. Möglicherweise stellen Sie fest, daß Sie mehr Zeit brauchen, um sich auf die Geburt vorzubereiten und Möglichkeiten auszuprobieren, wie Sie mit Schmerzen umgehen, und reservieren sich von nun an dafür täglich eine halbe Stunde.

Wenn Sie es bisher vermieden haben, über Schmerz nachzudenken, ist es jetzt vielleicht an der Zeit, mit anderen Frauen darüber
zu reden, die vor kurzem ein Baby bekommen haben, um herauszufinden, wie es ihnen ergangen ist und was ihnen am meisten
geholfen hat. Erinnern Sie sich doch einmal an Ihre letzten
Schmerzen zurück – Regelschmerzen sind ein gutes Beispiel –
oder, wenn das nicht Ihr erstes Kind ist, wie es Ihnen bei der
letzten Geburt ging, und schreiben Sie auf, was Ihnen am besten
geholfen hat oder was Sie rückblickend gerne getan hätten.
Wenn Sie fernsehen, lesen oder nähen, können Sie sich auf die
Empfindungen vorbereiten, die der Kopf Ihres Babys auf dem
Damm auslöst, indem Sie sich mit geradem Rücken an eine
Wand gelehnt auf den Boden setzen, die Fußsohlen nahe am
Gesäß zusammenführen und spüren, wie sich Ihr Becken weit
öffnet. Nehmen Sie den Platz in der Scheide wahr und stellen
Sie sich das Gewicht des kindlichen Kopfes als Kokosnuß vor,
die gleich herausfällt. Oder versuchen Sie es mit der Hocke,
wobei die Füße weit auseinanderstehen und der Rücken rund ist,
während Sie sich an einem Möbelstück festhalten und visualisieren, wie Sie sich ganz und gar öffnen.

### Schmerzstillende Medikamente

Bei einer vom Arzt geleiteten Geburt entscheidet der Geburtshelfer,
wann und ob Medikamente nötig sind, um die Schmerzen einzudäm-
men; die Patientin hat nicht die Möglichkeit, mit den Schmerzen so
umzugehen, wie sie sich das vorstellt. Der Schmerz wird gelindert,
indem etwas mit ihr *gemacht* wird und nicht, indem sie etwas *tut*. Zu
Medikamenten wird als erstes statt als letztes Mittel gegriffen.
Wenn starke Schmerzmittel gegeben werden, ist die Frau davon abhängig, daß die Geburtshelfer ihr die Medikamente verabreichen und
ihren Zustand, den des Babys und andere, in Folge der Medikamente
angeordnete Maßnahmen ständig überwachen. Je wirksamer die Me-

dikamente sind, um so mehr Eingriffe können sie nach sich ziehen. Starke Schmerzmittel können die Gebärmuttertätigkeit beeinträchtigen und die Geburt verlangsamen, so daß möglicherweise Maßnahmen ergriffen werden, um die Gebärmutter zu mehr Wehentätigkeit anzuregen. Das kann zu weiterem Eingreifen führen, das der Überwachung der kindlichen Herztöne dient, und zur Verabreichung weiterer Medikamente, die als Gegenmittel gegen die vorher gegebenen Schmerzmittel wirken sollen. Wenn eine Frau keine Wehen spüren kann, beschließt man vielleicht, wehenverstärkende Mittel zu geben oder das Baby mit der Zange zu holen.

Analgetika (schmerzstillende Mittel) und Anästhetika (schmerzbetäubende Mittel) werden von den Geburtshelfern oft deshalb empfohlen, weil sie dann mehr Einfluß auf den Geburtsvorgang nehmen können. Ein Frauenarzt hat erklärt, die Anwendung von Anästhetika bei der Geburt sei mit der Verabreichung örtlicher Betäubungsmittel bei Zahnfüllungen zu vergleichen, denn »ebenso wie ein schmerzfreier, sich nicht vor Schmerzen krümmender, entspannter Patient es dem Zahnarzt ermöglicht, zügig zu arbeiten, sorgt eine Periduralanästhesie für eine entspannte, leicht zu lenkende, umgängliche Mutter«[2].

Andererseits haben schmerzstillende Mittel in der Geburtshilfe natürlich ihre Berechtigung, vor allem bei Abweichungen vom normalen Verlauf und bei heftigen Scherzen. Es besteht kein Grund für eine Frau, ihre »Weiblichkeit« dadurch zu beweisen, daß sie die Geburt ohne Medikamente durchsteht, wenn sie mehr Schmerzen hat, als sie ertragen kann. Oft wird behauptet, daß die Befürworter der »natürlichen Geburt« gegen jegliche Medikamente seien. Der Begründer der Bewegung für natürliche Geburt, Grantly Dick-Read, vertrat einen ganz anderen Standpunkt. Er meinte: »Leiden zu ertragen, die gelindert werden können, ist ebenso grausam, wie auf Leiden zu bestehen, die gar nicht vorhanden sind ... Die Verwendung von Betäubungs- und Schmerzmitteln sollte in der Geburtshilfe ebenso wie in jedem anderen Bereich der Medizin und der Chirurgie aufgrund einer eindeutigen Indikation erfolgen.«[3]

Wenn Sie über die Vorteile und Gefahren verschiedener Betäubungsmittel nachdenken und mit Ihrem Arzt oder Ihrer Hebamme darüber reden, hier einige Vorschläge, welche Fragen Sie stellen könnten:

- In welcher Form wird das Mittel verabreicht?
- Welche Wirkung hat es in der geringstmöglichen Dosierung ... bei maximaler Dosierung?
- Welchen Einfluß könnte es auf den Geburtsverlauf haben? Hängt das vom Zeitpunkt der Verabreichung ... von der Dosierung ab?
- Welche Wirkung hat es wahrscheinlich auf das Baby? Ist das vom Zeitpunkt und der Dosierung abhängig? Wenn ja, in welcher Weise?
- Ist es bei Frauen zu Langzeitnebenwirkungen gekommen? Wenn ja, zu welchen?
- Könnten Langzeitnebenwirkungen beim Baby auftreten? Wenn ja, welche?
- Welche anderen Möglichkeiten gibt es? Ist diese Methode der Schmerzlinderung zu jeder Tageszeit möglich? Kann das Medikament so verabreicht werden, daß die Wirkung bis zur Austreibungsphase abklingt, wenn ich das möchte?
- Wird bei dieser Art der Schmerzbekämpfung häufiger die Zange/Saugglocke verwendet?
- Welche großen Vorteile ... Nachteile hat Ihrer Meinung nach dieses Schmerzmittel?

Natürlich werden Sie diese Fragen nicht alle auf einmal stellen wollen, und durch manche Antworten erübrigen sich einige dieser Fragen sowieso. Doch sind es sinnvolle Fragen, die Sie bei jedem Gespräch über Medikamente im Hinterkopf behalten sollten.

*Medikamente, die bei der Geburt verwendet werden*

*Beruhigungsmittel* (z.B. Barbiturate) werden manchmal schon zu Geburtsbeginn angeboten. Sie führen zu Benommenheit, und wenn die Latenzphase, in der wenig passiert, lange dauert, verhelfen Sie Ihnen vielleicht zu etwas Schlaf. Der Nachteil besteht darin, daß sie oft Orientierungslosigkeit bewirken, und wenn dann die aktive Eröffnungsphase beginnt, kann es sein, daß die Frau sehr zu kämpfen hat, um mit den Wehen, die vielleicht sehr heftig sind, fertigzuwerden, weil sie jedesmal aus dem Schlaf aufgeschreckt wird. In den letzten vier Stunden vor der Geburt sollten keine Beruhigungsmittel mehr verabreicht werden, weil sie sich dämpfend auf die Atmung des Babys auswirken.

*Antihistamine* (z.B. Phenergan) und *Tranquilizer* (z.B. Valium) werden zur Beruhigung verabreicht. Tranquilizer vermindern Ängste; einige, zum Beispiel Antihistamine, wirken gleichzeitig gegen Übelkeit und Erbrechen. Ein Nachteil dabei ist, daß sich die Frau wie betrunken fühlen kann und einen Kontrollverlust erlebt. Sie können auch Schwindelgefühle und Sehstörungen hervorrufen. In den letzten vier Stunden vor der Geburt sollten Sie nicht mehr gegeben werden, weil sie die Atmung des Neugeborenen dämpfen und zu einem schwachen Muskeltonus und Schwierigkeiten beim Trinken führen. Sie werden allein oder in Kombination mit Narkotika (s.u.) verabreicht.

*Narkotika* (z.B. Dolantin, ein Morphiumderivat und in manchen Ländern auch Heroin) werden angeboten, sobald die Eröffnung des Muttermundes gut vorangeht. Die Dosis sollte sich nach dem Gewicht der Frau richten. Diese Mittel dämpfen den Schmerz, lösen jedoch auch Verwirrungszustände aus und können dazu führen, daß die Frau sich außerstande fühlt, aktiv auf die Wehen zu reagieren. Manchmal kommt es zu lebhaften Träumen und Halluzinationen. Die Wirkung dieser Medikamente hält drei bis vier Stunden an. Wenn sie zu früh verabreicht werden, können sie die Eröffnung des Muttermundes zum Stillstand bringen. Da sie über die Plazenta auch in den Blutkreislauf des Babys gelangen, sollten sie in den letzten vier Stunden vor der Geburt nicht mehr gegeben werden. Beim Baby sammeln sich Abbauprodukte des Mittels an, so daß es stärker unter der dämpfenden Wirkung auf das Zentralnervensystem zu leiden hat als die Mutter; die Atmung des Kindes wird länger beeinträchtigt, als das Schmerzmittel bei der Mutter wirkt. Man kann ihr oder gleich nach der Geburt dem Neugeborenen ein Gegenmittel injizieren, wenn die Atmung zu langsam beginnt. Ob das Langzeitwirkungen auf das Baby hat, ist noch nicht bekannt.

*Hypnotika* können auch in Verbindung mit Narkotika verabreicht werden. Sie wirken sedierend und führen zu Amnesie – das heißt, sie beseitigen nicht den Schmerz, sondern die Erinnerung daran. Der bekannteste Wirkstoff, das Scopolamin, bewirkt oft extreme Unruhe und Verwirrungszustände. Er geht über die Plazenta auf das Baby über und sollte in den letzten vier Stunden vor der Geburt nicht mehr verabreicht werden. Die übermäßige Verabreichung von Scopolamin in Kombination mit Narkotika ist die Ursache dafür, daß früher in manchen amerikanischen Kliniken die Frauen in hohe, gepolsterte Gitterbetten gelegt wurden, Helme wie Baseballspieler trugen und in Zwangsjacken gesteckt wurden, damit sie sich auf Grund ihrer Ruhelosigkeit und ihres gestörten Verhaltens nicht selbst verletzen konnten. Zum Glück wird Scopolamin heute nur noch sehr selten verwendet.

*Vollnarkose*

Damit wird die Frau in Schlaf versetzt. Der Schmerz wird ausgelöscht, doch ist es die gefährlichste Methode zur Schmerzbeseitigung für die Mutter und das Kind, weil die Gefahr besteht, daß Erbrochenes eingeatmet wird – die vierthäufigste Ursache der Müttersterblichkeit in den USA und Großbritannien.[4] Eine Vollnarkose wird beim Kaiserschnitt gemacht, vor allem wenn es ein Notfall ist, manchmal auch bei einer sehr schwierigen vaginalen Geburt oder bei der Geburt des zweiten Zwillings.

*Ketamin* gehört zu den am schnellsten wirkenden Betäubungsmitteln; die Wirkung hält nur fünf bis zehn Minuten an. In geringeren Dosen wird dieses Mittel auch intravenös an Stelle von Narkotika als Schmerzmittel gespritzt. Es kann Verwirrungszustände, unangenehme Träume und Halluzinationen hervorrufen. Es sollte niemals gleichzeitig mit Sedativa oder Barbituraten verwendet werden. Zwar ist die Sicherheit bei der Anwendung in der Geburtshilfe noch nicht nachgewiesen worden, doch wird behauptet, daß es bei der Verwendung zur Schmerzlinderung – das heißt zur Verringerung, nicht aber zur Ausschaltung von Schmerzen – keine Nebenwirkungen auf das Baby hat.[5]

*Lokalanästhesie*

Damit wird nur in einem bestimmten Körperteil die Schmerzempfindung ausgeschaltet. Der große Vorteil dieser Methode besteht darin, daß die Mutter wach und bei Bewußtsein ist und ihr Baby willkommen heißen kann. Es gibt verschiedene Arten der Lokalanästhesie:
Der *Parazervikalblock* wird in den USA häufig angewandt, in Deutschland und Großbritannien jedoch selten. Dabei wird ein Betäubungsmittel, wie es in der Zahnchirurgie verwendet wird, in den Muttermund gespritzt. Die Schmerzlinderung hält ein bis zwei Stunden vor und wirkt bei sieben von zehn Frauen gut. Das Betäubungsmittel gelangt über den Blutkreislauf der Mutter zum Baby, führt zeitweise zu Herztonverlangsamungen und kann in der Zeit nach der Geburt kaum feststellbare neurologische Nebenwirkungen verursachen.
Beim *Pudendusblock* (»Durchtrittsanästhesie«) wird ein Betäubungsmittel in die Scheide gespritzt. Der Bereich um die Scheide und zwischen Scheide und After wird betäubt. Oft wird der Pudendusblock unmittelbar vor der Geburt des Babys gesetzt. Die Wirkung hält etwa eine Stunde an. Wenn das Mittel in den Kreislauf des Babys gelangt,

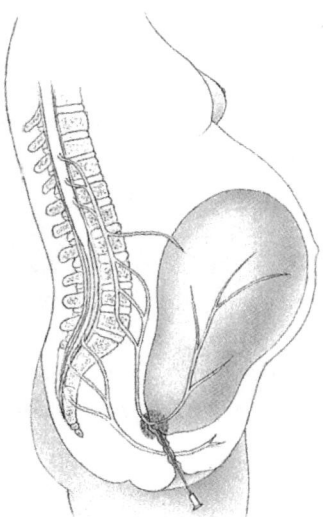 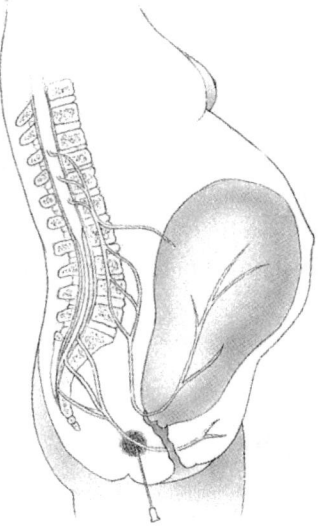

*Position der Nadel*
*beim Parazervikalblock*

*Position der Nadel*
*beim Pudendusblock*

*Position der Nadel*
*beim Sattelblock (rechts)*

*Position der Nadel*
*bei der Kaudalanästhesie*
*(unten links)*

*Position der Nadel*
*bei der kontinuierlichen*
*Lumbalepidurale*
*(rechts unten)*

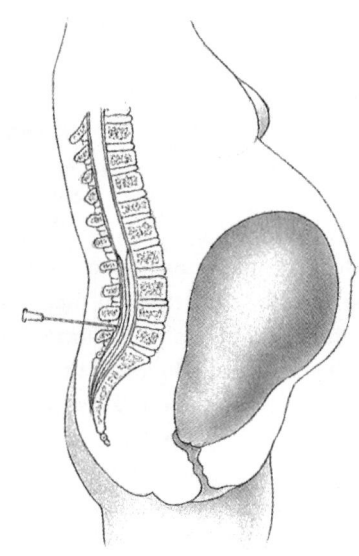

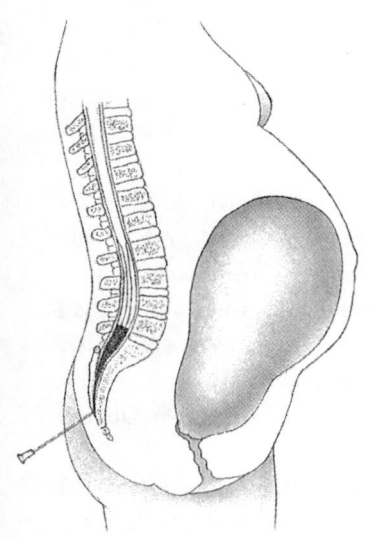

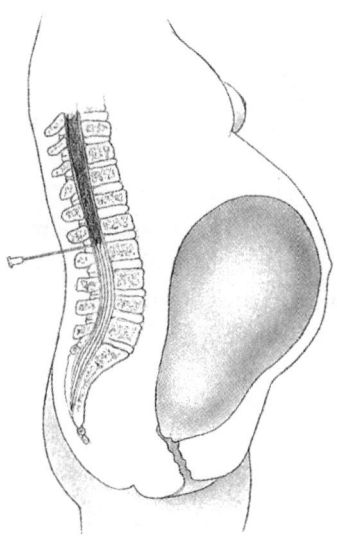

weil die Geburt nicht sogleich erfolgt, kann das zu einer Atemdepression führen.

Bei der *Spinalanästhesie* wird das Betäubungsmittel in die Flüssigkeit um das Rückenmark herum gespritzt. Die Schmerzbetäubung hält ein bis zwei Stunden an. Es kommt von Brusthöhe abwärts zu Empfindungslosigkeit. Das bedeutet ein sehr viel höheres Risiko für eine Zangengeburt, denn die Frau spürt keinen Preßdrang, und da die Beckenbodenmuskulatur aufgrund der Betäubung schlaff ist, kann es sein, daß sich der Kopf nicht in die richtige Haltung für die Geburt einstellt. Die Folge ist unter Umständen, daß er steckenbleibt. Das wird als tiefer Querstand bezeichnet.

Die Spinalanästhesie kann bei einem Kaiserschnitt eingesetzt werden. Das Anästhetikum hat auf Grund der Veränderungen im Stoffwechsel der Mutter eine direkte Wirkung auf das Baby und kann auch im Blutkreislauf des Kindes vorhanden sein, was zu leichten Veränderungen in der Phase nach der Geburt führen kann. Das Hauptproblem bei der Spinalanästhesie besteht darin, daß die Frau nach der Geburt möglicherweise bohrende Kopfschmerzen hat, die bis zu acht Tagen anhalten können, so daß sie nicht aufstehen und im Liegen nicht einmal die Haltung ändern kann. Der Grund dafür ist das Austreten von cerebrospinaler Flüssigkeit. Wenn die Kopfschmerzen sehr heftig sind, kann durch Injizieren des eigenen Blutes in die Punkturöffnung ein Blutpflaster geschaffen werden, indem sich ein Gerinnsel bildet, das die Öffnung verschließt.

Ein *Sattelblock* (s. Abb. S. 293) ist eine Form der Spinalanästhesie, bei der nur ein bestimmter Bereich des Unterleibs betäubt wird, der der Form eines Sattels entspricht. Dazu gehören Unterbauch, Gesäß, Damm und die Innenseite der Oberschenkel. Wirkung und Nebenwirkungen sind die gleichen wie bei der Spinalanästhesie. Der Sattelblock kann bei einer Zangengeburt angewandt werden und wirkt eineinhalb bis zwei Stunden. In den USA wird er häufig gemacht, in Deutschland und Großbritannien selten.

Bei der *extraduralen Anästhesie* wird nicht in die Flüssigkeit um das Rückenmark herum eingedrungen; die Injektion macht an der *Dura* halt, einer Gewebewand zwischen Wirbelsäule und Rückenmarkskanal. Es gibt zwei Hauptarten, die Kaudal- und die Lumbalepidurale:

Bei der *Kaudalanästhesie* (s. Abb. S. 293) erfolgt die Injektion direkt unterhalb des Kreuzbeins. Die Bewegungslosigkeit ist geringer als bei der Spinalanästhesie, und es besteht kein Risiko, daß nach der Punktierung Kopfschmerzen auftreten. Doch die Wahrscheinlichkeit einer Zangengeburt ist aus demselben Grund wie bei einer Spinalanästhesie hoch. Die neurologischen Auswirkungen auf das Baby sind gering. Eine Einzeldosierung wirkt 45 Minuten bis 1 1/2 Stunden.

Die *Epiduralanästhesie* wird höher im Rücken gesetzt. Sie erfordert weniger Betäubungsmittel als eine Kaudalanästhesie und kann so gesetzt werden, daß nur der Bereich betäubt ist, in dem die Schmerzen empfunden werden. Die schmerzstillende Wirkung hält eine oder zwei Stunden vor. Wenn Sie besonders geschickt gemacht wird, kann die Frau noch Gefühl und etwas Beweglichkeit in den Beinen haben, doch die meisten Frauen verlieren jegliches Empfindungsvermögen.

Bei einer *kontinuierlichen Lumbalepidurale* wird eine Kunststoffkanüle im unteren Rücken zwischen den Wirbeln und dem Epiduralraum um das Rückenmark herum gesetzt und dort belassen. Auf diese Weise kann immer wieder eine Auffrischung verabreicht werden.

Es sollte immer eine geringe Testdosis gegeben und die Wirkung festgehalten werden, bevor die volle Dosis verabreicht wird. Wenn der Anästhesist für das Setzen der Epidurale lange braucht, so deshalb, weil sie große Sorgfalt erfordert. Es kann eine halbe bis eine dreiviertel Stunde dauern, sie zu setzen.

*Vor- und Nachteile der Periduralanästhesie (PDA)*

Wenn eine Frau weiß, daß sie Unterstützung durch Medikamente braucht, dann ist eine Periduralanästhesie die wirksamste Methode zur völligen Ausschaltung des Wehenschmerzes – und wahrscheinlich wohl aller Empfindungen – bei vollem Bewußtsein. Dennoch unterbindet bei zwei oder drei von zehn Frauen eine Periduralanästhesie die Schmerzen nicht völlig. Entweder schlägt sie überhaupt nicht an oder lindert den Schmerz nur, beseitigt ihn aber nicht, oder es gibt »Fenster« in dem Bereich, den das Anästhetikum betäuben soll, was oft zu einseitiger Schmerzempfindung führt.[6]

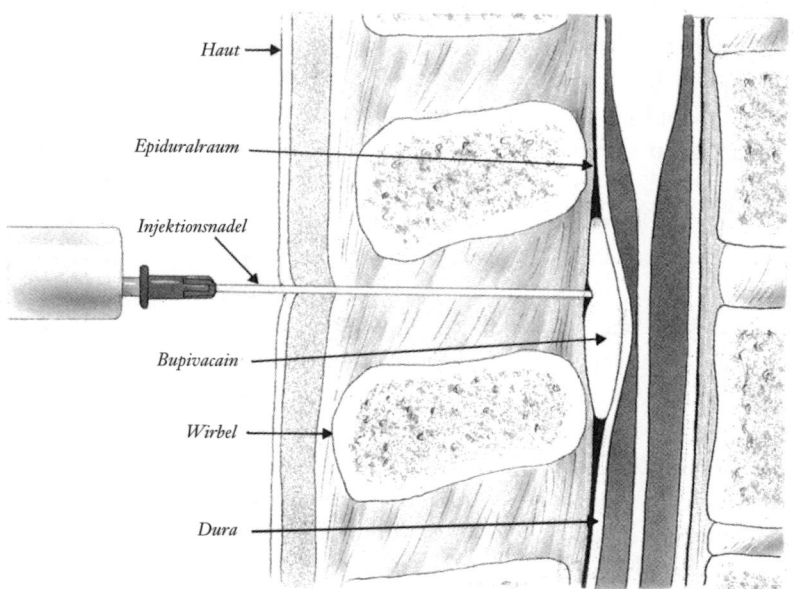

| Haut → |
| Epiduralraum |
| Injektionsnadel |
| Bupivacain |
| Wirbel |
| Dura |

*Die Nadelspitze befindet sich im Epiduralraum. Die Dura ist die Membran, die die äußere Schicht der Rückenmarkshaut bildet. Bei einer Peridurale darf die Nadel nicht in die Dura eindringen.*

Da in den meisten modernen Entbindungsstationen eine Periduralanästhesie angeboten wird, ist es vielleicht sinnvoll, ausführlicher darüber zu reden, damit Sie je nach den Umständen und Ihrer Befindlichkeit zum gegebenen Zeitpunkt entscheiden können, was Sie wünschen.

Zu den *Vorteilen* der PDA gehören:

- Das Medikament wirkt sich wahrscheinlich nur minimal auf das Baby aus. Gewöhnlich wird Bupivacain, ein kokainähnliches Medikament, injiziert.[7]
- Die Frau ist bei vollem Bewußtsein und kann Ihr Kind in Empfang nehmen.

- Wenn die Zange verwendet oder eine andere praktische Maßnahme ergriffen wird, ist keine andere Art der Betäubung mehr nötig.
- Beim Kaiserschnitt ist das eine Form der Anästhesie, bei der die Frau wach ist und ihr Baby sofort ansehen kann. Die unangenehmen Nachwirkungen einer Vollnarkose bleiben ihr erspart. Wenn sie sehr hohen Blutdruck hat, wird dieser durch die Peridurale auf einen ungefährlichen Wert gesenkt.
- Hat eine Frau Schmerzen und hyperventiliert sie, wird durch die Schmerzlinderung aufgrund der PDA das Gleichgewicht zwischen den sauren und den basischen Anteilen in ihrem Blut und im Blut des Babys wiederhergestellt.[8]

Zu den *Nachteilen* der PDA gehören:

- Der Blutdruck der Frau kann übermäßig sinken, so daß sie sich schwach, elend und schwindlig fühlt. Manchmal sackt er völlig ab und andere Medikamente müssen gegeben werden, damit er wieder ansteigt; das ist ein Grund dafür, weshalb zuerst ein Venenzugang (Braunüle) gelegt werden muß. Hängt die Frau an einem Tropf, ist das für sie unbequem und engt sie in ihrer Bewegungsfreiheit ein.
- Die Austreibungsphase kann sich dadurch verlängern.[9] Das wird dann zum Problem, wenn der Frauenarzt die Austreibungsphase auf eine bestimmte Zeitdauer beschränkt und die Frau dann vielleicht allein aus diesem Grund einen Kaiserschnitt bekommt.
- Sobald eine PDA gesetzt wurde, wird die Frau womöglich zur passiven Patientin und muß weitere Eingriffe über sich ergehen lassen, die sie nach Möglichkeit vermeiden wollte. Da sie ihre Blase nicht selbst entleeren kann, bekommt sie einen Katheter. Sie muß an einen Tropf angeschlossen werden, damit man allen negativen Wirkungen des Medikaments sofort mit einem anderen Mittel begegnen kann. Sie wird an ein ständiges CTG angeschlossen. Wenn die Wehen langsamer und schwächer werden, was nach einer PDA häufig der Fall ist, kann es sein, daß über den Tropf ein wehenverstärkendes Mittel verabreicht wird, um die Gebärmutter zu geburtswirksameren Wehen anzuregen.

- Die Wahrscheinlichkeit für eine Zangengeburt erhöht sich.[10] Das liegt zum Teil daran, daß die Frau möglicherweise keinen Preßdrang verspürt und deshalb nicht mitarbeiten kann, um ihr Baby zur Welt zu bringen, zum Teil auch daran, daß der Tonus der Beckenbodenmuskeln – durch die sich das Kind hindurchschiebt, wobei sich sein Kopf in die richtige Haltung für die Geburt dreht – durch eine PDA aufgehoben wird und das Baby unter Umständen steckenbleibt.

- Manchmal durchstößt die Nadel die Dura (die Membran, von der das Rückenmark umschlossen wird). Das kann zum Austritt von Rückenmarksflüssigkeit und heftigen Kopfschmerzen nach der Geburt führen, die manchmal so schlimm sind, daß die Frau tagelang flach und still liegen muß. Wenn die Medikamentenlösung nach einer versehentlichen Punktur der Dura ins Rückgrat gespritzt wird, erhält die Frau eine Spinal- statt einer Periduralanästhesie. Da die Dosis bei einer PDA viel höher ist, kann das zu plötzlichem dramatischem Blutdruckabfall, zu Atemschwierigkeiten (oder in seltenen Fällen zu Atemausfall) und, höchst selten, auch zu Herzstillstand führen.

- Bei einer PDA kann es bei der Frau nach der Geburt zu einem größeren Blutverlust kommen als gewöhnlich, und es kann sein, daß es ihr stunden- oder tagelang schwerfällt, die Blase zu entleeren. Ungefähr drei von zehn Frauen berichten von diesem Problem. Der Blasenkatheter muß möglicherweise beibehalten werden. Manchmal kommt es auch zu Schwindelgefühlen und Ohrgeräuschen.[11]

- Beim Baby können Nebenwirkungen auftreten. Bupivacain passiert die Plazentaschranke innerhalb von zehn Minuten, und nach der Geburt des Kindes können im Nabelblut Anästhetikumwerte festgestellt werden, die 30 bis 40 Prozent der Werte im Kreislauf der Mutter betragen.[12] Oft wird behauptet, daß eine PDA überhaupt keine Auswirkungen auf das Baby hat. Es stimmt, daß sie nicht zu den Atemproblemen und dem schlaffen Zustand wie bei Dolantin führt, doch kann die Auswirkung auf das Verhalten des Neugeborenen sehr viel subtiler sein. Es reagiert möglicherweise weniger intensiv auf die menschliche Stimme, die motorischen

Fähigkeiten (Muskeltonus und -stärke) sind unter Umständen reduziert, und es ist leichter zu irritieren als Babys von Müttern, die keine Medikamente bekommen haben. Verschiedene Fähigkeiten, sich zu orientieren und aufmerksam zu sein, sind oft bis zu sechs Wochen nach der Geburt geringer ausgeprägt.[13]

In medizinischen Fachzeitschriften erscheinen zwar viele Artikel über Periduralanästhesie, doch bei den meisten Untersuchungen handelt es sich lediglich um Zusammenstellungen von Daten und nicht um wissenschaftliche belegte Aussagen. Ein Frauenarzt faßt den gegenwärtigen Wissensstand und die sich daraus ergebenden Schlußfolgerungen folgendermaßen zusammen:

»Wir haben keine Möglichkeit festzustellen, welche der genannten Folgen wirklich auf die Epiduralanästhesie zurückzuführen sind und bei welchen kein kausaler Zusammenhang besteht. Da kontrollierte Zufallsstichproben fehlen, müssen wir der unangenehmen Erkenntnis ins Auge sehen, daß alle genannten Unterschiede vermutlich eher auf die Unterschiede zwischen den Frauen zurückzuführen sind, die sich für oder gegen eine Epiduralanästhesie entschieden haben, auf die unterschiedliche Vorbereitung oder Unterstützung, die sie während der Geburt bekommen haben, oder auf andere undurchsichtige Variablen, die sich eher auf die Ergebnisse auswirken können, als auf den Eingriff selbst ... Doch selbst wenn es stichhaltige Ergebnisse gäbe, würden sie uns lediglich die statistische Wahrscheinlichkeit für verschiedene Auswirkungen liefern. Schmerzen, Leiden, Freude, Selbstbestimmung, das Gefühl, etwas geleistet zu haben, das alles hat für jede Gebärende eine andere Bedeutung und einen unterschiedlichen Stellenwert. Sie muß die vorhandenen Ergebnisse nach ihrem eigenen Wertesystem und anhand ihrer eigenen, einmaligen Erfahrung bewerten.«[14]

Es kann sein, daß sich eine Frau eine natürliche Geburt sehr wünscht, jedoch nicht dazu in der Lage ist und dann äußerst dankbar für die Schmerzlinderung durch eine PDA ist. Maggie zum Beispiel besuchte einen Geburtsvorbereitungskurs und war voller Vorfreude und Zuversicht, daß sie einen natürliche Geburt ohne Eingriffe haben würde. Leider war der Geburtstermin überschritten, und ihr Arzt war unsicher, ob das Baby überhaupt noch wuchs. 14 Tage nach dem Termin wurde die Geburt eingeleitet. Sie berichtete mir über die Geburt, bei der sich das Kind in der hinteren Hinterhauptslage befand:

»Die Wehen begannen im Zweiminutenabstand, als wollten sie mich auf die Probe stellen oder meine Entschlossenheit ins Wanken bringen. Nach drei Stunden hatte sich der Muttermund von zwei auf drei Zentimeter geöffnet. Ich mußte mich übergeben, schwitzte und zitterte. Meine Beine versagten. Ich wurde an einen Oxytozintropf gehängt. Jetzt mußte ich zugeben, daß ich am Ende meiner Kräfte war. Ich kam mit dem Klinikpersonal gut aus und hatte das Gefühl, den Leuten vertrauen zu können. Sie sagten nichts von einer PDA. Ich bat darum.

Ich bekam die Betäubung sehr schnell von einer freundlichen Anästhesistin, die sehr viel Einfühlungsvermögen hatte. Bald waren Angst und Anspannung vorüber. Bei jeder Wehe überkamen mich Wellen euphorischer (irgendwie sexueller) Leidenschaft. Nach etwa vier Stunden begann ich plötzlich mitzuschieben. Die Wirkung des Betäubungsmittels ließ allmählich nach, ich spürte den Druck und die Wehen, aber keine Schmerzen. Der Arzt und die Hebamme bemühten sich darum, daß ich das Kind natürlich zur Welt brachte und möglichst kein Dammschnitt und keine Zange nötig waren. Wegen des Betäubungsmittels brauchte ich Anleitung, doch es dauerte nicht lange, bis ich die Hand ausstrecken und den Kopf des Babys fühlen konnte, kurz bevor es geboren wurde. Ich brachte meine Tochter ohne Hilfe, aber mit viel leiser und rücksichtsvoller Ermutigung zur Welt. Ich hatte einen kleinen oberflächlichen Riß, der gleich genäht wurde, während ich mein Kind im Arm hielt und ihm in die Augen schaute.

In den letzten Monaten vor der Geburt hatte ich mich intensiv und voller Entschlossenheit auf eine natürliche Geburt vorbereitet und weigerte mich, auch nur daran zu denken, daß irgend etwas nicht klappen oder meine Kräfte übersteigen könnte. Ich mußte erst den Ärger und die Enttäuschung überwinden, bevor ich das in Ruhe akzeptieren konnte. Doch durch die PDA war es mir möglich, die Geburt zu genießen, die sonst vielleicht sehr anstrengend, schmerzhaft und qualvoll gewesen wäre.«

## Dem Schmerz mit den eigenen Möglichkeiten begegnen

»Da Männer nicht wirklich körperlich gebären können, sondern lediglich Zuschauer sind, die danebenstehen, haben sie das Gefühl, irgend etwas gegen die Schmerzen *tun* zu müssen, den Geburtsfortgang beeinflussen zu müssen. Frauen hingegen, die wissen, daß sie diese Erfahrung wahrscheinlich auch machen werden, auch wenn sie noch keine Kinder haben, verstehen, daß das wesentlich zu der Art und Weise gehört, wie eine Frau sich auch sonst im

Leben verhält, und daß es im Leben Schlimmeres gibt als Schmerz, daß es erheblich zum Selbstwertgefühl einer Frau beiträgt, die Schwangerschaft und die Geburt bewußt zu durchleben und selbstbestimmt damit umzugehen.«[15]

Kein Schmerzmittel ist völlig ohne Risiko. Vielleicht suchen Sie nach nicht-pharmakologischen Möglichkeiten zur Schmerzlinderung. Ein Anästhesist behauptete, daß 30 Prozent der Frauen sehr von der »psychologischen Schmerzlinderung« profitieren können und 10 Prozent von ihnen dann überhaupt keine Schmerzmittel brauchen, weitere 15 bis 20 Prozent brauchen wegen der vorherigen Vorbereitung weniger Medikamente.[16] Und selbst diejenigen, bei denen der Schmerz nicht gelindert wird, leiden nicht in gleicher Weise, weil der Schmerz nicht durch Angst und Anspannung verstärkt wird.

Der Schmerz bei einer normalen Geburt unterscheidet sich für viele Frauen qualitativ vom Schmerz bei Verletzungen. Es tut weh, doch ist das eine Begleiterscheinung eines schöpferischen Vorgangs, bei dem die Gebärmutter mit aller Kraft arbeitet. Es ist ein Schmerz mit einem Zweck. Doch auch dieser Schmerz kann unerträglich sein, wenn Sie nur damit beschäftigt sind, ihn auszuhalten.

Techniken zum Umgang mit Schmerz sind kein Selbstzweck. Sie bieten eine Möglichkeit, Ihren Bewußtseinszustand zu verändern, in einen Zustand zu gelangen, den ich als »gebündelte Konzentration« bezeichne und den Michel Odent »auf einem anderen Planeten sein« nennt.[17] Wahrscheinlich ist es egal, wie Sie es nennen, solange Ihnen bewußt ist, daß es nicht darum geht, »Übungen zu machen« oder sich vom Schmerz »abzulenken«, wie oft vorgeschlagen wird, sondern darum, sich dem Erleben zu überlassen und sich auf die unglaubliche Kraft Ihrer Gebärmutter einzustellen.

Rhythmische, kontrollierte Atmung, Entspannung und gebündelte Konzentration sind eine Möglichkeit, den Schmerz anzunehmen und mit ihm mitzuarbeiten, statt zu versuchen, gegen die Empfindungen bei der Geburt anzukämpfen oder ihnen auszuweichen. Das lernen Sie im Geburtsvorbereitungskurs, denn das läßt sich unmöglich aus Büchern herleiten. Denken Sie bei dem Ihnen zur Verfügung stehenden Kursangebot daran, daß es in guten Vorbereitungskursen nicht nur um Schmerzvermeidung und die Linderung von Empfindungen geht. Mit anderen Methoden, etwa Hypnose, läßt sich hier wahrscheinlich mehr erreichen. Bei der Geburtsvorbereitung sollten Sie merken, daß Sie an Selbstvertrauen gewinnen, lernen, wie Sie mit Ihrem Körper zusammenarbeiten und ihm vertrauen können, und bereit sind, sich auf das aufregende Erlebnis der Geburt voll Mut, Selbstvertrauen und Energie einzulassen. In den Kursen lernen Sie, wie Sie sich auf die Wehen einstellen, wie sie auch sein mögen, und erfahren, was der Arzt oder die Hebamme unternehmen, um Ihnen zu helfen. Sie sollten eine Art Landkarte für die Geburt an die Hand bekommen, so daß Sie sich jederzeit orientieren können, ungefähr wissen, wo Sie sich befinden, und den Zusammenhang mit dem gesamten Vorgang erkennen können. Meist lernen Sie besondere Atem- und Entspannungstechniken und wie Sie die Stellung verändern und bestimmte Bewegungen machen können, um mit den Wehen zurechtzukommen.

Viele Frauen, die an Geburtsvorbereitungskursen teilgenommen haben, berichten, daß die Gabe von Schmerzmitteln bei einer normalen Geburt etwa so ist, als würde man jemandem, der mit Begeisterung einen Berg hinaufsteigt oder einem Läufer, der gerade ein Rennen gewinnt, eine Rettungsleine zuwerfen, »um die Schmerzen zu lindern«. Die schmerzenden Muskeln gehören eben einmal zu der harten Arbeit, die der Körper bei dieser Aufgabe leistet, in der Sie völlig aufgehen und bei der Sie sich darauf konzentrieren, über jede Wehe mit Hilfe der Atmung und der neuromuskulären Entspannung »hinwegzureiten«. Der Rhythmus der Wehen hat, zusätzlich zu der Freude, neues Leben auf die Welt zu bringen, etwas enorm Befriedigendes an sich. Wenn Sie wirklich mit den Wellen der Wehen mitgehen, kann das eine zutiefst befriedigende Erfahrung sein. Ich bin durchaus keine Sportskanone, aber ich kann mich noch an dieses Gefühl erinnern: »Also, das ist ein Sport, der mir wirklich Spaß macht!«

Im Geburtsvorbereitungskurs lernen Sie zusammen mit Ihrer Geburtsbegleitung, wie Sie sich während heftiger Wehen entspannen und gleichzeitig rhythmisch weiteratmen können. Oft geschieht das, indem Sie auf dem Wehenhöhepunkt jedesmal die Atmung »anheben« und sie schneller und leichter werden lassen, wenn die langsame Atmung nicht mehr angenehm für Sie ist.

Um sich das bildlich vorzustellen, kann man an eine Wendeltreppe denken. Wenn Sie unten stehen, ist die Atmung langsam und tief und verläuft wie in großen Kreisen. Wenn es nötig wird, steigen Sie die Wendeltreppe hinauf und kommen in die engeren Kreise einer schnellen, leichten Atmung. Von da an geht es so hoch hinauf, wie Sie das bei dieser bestimmten Wehe für nötig halten, und anschließend begeben Sie sich wieder nach unten in die langsame tiefe Atmung, sobald die Wehe zu Ende geht.

Entspannung wird einem manchmal eingedrillt, wobei die Muskeln des linken Arms, des rechten Arms, des linken Beins, beider Beine usw. angespannt und dann auf Kommando wieder locker gelassen werden. Das hat mit dem tatsächlichen Verlauf von Muskelanspannungen in Streßsituationen nichts zu tun und trägt wenig dazu bei, uns bewußt zu machen, wie und warum wir uns anspannen. Neuerdings wird Entspannung als Teil einer verstärkt positiven und lustvollen Körperwahrnehmung vermittelt, die eng mit der Atmung verbunden ist.

Mein eigener Ansatz geht in Richtung »Entspannung durch Berührung«. Sie lernen, Berührung als Signal zum Entspannen einzusetzen, und entspannen sich auf die warme Berührung der Hand Ihres Partners hin. Als erstes beziehen Sie all die Muskeln mit ein, die Sie in den verschiedenen Streßphasen der Geburt am ehesten verspannen: die Muskeln an Schultern, Rücken, Nacken und Hals, die Bauchmuskeln, die Muskeln an der Innenseite der Oberschenkel, die Füße, die Gesäßmuskeln, den Beckenboden usw. Wenn Sie die Spannung ganz bewußt beibehalten, achten Sie darauf, welche anderen Muskeln Sie dabei gleichzeitig anspannen. Beobachten Sie außerdem, ob diese Anspannung Ihre Atmung beeinflußt hat, und wenn ja, wie. Gleichzeitig achtet Ihr Partner darauf, wie Sie aussehen, damit er erkennen kann, wann Sie angespannt sind. Ihr Partner legt seine Hände dann fest auf die angespannten Muskeln, und Sie lassen sie locker, als würden Sie sich in seine Hände hinein entspannen. Ihr Partner spürt das Nachlassen der Spannung und weiß, daß seine Signale bei Ihnen angekommen sind. Selbst jemand, der sehr unsicher ist, ob er Ihnen eine Hilfe sein kann, merkt sofort, daß das funktioniert.

Sie werden feststellen, daß bestimmte Arten der Berührung besonders wirkungsvoll sind. Vielen Frauen hilft es, wenn ihre Füße festgehalten werden oder der Partner sie massiert, streichelt oder sie an den Schultern festhält, bei schwierigen Wehen mit ihnen zusammen atmet und in ständigem Blickkontakt bleibt. Die emotionale Unterstützung und Ermutigung ist ein Fortschritt gegenüber den Übungen, bei denen die Frau den Blick auf einen Punkt an der Wand richten soll, während ihr Partner neben ihr steht und die Dauer der Wehen mit der Stoppuhr mißt.

Früher wurden Frauen auf die Austreibungsphase vorbereitet, indem man ihnen riet, die Bauchmuskulatur zu trainieren und zu üben, lange Zeit die Luft anzuhalten. Wir wissen heute, daß ein solches Training nicht nur unnütz ist, sondern, etwa wenn die Luft sehr lange angehalten wird, sogar gefährlich werden kann. Es bringt keine Vorteile, wenn Sie die Luft zehn Sekunden und länger anhalten können. Das Üben kann aber die Sauerstoffkonzentration im Blut, mit dem das Baby versorgt wird, verringern, vor allem, wenn Sie flach auf dem Rücken liegen und dadurch Druck auf die untere Hohlvene (Vena cava inferior) im Unterkörper ausgeübt wird.

Große Veränderungen gibt es auch bei der Vermittlung der Atmung und der Haltungen in der Austreibungsphase. Ich persönlich vertrete die »nicht forcierte Austreibungsphase«, die darauf abzielt, den Frauen dabei zu helfen, den Preßdrang, der wellenartig bei jeder Preßwehe auftritt, wahrzunehmen und zu unterstützen, anstatt sie dazu anzuhalten, so lange, so heftig und so oft wie möglich zu pressen. Das ermöglicht eine weniger anstrengende, sehr viel rhythmischere, spontane Art, auf die Wehen zu reagieren, so daß es unnötig ist, Sie anzufeuern: »Pressen! Los! Nutzen Sie die Wehe! Pressen! Pressen!« Ihr Partner kann Sie daran erinnern, sich vorzustellen, wie Sie sich öffnen, den Mund ganz locker lassen und die Muskeln um die Scheide herum loslassen. Auf jedes Mitschieben folgt eine flache Atmung, bis der nächste Preßdrang kommt, Ihre Atmung ganz spontan schneller wird und sich in dem nächsten angehaltenen Atemzug sammelt, während sich das Baby durch Ihre Scheide auf die Geburt zubewegt. Diese Atmung und Entspannung und der sanfte Umgang mit der Austreibungsphase sind in meinen Büchern *Natürliche Geburt, Schwangerschaft und Geburt* und *Sexualität im Leben der Frau* beschrieben (s. Literatur).

In vielen Kursen lernen Sie auch das Visualisieren, wobei Sie aktiv erzeugte, lebhafte Bilder in Gedanken mit dem Gefühl des Sichöffnens und Loslassens in Verbindung bringen – eine sehr viel wirkungsvollere Art, sich auf Ihren Körper bei der Geburt »einzustimmen«, als wenn Sie Übungen machen.[18] Oft beschreibe ich das Entfalten des Dammgewebes etwa wie das Sichöffnen der Blütenblätter einer Pfingstrose, wobei der Kopf des Babys die harte Knospe in der Mitte darstellt. Konzentration auf einen Punkt ist ein weiteres wichtiges Element, um aus eigener Kraft mit Schmerz umzugehen. Eine Möglichkeit besteht darin, auf Ihren Atem zu lauschen. Jeder Atemzug hört sich wie eine Welle an, die ans Ufer brandet, und wenn Sie Ihre Aufmerksamkeit auf das Geräusch und das Bild einer Welle konzentrieren, entwickeln Sie dadurch ein positiveres Körperbewußtsein. Manchen Frauen helfen im Verlauf der Geburt »Bekräftigungen«, einfache positive Feststellungen oder manchmal auch Gebete, und zwar nicht nur, um die Schmerzempfindung zu reduzieren, sondern auch, um durch die Kraft der Gedanken einen positiven Einfluß auf die Energie und Koordinationsfähigkeit des Körpers auszuüben: »Ich bin stark. ... Ich akzeptiere den gesunden Schmerz, der mein Baby auf die Welt befördert. ... Mein Muttermund öffnet sich immer weiter.« Eine Bekannte, eine orthodoxe Jüdin, sagte immer wieder: »Tore Jerusalems, öffnet euch für mich!« (Und das taten sie auch!)

Wenn eine Frau bei der Geburt von ihrem Sexualpartner begleitet wird und dieser das Geburtserlebnis mit ihr teilt, bemerkt sie wahrscheinlich, daß nicht nur seine Anwesenheit und emotionale Unterstützung ihr Kraft geben, sondern daß sich die Spannung verringert, wenn er sie festhält, streichelt und umarmt, so daß der Schmerz zu einer Empfindung wird, auf die sie sich »einlassen« und die sie sogar genießen kann.

Dafür gibt es plausible körperliche Gründe. Zwar könnte man meinen, daß für eine Frau, die Schmerzen hat, das Liebesspiel das allerletzte ist, was sie sich wünscht, aber vielleicht haben Sie auch schon festgestellt, daß sexuelle Erregung zum Beispiel Zahnschmerzen oder Kopfschmerzen zeitweise überdecken kann. Viele Frauen haben festgestellt, daß durch das Liebesspiel sowohl prämenstruelle Spannungen als auch Regelschmerzen gelindert werden. Das liegt nicht nur daran, daß Sexualität die Entspannung fördert, sondern sie sich von Ruhe und Befriedigung durchströmt fühlen – etwas, was schwer zu beschreiben ist. Dadurch wird der Schmerz gemildert, so daß er unwichtig erscheint, auch wenn er im Hintergrund noch vorhanden ist. Sexuelle Erregung führt zur Ausschüttung natürlicher Schmerzmittel im Körper, die chemisch dem Opium gleichen.[19] Mit zunehmender sexueller Erregung gelangen diese Endorphine in Ihren Blutkreislauf und verwandeln harte Arbeit oder eine Belastungsprobe in ein aufregendes Erlebnis, bei dem der Schmerz zwar noch vorhanden ist, Sie jedoch nicht mehr überwältigt.

Sexuelle Erregung bewirkt auch die Ausschüttung von Östrogenen. Dadurch wird die Gebärmutter zu geburtswirksamen Wehen angeregt, die Geburt wird beschleunigt, und wenn vorher eine unkoordinierte Wehentätigkeit vorlag, kann Ihre Gebärmutter besser arbeiten; der Muttermund öffnet sich leichter. Wenn die Gebärmutterkontraktionen effektiver sind, der obere Teil der Gebärmutter also fest und der untere weich ist und sich öffnet, geht der Schmerz zurück, auch wenn die Wehen stärker werden.

Vielen Frauen steht während der Geburt der Sinn wahrscheinlich nicht nach einer sexuellen Begegnung mit dem Partner, doch ist die gesamte Geburt für sie eine psycho-sexuelle Erfahrung. Die durch die Gebärmutter ausgelöste Energie, die Empfindungen auf Grund des nach unten drückenden Kopfes des Babys und das Auffächern und Sichöffnen des ganzen Beckenbodengewebes – diese Gefühle werden an sich als sexuelle Gefühle wahrgenommen und rufen dieselben freudigen Gefühle hervor, wie wenn wir von unserem Liebespartner im Arm gehalten und zärtlich berührt werden. Endorphine und Östrogene zirkulieren im Körper der Frau, um die Gebärmuttertätigkeit zu koordinieren und die Schmerzwahrnehmung zu verändern.[20]

Inzwischen sind viele andere Methoden in die Geburtsvorbereitung mitaufgenommen worden, die entweder direkt oder indirekt zur Schmerzlinderung beitragen. Zum Beispiel können Akupressur oder Shiatsu ebenfalls sehr hilfreich sein, weniger als eigenständige Maßnahme, sondern in Verbindung mit anderen Arten der Zuwendung und der Einstimmung auf die Vorgänge im Körper. Es gibt bestimmte Punkte an den Füßen, den Handgelenken und am Gesäß, an denen fester Druck der Frau helfen kann, die Wehenschmerzen gut zu verarbeiten. Dieses Verfahren kann mit Massage kombiniert werden. Geburtsvorbereiterinnen, die an meinen Workshops zur Körperwahrnehmung teilgenommen haben, wenden diese Methoden häufig in ihren Vorbereitungskursen an. Andere haben sich das chinesische Shiatsu und manchmal auch Akupunktur angeeignet und vertreten einen systematischen Ansatz, dem die östliche Heilungsphilosophie zugrunde liegt.

Viele Akupunkteure, die Frauen bei der Geburt behandeln, halten es für falsch, Akupunktur lediglich als ein Mittel zur Schmerzlinderung zu betrachten. Normalerweise möchten sie, daß die Frauen schon in der Schwangerschaft mit der Behandlung beginnen, weil ihnen daran liegt, ihrem Körper zu harmonischem Funktionieren zu verhelfen und die richtigen körperlichen Voraussetzungen für eine positive Geburtserfahrung zu schaffen.

Die Eismassage ähnelt der Akupunktur. Sie bewirkt nicht nur eine örtliche Verengung der Blutgefäße, so daß die Umgebung taub wird, sondern kann noch lange, nachdem dieser Effekt nachgelassen hat, den Schmerz lindern.[21] Bei der Geburt ist sie manchmal über dem Kreuzbein sehr hilfreich.

Transkutane elektronische Nervenstimulation (TENS) ist eine andere Form der Schmerzlinderung, die auf einer intensiven Stimulation der Haut beruht. Zwei Elektrodenpaare werden an einen kleinen, batteriebetriebenen Stimulator angeschlossen. Die Frau bestimmt die elektrischen Impulse selbst und kann eine höhere und heftigere Stromfrequenz einstellen, sobald der Schmerz stärker wird. Die Elektroden werden mit Pflaster rechts und links von der Wirbelsäule befestigt. Am besten probiert man sie an verschiedenen Stellen aus. Manchmal ist ein Elektrodenpaar an den Oberschenkeln, Füßen oder anderen Körperstellen noch wirksamer. In zwei schwedischen Kliniken, in denen TENS bei der Geburt getestet wurde, gaben 44 Prozent der Frauen an, daß die Schmerzlinderung bei dieser Methode gut oder sehr gut funktionierte, weitere 44 Prozent empfanden eine gewisse Erleichterung und 12 Prozent gaben an, daß es ihnen nicht geholfen hat.[22]

Auch Hypnose kann bei manchen Frauen während der Geburt eine gute Wirkung haben, egal, ob sie sie selbst machen oder jemand anderes starke Suggestion auf sie ausübt. Das kann ohne vorheriges Üben zwar gut funktionieren, doch sollte man am besten nach der ersten Schwangerschaftshälfte damit beginnen, weil Sie dann rechtzeitig feststellen können, ob Sie gut auf Hypnose reagieren. Sie bewirkt bei 20 Prozent der Frauen eine völlige Schmerzbefreiung. Viele Frauen stellen fest, daß dem Schmerz die Spitze genommen wird und sie weniger schmerzstillende Medikamente brauchen.[23]

Auch Yoga, das mit bewußter Wahrnehmung der Atmung einhergeht, auf regelmäßigem Üben beruht und Stellungen vermittelt, bei denen das Becken weit geöffnet ist, kann das Vertrauen zu Ihrem Körper stärken und Ihnen die Kraft geben, die aus Selbstvertrauen erwächst. Vielleicht machen Sie einen Yogakurs für Schwangere ausfindig, der von einer Frau geleitet wird, die sich mit Geburt auskennt, denn die Haltungen, Bewegungen und die Atmung während der Wehen müssen an die besonderen Belastungen angepaßt sein, die Sie dann spüren. Das setzt voraus, daß die Lehrerin über ausreichende Kenntnisse der physiologischen Vorgänge bei der Geburt verfügt und weiß, wie sich eine Geburt anfühlt.[24]

Es gibt noch viele andere nicht-pharmakologische Arten der Schmerzlinderung, nämlich Zuspruch und Unterstützung und eine zunehmende psychisch-physische Koordination bei der Geburt: die Anwendung von Wärme (heiße Kompressen, eine Wärmflasche im Kreuzbereich, zwischen den Beinen oder auf dem Unterbauch, warmes Wasser, in dem Sie entweder schwimmen oder das auf Sie herabrinnt)[25], Ablenkungsmethoden (zum Beispiel langsam von zehn rückwärts zählen) oder das Gegenteil, nämlich die Ausschaltung aller äußeren Ablenkungen, den Aufenthalt in einem ruhigen, abgedunkelten Zimmer, wo Sie sich ohne Störungen ganz und gar dem umfassenden Erlebnis überlassen können[26], oder rhythmische Klänge in Form von Musik, Gesang oder Sprechgesang – es heißt, eine französische Königin habe geboren, während sie das Magnificat sang!

Wahrscheinlich denken Sie, daß einige dieser Methoden für Sie ganz bestimmt nicht in Frage kommen, doch gibt es hinreichend Belege dafür, daß jede dieser Methoden bei einzelnen Frauen wirkt. Der Schmerz läßt nach, es wird Energie frei, und alles, was die Frau bei

der Geburt fühlt, wird zu einem Gesamterlebnis zusammengefaßt, das
für sie einen bestimmten Ablauf und eine Bedeutung hat. Es gibt eine
Reihe von Alternativen zu Medikamenten als Schmerzmittel, und es
empfiehlt sich, einige auszuwählen, von denen Sie glauben, daß Sie
Ihnen entsprechen, so daß Sie, falls eine nicht wirkt, andere anwenden
können. Flexibilität und die Möglichkeit, sich zu entscheiden, können
Ihnen Kraft geben und allein damit dazu beitragen, den Schmerz
vermindert wahrzunehmen.

An dieser Stelle ist es vielleicht sinnvoll, sich alle in diesem
Kapitel beschriebenen Methoden zur Schmerzlinderung noch
einmal vor Augen zu führen und zu jeder ein paar Gedanken
niederzuschreiben. Möchten Sie über einige mehr in Erfahrung
bringen? Falls ja, wie gehen Sie dabei vor?
Schreiben Sie dann Ihre eigenen Vorlieben auf, denken Sie dabei
sowohl daran, daß die Geburt glatt verlaufen wird, als auch daran,
wie Sie mit Schmerzen umgehen möchten.
Für welche Methoden würden Sie sich im Augenblick nicht
entscheiden? Notieren Sie sich diese Methoden und die Fragen,
die Sie dem Arzt oder der Hebamme dazu jeweils stellen möchten. Besprechen Sie alles auch mit Ihrer Geburtsbegleitung, denn
es ist wichtig, daß sie genau versteht, was Sie beabsichtigen.

Wenn eine Frau ihr erstes Kind erwartet, nimmt die Frage, wie sie
mit den Schmerzen zurechtkommt, in ihren Gedanken einen großen
Raum ein. Beim zweiten Kind ist eine Frau oft mehr damit beschäftigt,
schon im voraus dafür zu sorgen, daß alle störenden Einflüsse, die an
sich schon Schmerzen verursachen, vermieden werden, damit sie ihr
Kind auf ihre Weise, in der Zeit, die sie dazu braucht, und in Ruhe
und Frieden zur Welt bringen kann.

# 16 Die ärztlich geleitete Geburt

Der von Frauenärzten aktiv geleiteten Geburt liegt die Vorstellung zugrunde, die natürlichen Vorgänge verbessern und einen manchmal unvorhersagbaren, schmerzhaften und langwierigen, gelegentlich auch katastrophalen Ablauf steuern zu wollen. Ein Gynäkologe, der diese Auffassung vertritt, schreibt:

»Die Gruppen, die sich für eine natürliche Geburt einsetzen, wollen einfach nicht einsehen, daß angewandte Medizin darin besteht, die Unzulänglichkeiten der Natur zu erkennen und zu korrigieren – die Natur ist eine schlechte Hebamme. Die Geburt ist dank immer ausgefeilterer und genauerer Diagnose- und Behandlungsmethoden risikoloser geworden. Und genau diese Methoden wollen die Frauen in ihrer unlogischen Art von der Hand weisen ... Sie behaupten, daß Geburt ein natürlicher Vorgang ist, doch gilt das ebenso für den Tod.«[1]

Kieran O'Driscoll, der Leiter einer Geburtsklinik in Dublin, ist überzeugt, daß die vollständige ärztliche Steuerung der Geburt im Gegensatz zu einer abwartenden Haltung die Anzahl der später notwendigen Eingriffe verringert, auf die Mutter beruhigend wirkt und in seiner Klinik die Rate von Zangen- und Kaiserschnittgeburten auf beeindruckend niedrige zehn Prozent bzw. vier Prozent gesenkt hat. Er strebt eine Geburt an, die nicht länger als acht Stunden währt, und verspricht jeder Frau, daß ihre Geburt nicht länger als zwölf Stunden dauert. Wenn die Eröffnung des Muttermundes nicht im Rahmen dieser Norm verläuft, wird die Geburt mit einem Oxytozintropf beschleunigt. Dabei handelt es sich um ein künstliches Hormon, das Wehen auslöst. Vier von zehn Frauen, die ihr erstes Kind bekommen, wird ein solches wehenanregendes Mittel verabreicht.[2]
Der Dubliner Ansatz kann als ärztlich geleitete Geburt unter bestmöglichen Bedingungen gelten, denn der Personalschlüssel bei der

Geburtsbetreuung beträgt 1:1, der Frau wird alles, was mit ihr gemacht wird, ausführlich erklärt. Doch die meisten aktiv geleiteten Geburten lassen sehr viel zu wünschen übrig und erfolgen auf einem sehr viel niedrigerem Niveau. O'Driscoll bemerkt dazu folgendes:»Die Geburt wird für die Frauen nur noch qualvoller, wenn im Namen des Kindes offensive Eingriffe vorgenommen werden, für deren wirklichen Nutzen es nur sehr zweifelhafte Beweise gibt.«[3] Dazu gehören erfolglose Geburtseinleitungen, die mit einem Kaiserschnitt enden. Ebenso die routinemäßige Gabe von Dolantin und die Periduralanästhesie, denn »die Vorteile ... treten fast ausschließlich in der Eröffnungsphase auf, und der Preis dafür wird hauptsächlich in der Austreibungsphase gezahlt.«[4] Dieser Preis ist eine höhere Wahrscheinlichkeit für eine Zangen- oder Kaiserschnittgeburt. Durch alle diese Eingriffe wird aus einem normalen körperlichen Vorgang ein geburtshilflicher Notfall. Es gibt also einerseits die qualitativ hochwertige aktiv geleitete Geburt, bei der jeder Frau die eigene Hebamme zur Seite steht und Kontinuität in der Betreuung gesichert ist, und andererseits die selbstherrliche, offensive Geburtsleitung durch den Arzt mit unterbrochener Betreuung, bei der der natürliche Geburtsvorgang von vornherein gestört wird und man unnötige Risiken eingeht.

## Geburtseinleitung

Seit zu Beginn des 16. Jahrhunderts in den Lehrkrankenhäusern in Paris den Theorien über den Geburtsvorgang mechanische Gesetzte zugrunde gelegt und Methoden zur Manipulation des Fötus und zur Vergrößerung des Geburtskanals entwickelt wurden, haben Ärzte in den Geburtsvorgang eingegriffen. Doch oft waren ihre Versuche von spektakulären Mißerfolgen begleitet. Erst in den letzten 20 Jahren ist es ihnen durch die Entwicklung von synthetischem Oxytozin gelungen, den Geburtsvorgang chemisch zu steuern, und erst in den letzten fünf Jahren werden Prostaglandinezäpfchen verwendet, um mit diesem Hormon den Muttermund weich und geburtsreif zu machen und die Geburt in Gang zu bringen.
Manche Frauenärzte setzen sich genaue Regeln, nach denen bei einer

Frau die Geburt eingeleitet werden sollte: bei Steißlagen, wenn die Frau zum Beispiel in der 36. bis 38. Woche Diabetes hat oder wenn der Geburtstermin um zwei Wochen oder, je nach Arzt, auch um zehn Tage oder eine Woche überschritten ist. Manche bestehen darauf, daß bei allen Frauen über 35 die Geburt zum errechneten Termin oder sogar früher eingeleitet werden sollte. Ein leichtes Ansteigen des diastolischen Blutdrucks auf 90 kann ebenfalls eine Indikation für eine Geburtseinleitung sein. Sie können Ihren Arzt nach seinen Richtlinien für Einleitungen fragen. Wenn er mehr als zehn Prozent der Geburten einleitet, ist das viel.

Die Einleitung der Geburt ist mit Nachteilen verbunden. Die Wehen sind dann meist schmerzhafter; dadurch setzt die Einleitung einen Prozeß in Gang, bei dem starke Schmerzmittel notwendig werden. Auf diese Weise verzögert sich der Geburtsvorgang, es kann zu einer Zangen- oder Saugglockengeburt kommen. Bei eingeleiteten Geburten ist ein Kaiserschnitt wahrscheinlicher als bei Spontangeburten. Wenn Oxytozin gegeben wird, sollten die Herztöne des Kindes ständig überwacht werden, um zu vermeiden, daß durch sehr starke Wehen die Geburt für das Baby zu belastend wird und das Blut, das durch die Nabelschnur zur Plazenta fließt, nicht genügend Sauerstoff enthält. Ein Wehentropf und eine kontinuierliche Herzton-Wehen-Überwachung verhindern aber, daß die Frau sich frei bewegen kann. Manchmal wird nach einer eingeleiteten Geburt festgestellt, daß das Kind noch nicht voll entwickelt ist. Zwar hilft eine Ultraschalluntersuchung in der 16. Woche, die Schwangerschaftsdauer zu bestimmen, doch manchmal werden Babys ans Licht der Welt befördert, ehe sie reif dazu sind. Oft erklären Ärzte den Frauen, das Kind würde zu groß, um leicht durchs Becken zu gleiten, und die Geburt müsse deshalb eingeleitet werden, stellen dann aber fest, daß sein Gewicht durchschnittlich oder sogar unterdurchschnittlich ist.

Prostaglandinezäpfchen ermöglichen, daß mehr Frauen, bei denen die Geburt eingeleitet wird, jetzt die Chance zu einer normalen vaginalen Geburt haben, weil Prostaglandine den Muttermund erweichen und geburtsbereit machen, so daß er sich öffnen kann. Dennoch bewirken Prostaglandine bei zwei von drei Frauen keinen Geburtsbeginn, wenn der Muttermund nicht schon von selbst »geburtsreif« ist.

Sie brauchen einer Geburtseinleitung nicht zuzustimmen, solange Sie nicht davon überzeugt sind, daß ein triftiger Grund dafür besteht. Äußere Gründe für eine Einleitung, etwa daß Ihr Arzt in Urlaub geht oder Ihre Mutter zu Besuch kommt, rechtfertigen einen solchen Eingriff in den Geburtsvorgang keinesfalls.

Eine Einleitung kann jedoch nützen, wenn eine Frau unter schwerer Präeklampsie oder unter einer anderen Krankheit leidet, bei der es für das Baby gefährlich sein könnte, noch länger im Bauch der Mutter zu bleiben, weil es dort nicht mehr ausreichend versorgt wäre. Ein Anzeichen dafür, das Sie selbst feststellen können, wenn Sie sich jede Woche zur gleichen Zeit auf die Waage stellen, wäre eine Gewichtsabnahme anstatt einer Zunahme. Ansonsten ist es am sichersten, geduldig abzuwarten, die Kindsbewegungen aufzuzeichnen und auf das spontane Einsetzen der Wehen zu warten.[5]

Bei bis zu 12 Prozent aller Geburten platzt irgendwann in den letzten Stunden oder Tagen vor Geburtsbeginn die Fruchtblase, und Sie verlieren Fruchtwasser.[6] Wie wir bereits festgestellt haben, ist eine Einleitung beim vorzeitigen Blasensprung im Normalfall unnötig. Das Infektionsrisiko kann wesentlich verringert werden, wenn keine vaginalen Untersuchungen durchgeführt werden, bevor die Geburt noch nicht eindeutig begonnen hat, und auch dann möglichst wenige.

Notieren Sie sich, was Sie sonst noch alles über Geburtseinleitung und wehenverstärkende Maßnahmen wissen möchten – zum Beispiel über die Erfahrungen anderer Frauen und die übliche Praxis in den Kliniken, die für Sie in Frage kommen. Ihre Geburtsvorbereiterin kann Ihnen wertvolle Hinweise geben; vielleicht möchten Sie auch noch mehr darüber lesen.[7]

### Geburt nach der Stoppuhr

Eine von Ärzten aktiv geleitete Geburt geht mit Apparatemedizin einher. Ein technisches Gerät gibt es jedoch, das oft gar nicht für so wichtig gehalten wird, weil es schon uralt ist, obwohl es die Grundlage für alle Eingriffe darstellt, die vorgenommen werden: die Uhr. Der Fortgang bei der Eröffnung des Muttermundes, die Länge der Wehenpausen und die Dauer jeder Wehe, die Zeit ab zwei Zentimetern Eröffnung bis zur vollständigen Eröffnung (10 cm) und dann von der vollständigen Eröffnung bis zur Geburt des Kindes, der Zeitpunkt, zu dem sich der Kopf des Babys am Damm befindet, der Zeitraum der aktiven Preßphase und die Dauer der Nachgeburtsphase werden gemessen und einer genauen, oft von Ängsten begleiteten Prüfung unterzogen und in den Unterlagen vermerkt.

Doch ist die Zeit, abgesehen von der Leitung der Geburt, häufig auch für die gebärende Frau sehr wichtig. Oft stellen Frauen die Frage: »Wie lange wird es noch dauern?«, »Wann kommt das Baby?«, »Wie lange muß ich diese Wehen aushalten?«, »Wann, meinen Sie, wird die Austreibungsphase beginnen?«, »Wie viele Stunden geht das noch so weiter?«

Das alles sind Fragen, die die Geburtshelfer, wenn sie ehrlich sind, nicht genau beantworten können, es sei denn, sie greifen offensiv ein. Das heißt, daß sie sich häufig einem starken Druck seitens der Frauen ausgesetzt sehen, für ein möglichst schnelles Ende der Geburt zu sorgen.

Doch geht es hier nicht einfach darum, daß Frauen gerne eine schnelle Geburt hätten. Manche Frauen kommen gut mit sehr heftigen Wehen zurecht, die nur wenige Stunden dauern, sind jedoch von einer langen Geburt völlig überfordert. Andere fühlen sich von einer heftigen, kurzen Geburt vollkommen überfordert, bei der sie das Gefühl haben, daß ihnen alles über den Kopf wächst, können jedoch eine lange, sich allmählich entwickelnde Geburt gut aushalten, vor allem, wenn sie eine Möglichkeit zur Linderung der Rückenschmerzen gefunden haben, die bei einer solchen Geburt häufig auftreten.

Bei allen Geburten, die länger als sechs Stunden dauern, werden Frauen von ihren Geburtshelfern hinsichtlich der Zeitdauer oft verunsichert und beunruhigt. Ängste erschweren die Geburt, und die Ausschüttung großer Mengen der Streßhormone Epinephrin und Norepinephrin kann den Geburtsvorgang beeinträchtigen. Bei einer gut verlaufenden Geburt entsteht ein Gefühl von Zeitlosigkeit, egal, ob sie lange dauert oder nur kurz ist. Die Frau versinkt ganz und gar in der Realität ihres eigenen Erlebens, und alles andere ist unwichtig.

## Herzton-Wehen-Überwachung

Die Herztöne des Babys können in regelmäßigen Zeitabständen manuell mit einem Fötoskop (einem speziellen Stethoskop) oder einem Hörrohr, überwacht werden, oder auch mit Ultraschall oder elektronisch, um kontinuierliche Aufzeichnungen zu erhalten. Bei der elektronischen Herztonüberwachung werden die aufgefangenen Signale in einen Computer eingespeist, der sie mißt und aufzeichnet und die Ergebnisse als Endlosausdruck auswirft.

Bei dem Ausdruck, der CTG-Kurve, zeigt die obere Kurve die Herztöne des Fötus an, die untere Kurve seine Bewegungen. Die normale Herzfrequenz beträgt zwischen 120 und 160 Schlägen pro Minute, doch da die Zeit zwischen den Herzschlägen unterschiedlich ist, kommt es zu einer Zick-Zack-Kurve. Die normale Frequenz beträgt

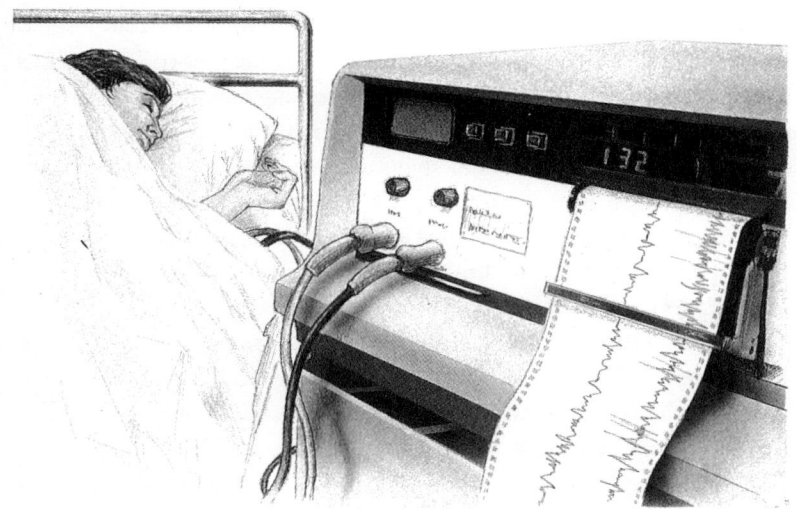

*Die Frau ist an einen elektronischen Herzton-Wehen-Schreiber angeschlossen.*

315

fünf bis zehn Schläge pro Minute, doch wenn das Baby schläft oder vom Dolantin oder anderen Narkotika aus dem Blutkreislauf der Mutter benommen ist, kann sie auch niedriger sein. Wenn das Kind sich bewegt oder die Frau vaginal untersucht wird oder die Stellung wechselt, können die Herztöne schneller werden.

Bei manchen Geburten empfiehlt sich eine kontinuierliche Herztonüberwachung – zum Beispiel wenn

- Sie einen Wehentropf bekommen, der sehr heftige, dicht aufeinanderfolgende Wehen auslöst;
- die Geburt drei Wochen vor dem errechneten Termin beginnt;
- es Anzeichen dafür gibt, daß das Baby in der Gebärmutter nicht so gut gewachsen und möglicherweise schwach ist;
- Sie gravierende gesundheitliche Probleme in der Schwangerschaft hatten (z.b. Diabetes, schwere Präeklampsie oder sehr hohes Fieber);
- das Fruchtwasser Mekonium enthält;
- beim Abhören der Herztöne in gewissen Abständen Unregelmäßigkeiten festgestellt worden sind.

Ein Vorteil der elektronischen Herztonüberwachung besteht in der Bestätigung, daß mit dem Baby alles in Ordnung ist, vorausgesetzt, das Gerät funktioniert und Ihr Kind entspricht der Norm. Allerdings kann man sich nicht immer auf Apparate verlassen, und Babys machen manchmal den Eindruck, als ginge es ihnen schlecht, befinden sich dann aber bei der Geburt in einem guten Zustand. Ein weiterer Vorteil ist, daß Sie und Ihre Geburtsbegleitung ablesen können, wann die Wehen kommen, und sich so auf jede einzelne einstellen können.

Es gibt zwei Haupttypen dieser Geräte. Bei der externen Ableitung werden zwei enge Gürtel um Ihren Bauch gelegt, an die zwei Elektroden angeschlossen sind, von denen eine die Herztöne und die andere den Wehendruck aufzeichnet. Der zweite Typ zur internen Ableitung besteht aus einer kleinen Drahtspirale, die wie ein Miniaturkorkenzieher aussieht, oder einem Clip, der an der Kopfschwarte des Babys befestigt wird, und einem Druckbehälter – einem mit Flüssigkeit gefüllten Schlauch, der in der Gebärmutter angebracht wird, um Dauer und Stärke der Wehen aufzuzeichnen.

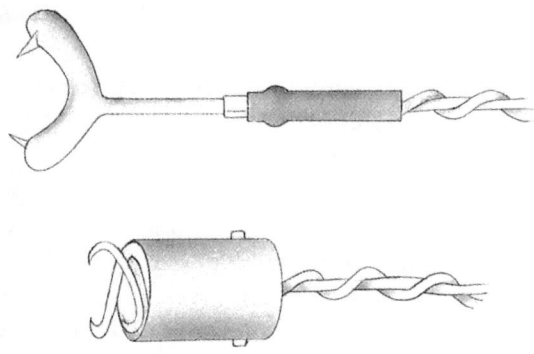

*Kopfschwartenelektroden*

Die erste Methode kann als sicherer gelten, weil sie weniger invasiv ist. Man kann sie anwenden, solange die Fruchtblase noch intakt ist. Doch sind die Angaben nicht so genau. Außerdem können Sie nicht umhergehen, wenn Sie an das CTG angeschlossen sind. Selbst wenn Sie sich im Bett umdrehen, um eine bequemere Lage zu finden, beeinträchtigt das die Aufzeichnungen, also sagt man Ihnen, daß Sie ganz still liegen müssen. Das verursacht Schmerzen und Unbehagen, sogar dann, wenn Sie nicht gerade ein Kind zur Welt bringen würden. Manchmal sind die Aufzeichnungen nur dann deutlich, wenn die Frau auf dem Rücken liegt. Doch ist diese Stellung während der Wehen gefährlich, weil die Gebärmutter Druck auf die großen Blutgefäße im Unterkörper ausüben und den Blutrückfluß zum Herzen verlangsamen kann. Dadurch wird Ihnen übel und schwindlig, Sie werden ohnmächtig, die Blutversorgung des Babys verringert sich. Auf diese Weise kann das CTG genau den Zustand hervorrufen, den es eigentlich verhindern soll.

Die zweite Methode mit der Kopfschwartenelektrode schränkt Ihre Bewegungsfreiheit ebenfalls ein, doch können Sie sich eher bewegen, da Sie keine engen Gürtel um den Bauch tragen und die Elektrode am Kopf des Babys befestigt ist. Sie kann dort nicht verrutschen. Allerdings kann die Elektrode erst angeschlossen werden, wenn die Fruchtblase gesprengt worden ist, und oft wird das als Grund angegeben, die Fruchtblase zu öffnen. Das Sprengen der Fruchtblase ermöglicht das Anlegen der Kopfschwartenelektrode, und der Arzt kann feststellen, ob das Fruchtwasser klar ist. (Ist das Fruchtwasser durch Mekonium, den ersten Darminhalt des Babys, getrübt, kann das ein Zeichen dafür sein, daß es dem Baby sehr schlecht geht.) Andererseits geht, sobald die Fruchtblase gesprengt ist, das Polster teilweise verloren, das das Fruchtwasser vor dem Kopf des Kindes, rings um die Nabelschnur, durch die das Baby mit Blut versorgt wird, und an der kindlichen Seite der Plazenta bildet. Bei den meisten Geburten, bei denen dieser Eingriff nicht vorgenommen wird, platzt die Fruchtblase erst gegen Ende der Eröffnungsphase spontan, meist nicht vor einer Eröffnung von 9 cm. Wird die Fruchtblase früher gesprengt, ist der Kopf dem während der Wehen ungleichmäßigem Druck ausgesetzt, die Scheitelbeine – die Schädelknochen, die wie eine Mütze in der Mitte durch eine Naht und die Fontanellen getrennt sind – können sich verschieben und anschwellen, und unter der Kopfhaut kann sich eine Geburtsgeschwulst bilden.[8] Sie ist zwar meist harmlos, doch manchmal ist sie auch ein Zeichen dafür, daß es weiter innen zu einer Quetschung gekommen ist – das Gehirn befindet sich direkt darunter.

Es gibt noch eine dritte Möglichkeit der kontinuierlichen Herzton-Wehen-Überwachung, die *Telemetrie*. Bei dieser Methode werden die Herztöne als Funkwellen aufgezeichnet. Sie selbst können sich frei bewegen, da sie das Gerät beim Umhergehen in die Tasche stecken und die Aufzeichnungen in einem anderen Raum empfangen werden können. Die Telemetrie wird jedoch nicht generell verwandt, und auch wenn sie zur Verfügung steht, muß die Frau häufig im Bett liegen bleiben. Das ist nicht notwendig: Zoologen verwenden zum Beispiel ein ähnliches System zur Überwachung der Herzfrequenz bei Vögeln und Tieren in freier Wildbahn.

Es gibt keinerlei Beweise dafür, daß die regelmäßige Überwachung der Herztöne das Leben von Babys rettet.[9] Auf jeden Fall kann dadurch die Geburt für die Mutter sehr viel schwieriger werden, weil ein größeres Risiko für einen Kaiserschnitt besteht, der wiederum eigene Gefahren in sich birgt.[10] Neben der Gefahr eines Kaiserschnittes besteht zusätzlich ein höheres Infektionsrisiko, das ansteigt, je länger die kontinuierliche Überwachung durchgeführt wird.[11] Viele

Kinder, die durch eine Zangengeburt oder einen Kaiserschnitt zur Welt kamen, weil die Überwachung einen schlechten Zustand anzeigte, sind bei der Geburt ausgesprochen kräftig und lebhaft, so daß gar kein operativer Eingriff nötig gewesen wäre.[12] Anzeichen für einen scheinbar schlechten Zustand ergaben sich vielleicht dadurch, daß der Kopf zusammengedrückt worden war oder die Babys aufgrund der Schmerzmittel benommen waren, die vom mütterlichen Kreislauf auf sie übergegangen sind.[13]

Manchmal wird außer der elektronischen Überwachung der Herztöne auch noch das Blut aus der Kopfhaut analysiert. Das liefert Hinweise darauf, ob dieses Baby sofort mit der Zange, der Saugglocke oder einen Kaiserschnitt zur Welt gebracht werden muß. Bei gleichzeitiger Anwendung dieser beiden Methoden zur Beurteilung des kindlichen Zustands können von tausend Babys bei einigen wenigen Krampfanfälle verhindert werden.[14] Es ist nicht bekannt, ob Krämpfe sich langfristig negativ auf das Kind auswirken, jedenfalls sollten sie möglichst vermieden werden. Doch hat das seinen Preis. Er besteht darin, daß die Frau entweder mit Gürteln verschnürt ist oder der Kopf des Kindes verkabelt wird (wobei das Risiko einer Abszeßbildung am Kopf gering ist), die Frau in ihrer Bewegungsfreiheit eingeschränkt ist und möglicherweise eine Reihe zusätzlicher Eingriffe vorgenommen werden, wenn das CTG-Gerät nicht richtig funktioniert oder die Aufzeichnungen falsch interpretiert werden; der Preis besteht auch im erhöhten Risiko einer Zangen-, Saugglocken- oder Kaiserschnittgeburt.

Schreiben Sie sich Ihre Gedanken zur elektronischen Herztonüberwachung auf, außerdem alles, worüber Sie von Ihrem Arzt oder Ihrer Hebamme genauere Informationen möchten.

## Sprengen der Fruchtblase (Amniotomie)

Viele Ärzte und Hebammen sprengen routinemäßig die Fruchtblase, sobald die Frau in der Klinik kommt und geburtswirksame Wehen hat oder der Muttermund 3 oder 4 cm eröffnet ist, ganz gleich, ob sie eine Kopfschwartenelektrode anlegen wollen oder nicht. Zu den Vorteilen gehört, daß bei getrübtem Fruchtwasser, einem Anzeichen, daß es dem Baby *möglicherweise* schlecht geht, dieser Zustand sofort sichtbar wird; außerdem kann auf diese Weise aus der Kopfhaut des Babys Blut für eine Analyse entnommen werden und eine Elektrode angebracht werden. Die Geburt kann sich dadurch verkürzen, wenn der Muttermund bereits geburtsreif ist.

Doch hat das auch viele Nachteile. In vielen Kliniken gilt die Regel, daß die Geburt innerhalb von 12 Stunden (oder 24 Stunden, das kommt auf den Arzt an) erfolgen muß. Wenn das Kind bis dahin nicht geboren ist, kann die Geburt künstlich beschleunigt werden. Das Fruchtwasser sorgt für die Gleitfähigkeit des Babys, der Nabelschnur und der Fruchtblase. Es schützt den Kopf des Kindes, verhindert, daß die Nabelschnur zusammengedrückt wird und trägt dazu bei, daß das Blut ungehindert zwischen Plazenta und Baby hin- und herfließen kann. Nachdem die Fruchtblase gesprengt wurde, kann bei starken Wehen ziemlich viel Druck auf die Nabelschnur ausgeübt werden, und die Herztöne können abfallen. Wenn beim Sprengen der Fruchtblase der vorliegende Teil des Kindes noch ziemlich weit oben ist, können die Nabelschnur oder ein Arm vorfallen.[15]

Vielleicht kommen Sie zu dem Ergebnis, daß die Fruchtblase nur gesprengt werden sollte, wenn der Arzt oder die Hebamme Sie überzeugen können, daß das für Ihre Geburt eine Hilfe ist, entweder weil ein Grund besteht, über den Zustand des Babys beunruhigt zu sein und man eine Kopfschwartenelektrode anlegen will oder weil die Geburt lange dauert, der Muttermund schon halb eröffnet ist und das Sprengen der Fruchtblase die zusätzliche Gebärmuttertätigkeit auslöst, die Ihnen noch fehlt.

# Der Tropf

Eine weitere Maßnahme bei der aktiven ärztlichen Geburtsleitung ist der intravenöse Tropf, durch den Medikamente und Flüssigkeit direkt in Ihren Blutkreislauf geleitet werden. Manche Frauenärzte sind der Ansicht, daß immer ein Venenzugang gelegt und Flüssigkeit zugeführt werden sollte, damit die Frau nicht austrocknet und in einer Notsituation sofort Medikamente in Ihren Kreislauf geleitet werden können. Sie halten es für besser, daß sie intravenös Glukose erhält, anstatt zu essen und zu trinken, da der Fall eintreten könnte, daß sie für einen Kaiserschnitt eine Vollnarkose braucht und dann Erbrochenes einatmen könnte.

Doch durch die Absicherung gegen ein Risiko werden Sie und das Baby bei dieser Art schulmedizinischer Geburtsleitung zwei anderen Risiken ausgesetzt. Das erste ist eine »Wasservergiftung« (auf Grund einer Hypervolämie [hohes Blutvolumen], A.d.Ü.), wenn zuviel Flüssigkeit im Körper das chemische Gleichgewicht stört. Im schlimmsten Fall kann das zu Gehirnschäden führen. Zu einer Wasservergiftung kommt es eher, wenn Sie außerdem Dolantin, Oxytozin oder eine PDA bekommen, weil dadurch der Urinfluß verringert wird. Das andere Risiko stellt die eingeleite Flüssigkeit dar, gewöhnlich Dextrose, eine Zuckerlösung. In den USA wird sie in hoher Konzentration verabreicht – 20 bis 30 Prozent –, in England dagegen ist eine viel niedrigere Konzentration von 10 Prozent üblich. Beim Baby kann es zu Problemen mit hohen Zuckerkonzentrationen kommen, weil Dextrose die Plazenta passiert, und wenn das Kind mit einem hohen Zuckerspiegel im Kreislauf geboren wird, der nach der Geburt jedoch nicht aufrechterhalten wird, kann es zu einer Hypoglykämie kommen, das heißt, der Blutzucker kann auf einen abnormen Wert absinken. Dies ist eine Ursache für Krämpfe. (Ein englischer Anästhesist, Professor Selwyn Crawford, hat festgestellt, daß eine intravenöse Zuckerlösung »Gift« ist.[16])

Selbst wenn nicht jede Frau routinemäßig einen intravenösen Tropf bekommt, wird sofort einer herangeschafft, wenn der Blutzuckerspiegel der Frau bei der Geburt absinkt. Während der Schwangerschaft wird im Blutkreislauf mehr Zucker gespeichert als normalerweise, um den Bedarf des Babys zu decken. Wenn Sie während der Geburt nichts zu essen bekommen, jedoch sehr viel Energie verbrauchen – vor allem wenn die Geburt lange dauert –, entsteht Zuckermangel und Fett wird verbrannt. Wenn Sie nichts trinken, besteht außerdem die Gefahr auszutrocknen. Hunger und Dehydration führen zur Ketonämie. Als Ketone bezeichnete Säuren sammeln sich in Ihrem Kreislauf an, und Sie bekommen Kopfschmerzen, werden müde und neigen zu Hyperventilation. Da eine Ketonämie sehr viel häufiger auftritt, als eine Vollnarkose für einen Notkaiserschnitt erforderlich ist, erscheint es vernünftig, Hunger und Austrocknen dadurch zu vermeiden, daß Sie essen und trinken, wenn Sie das Bedürfnis haben.

Wenn es zu einer Ketonämie kommt, sollten Sie entweder einen intravenösen Dextrosetropf oder Glukosegetränke bekommen. In einer Klinik, in der Frauen bei einer Ketonämie nicht mehr an den Tropf gehängt wurden, stellte sich heraus, daß die Ketone nach einer Weile aus dem Urin verschwinden, wenn eine Frau ausreichend gesüßte Getränke bekommt. Deshalb ist es so wichtig, daß Sie essen und trinken, wenn Sie das möchten. Die meisten Frauen möchten nichts mehr essen, sobald die Geburt in Gang gekommen ist, und wenn sie es trotzdem tun oder ihr Magen schon zu voll ist, müssen Sie erbrechen. Doch möchten Sie in der Anfangsphase, bevor der Muttermund halb eröffnet ist, vielleicht etwas leicht Verdauliches zu sich nehmen: Suppe, püriertes Gemüse oder Obst und Honig (keine Milch oder ballaststoffreiche Gemüse). Ihr natürliches Durstgefühl zeigt Ihnen, wann und wieviel Sie trinken sollen. Eiswasser, gesüßter Saft oder Zitronentee kann sehr angenehm sein. Bei heftigen Wehen hört die Verdauung auf, doch Glukose in Flüssigkeit wird weiterhin absorbiert. Die meisten Frauen lutschen auch gerne Eiswürfel.

---

Das ist ein weiteres Thema für ein Gespräch mit Ihrem Arzt oder der Hebamme. Notieren Sie sich Fragen zum üblichen Vorgehen und dazu, was unternommen wird, wenn im Urin Ketone nachgewiesen werden.

# Der Dammschnitt

Wenn sich der Oberkopf des Babys gegen das Dammgewebe schiebt und als faltige Walnuß an der Scheidenöffnung sichtbar wird, wird oft ein operativer Eingriff vorgenommen, der Dammschnitt. Mit diesem Schnitt ins Dammgewebe soll die Scheidenöffnung vergrößert werden. Er wurde von Frauenärzten eingeführt, als sie den Hebammen die Geburt aus der Hand nahmen, und gehört inzwischen zu den Routinemaßnahmen bei der Geburt. Er wird bei den meisten Frauen, die ihr erstes Kind bekommen, vorgenommen, oft auch noch beim zweiten oder einem weiteren Kind. Als DeLee in den zwanziger Jahren das erste Mal den routinemäßigen Dammschnitt und die Zangengeburt empfahl, behauptete er, auf diese Weise würde verhindert, daß der Kopf zu einem »Rammbock« wird, und lange Belastungen und das Steckenbleiben, das zu Gehirnschäden führen könnte, vermieden werden.[17]

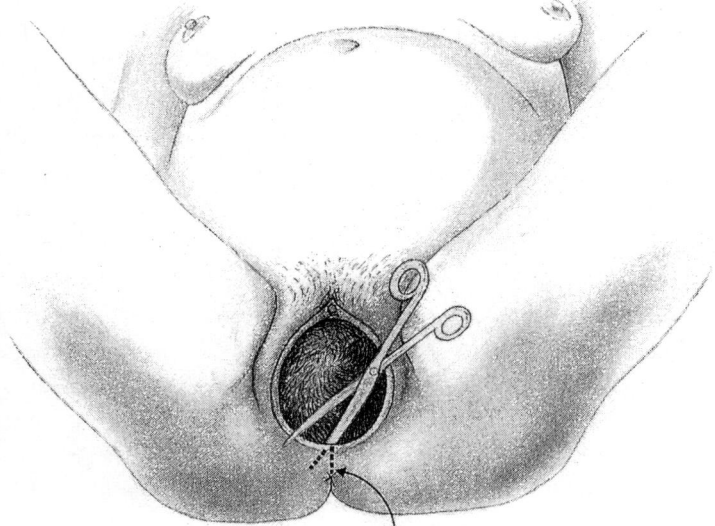

*medialer Dammschnitt*

*Medio-lateraler Dammschnitt. Die gepunktete Linie zeigt einen medialen Schnitt an. In England und Deutschland werden meist medio-laterale Schnitte gemacht, in den USA mediale Dammschnitte.*

Der Nachweis für diese Behauptung wurde nie erbracht. Bei einer Studie im Rotunda Hospital in Dublin, die bei einer nach dem Zufallsprinzip ausgewählten Gruppe und einer Kontrollgruppe durchgeführt wurde, war der Zustand der Babys bei der Geburt gleich gut, egal, ob die Mütter einen Dammschnitt, einen Riß oder einen intakten Damm hatten.[18]

Vor allem sollte dabei an die Frau gedacht werden. Es gibt so gut wie keine Untersuchungen darüber, was Frauen vom Dammschnitt halten. Statt dessen sind zahlreiche Untersuchungen über die verschiedenen Möglichkeiten, einen Dammschnitt auszuführen, und die Methoden des Nähens durchgeführt worden. Die wenigen Studien, bei denen die Frauen nach ihrer Meinung gefragt wurden, haben sich meist auf die Befindlichkeit in den ersten sechs Wochen, oft nur auf die erste Woche nach der Geburt beschränkt. Die meisten Ärzte realisieren nicht, daß Frauen noch monatelang, ja sogar jahrelang Probleme mit dem Dammschnitt und der Naht haben können.

Meine eigene Untersuchung[19] ergab, daß Frauen von dem Schmerz oft völlig überwältigt sind. Viele bekommen eine Naht, die sich von selbst auflösen soll, was jedoch nicht geschieht, so daß die Fäden schließlich entweder gezogen werden müssen oder in Narbengewebe eingebettet sind. Manchmal wird so fest vernäht, daß nicht genug Platz zum Anschwellen des Gewebes ist, das nach Verletzungen unweigerlich erfolgt. Oft geben die Frauen an, daß sie mit dem Baby nicht bequem sitzen können, und das ist beim Stillen besonders schwierig. Manche Frauen haben noch Monate nach der Geburt schmerzhafte Gewebeverdickungen, Geschlechtsverkehr tut weh oder ist unerträglich. Nur 22 Prozent der Frauen, die einen Dammschnitt hatten, bezeichneten den Geschlechtsverkehr im ersten Monat als angenehm gegenüber 39 Prozent der Frauen, die einen Riß hatten, und 64 Prozent der Frauen, deren Damm nicht verletzt war. Bei Frauen mit einem Dammschnitt hielten die Schmerzen meist länger als drei Monate an.

Seitdem sind weitere Untersuchungen durchgeführt worden, die ebenfalls zeigen, daß Dammschnitte meist unnötigerweise gemacht werden, sowohl bei der Geburt als auch in den Wochen danach Schmerzen verursachen und den Geschlechtsverkehr beeinträchtigen.[20] Ein Dammschnitt wäre vertretbar, wenn er auf Dauer Vorteile bringen würde, doch gibt es keinerlei Beweise dafür, daß sich dadurch der Zustand des Damms oder der Beckenbodenmuskulatur der Frau verbessert. Mit Sicherheit jedoch führt er manchmal zu sexuellen Problemen.

Es gibt zwar Situationen, in denen ein Baby sehr schnell zur Welt kommen muß, und dann wird aus praktischen Gründen ein Dammschnitt gemacht, doch aus anthropologischer Sicht erfüllt der Damm-

Wenn Sie einen Dammschnitt vermeiden möchten, sprechen Sie darüber vor der Geburt mit Ihrem Arzt oder Ihrer Hebamme. Sagen Sie, daß Sie keinen Dammschnitt wollen, ohne daß man Ihnen das vorher sagt, Ihnen erklärt, warum er nötig ist, und Sie zugestimmt haben. Vielleicht lassen Sie das in Ihren Unterlagen notieren. Machen Sie Beckenbodenübungen, vor allem die Lift-übung (s.S.75). Konzentrieren Sie sich darauf, wie Ihr Damm sich nach unten vorwölbt wie ein schwerer Beutel mit weichen Früchten. Üben Sie auch das leichte, ziemlich schnelle Atmen mit offenem Mund, wobei Sie sich unten weich und locker fühlen. Das hilft Ihnen bei den Wehen, wenn das Baby hinausgleitet. Massieren Sie regelmäßig die Haut in der Scheide und drumherum mit warmem Öl und konzentrieren Sie sich in Gedanken darauf, ganz offen zu sein. Bitten Sie Ihre Geburtsbetreuer, das Wort »öffnen« statt »pressen« zu verwenden. Schieben Sie nur mit, wenn Sie wirklich den Drang dazu verspüren, und nur so stark, wie Sie möchten. Erinnern Sie Ihre Geburtshelfer noch einmal daran, daß Sie das Kind ohne Dammschnitt zur Welt bringen wollen. Wenn Sie spüren, daß sich der Kopf des Babys durch Ihre Scheide schiebt und diese dadurch ganz weit gedehnt wird, dann legen Sie Ihre Finger auf den Kopf des Babys und nehmen Sie eine Haltung ein, in der Sie nach unten schauen und die Geburt Ihres Babys sehen können. So merken Sie, wann es besser ist, nicht mehr mitzuschieben und das Baby statt dessen *»auszuatmen«*.

schnitt meist eine rituelle Funktion und verleiht dem Geburtsakt durch die genitale Verstümmelung der Mutter einen dramatischen Akzent.

Unter Frauenärzten und Hebammen verstärkt sich das Bewußtsein, daß viel zu viele Dammschnitte gemacht werden, und Frauen, die ein Kind erwarten, stellen diesen operativen Eingriff immer kritischer in Frage.[21]

## Kaiserschnitt

Bei einem Kaiserschnitt hat der Frauenarzt die Geburt völlig in der Hand. Er schafft durch den Schnitt eine künstliche Öffnung und hebt das Baby aus dem Körper der Frau heraus. Durch den operativen Eingriff hat er sich die weibliche Kraft, ein Kind auf die Welt zu bringen, angeeignet. Durch seine Erfahrung und seine chirurgischen Fähigkeiten wird das Baby entbunden.

In den 70er Jahren hat sich in den USA die Kaiserschnitthäufigkeit verdreifacht, und heute bekommt jede fünfte Frau einen Kaiserschnitt. In Europa ist die Häufigkeit zwar geringer, doch findet in der gesamten Welt eine richtige Epidemie von Kaiserschnitten statt. Eine Analyse der Zunahme liefert deutliche Hinweise auf die Gründe, aus denen die meisten Kaiserschnitte durchgeführt werden.[22]

Der häufigste Grund ist eine *langsam vorangehende Geburt*, eine »Dystokie«. 30 Prozent des Zuwachses an Kaiserschnitten ist auf Dystokie zurückzuführen. Wenn Sie also einen Kaiserschnitt vermeiden möchten, überlegen Sie zuvor, wie Sie mit einer langen, ermüdenden Geburt umgehen würden: Bewegungsfreiheit, damit Sie umhergehen und zur Entspannung unter die Dusche oder in die Badewanne gehen können, sehr viel Unterstützung und Zuversicht seitens Ihrer Umgebung, und vor allem *kein Zeitdruck*.

*Wiederholte Kaiserschnitte* tragen mit 25 bis 30 Prozent zu dem Anstieg bei. Oft wird ein zweiter Kaiserschnitt deshalb gemacht, weil befürchtet wird, daß die Narbe vom früheren Kaiserschnitt platzen könnte. Wenn Sie sich also nach einem Kaiserschnitt eine vaginale Geburt wünschen, dann sagen Sie, daß sie keine Wehenverstärkung durch Oxytozin wünschen, denn dadurch steigt dieses Risiko.

Weitere 10 bis 15 Prozent der Zuwachsrate von Kaiserschnitten gehen auf *Steißlagen* zurück. Wenn ein Baby mit dem Po zuerst zur Welt kommt, besteht die Gefahr, daß der Kopf, der größte Körperteil, steckenbleibt und es zu Sauerstoffmangel kommt. Bei einer Steißlage ist eigentlich kein Kaiserschnitt notwendig, wenn

- Sie ein normales Becken haben;
- das Baby voraussichtlich nicht mehr als 3,7 kg wiegt;
- das Baby gut zusammengerollt und der Kopf zum Brustbein gebeugt ist – also in der *reinen Steißlage* liegt.

Das *fötale Distreß-Syndrom* trägt mit weiteren 10 bis 15 Prozent zu dem Anstieg bei. Diese Diagnose wird häufiger gestellt, wenn die Herztöne elektronisch überwacht werden. Die Folge ist, daß die Kaiserschnittrate sich verdreifacht, wenn in einer Klinik die elektronische Überwachung eingeführt wird, später jedoch wieder zurückgeht, sobald Erfahrungen mit der Interpretation der ausgedruckten Kurven gemacht wurde. Sie können bestimmte Schritte unternehmen, um dafür zu sorgen, daß Ihr Baby genug Sauerstoff bekommt: Achten Sie auf gesunde Ernährung und einen guten Gesundheitszustand und seien Sie gut ausgeruht, wenn die Geburt beginnt; lehnen Sie eine Geburtseinleitung und die Wehenanregung mit Oxytozin ab; vermeiden Sie während der Geburt Medikamente; bewegen Sie sich, und wenn Sie sich hinlegen möchten, legen Sie sich auf die Seite statt auf den Rücken; atmen Sie rhythmisch, bleiben Sie entspannt, ruhen Sie sich in den Wehenpausen aus; lassen Sie sich emotional unterstützen, damit Sie zuversichtlich und ruhig bleiben; nehmen Sie in der Austreibungsphase aufrechte Haltungen ein und vermeiden Sie langes Atemanhalten und angestrengtes Pressen.

Ein Kaiserschnitt bringt folgende Nachteile mit sich:

- Ein erhöhtes Risiko für die Mutter (die Sterblichkeitsrate ist fast viermal so hoch wie bei einer vaginalen Geburt), hauptsächlich auf Grund der Narkose.
- Eine Infektion ist wahrscheinlicher als bei einer vaginalen Geburt (manchmal beträgt das Risiko bis zu 65 Prozent). Es kann an der Gebärmutterschleimhaut, im Harnweg und an der Schnittstelle zu Infektionen kommen.

- Wenn der Zeitpunkt falsch berechnet ist, kann das zu einer Frühgeburt mit allen damit verbundenen Risiken führen.
- Die Wahrscheinlichkeit, daß das Baby nach der Geburt Atemschwierigkeiten hat, ist höher, unabhängig davon, ob es zu früh geboren wird oder nicht. Das liegt unter Umständen daran, daß im Normalfall durch die Wehen und den Weg durch den Geburtskanal das Fruchtwasser aus der Lunge herausgepreßt und das Baby massiert wird und auf diese Weise wichtige Atemanreize erhält.
- Das Risiko einer Uterusruptur (Aufplatzen der Muskelwand) bei weiteren Geburten erhöht sich. Bei einem im unteren Uterinsegment quer geführten Schnitt anstelle eines senkrechten Schnittes ist dieses Risiko allerdings sehr gering.

Zwar betrachten wir den Kaiserschnitt als Maßnahme, um das Leben des Babys zu retten, doch häufig wird er aus sehr viel weniger zwingenden Gründen gemacht und ist in vielen Fällen vielleicht gar nicht notwendig.

Wenn ein Kaiserschnitt zur Diskussion steht, Sie jedoch auf eine vaginale Geburt hoffen, sollten Sie Ihrem Arzt das ganz offen sagen, ausführlich mit ihm darüber sprechen und anschließend einen Geburtsplan aufstellen, in dem die Ergebnisse dieses Gesprächs ihren Niederschlag finden. Bitten Sie darum, es auf einen Versuch ankommen zu lassen. Das wird gemacht, wenn nicht sicher ist, ob eine Frau ihr Kind vaginal zur Welt bringen kann, und zwar in einer Klinik, in der bei Bedarf alles für einen Kaiserschnitt bereitsteht. Es geht dabei darum, daß die Gebärmutter auf die Probe gestellt wird und nicht die Frau! Immer mehr Frauenärzte sind gegen einen solchen Versuch und raten zu oder bestehen auf einem vorausgeplanten Kaiserschnitt, weil sie das für sicherer halten.

Besonders häufig ist das bei einer Steißlage der Fall. Manchen Frauen wird gesagt, daß Sie mit einer Hirnschädigung ihres Kindes rechnen müssen, wenn sie darauf bestehen, es zunächst mit einer vaginalen Geburt zu versuchen. Das ist lediglich eine Drohung, die durch keinerlei Tatsachen belegbar ist. Eine kanadische Langzeituntersuchung von Babys in der Steißlage, die bis zum achten Lebensjahr beobachtet wurden, kommt zu der Schlußfolgerung: »Offenbar besteht kein Unterschied zwischen dem anschließenden Gesundheitszustand und der Entwicklung von Steißbabys, ob sie nun vaginal oder mit Kaiserschnitt zur Welt kamen.«[23]

Doch machen Sie sich auch klar, daß bei einem verformten oder sehr schmalen Becken oder wenn das Baby sehr groß ist oder seine Beine gestreckt sind, ein Kaiserschnitt am Ende doch ein geringeres Risiko darstellt. Angenommen, Sie beschließen nach ausführlichen Diskussionen, daß ein Kaiserschnitt doch ratsamer ist – wie geht es dann weiter? Sie brauchen sich jetzt nicht einfach in Ihr Schicksal zu fügen und alles den Ärzten zu überlassen. Besprechen Sie die verschiedenen Möglichkeiten, wie die Operation ausgeführt werden könnte, und die verschiedenen Narkosemittel. Teilen Sie Ihrem Arzt mit, was Ihnen bei der Geburt und unmittelbar danach am wichtigsten ist. Ein bedeutsamer Aspekt einer guten Geburtsbetreuung besteht, wie wir schon festgestellt haben, darin, daß Sie eine Begleitperson mitbringen können, die auf Sie eingestimmt ist und Ihnen emotional eine starke, liebevolle Unterstützung bietet. Das gilt für eine vaginale Geburt genauso wie für einen Kaiserschnitt, und in vielerlei Hinsicht braucht eine Frau bei einem Kaiserschnitt diese Unterstützung noch dringender als bei einem normalen Geburtsverlauf. Setzen Sie sich mit einer Selbsthilfegruppe (s. Adressen) in Verbindung und stellen Sie einen Geburtsplan auf, der Ihren Bedürfnissen entspricht (s.S.373f.).

# 17 Zeremonielle Handlungen bei der Geburt

Seit Mitte des achtzehnten Jahrhunderts, als in England die ersten Entbindungskliniken für Arme und Bedürftige eingerichtet wurden, damit die Ärzte an ihnen üben konnten, haben sich zunehmend zeremonielle Handlungen eingebürgert, die alles regeln, was in einem Krankenhaus abläuft. Durch diese Regeln wird oft eine unüberwindliche Schranke zwischen der Gebärenden und ihren Helfern errichtet, und die Frau wird zum passiven Objekt der ärztlichen Versorgung gemacht.

In diesen ersten Wohlfahrtskrankenhäusern gehörten die Patientinnen zu den Armen, Machtlosen – und sie waren Frauen. Die Ärzte hatten Macht, waren finanziell gut gestellt – und sie waren Männer. Soziale Schranken trennten sie als Akademiker nicht nur von ihren armen Patientinnen, sondern auch von den Krankenschwestern, die aus der Arbeiterklasse stammten und die sie entsprechend behandelten. Hebammen gab es in diesen Krankenhäusern nicht, denn es war anzunehmen, daß sie sehr viel mehr über Geburt wußten als die Ärzte. Statt dessen wurden Schwestern eingestellt, die sich mit Sicherheit den Wünschen der Ärzte fügen und Befehle von ihnen entgegennehmen würden.

An der Spitze der Krankenhaushierarchie stehen immer noch Ärzte, die sowohl über die Patientinnen auf der untersten Stufe als auch über die Krankenschwestern, die ihren Anweisungen folgen, herrschen. Regeln und Bestimmungen sorgen für eine vermeintlich standardisierte Ausgangssituation bei allen Geburten, verhindern weitgehend Eigeninitiativen des Klinikpersonals und sollen auf diese Weise gewährleisten, daß alle Patientinnen gleich behandelt werden. Die meisten Routinemaßnahmen bei der Geburt bringen den Frauen nur unwesentliche Vorteile. Durch manche wird die Geburt unbequemer und schwieriger. Doch sind sie Bestandteil einer unveränderbaren rituellen Klinikordnung. Falls diese Zeremonien mißachtet oder ignoriert werden, fürchtet ein Großteil des Klinikpersonals Chaos und Verwirrung. Manchmal vermitteln diese rituellen Maßnahmen, auch wenn sie keinerlei praktische Hilfe bieten, auch den Patientinnen Sicherheit.

Außer ihrer sozialen Funktion der Verhaltensregelung in der Klinik erfüllen diese Zeremonien auch die Aufgabe eines Schutzpanzers, mit dem sich manche Ärzte, Krankenschwestern und Hebammen gegen die Ängste wappnen, die sie erleben, wenn sie mit gefährlichen Übergangssituationen und so wichtigen kritischen Lebensereignissen wie Geburt, Krankheit und Tod konfrontiert sind. Der Initiationsritus, den jeder Medizinstudent durchläuft – einen Leichnam zu sezieren und ihn nicht als toten Menschen zu betrachten, sondern als Ansammlung anatomischer Einzelteile –, ist ein Teil der Ausbildung, der dazu beiträgt, daß Ärzte Patienten nicht mehr als Individuen wahrnehmen. Auf ähnliche Weise lernt ein Assistenzarzt bereits in der Geburtshilfe Zeremonien auszuüben, die eine Frau entpersönlichen; und da solche Zeremonien Initiative und Entscheidungsfähigkeit überflüssig machen, verringern sie die Ängste, die durch Ungewißheit hervorgerufen werden.[1]

Eine eher aufgaben- als frauenorientierte Geburtshilfe bewirkt bei den Helfern, daß sie ihre eigenen Gefühle verleugnen und sich von jedem persönlichen Kontakt mit Patientinnen distanzieren, der bedrohlich sein könnte.[2] Vielleicht ist das der Grund, weshalb eine Maßnahme auch dann aufrechterhalten wird, wenn Untersuchungen ergeben, daß sie unnötig und für die Mutter unangenehm oder qualvoll ist oder sogar gefährlich sein kann. In diesem Kapitel werden einige dieser unnötigen Zeremonien und Gepflogenheiten genauer unter die Lupe genommen.

# Klinikaufnahme und die damit verbundene Routine

*Das Rasieren der Schamhaare*

Bei der Aufnahme in die Klinik ist es allgemein üblich, als vorbereitende Maßnahme die Schamhaare der Frau zu rasieren. Dies wurde erstmals im 19. Jahrhundert bei armen Frauen gemacht, die ihre Kinder in Armenkrankenhäusern zur Welt brachten, um die Läuse zu beseitigen. Das war vor der Einführung desinfizierender Maßnahmen durch Lister.

Untersuchungen, die ergaben, daß diese Maßnahme sinnlos ist, wurden erstmals in den 60er Jahren durchgeführt.[3] Ärzte gingen mit großem Unbehagen an die Forschung zu diesem Thema heran. Bei einer in Kalifornien durchgeführten Untersuchung mußten Frauen, die nicht rasiert werden wollten, einen ganzen Monat vor der Geburt ihren Intimbereich mit einem Desinfektionsmittel waschen.[4] Erst in den 80er Jahren legte die Hebamme Mona Romney ihre Untersuchungsergebnisse vor, die zeigten, daß das Rasieren nicht nur keine Auswirkungen auf das Infektionsrisiko hat, sondern nach der Geburt für die Frauen auch noch sehr unangenehm war, weil es juckte und brannte, als die Haare wieder nachwuchsen. Sie kam zu dem Ergebnis: »Den meisten Patientinnen war das Rasieren unangenehm, und wir erhielten keine Ergebnisse, die die Fortführung dieser Maßnahme rechtfertigen ... Unserer Ansicht nach ist das Rasieren der Schamhaare ein durch nichts gerechtfertigter Übergriff, der aufgegeben werden sollte.«[5]

Anschließende Untersuchungen mit dem Elektronenmikroskop ergaben, daß das Rasieren, selbst wenn es sehr geschickt gemacht wird, immer zu leichten Rissen in der Haut führt, die sich mit dem bloßen Auge nicht erkennen lassen, aber Eintrittsstellen für Mikroorganismen und somit Angriffspunkte für Infektionen sein können, auch wenn es nicht zu einem Dammschnitt oder -riß kommt. In einem Artikel in *Lancet* wird geraten:» Da präoperatives Rasieren die Rate der Wundinfektionen nach einem Eingriff erhöht, sollte diese überkommene chirurgische Praxis aufgegeben werden.«[6]

## Der Einlauf

Eine weitere Routinemaßnahme bei der Aufnahme in die Klinik ist der Einlauf (oder das Zäpfchen), damit sich der Enddarm entleert. Der Sinn dieser Maßnahme besteht darin, die Verunreinigung des Damms durch Stuhl zu vermeiden. Den meisten Frauen ist das sehr unangenehm, und manche haben angegeben, daß der durch einen kräftigen Einlauf verursachte Schmerz schlimmer war als die Wehen. Untersuchungen zeigen, daß »sich der Einlauf auf Fälle beschränken sollte, in denen Frauen in den letzten 24 Stunden keinen Stuhlgang hatten und ihr Enddarm wahrscheinlich voll ist.«[7] Der Autor dieser Untersuchung bemerkt dazu: »Die Verunreinigungen nach einem Einlauf waren besonders schwer zu handhaben, da die Ausscheidungen meist flüssig waren.« Diese Untersuchung war deshalb besonders interessant, weil das Personal der Klinik, in der sie durchgeführt wurde, dem Vorhaben anfangs sehr ablehnend gegenüberstand und meinte, daß dann alles verschmutzt sein würde. Doch bald stellte man fest, daß das nicht der Fall war und die Wehen für die Frauen viel angenehmer verliefen, wenn keine künstliche Darmentleerung herbeigeführt wurde. Die Folge war, daß man den Einlauf stillschweigend wegließ oder der Frau bereitwillig entgegenkam, wenn sie Einwände dagegen erhob, so daß die Studie vorzeitig abgebrochen werden mußte. Allein schon das Hinterfragen einer Maßnahme kann einen Veränderungsprozeß in Gang setzen.

## Einschränkung der Bewegungsfreiheit

In vielen Kliniken werden die Frauen zur Geburt ins Bett geschickt. Frauen fühlen sich jedoch viel wohler, wenn sie sich während der Wehen bewegen und vornübergebeugte Haltungen einnehmen können. Sie kauern sich ganz spontan hin, knien oder hocken, wenn die Wehen intensiver werden und die Geburt näherrückt. Die unbequemste Haltung ist das flache Liegen auf dem Rücken, und es gibt Hinweise darauf, daß die Eröffnungsphase dadurch verlängert und unnötig schmerzhaft wird.[8] Wenn eine Frau mit angezogenen Beinen auf dem Rücken liegt oder ihre Beine in die Luft gestreckt und die Füße in

Beinhaltern befestigt sind, ist das nicht nur eine sehr unbequeme Haltung, sondern die Frau muß sich sehr viel mehr anstrengen, um das Baby hinauszuschieben.

Wenn Sie betäubt werden oder auch nur geringe Mengen Schmerzmittel bekommen, haben Sie möglicherweise keine andere Wahl, als im Bett zu liegen. Eine Untersuchung über Bewegungsfreiheit bei der Geburt legte den Schluß nahe, daß Frauen das Bett gar nicht verlassen möchten. Das überrascht kaum, da die meisten Frauen in der Klinik schon große Mengen Dolantin bekommen hatten, so daß es ihnen schwergefallen wäre aufzustehen oder gar umherzugehen.[9] Wenn Sie es ablehnen, die ganze Zeit im Bett zu verbringen, können Sie sich auf die aktive Geburt vorbereiten. Einige Hinweise dafür finden Sie auf S. 80ff.

*Mangelnde Intimsphäre*

In vielen Kliniken gleicht das Entbindungszimmer einem öffentlichen Schauplatz, und auf manchen Stationen geht es zu wie auf einem Flugplatz oder Großstadtbahnhof. Selbst wenn jede Frau ihr eigenes Wehenzimmer hat, ist sie dort oft überhaupt nicht abgeschirmt. Leute gehen ohne Ankündigung ein und aus, oder wenn sie vorher anklopfen, warten sie nicht auf eine Antwort. Ärzte und Schwestern reden über unwichtige Thema miteinander oder diskutieren über das weitere Vorgehen, als wäre die Frau gar nicht da. Manchmal reden die Helfer in ihrer Anwesenheit auch über eine Geburt, die sehr schwierig war, oder über einen anderen, sehr interessanten Fall und scheinen sich nicht bewußt zu sein, daß das große Ängste bei ihr auslösen kann.

Wenn Sie bei der Geburt ungestört sein wollen, dann ist es sicher gut, wenn Sie in Ihrem Geburtsplan vermerken, daß Sie möglichst viel Ruhe und Abgeschiedenheit wünschen und während der ganzen Geburt möglichst nur von ein oder zwei Hebammen betreut werden möchten. Auch gedämpftes Licht und Musik tragen zu einer guten Atmosphäre bei.

*Absonderung*

Zu den Übergangsritualen in alten Kulturen – etwa den Pubertätsritualen – gehört, daß die Novizen von Familie und Freunden, von allen üblichen wichtigen Kontaktpersonen des alltäglichen Lebens abgesondert und an einen ganz bestimmten einsamen Ort gebracht werden. Bis Mitte der 70er Jahre des 20. Jahrhunderts war eine Frau in unserer westlichen Welt oft ebenso isoliert, getrennt von allen ihr nahestehenden Menschen. Bei der Aufnahme in der Klinik mußte ihr Mann sie der Obhut der Fachleute überlassen; dann verließ er die Klinik mit einem Koffer, der ihre Kleidung und ihre persönlichen Dinge enthielt. Sie wurde zu einer weiteren Nummer auf der Entbindungsstation.

Als die Männer Zugang zu den Kreißsälen bekamen, änderte sich das alles, doch in vielen Ländern ist das noch immer nicht der Fall, etwa in der ehemaligen Sowjetunion, wo der Vater des Babys manchmal nicht einmal die Klinik betreten darf. Nach der Geburt muß er unten auf der Straße darauf warten, daß ihm seine Frau durchs Fenster Zeichen machen und ihm mitteilen kann, ob es ein Mädchen oder ein Junge ist.

Im Westen ist die veränderte Situation zum Teil darauf zurückzuführen, daß Paare darauf bestanden haben, bei diesem so wichtigen Ereignis in ihrem Leben zusammenzubleiben. (Ein Vater zum Beispiel, der die Erlaubnis bekam, während der Wehen, jedoch nicht bei der Geburt bei seiner Frau zu bleiben, kettete sich mit Handschellen an den Entbindungstisch.) Zum Teil lag es aber auch daran, daß die Ärzte allmählich einsahen, daß eine Frau, die eine feste Bezugsperson dabeihatte, ruhiger war, weniger Schmerzmittel brauchte und als Patientin »besser kooperierte«. Daß Väter von den Ärzten im Kreißsaal akzeptiert wurden, ist eine zweischneidige Sache. Manche Ärzte fanden schnell heraus, daß sie mit einem Mann paktieren konnten, um die Frau gefügsam zu halten, daß sie über ihren Kopf hinweg miteinander »fachsimpeln« und sie dazu überreden konnten, Eingriffe über sich ergehen zu lassen, die sie eigentlich nicht wollte. Der Frau zu drohen, daß ihr Partner hinausgeschickt würde, wenn sich nicht beide an die Regeln hielten, war eine Methode, um noch nachdrücklicher dafür zu sorgen, daß die Patientin sich fügte. In den Anfängen wurde dem Mann manchmal gesagt, er solle sich in die Ecken setzen, still sein und sich nicht vom Fleck bewegen. Allmählich jedoch kam man dahinter, daß er eine echte Hilfe sein konnte, indem er seine Frau körperlich und emotional unterstützte und mithalf, sie zu betreuen. Heute besteht die Gefahr darin, daß Geburtshelfer die besondere Vertrautheit zwischen einem Paar ausnützen, da sie inzwischen im Umgang mit dem Vater ebenso geschickt geworden sind wie im Umgang mit der Frau bei der Geburt. Der Mann kann zum Beispiel beauftragt werden, das CTG zu beobachten und seiner Frau zu sagen, wenn eine Wehe kommt. Bei einem Mann, der sich seiner Rolle bei der Geburt nicht sicher ist und dem es an Selbstvertrauen mangelt, ob er ihr auch wirklich die richtige emotionale Unterstützung bietet, kann das dazu führen, daß er sich auf die Geräte konzentriert, statt sich auf das emotionale Erlebnis seiner Partnerin einzulassen. Er wird vom Geburtshilfeteam vereinnahmt, so daß er nicht mehr auf der Seite der Frau steht, nicht mehr ihre Wünsche vertritt und ihr nicht mehr durch sein besonderes Verständnis für ihre Bedürfnisse weiterhilft.

Die Väter haben jetzt zwar Zugang zum Geburtszimmer und werden diesen Platz auch behaupten, doch oft diktiert die Klinik die Bedingungen und schreibt dem Mann eine genau festgelegte Rolle vor. Anderen Familienmitgliedern und Freunden wird dagegen der Zutritt oft noch verwehrt. Es kann zum Beispiel sein, daß die Mutter keine Frau zur Geburt mitnehmen darf, und wenn der Vater des Babys dabei ist, wird ihr möglicherweise das Recht verwehrt, noch eine andere Geburtsbegleitung mitzubringen.

*Der Wechsel ins Geburtszimmer*

In vielen Kliniken muß die Frau zur Geburt in ein anderes Zimmer. Oft muß sie sich dann emotional völlig umstellen und neu orientieren. Sie hat fast pausenlos Wehen und befindet sich plötzlich in einer ganz neuen Umgebung. Wenn es keine Gründe dafür gibt, daß sie für einen chirurgischen Eingriff in einem speziell ausgestatteten Kreißsaal sein muß, sollte das nicht passieren. Es stellt sich jetzt heraus, daß ein geringeres Infektionsrisiko besteht und zu Beginn der Austreibungsphase viel weniger körperliche Beinträchtigungen und emotionaler

Streß auftreten, wenn eine Frau ihr Zimmer ganz für sich hat und dort die Eröffnungsphase verbringen und ihr Kind gebären kann.

## Die Geburtsleitung in der Austreibungsphase

*Hauben und Mundschutz*

Erstmals wurden sie im 19. Jahrhundert mit der Absicht eingeführt, eine sterile Geburtsumgebung zu schaffen. Tatsache ist, daß Ärzte und Schwestern Bakterien über ihre Hände und Kleidung übertragen und nicht beim normalen Atmen oder Sprechen; es kommt zu weniger Infektionen, wenn das Personal keinen Mundschutz trägt.[10] Der Mundschutz, so wird in einem Leitartikel der Zeitschrift *Lancet* festgestellt, ist »nichts weiter als ein teures Ritual«.[11] Ein Riesenvorteil, wenn ihre Betreuer *keine* Masken tragen, besteht darin, daß sie ihre Gesichter sehen und zu ihnen als Individuen in Kontakt treten können.

*Anfeuern und Pressen auf Kommando*

Auch das Anfeuern in der Austreibungsphase hat zeremonielle Funktion. Alle fühlen sich dann besser, weil sie das Gefühl haben, gemeinsam daran beteiligt zu sein und schließlich auch etwas zu erreichen. Es kann so aussehen, als würde der Kopf des Babys gleich kommen, wenn die Mutter nur etwas heftiger und länger pressen würde, deshalb feuern alle Anwessenden sie zu größeren Anstrengungen an. Es kann sein, daß sie ihr sagen, sie solle den Atem 10, 15 oder sogar 20 Sekunden lang anhalten – und zählen für sie aus. Es kann passieren, daß sie überredet, eingeschüchtert oder ihr mit einer Zangengeburt gedroht wird, wenn sie sich nicht mehr anstrengt. Wenn Sie die Luft wirklich lange anhält, ganz rot im Gesicht wird und vor Anstrengung keucht, wird sie wahrscheinlich gelobt, und man sagt ihr, daß sie es jetzt richtig macht. Schweißnaß und mit hervortretenden Augen, geplatzten Äderchen in Wangen und Augäpfeln, bemüht sie sich, den Anfeuerungen Folge zu leisten, wobei sie jedesmal erschöpft zurücksinkt, wenn eine Wehe vorüber ist, und gibt in der Austreibungsphase ihr Letztes, als müßte sie einen Wettkampf gewinnen.

Einer Frau zu sagen, wann und wie sie zu pressen hat, und sie dazu aufzufordern, sich so anzustrengen, wie es nur irgend geht, ist keine neuere geburtshilfliche Taktik, sondern eine reichlich antiquierte, die häufig als die einzige Möglichkeit angesehen wird, einer Frau in der Austreibungsphase zu helfen. Doch sind damit viele Nachteile verbunden. Nicht nur, daß die Frau am Verzweifeln ist, weil sie das Gefühl hat, das Baby kommt nie zur Welt, oder weil sie anschließend Muskelkater und einen rauhen Hals hat, als hätte die Grippe sie erwischt. Wenn sie die Luft lange anhält – länger als etwa sechs Sekunden – und sich gleichzeitig sehr anstrengt, kommt es zu Veränderungen der Herzfrequenz und des Blutdrucks, und der Sauerstoffgehalt des Blutes, mit dem das Baby versorgt wird, geht zurück. Wenn sie absichtlich die Luft anhält und angestrengt preßt, sinkt ihr Blutdruck, bis sie wieder auftaucht und nach Luft ringt, wodurch er rasch wieder ansteigt. Womöglich wird ihr schwindlig, und sie verliert das Bewußtsein, so wie es manchen Menschen ergeht, die unter Verstopfung leiden, wenn sie sich bei der Darmentleerung abmühen (der Grund, weshalb es oft auf der Toilette zu Herzanfällen kommt). Es ist kein Wunder, daß es zu unregelmäßigen Herztönen beim Baby kommt, wenn die Frau sich längere Zeit – eine Stunde oder länger – auf diese Weise anstrengt. Dieses Vorgehen hat zu der Schlußfolgerung geführt, daß die Austreibungsphase für das Baby immer gefährlich ist, also setzen die Frauenärzte strenge Zeitbegrenzungen. Doch stellt nicht die Dauer ein Risiko für das Kind dar, sondern die Anstrengung und das Luftanhalten über einen längeren Zeitraum.

Das ist ein weiteres Thema, das Sie im voraus mit ihren Geburtshelfern besprechen können. Wird die Austreibungsphase zeitlich begrenzt? Falls ja, wie lang ist der Zeitraum? Werden Sie zum Pressen aufgefordert oder können Sie das Baby in Ihrem eigenen Tempo hinausschieben? Wenn Sie darüber diskutieren, wird sicherlich eine weitere Frage auftauchen: Wann wird davon ausgegangen, daß die Austreibungsphase begonnen hat? Es ist etwas ganz anderes, wenn ein Arzt sagt: »Ich bin nicht dafür, daß der Kopf des Baby zu lange am Damm ist«, als zu sagen, daß Ihnen vom Zeitpunkt der vollständigen Eröffnung des Muttermundes eine Stunde Zeit bleibt, bis es soweit sein muß. Als Austreibungsphase wird manchmal der ganze Vorgang von der vollständigen Eröffnung bis zur Geburt des Babys betrachtet. Es entspricht der Physiologie jedoch viel mehr, die Zeitspanne, in der Sie spontan mitschieben, als Austreibungsphase zu betrachten. Da eine Frau erst dann einen unwiderstehlichen Preßdrang verspürt, wenn der Kopf des Kindes den Damm erreicht hat, gibt es nach der vollständigen Eröffnung oft eine Flaute, in der sie absichtlich nichts unternimmt, um das Baby hinauszuschieben, und mit den Wehen ähnlich umgeht wie in der Eröffnungsphase – das heißt, sie atmet und entspannt sich dabei. Ein anderes Ritual, das zum unverzichtbaren Bestandteil der Geburt geworden ist, besteht jedoch darin, die Frau in diesem Moment zum Pressen aufzufordern – »weil«, so wird ihr oft gesagt, »das Baby es gar nicht mehr erwarten kann, das Licht der Welt zu erblicken«. Wenn die Frau sagt, daß sie noch kein Bedürfnis zum Pressen hat, wird sie oft dazu überredet, es zu versuchen und die Luft anzuhalten. Oft bringt sie das ganz durcheinander und sie macht sich noch dazu Sorgen, daß es nicht richtig läuft. Sie kommt sich womöglich vor wie ein kleines Mädchen, das auf dem Topf sitzt und nichts zustande bringt.

Wenn eine Frau mit dem Pressen beginnt, bevor ihr Körper dazu bereit ist, dann hat sie sich verausgabt, bis es endlich soweit ist, daß sie mit der Gebärmutter mitarbeiten kann, um das Baby durch den Geburtskanal zu schieben. Zudem ist ihr Pressen wirkungslos, denn sie hat keinen Drang, der ihr genau sagen würde, ab wann, wie lange und wie stark. Sie fühlt sich womöglich unzulänglich und verliert den Mut.

Damit der Kopf des Babys geboren werden kann, muß er verschiedene Ebenen des Beckens passieren. Man bezeichnet das als Höhenstand. Der Höhenstand wird mit Zahlen zwischen -5 und +5 bezeichnet. -5 bedeutet, daß sich der Kopf des Babys 5 cm oberhalb der Sitzbeinstachel (kleine Vorsprünge im Becken, die seitlich in den Beckenraum hineinragen) befindet, 0 heißt, daß sich der Kopf auf einer Ebene mit den Sitzbeinstacheln befindet, und +1 bis +5 bezeichnet den weiteren Höhenstand bis zur Position bei der Geburt.

Wenn zu dem Zeitpunkt, zu dem der Muttermund vollständig eröffnet ist, der Kopf des Babys schon tief sitzt, tritt der Preßdrang bei voller Eröffnung ein. Ist der Kopf noch oben, besteht kein spontanes Preßbedürfnis. Es kann sogar sein, daß die Wehen schwach sind, in großen

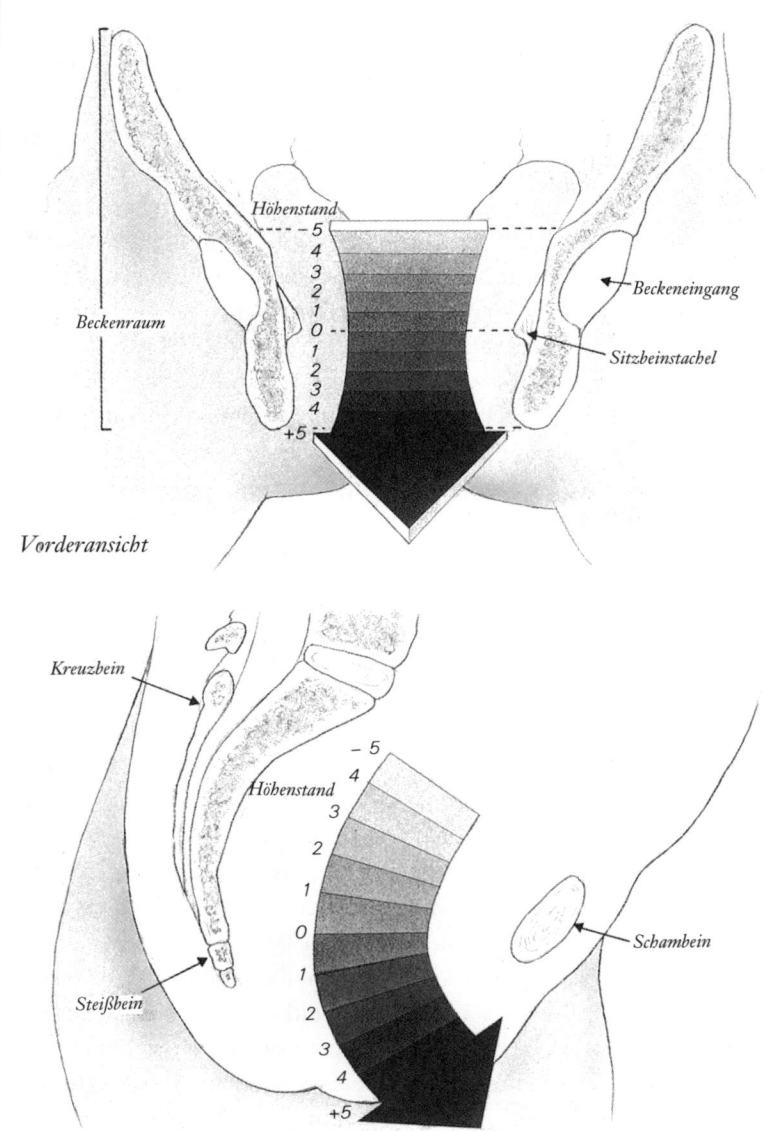

Der Weg des Babys durch das Becken: Bezeichnung des Höhenstandes.

Abständen kommen oder etwa 20 Minuten lang oder länger ganz aufhören. Das ist eine wunderbare Gelegenheit, sich auszuruhen und neue Kraft zu schöpfen, um auf die aktive Austreibung vorbereitet zu sein. Lassen Sie sich das Haar bürsten oder den Rücken ausgiebig massieren, duschen Sie oder gehen Sie an die frische Luft – das alles tut in dieser Pause sehr wohl. Diese Ruhepause ist als »Latenzzeit der Austreibungsphase« bezeichnet worden und entspricht den sanften Anfangswehen, die viele Frauen zu Beginn der Eröffnungsphase haben.[12] Erst wenn der Kopf durch den Muttermund nach unten auf das Dammgewebe drückt, entstehen wieder Wehen, nämlich dann, wenn der »Fergusson-Reflex« wirksam wird. (Sehr wahrscheinlich hat Fergusson, der ein Mann war, diesen Reflex nie gespürt, doch wie bei vielen anderen weiblichen Körperfunktionen geht die Bezeichnung auf einen Männernamen zurück.)

Damit das Baby geboren werden kann, genügt es nicht, daß der Muttermund vollständig eröffnet ist. Das Gewebe im und um den Geburtskanal und den Damm muß sich öffnen, bevor das Kind durch die Scheide geschoben werden kann, ohne daß die Frau dabei verletzt wird. Die volle Eröffnung des Muttermundes passiert vor dieser weiteren Dehnung und Öffnung. Wenn das Baby durch starres Gewebe geschoben wird, ist das für die Mutter schwierig und kann auch für das Kind harte Arbeit bedeuten. Ein britischer Gynäkologieprofessor stellt kategorisch fest: »Es ist ein schwerer Fehler, die Geburt zu forcieren, nur weil nach der Uhr eine bestimmte Zeit vergangen ist. Frauen dürfen nicht dazu gedrängt werden, mit dem Pressen zu beginnen, nur weil der Muttermund vollständig eröffnet ist.«[13]

Wenn die Frau preßt, weil ihr gesagt wurde, daß sie das tun muß, oder weil sie meint, sie sollte das tun, steigt ihr Blutdruck an, und es kommt zu »späten Herztonverlangsamungen« beim Baby. Das bedeutet, daß am Ende einer Wehe die Herztöne langsamer werden und auch so bleiben, wenn die Wehe zu Ende ist. Dann wird wegen des schlechten Zustands des Kindes und/oder der Mutter eine Zangen- oder Saugglockengeburt gemacht.

Das alles kann vermieden werden, wenn sich eine Frau Zeit lassen kann. Die Geburt sollte kein Wettkampf sein, bei dem es darum geht, möglichst schnell damit fertig zu sein. Und es geht nicht nur darum, daß Sie zu Ihrem eigenen Rhythmus finden, wenn Sie in der Austreibungsphase sind, sondern Sie sollten die Ruhepause, die oft nach vollständiger Eröffnung des Muttermundes eintritt, auch genießen und mit dem Pressen warten können, bis *Sie* es möchten und bis es gar keine Frage mehr ist, ob Sie jetzt sollen oder nicht, weil Sie gar nicht mehr anders *können!*

Manche Frauen möchten pressen, *bevor* der Muttermund völlig eröffnet ist. Dann ist es üblich, ihnen zu sagen, daß sie nicht pressen sollen, und wenn das nicht geht, bekommen sie an diesem Punkt möglicherweise ein Betäubungsmittel, um zu verhindern, daß durch forciertes Pressen der Muttermund verletzt wird. Zu einem vorzeitigen Preßdrang kommt es oft bei einer hinteren Hinterhauptslage (Gesicht nach vorn). Wenn einer Frau, deren Preßdrang unwiderstehlich ist, verboten wird zu pressen, führt das zu Ängsten, vor allem, wenn sie nichts anderes tun kann. Eine Veränderung der Stellung, die vornübergebeugte Haltung oder der Vierfüßlerstand sind zur Abhilfe sehr viel wirkungsvoller. Bisher ist es allerdings noch mit keiner Untersuchung gelungen nachzuweisen, daß sanftes Mitschieben vor der vollständigen Eröffnung des Muttermunds schadet. Ein solches Mitschieben ist ganz anders als das Pressen, das beginnt, wenn eine Frau in Panik gerät, weil man ihr gesagt hat, daß sie das nicht darf.

Die Anweisung, zu pressen oder nicht zu pressen, ist eine weitere rituelle Maßnahme, mit der die Frau davon abgehalten wird, ihrem eigenen Körper zu vertrauen, und die oft Ängste und Verzweiflung auslöst.

## Die aktive Leitung der Nachgeburtsphase

Die Zeit vom Augenblick der Geburt des Babys bis zum Ausstoßen der Plazenta und der Fruchtblase wird als Nachgeburtsphase bezeichnet. Sobald das Kind geboren ist, löst sich die Plazenta von selbst von der Gebärmutterwand. Dazu kommt es, weil die Gebärmutter weiterhin kontrahiert, und da die Plazenta das nicht kann, löst sie sich automatisch ab: Die Plazenta sitzt an der Gebärmutterwand wie eine Briefmarke auf gedehntem Gummi; wenn Sie den Gummi nicht mehr spannen, würde sich die Marke von selbst ablösen.

Dieser Vorgang kann jedoch durch Maßnahmen während und unmittelbar nach der Geburt verzögert werden. Der erste Eingriff, der Probleme bereiten kann, ist das Abklemmen der Nabelschnur, solange noch das Blut darin pulsiert.[14] Bis zum 17. Jahrhundert wurde die Nabelschnur einfach durchtrennt, nicht abgeklemmt. Doch als die Ärzte den Hebammen die Geburt aus der Hand nahmen und die Frauen ihre Kinder im Bett und nicht mehr auf dem Gebärhocker zur Welt brachten, wurde diese Maßnahme eingeführt, damit die Bettwäsche keine Flecken bekam. Wenn kein Blut durch die Nabelschnur fließen kann, wird die Plazenta fest und hart wie ein dick gestopftes Kissen, dahinter bildet sich, da das Blut nicht mehr abfließen kann, ein Blutgerinnsel, das manchmal steckenbleibt.

Deshalb gingen die Ärzte dazu über, an der Nabelschnur zu ziehen, damit die Plazenta herauskommt, bevor sich der Muttermund wieder schließt, und brachten das auch den Hebammen bei. Wenn das gemacht wird, bevor sich die Plazenta vollständig abgelöst hat, tritt aus teilweise abgerissenen Blutgefäßen Blut aus. Die Folge ist ein sehr viel größerer Blutverlust, als wenn alles seinen natürlichen Lauf genommen hätte, und manchmal verzögert sich die Geburt der Plazenta, während die Frau gleichzeitig heftige Blutungen hat.

In den 30er Jahren wurde dann Ergometrin, ein Alkaloid eines auf Roggen wachsenden Pilzes, eingeführt, um heftigere Wehen auszulösen. Das hatte zur Folge, daß die Plazenta noch schneller herauskommen mußte, um nicht in der stark kontrahierenden Gebärmutter festgehalten zu werden. Seit der Zeit sind andere oxytozinhaltige Medikamente entwickelt worden, die in Kombination mit Ergometrin oder allein gegeben werden. Ihre Verwendung ist heutzutage in der Geburtshilfe allgemein üblich. Die Mutter bekommt eine Injektion in den Oberschenkel, damit die Gebärmutter sich heftig zusammenzieht, sobald die vordere Schulter des Babys geboren ist oder sofort nach der Geburt. Dann wird die Nabelschnur abgeklemmt, damit nicht durch die extrem heftigen Wehen große Mengen überschüssigen Blutes in den Kreislauf des Babys gepumpt werden. Anschließend wird durch »kontrolliertes Ziehen an der Nabelschnur« die Plazenta herausbefördert, bevor sich der Muttermund schließt.

Das alles wird gemacht, um starke Nachgeburtsblutungen zu verhindern: Es bilden sich kleine Blutlachen, wenn sich die fingerähnlichen Ausbuchtungen auf der mütterlichen Seite der Plazenta ablösen, doch wenn die Plazenta schnell abgestoßen wird, kann sich die Gebärmutter so sehr zusammenziehen, daß der Blutverlust minimal ist. Die dabei verwendeten Medikamente sind sinnvoll und können lebensrettend sein, wenn es zu starken Blutungen kommt, doch bringt die routinemäßige Anwendung ebenso Nachteile mit sich, wie wenn man die Nabelschnur früh abklemmt oder daran zieht:

- Wenn die Nabelschnur abgeklemmt wird, während sie noch pulsiert, wird das Baby von der Sauerstoffversorgung abgeschnitten und ist auf seine eigenen Reserven angewiesen. Es darf dann zu keiner Verzögerung bei der eigenen Atmung kommen.
- Durch das frühe Abklemmen der Nabelschnur wird dem Neugeborenen Blut vorenthalten, das ihm eigentlich zusteht. Besonders für ein Frühgeborenes ist dieses Blut wichtig.
- Die Nachgeburtsphase dauert oft länger, wenn die Nabelschnur abgeklemmt wird, während das Blut noch darin pulsiert. Die Plazenta löst sich gewöhnlich leicht ab, wenn sie ausbluten kann.[15]
- Ergometrin führt zu erhöhtem Blutdruck bei der Mutter und kann Kopfschmerzen, Benommenheit, Ohrensausen, Herzbeschleunigung und Krämpfe in den Beinen und im Rücken hervorrufen. Übelkeit und Erbrechen werden dadurch viel schlimmer.
- Sobald Ergometrin verabreicht wurde und mit dem Abklemmen der Nabelschnur bis zu drei Minuten gewartet wird, erhält das Baby noch einmal um die Hälfte mehr Blut, als es ohne Eingriff der Fall wäre. Als Folge davon bekommen viele Neugeborene Gelbsucht, weil sie mehr rote Blutkörperchen haben, als sie verkraften können.
- Wenn an der Nabelschnur gezogen wird, reißt sie manchmal. Es kann auch vorkommen, daß etwas von der Plazenta in der Gebärmutter zurückbleibt, wenn sie sich noch nicht vollständig abgelöst hat. Wenn ein Teil der Plazenta oder die ganze Plazenta in der kontrahierten Gebärmutter zurückbleibt, muß sie unter Vollnarkose manuell gelöst werden. Wenn sie sich nicht gelöst hat, wird die Gebärmutter manchmal sogar von innen nach außen gestülpt.

- Für eine Rhesus-negative Frau mit einem Rhesus-positiven Baby bestehen bei dieser Vorgehensweise besondere Nachteile. Beim Ablösen der Plazenta können Blutkörperchen in den Kreislauf gelangen. Das ist wahrscheinlicher, wenn die Nabelschnur früh abgeklemmt wird, denn ein Großteil des kindlichen Blutes befindet sich in diesem Stadium in der Plazenta, und wenn der Druck in der Plazenta steigt, können Blutgefäße platzen. Das führt zur Iso-Immunisierung (zur Bildung von Antikörpern im Kreislauf der Frau), die die nächste Schwangerschaft gefährden kann.[16]

Wenn sie eine natürliche Nachgeburtsphase möchten, können Sie darauf hinweisen, daß Sie folgendes wünschen:
- Eine aufrechte Haltung (Hocken oder Knien) bei der Geburt der Plazenta, so daß die Schwerkraft hilft, sie zu gebären.
- Kein Ergometrin oder Oxytozin in irgendeiner Form, es sei denn, Sie haben starke Blutungen.
- Kein Abklemmen der Nabelschnur, solange sie noch nicht auspulsiert hat.
- Die Plazenta durch Mitschieben selbst hinauszubefördern.

Denken Sie jedoch daran, daß die Nabelschnur unbedingt abgeklemmt werden sollte, wenn Sie eine Spritze zur Auslösung von Gebärmutterkontraktionen erhalten, um zu verhindern, daß das Baby zuviel Blut bekommt.

## Wie mit dem Baby umgegangen wird

*Bei der Geburt*

Wie würden Sie reagieren, wenn Ihnen jemand erzählt, daß es eine Tiergattung gibt, bei der die Jungen bei der Geburt mit dem Kopf nach unten hängengelassen werden und man ihnen einen Schlag versetzt? Das war bei der Geburt eines Babys durchaus üblich, und es gibt zweifellos immer noch Ärzte, die das tun. Bei den Geburtsszenen im Fernsehen sieht man normalerweise einen Arzt, der ein schreiendes Kind an den Fersen baumeln läßt und durch den Mundschutz verkündet: »Es ist ein Junge!« Dieses Vorgehen ist unnötig und kann schädlich sein. Frédérick Leboyer behauptet, die plötzliche Streckung der Wirbelsäule nach der zusammengerollten Haltung in der Gebärmutter könne für das Baby schmerzhaft sein und einen Schock bedeuten, außerdem sogar körperlichen Schaden anrichten: »Die Wirbelsäule ist bis zur Belastungsgrenze gebogen, gedrückt und gedreht worden – und nun ist sie jeder Stütze beraubt. Und der Kopf, der auf dem Weg nach draußen die Hauptarbeit erledigt hat, er hängt jetzt auch herunter und pendelt herum. Und das genau in dem Augenblick, in dem es darauf ankommt, mit der Mutter zusammenzukommen, um diesen unglaublichen Schrecken und diese Panik zu lindern, sich mit ihr *wiederzuvereinen.*[17]

Bei der Geburt macht das Baby Bekanntschaft mit kühler Luft und mit Geräuschen, die ganz anders sind als die ihm aus der Gebärmutter bekannten, kommt mit ungewohnten Materialien wie Stoff, Metall und Plastik in Berührung und wird zum erstenmal hellem Licht ausgesetzt. Das ist ein dramatischer Übergang von der Wärme, der Geborgenheit, dem schummrigen Licht und der samtenen Weichheit in der Gebärmutter. Hände berühren das Baby, manchmal sehr grob, wie ein Stück Fleisch, manchmal sanft und voller Ehrfurcht vor dem neuen Leben.

Sicherlich machen Sie sich auch Gedanken über die Umgebung, in der Ihr Kind zur Welt kommt, und die Art, wie es bei seinem Schritt ins Leben begrüßt wird. Sie können zum Beispiel darum bitten, daß die Geburt in einem Raum mit gedämpftem Licht stattfindet, daß die Helfer leiser sprechen und keine Geräusche von außen hereindringen, daß man Ihnen Ihr Baby direkt auf den Bauch legt und Sie solange Hautkontakt mit ihm haben können, wie Sie wünschen. Wenn die Geburt komplikationslos verläuft, ist es oft möglich, das Kind selbst in Empfang zu nehmen, besonders wenn Sie Hilfe haben und dazu ermuntert werden. Das ist ein unglaubliches Erlebnis!

*Augentropfen*

In manchen Ländern muß das Baby als Prophylaxe von Gonokokken verursachte Blindheit Augentropfen bekommen. In Deutschland führte im 19. Jahrhundert Credé Silbernitrattropfen ein, die noch häufig im Gebrauch sind, obwohl es heute bessere Alternativen gibt, die die Augen nicht so reizen – Tetracyclin und Erythromycin, die unter Umständen sogar wirksamer sind.[18] In einigen Ländern, zum Beispiel in England, ist die Augenbehandlung abgeschafft worden, es sei denn, sie ist notwendig. Sie sollten dieses Thema mit einem Kinderarzt besprechen und in Ihren Geburtsplan aufnehmen.

## Zeit, um eine Beziehung herzustellen

Ein neues Ritual ist bei der Versorgung des Neugeborenen in der Klinik hinzugekommen, die sogenannte »Bindungszeit«. Theoretisch ist das eine großartige Idee, die der Bedeutung, die der Beziehung zwischen Mutter und Baby zukommt, Rechnung trägt, und von Hebammen und Ärzten Verständnis für die emotionale Seite der Nachgeburtserfahrung verlangt. In der Praxis ist daraus eine weitere Zeremonie geworden.

Wenn Sie das Gefühl haben, in zehn Minuten eine Beziehung hergestellt haben zu müssen (oder wissen, daß andere zuschauen, um festzustellen, ob Sie sich auch richtig verhalten), hilft Ihnen das wahrscheinlich nicht, sich in Ihr Baby zu verlieben. Noch schwieriger ist es, wenn das Neugeborene ins Kinderzimmer gebracht wird. Selbst wenn Sie das Baby ganz nahe neben dem Bett stehen haben, man Ihnen jedoch sagt, Sie sollen es nicht »stören«, beeinträchtigt das Ihr spontanes Verhalten und ihre Emotionen. Die meisten jungen Mütter machen die Erfahrung, daß es am besten ist, wenn sie ihr Kind liebkosen können, soviel sie wollen, es lange anlegen können und dabei nicht auf die Uhr schauen müssen, das Zusammensein einfach nur genießen dürfen und das Baby mit zu sich ins Bett nehmen können, so oft und solange sie Lust dazu haben.

Die meisten Frauen verlieben sich nicht sofort in ihr Kind. Vielleicht brauchen Sie Zeit, um sich ihrem Baby nahe zu fühlen und sich gegenseitig kennenzulernen. Wenn Sie an die Stunden und Tage nach der Geburt denken, was könnte Ihnen Ihrer Meinung nach am besten helfen, sich zu entspannen und sich an Ihrem Kind zu freuen? Andererseits möchten Sie auch die Gewißheit haben, daß jemand nach dem Baby sieht, falls Sie schlafen möchten, und es fällt Ihnen so wie manchen anderen Frauen schwer einzuschlafen, wenn das Kind bei Ihnen im Bett ist. Möglicherweise spüren Sie auch, daß Sie einfach eine Nacht lang mehr oder weniger ungestört schlafen müssen und brauchen die Gewißheit, daß jemand da ist, der sich um das Baby kümmert, wenn Sie sich fürs Alleinsein entscheiden.

Bestimmt fällt Ihnen mehr dazu ein, wie Sie sich die Tage nach der Geburt vorstellen, wenn Sie mit anderen Müttern reden und herausfinden, wie es ihnen ergangen ist. Ob Sie nun vorhaben, Ihr Kind mit der Flasche zu ernähren, oder sich für das Stillen entscheiden, was zweifellos die besten Voraussetzungen für den Lebensbeginn des Babys bietet, ist es Ihnen vielleicht eine Hilfe, ein anderes Buch von mir zu lesen: *Ich stille mein Baby* (s. Literatur).

Vermerken Sie Ihre Wünsche für die Zeit nach der Geburt in Ihrem Geburtsplan. Vergessen Sie nicht, flexibel zu bleiben, und überlegen sie, was Sie sich wohl wünschen, wenn Sie sehr müde sind oder die Dammnaht Ihnen Unannehmlichkeiten bereitet. Dann haben Sie sich auf jeden Fall schon in Gedanken auf die ersten Tage des Lebens Ihres Babys außerhalb Ihres Körpers vorbereitet, egal was passiert.

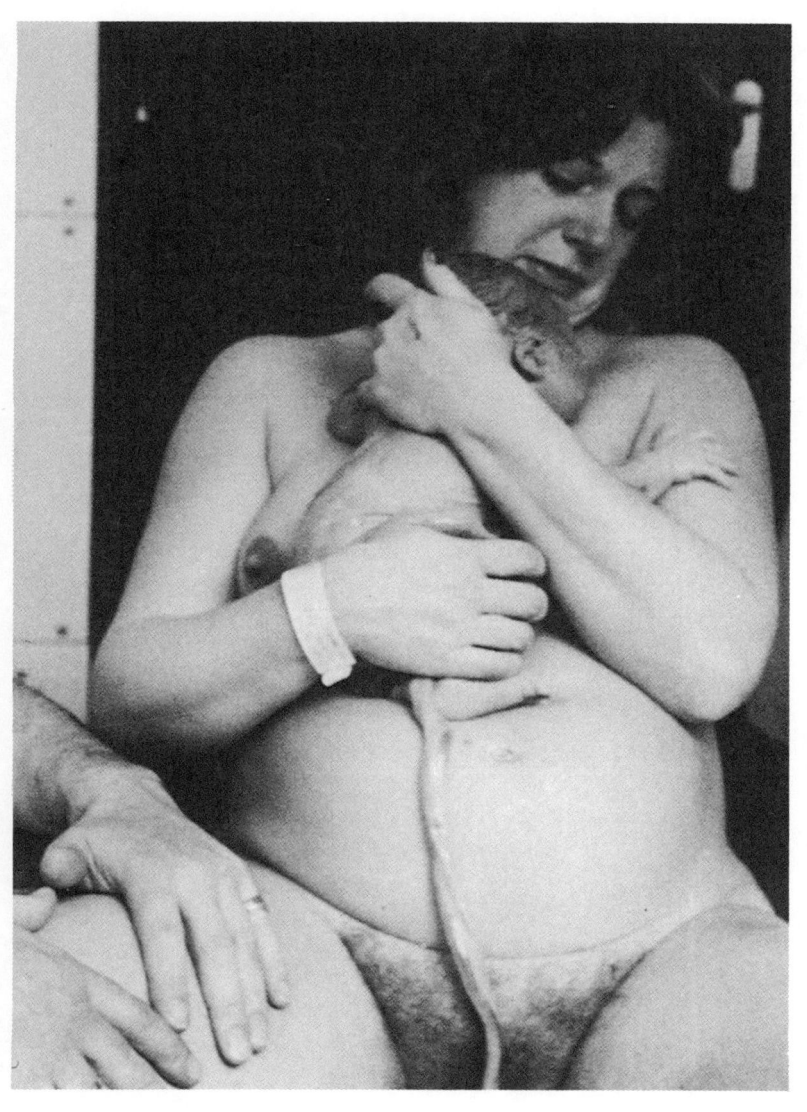

# *Die selbstbestimmte Geburt*

# 18 Was bedeutet selbstbestimmt?

Die wichtigste Unterscheidung zwischen verschiedenen Arten der Geburt ist die zwischen einer *von Ärzten geleiteten* und einer *selbstbestimmten* Geburt. Bevor Sie Ihren Geburtsplan ausarbeiten, müssen Sie sich darüber klar werden, welche dieser beiden Arten von Geburt Sie vorziehen. Unter »selbstbestimmt« verstehe ich, daß Sie eigenständig und wohlüberlegt zwischen verschiedenen Möglichkeiten entscheiden und Ihr Kind in einer Umgebung zur Welt bringen, in der Sie die Zuversicht haben können, spontan zu handeln. Vielleicht brauchen Sie dafür sehr viel Hilfe von anderen Menschen. Vielleicht bringen Sie aber auch alles schon mit, um aus eigener Kraft und Energie Ihr Baby zu gebären.

Der Begriff »natürliche Geburt« wird oft so verstanden, daß bei einer Geburt keinerlei Eingriffe vorgenommen werden. Manchmal ist ein Eingriff jedoch eine Hilfe und daher für das Baby gefahrloser oder für die Mutter ein positiveres Geburtserlebnis. Bei einer selbstbestimmten Geburt hat die Frau die Freiheit, genau das zu tun, wonach ihr zumute ist. Dazu gehört umhergehen – oder sich hinlegen, wenn Sie das gerade möchte – und selbst entscheiden, welche Hilfe sie braucht. Es geht nicht nur um »aktive Geburt« und Bewegungsfreiheit – obwohl das sehr wichtig ist –, sondern darum, aktiv zu gebären, statt eine passive Patientin zu sein. Im Grunde geht es darum, wer die Hauptverantwortung trägt und wer dann letztendlich bestimmt, der Frauenarzt oder Sie. Ob eine Geburt natürlich verläuft oder unterstützt wurde, ob sie komplikationslos oder kompliziert war, schnell oder langsam und mit oder ohne Schmerzmittel verlief, es handelt sich dennoch um eine selbstbestimmte Erfahrung, wenn die Frau die persönliche Verantwortung dafür übernimmt, die Vor- und Nachteile verschiedener Alternativen abwägt, ihre eigenen Entscheidungen trifft und den Freiraum hat, sie auch durchzusetzen.

Bei einer selbstbestimmten Geburt ist es nicht damit getan, daß Sie aufschreiben, wie Sie sich Ihre Geburt wünschen, oder dafür sorgen, daß nichts gegen Ihren Willen mit Ihnen gemacht wird. Es geht um etwas sehr viel Positiveres. Zu einer selbstbestimmten Geburt gehören folgende Voraussetzungen:

● Sie wählen für die Geburt eine Umgebung, in der Sie ganz Sie selbst sein können. Sie können Ihr öffentliches, höfliches, »aufgesetztes« Selbst vergessen und sich ganz Ihren intensiven Gefühlen überlassen. Sie bereiten sich so intensiv wie möglich vor, um den Belastungen und Herausforderungen der Geburt gewachsen zu sein.

● Sie haben eine Person Ihrer Wahl dabei, bei der Sie sich darauf verlassen können, daß sie Sie während der Geburt in keiner Weise die Interessen der Klinik vertritt oder durchsetzt, sondern ganz und gar zu *Ihrer* Unterstützung da ist und Ihnen als Anker in stürmischer See dienen soll.

● Sie haben eine Hebamme oder einen Arzt, die wissen, wie sie Sie positiv unterstützen können. Manchen Geburtshelfern ist nicht klar, daß es nicht ausreicht, eine Frau einfach nur in Ruhe zu lassen, damit Sie es »hinter sich bringt«, wenn sie hofft, ohne Medikamente oder irgendwelche anderen Eingriffe auszukommen. Sie braucht bei dem, was sie tut, positive Unterstützung. Wenn die Geburt lange dauert und sehr anstrengend ist, wenn das Ende der Eröffnungsphase stürmisch verläuft oder es in irgendeiner Phase der Geburt zum Wehenstillstand kommt, brauchen Sie andere Formen von Hilfe: warmherzige Unterstützung, emotionale Zuwendung. Vorschläge, wie Sie mit den Anforderungen selbst zurechtkommen können (zum Beispiel Hilfe beim Atmen und Entspannen, Umhergehen, eine warme Dusche oder ein entspannendes Bad, Massage an den Stellen, wo Sie Schmerzen haben oder wo Verspannungen zu erkennen sind, Zärtlichkeit, Küsse und Stimulation der Brustwarzen von dem Menschen, den Sie lieben, damit die Gebärmutter zur Wehentätigkeit angeregt wird.)

● Sie verfügen über alle erforderlichen Informationen, um die Vor- und Nachteile verschiedener Verfahren abwägen zu können, und lernen, wie Sie sich die Fähigkeiten der Geburtshelfer und anderer Experten als wertvolle Hilfe zunutze machen können. Das ist alles andere als selbstverständlich, da der Zugang zu Informationen von den Leuten kontrolliert wird, die das Sagen haben; bereits der Versuch, mehr Informationen zu erhalten, ist für manche Ärzte bedrohlich. Eines ist jedoch klar: »Wenn Sie Ihre Wahlmöglichkeiten nicht kennen, dann haben Sie auch keine.«[1]

- Sie reden und handeln selbstbewußt, so daß Ihre Wünsche klar verstanden werden; Sie setzen die Grenzen für das fest, was andere mit Ihnen machen. Wie wir bereits im zehnten Kapitel festgestellt haben, ist es nicht leicht, sich bei der Geburt ruhig und selbstbewußt zu behaupten, wenn Sie sich nicht die Fähigkeit bereits im Alltag angeeignet haben. Für viele Frauen ist die Geburt ein überwältigendes Erlebnis, bei dem sie Kräften ausgesetzt sind, die sich ihrer Kontrolle entziehen. Deshalb sollte – ganz gleich, wie gut Sie über Alternativen Bescheid wissen und wie sicher Sie sich Ihrer selbst in der Schwangerschaft auch sein mögen – die Selbstbehauptung nicht dem Zufall überlassen bleiben, sondern in der Schwangerschaft trainiert und sich angeeignet werden.

- Sie haben die Kraft, die darauf beruht, daß Sie flexibel sind und über die Alternativen in jeder Situation, die ihnen begegnet, Bescheid wissen; Sie vermeiden die Schwäche, die mit rigidem Verhalten einhergeht.

Führen Sie sich die einzelnen, in der Aufstellung genannten Elemente einer selbstbestimmten Geburt noch einmal vor Augen, und wenn Sie sich Ihre Geburt so vorstellen, dann beurteilen sie danach im Rahmen der Vorbereitung auf dieses Ereignis Ihre eigenen Stärken. Notieren Sie sich jeden einzelnen ihrer starken Punkte.

Schauen Sie sich die Aufstellung dann noch einmal an, um festzustellen, wo Sie noch mehr unternehmen und sich vielleicht auch Hilfe holen müssen, um sich auf eine selbstbestimmte Geburt vorzubereiten. Schreiben Sie sich alle Entschlüsse auf, die Sie anschließend in die Tat umsetzen wollen.

Eine selbstbestimmte Geburt ist nicht unbedingt leicht, komplikationslos und kurz. Janes Geburt zum Beispiel verlief zeitweise stürmisch und frustrierend. Doch sie wußte genau, was sie wollte, und ließ sich mit Begeisterung auf dieses Ereignis ein, wurde von ihrem Partner und Freundinnen liebevoll umsorgt und hatte, auch dank der Unterstützung durch ihre aufgeschlossenen Hebammen, eine selbstbestimmte Geburt.

Zu Beginn der Wehen war sie so aufgeregt, daß sie auf die ersten Anzeichen der beginnenden Geburt überschäumend mit der Erwartung reagierte, das Baby käme jede Minute zur Welt. Sie rief mich an und fragte mich, ob ich meinte, daß sie schon in die Klinik gehen solle. Ich riet ihr dringend, daheim zu bleiben, sich mit Freundinnen zu treffen, spazierenzugehen, bei Hunger etwas zu essen und in Bewegung zu bleiben. Doch dauerte diese Latenzzeit der Eröffnungsphase, in deren Verlauf die Wehen immer schmerzhafter werden, fast acht Stunden. Jane war weiterhin aufgekratzt und viel zu wach, um sich richtig auszuruhen. Ihr Mann rief mich an und meinte: »Sie macht sich mit ihrer Entschlossenheit selbst ganz kaputt.«

Hier Janes eigene Schilderung der Ereignisse:

»Die Atmosphäre im Haus war richtig festlich, als würden wir uns auf etwas ganz Besonderes vorbereiten. Bill und ich gingen in den Supermarkt; es war ein angenehmer, ziemlich flotter Spaziergang mit Wehen in Abständen von fünf Minuten. Dann gab es zum Abendessen Hühnerbrühe und Vollkornbrot – die Wehen waren immer noch gleich stark, dauerten 40 bis 50 Sekunden mit Pausen zwischen fünf und sechs Minuten. Von neun Uhr bis halb zwölf oder zwölf kam ich mit den Wehen zurecht, indem ich mich am Regal festhielt und mich in den Hüften wiegte. Ich ging viel im Haus umher. Etwa ab zwölf hängte ich mich an Bills Schultern, beugte die Knie und schwang von einem Bein auf das andere. Das wurde, wie sich später herausstellte, die ausdauerndste und bequemste Stellung für mich.

Sehr *höflich* bestand ich darauf, mein eigenes blaues Baumwollhemd anzuziehen und kein Kliniknachthemd. Wir gingen in das große Geburtszimmer für aktive Geburt – eine gute Atmosphäre. Bei einer vaginalen Untersuchung stellte sich heraus, daß ich erst drei oder vier Zentimeter eröffnet war … Die Hebamme, die mich in Empfang genommen hatte, schloß mich an ein CTG an und schien über den plötzlichen Abfall der Herztöne beunruhigt zu sein, sie gab mir eine Sauerstoffmaske. Bill war ärgerlich, denn es lag am Gerät, und wir hätten uns überhaupt keine Sorgen zu machen brauchen. Es gelang mir, in den Wehenpausen wegzudösen. Bill saß mir gegenüber, während Cathy mein Kreuz massierte – das tat gut. Zu meiner großen Freude war die reizende Hebamme, Heather, die auch bei der Geburtsvorbereitung dabeigewesen war, unsere Hebamme. Besser hätte es gar nicht sein können. Sie schlug eine andere Haltung vor – auf allen Vieren – damit ich besser mit den Wehen zurechtkam, und kurbelte das Bett hoch, damit ich mich auf die Kissen lehnen konnte oder auf einem Gebärhocker. Ich fand immer noch, daß es am angenehmsten war, an Bills Schultern zu hängen.

Immer öfter sagte ich: ›O Gott!‹

Um halb elf schlug uns Heather vor, unter die Dusche zu gehen. Cathy hielt mich die nächste halbe Stunde unter der Dusche bei Laune. Während einer Wehe hielt ich mich an einer senkrechten Stange fest und machte richtigen Bauchtanz, versuchte, meinen After zu entspannen und den Kopf des Babys nach unten sinken zu lassen, damit er den Muttermund öffnet. In den Wehenpausen saß ich auf einem Schemel, ließ den Kopf nach vorn fallen und versuchte, ganz und gar loszulassen, während Cathy mich mit Wasser besprühte. Zeitweise war ich so entspannt, daß ich einschlief und nur aufwachte, wenn wieder eine Wehe kam.

Bill lag auf dem Bett, die Hebamme saß dabei und unterhielt sich mit ihm und einer jungen Hebammenschülerin, alle waren guten Mutes. Die Wehen waren heftig. Ich erinnere mich, wie ich kurz vor Verlassen der Dusche zu Cathy sagte: ›Viel mehr kann ich körperlich nicht verkraften, ich bin einfach so müde.‹

Als ich dann jedoch ins Zimmer zurückkam, verspürte ich den Drang zu pressen. Die Energie war unglaublich. Heather untersuchte mich noch einmal und bestätigte mir, daß ich neun Zentimeter eröffnet sei und jetzt anfangen könne mitzuschieben. Halleluja! Wie sehr sich mein Energiezustand veränderte! Ich wurde ganz euphorisch. Ich erinnere mich, daß ich in den Wehenpausen einen Film in die Kamera einlegte, verschiedene Haltungen ausprobierte, in den Vierfüßlerstand ging; doch fand ich das nicht so gut wie das aufrechte Sitzen oder die Hocke auf dem Bett, wobei ich die Arme um die Schultern der Hebamme und der Hebammenschülerin legte.

Die Empfindungen beim Mitschieben sind wirklich außergewöhnlich – das ganze Universum wird in den After gedrückt. Die Sonne schien hell ins Zimmer. Ich fühlte mich von einem Kokon liebevoller Unterstützung umgeben. Die Preßwehen waren stark. Kein überflüssiges Sprechen. Es wurde über einen Dammschnitt gesprochen und einstimmig entschieden, ihn möglichst zu vermeiden, was bedeutete, daß ich zweimal wie ein verrückter Hund hecheln mußte, obwohl die Gebärmutter weiterhin schob.

Als Heather sagte, ich solle den Kopf des Kindes anfassen, waren die Gefühle, die in mir aufstiegen, wie ein Vulkan kurz vor dem Ausbruch. Sobald der Kopf und die Schultern da waren, zog ich mein Baby zu mir her. Ich erinnere mich noch gut an die Tränen der Freude und Erleichterung, aber auch der Ungläubigkeit, als es auf meinem Bauch lag, während ich an meiner Brust hantierte, an der es überhaupt nicht interessiert war. Es schrie sofort, hörte jedoch bald wieder auf. Ich hatte einen kleinen seitlichen Riß in der Scheide. Ein erfahrener Arzt kümmerte sich behutsam darum, während ich unser Baby streichelte. Dann lagen wir beide nebeneinander, Heather brachte mir Toast und Tee. Bill und ich waren sehr euphorisch, und wenn wir uns anschauten oder das Baby uns, mußten wir sofort weinen.«

Angesichts der konkreten Situation müssen Pläne oft umgestellt werden. Doch das ändert nichts an Ihrer Eigenständigkeit.

Tricia zum Beispiel wollte ihr zweites Kind gern zu Hause bekommen. Doch da sie einen Kaiserschnitt gehabt hatte, war ihre Ärztin von dem Vorschlag gar nicht begeistert, obwohl sie sehr dafür war, daß sie nach Möglichkeit eine natürliche Geburt haben sollte.»Nach vielem Nachdenken, Reden und Grübeln«, erzählte Tricia,»beschlossen wir, daß das Baby in der Klinik zur Welt kommen sollte. Wir waren mit dieser Entscheidung zufrieden, weil wir das Glück hatten, eine ausgezeichnete Frauenärztin gefunden zu haben, die unsere Einstellung teilte, daß eine Geburt ein normaler, natürlicher Vorgang ist, der nicht gestört werden sollte, wenn nicht triftige Gründe dafür vorliegen. Sie fand unsere Wünsche – keine elektronische Herztonüberwachung, kein künstliches Sprengen der Fruchtblase, kein Dammschnitt und kein Syntometrin (eine Spritze zum Lösen der Plazenta) – völlig verständlich.« Und so verlief Tricias Geburt:

»Nach zweimaligem Fehlalarm fingen um fünf Uhr morgens dann wirklich die Wehen an. Mein Mann blieb zu Hause, und wir verbrachten einen schönen Morgen, spielten mit unserer Tochter, gingen mit dem Hund spazieren und einkaufen. Um 12 Uhr erforderten die Wehen meine ganze Aufmerksamkeit und Entspannung. Um 14 Uhr mußte ich heftig mitatmen. Gegen halb fünf atmete ich hoch im Brustkorb und mußte hin und wieder mit meinem Mann im Schlafzimmer verschwinden, um durch Entspannung und Atmen wieder mit den Wehen zurechtzukommen. Zum Glück war meine Mutter da, um mit meiner Tochter zu spielen, deshalb konnte mein Mann sich ausschließlich um mich kümmern, anders hätte ich das auch nicht geschafft.

Um halb neun war mein Muttermund erst vier Zentimeter eröffnet, dabei hatte ich schon seit geraumer Zeit alle zwei Minuten Wehen, die eine Minute dauerten. Allmählich bekam ich das Gefühl, daß ich es womöglich nicht schaffen würde, wenn es noch länger dauerte. Um halb zehn bat ich meinen Mann, die Klinik anzurufen und Bescheid zu sagen, daß wir jetzt kommen würden. Als er den Hörer auflegte, begann ich zu zittern, mir wurde schlecht. Ich wußte, daß das Anzeichen der Übergangsphase waren, doch wagte ich nicht zu hoffen, daß die Geburt schon so weit fortgeschritten war. Die halbstündige Autofahrt war sehr anstrengend. Sobald ich im Gebärzimmer war, mußte ich mich übergeben, was mir enorme Erleichterung verschaffte. Sie fragten Michael, was wir wollten und was nicht, und legten eine Matratze für uns auf den Boden. Ich hörte mich plötzlich stöhnen und hatte Angst, daß man mir sagen würde, ich dürfe noch nicht pressen. Ich hatte in dem Moment das Gefühl, die Kontrolle zu verlieren. Sehr zu meiner Erleichterung sagte man mir, ich solle mitschieben, und die Fruchtblase wurde gesprengt.

Eigentlich wollten wir Fotos von der Geburt machen, aber ich konnte meinen Mann nicht gehen lassen. Freundlicherweise übernahm der Kinderarzt diese Aufgabe. Nach einigen Wehen, die mich sehr durcheinanderbrachten, kam ich gut in einen Rhythmus hinein. Die Hebamme unternahm alles, um mir einen Dammschnitt zu ersparen. Ich hatte eine schnelle Austreibungsphase, die 20 Minuten dauerte, und um 23.06 Uhr kam Sophie zur Welt.

Ich habe die Eröffnungsphase und die Geburt sehr genossen. Es war wirklich der schönste Tag meines Lebens. Das war das Befriedigendste, was ich je getan habe.

Ich habe das Gefühl, das gesamte Universum in Händen gehalten zu haben.«

# 19 Wie Sie Ihren eigenen Geburts-
plan aufstellen können

Eine Möglichkeit, um einen selbstbestimmte Geburt zu erreichen, ist
die Aufstellung eines Geburtsplans anhand der Notizen und Aufzeichnungen, die Sie beim Durchlesen dieses Buches bereits gemacht haben. Die Personen, die Sie bei der Geburt betreuen, bekommen
dadurch genaue Vorstellungen, was Sie wünschen. Außerdem ist der
Plan eine gute Diskussionsgrundlage.

Wenn Sie Ihren Plan aufstellen, finden Sie hier ein paar allgemeine
Richtlinien:

Am Anfang Ihres Plans sollten Sie kurz auf grundsätzliche Dinge
eingehen, die mit *Verhalten* zu tun haben, nicht mit Einstellungen.
Die Einstellung anderer Menschen läßt sich nicht ändern, aber Sie
können darauf achten, was diese tun. Vielleicht möchten Sie zum
Beispiel sagen:»Außer in einer Notsituation möchte ich, falls irgendwelche Eingriffe vorgeschlagen werden, über die Art des Eingriffs, die
Wirkungen und Nebenwirkungen informiert werden und erfahren,
warum er für nötig gehalten wird. Und ich möchte Zeit haben, alles
mit meinem Partner ungestört zu besprechen.« Oder Sie können
sagen:»Für mich ist Schmerzlinderung auf jede irgend mögliche Art
und Weise am allerwichtigsten.« Oder: »Ich möchte sicher sein können, daß die Person, die mich während der Eröffnungsphase betreut,
jemand ist, zu dem ich schon eine Beziehung hergestellt habe.«

Weiter sollte der Geburtsplan bestimmte Wünsche enthalten. Beto-
nen Sie dabei das Positive, anstatt einfach nur zu sagen, daß Sie
bestimmte Dinge nicht wollen. Zum Beispiel klingt »Kein Dammschnitt« wie ein Auszug aus einem Manifest. Arzt oder Hebamme sind
dann ratlos, was sie tun sollen, wenn Ihr Damm sehr gedehnt ist und
gleich reißen könnte. Besser ist es, wenn Sie sagen: »Ich würde einen

Riß einem Dammschnitt vorziehen und hoffe, daß ich das Kind ganz langsam gebären kann, um Verletzungen im Dammbereich zu vermeiden.«

Ihr Plan sollte nicht vage formuliert sein. Wenn Sie schreiben: »Ich wünsche eine aktive Geburt«, dann versteht jemand, der das nicht kennt, gar nicht, was Sie vorhaben. Drücken Sie sich klar und deutlich aus, etwa indem Sie schreiben: »Ich möchte mich frei bewegen können und während der ganzen Geburt nicht aufs Bett angewiesen sein, sondern umhergehen können.«

Zeigen Sie, daß Ihnen bewußt ist, daß Sie während der Geburt möglicherweise andere Bedürfnisse haben, als Sie sich das in der Schwangerschaft vorstellen, zum Beispiel: »Ich möchte während der Geburt etwas essen können, wenn ich hungrig sein sollte.«

In Ihrem Plan sollte auch berücksichtig werden, wie Sie betreut werden möchten, wenn es zu Abweichungen vom normalen Verlauf kommt, zum Beispiel: »Wenn sich die Geburt lange hinzieht, das Baby sich in einer ungewöhnlichen Lage befindet oder nicht alles normal verläuft und mir die Situation vorher genau erklärt wird, stimme ich einer elektronischen Herztonüberwachung gerne zu. Ansonsten möchte ich, daß die Herztöne in gewissen Zeitabständen abgehört werden.«

Vielleicht möchten Sie Ihren Geburtsplan auch in mehreren Etappen aufstellen. Schreiben Sie zunächst die Dinge auf, die für Sie am wichtigsten sind, außerdem alle Eingriffe, die Sie unbedingt vermeiden möchten. Daraufhin sollten Sie ein Gespräch mit Ihrem Arzt oder der Hebamme führen. Anschließend möchten Sie vielleicht mehr über Einzelheiten bei der Betreuung und über Maßnahmen herausfinden, über die Sie noch nicht endgültig entschieden haben. Sie brauchen also Zeit, um das mit anderen Frauen zu besprechen, die schon ein Baby haben, um Bücher zu lesen usw. Bis zur 36. Woche sollten Sie klare Vorstellungen von Ihren Wünschen und Prioritäten haben. Besprechen Sie sie ausführlich mit Ihrer Geburtsbegleitung. Fertigen Sie dann einen neuen Plan an, der alle Änderungen enthält, und besprechen Sie den bei einer der nächsten Vorsorgeuntersuchungen. Sie können Ihren Arzt oder die Hebamme bitten, auf der Endversion zu bestätigen, daß Sie diese Themen miteinander besprochen haben.

Eine Kopie sollte an Ihre Unterlagen geheftet werden, eine weitere sollten Sie zur Geburt mitbringen. Dann kann es zu keinem Durcheinander kommen. Bedenken Sie, daß Ärzte und Hebammen Geburtsplänen skeptisch gegenüberstehen. Vielleicht müssen Sie sie hinsichtlich der Absichten, die Sie mit dem Geburtsplan verfolgen, beruhigen. Erklären Sie, daß Sie flexibel sind und Eingriffen zustimmen werden, wenn Sie sie für notwendig halten, und daß Sie über Rat froh sind (auch wenn Ihre Schlußfolgerungen am Ende ganz anders aussehen können als die Ihrer Geburtshelfer).

Hier einige Beispiele für Geburtspläne, die Frauen wirklich aufgestellt haben, die also nicht fiktiv sind und die Ihnen als Grundlage für Ihren Geburtsplan dienen können. Zunächst ein einfacher, kurzer:

*An die Hebamme, die mich bei der Geburt betreut*

Wenn meine Geburt spontan, natürlich und ohne Komplikationen verläuft, sind mir die folgenden Punkte besonders wichtig. Es wird mir helfen, mich besser zu entspannen, wenn ich weiß, daß sie berücksichtigt werden:

1. Wenn möglich, möchte ich gerne, daß mein Baby in einem Raum zur Welt kommt, in dem nach der Geburt das Licht gedämpft werden kann.
2. Wenn nicht unbedingt erforderlich, möchte ich keine kontinuierliche Herztonüberwachung mit Geräten, die mich in meiner Bewegungsfreiheit einengen.
3. Da ich wegen der Wirkung auf das Baby besorgt bin, möchte ich Medikamente nur bekommen, wenn ich danach verlange.
4. Wenn ich nach der Geburt nicht zu erschöpft bin und es dem Baby gut geht, möchte ich es gleich bei mir haben. Die Nabelschnur soll erst abgeklemmt werden, wenn sie auspulsiert hat, außer es besteht ein besonderer Grund für das Abklemmen.
5. Nach der Geburt und vorausgesetzt, daß alles gut verlaufen ist, möchte ich mein Kind bei mir behalten, um es nach Bedarf zu stillen. Für Hilfe oder Rat wäre ich dankbar.

Der folgende Geburtsplan ist in Form von Vorschlägen abgefaßt, die sich die Frau überlegen kann. Er wird an der McMaster Universitätsklinik in Hamilton (Ontario) verwendet:

Es ist immer hilfreich, sich schon vorher Gedanken über die Geburt und den Klinikaufenthalt zu machen. Wenn Sie Ihre Pläne aufschreiben, hilft Ihnen das, sich selbst darüber klar zu werden, und ermöglicht uns, sie mit Ihnen zu besprechen.

## Schwangerschaft

Nehmen Sie an einem Geburtsvorbereitungskurs teil (oder haben Sie teilgenommen)? Haben Sie sich die Klinik zeigen lassen? Falls nicht, haben Sie das vor?

## Eröffnungsphase und Geburt

a) *Wenn alles normal verläuft* (Bitte notieren Sie alles, was wichtig für Sie sein könnte, zum Beispiel, wen Sie gern dabei hätten, Ihre Vorstellungen in bezug auf Schmerzmittel, PDA, Umgebung und Haltung, in der Sie das Kind zur Welt bringen möchten, usw.)

b) *Plan für den Notfall* (Bitte schreiben Sie auf, welche Maßnahmen Sie sich möglicherweise wünschen, wenn nicht alles nach Plan verläuft; wenn Sie zum Beispiel eine lange, schwierige Geburt haben, mehr Schmerzmittel möchten als geplant, die Zange, einen Dammschnitt oder einen Kaiserschnitt brauchen; wenn das Baby zu früh geboren wird oder krank ist. Oft ist es hilfreich, sich schon vorher darüber Gedanken zu machen.)

c) *Persönliche Wünsche* (Möchten Sie Fotos machen, einen Kassettenrekorder mitbringen, um Musik zu hören oder haben Sie besondere Wünsche, die uns bekannt sein sollten?)

## Nach der Geburt

(Irgendwelche besonderen Vorstellungen über Ernährung oder Pflege des Babys?)

## Zu unserer Information

Welcher Arzt ist für das Baby in der Klinik zuständig?
Möchten Sie möglichst bald aus der Klinik entlassen werden?

Danke. Dieses Blatt bleibt bei Ihren Unterlagen und dient als Wegweiser für diejenigen Mitarbeiter, die Sie in der Klinik betreuen.

Ein Problem bei Geburtsplänen, die von einer Klinik entworfen worden sind, besteht darin, daß sie die Maßstäbe festsetzen. Sie sind wie Speisekarten. Sie sind sehr nützlich, um Frauen zu Entscheidungen über die Art der gewünschten Betreuung zu veranlassen, die bisher vielleicht noch gar nicht darüber nachgedacht haben, was sie sich wünschen, oder gar nicht wußten, daß es verschiedene Wahlmöglichkeiten gibt. Doch sie können auch verhindern, daß bestimmte Alternativen überhaupt in Erwägung gezogen werden. Wenn also Kliniken ihre eigenen Geburtspläne aufstellen, dann ist es wichtig, daß sie diese mit den werdenden Müttern besprechen und entwickeln, am besten in einer Art Arbeitsgruppe, in der ein freier Meinungsaustausch mit dem Personal stattfinden kann.

Der nächste Geburtsplan ist ein Musterentwurf, den die Frauengesundheitsgruppe »Choice« in Philadelphia zusammengestellt hat:

Wir haben diesen Geburtsplan gemeinsam mit unserer Hebamme aufgestellt, damit wir uns ganz und gar auf die Geburt unseres Babys konzentrieren können. Dieser Plan geht von der Idealsituation aus in der Hoffnung, daß die Geburt normal verläuft und Joanna und das Baby keine Schwierigkeiten haben. Wir wissen, daß es Probleme und Notsituationen geben kann und daß wir vielleicht Medikamente nehmen oder uns Maßnahmen unterziehen müssen, die wir lieber vermeiden würden. Wenn es dazu kommt, möchten wir, daß man uns das Problem erklärt und unsere Fragen beantwortet, damit wir unsere wohlüberlegte Zustimmung geben können.

Solange es keine Probleme mit Joannas Gesundheit und der des Babys gibt:

1. Paul, der Vater des Babys, möchte während der Eröffnungsphase und der Geburt dabei sein.
2. Joanna möchte nicht, daß ihr die Schamhaare rasiert werden, und keinen Einlauf.
3. Sie möchte lieber keinen Venenzugang gelegt bekommen, außer die Geburt dauert sehr lange oder sie braucht Medikamente.
4. Joanna und Paul haben Atem- und Entspannungsübungen gelernt. Wenn es notwendig sein sollte, möchte sie lieber ein leichtes Mittel bekommen, um die Schmerzen zu lindern, als ein Betäubungsmittel. Eine Vollnarkose möchten wir unter allen Umständen vermeiden.
5. Solange es ihr gut geht, möchte sie bei den Wehen sitzen oder umhergehen.
6. Wenn die Geburtswehen nicht stark genug sind, möchten wir sie durch

folgende Maßnahmen unterstützen: Umhergehen, eine warme Dusche, dann notfalls Sprengen der Fruchtblase. Wehenverstärkung nur, wenn es keine andere Möglichkeit mehr gibt.

7. Wir möchten gerne, daß die Hebamme die Herztöne mit einem Stethoskop abhört und die Wehen überwacht, indem sie sich Joannas Beschreibung der Wehen anhört und ihren Bauch abtastet, um Stärke und Dauer zu beurteilen. Falls nötig, ziehen wir die externe Ableitung der internen vor.

8. Joanna möchte das Kind in dem Zimmer zur Welt bringen, in dem sie auch die Eröffnungsphase verbringt, und zwar in einer für sie angenehmen Haltung.

9. Sie möchte einen Dammschnitt möglichst vermeiden.

10. Nachdem das Baby geboren ist, möchten wir eine oder zwei Stunden mit ihm verbringen, um es im Arm zu halten, zu stillen und einander kennenzulernen. Wenn es gesundheitliche Probleme gibt und es auf die Intensivstation muß, möchte Paul dabeibleiben, und Joanna möchte sobald wie möglich nachkommen.

11. Wenn ein Kaiserschnitt nötig ist, würden wir eine PDA vorziehen, und Paul möchte dabei sein. Wir möchten nach Möglichkeit eine Zeitlang zusammenbleiben, bevor das Baby ins Säuglingszimmer gebracht wird.

12. Solange Joanna und das Baby in der Klinik sind, wünschen wir uns Rooming-in, so daß sie unser Kind anlegen kann, wenn es hungrig ist.

Wir freuen uns darauf, bei der Geburt unseres Babys mit Ihnen zusammenzuarbeiten.

*Joanna Adamson*
*Paul Adamson*

Ich erkläre mich bereit, den Wünschen von Joanna und Paul nachzukommen, solange die Geburt normal verläuft und der Zustand von Mutter und Baby das zulassen. Wenn es zu Problemen kommt, werde ich sie mit ihnen besprechen, bevor ich die notwendigen medizinischen Maßnahmen ergreife.

*Susan Brown,*
*Hebamme*

Wie Sie sehen, besteht der Vorteil dieses Geburtsplans darin, daß er von einer Geburtshelferin, in diesem Fall der Hebamme, unterschrieben worden ist. Es handelt sich dabei, wie bei allen Geburtsplänen, nicht um einen juristischen Vertrag, doch wenn er auf diese Weise unterschrieben ist, bekommt er einen formalen Status, was eine gewisse moralische Verbindlichkeit bedeutet.

Manchmal wird behauptet, daß Geburtspläne »nichts bringen« und nie etwas bringen werden, weil die Ärzte die Fäden in der Hand haben. Es stimmt, daß eine Frau letztendlich zur Fügsamkeit gezwungen werden kann, wenn sie von Menschen betreut wird, die ihr das Recht auf eigene Entscheidungen nicht zugestehen. Doch können Geburtspläne dazu beitragen, Verhandlungsgespräche mit Geburtshelfern in Gang zu bringen, einen Gedankenaustausch anzuregen und ihnen auch tatsächlich zu vermitteln, was Frauen wollen. Mit solchen Schritten, also hauptsächlich, indem von außen Druck auf das Gesundheitssystem ausgeübt wird, kann die Geburtssituation für *alle* Frauen verbessert werden, nicht nur für diejenigen, die sich gut artikulieren können und wissen, was sie wollen. Dieser Weg ist sehr viel aussichtsreicher, als darauf zu warten, daß Ärzte und Hebammen selbst Veränderungen einführen.

Vielleicht sind Sie überrascht, wie bereitwillig Ihre Geburtshelfer auf Ihren Geburtsplan eingehen, sogar in Kliniken, die vor wenigen Jahren noch kein Ohr für die Vorschläge von Patientinnen hatten. Kathy zum Beispiel hat mir erzählt, daß sie sich nicht sicher war, wie ihr Geburtsplan in einer Klinik im Mittelwesten Amerikas aufgenommen werden würde, die nicht gerade als fortschrittlich galt. Sie war hocherfreut, als sie zu einer Besichtigung der Entbindung- und Wöchnerinnenstation eingeladen wurde und man sie dazu ermunterte, alles zu fragen, was sie wissen wollte: »Eine leitende Hebamme meinte, wahrscheinlich würde man im Haus einen Geburtsplan einführen, den die Frauen bei der ersten Vorsorgeuntersuchung bekommen – nicht, um den Frauen etwas aufzudrängen, sondern um sie zu eigenen Überlegungen anzuregen, falls sie das wünschen.« Als Kathy einen Termin bei der verantwortlichen Hebamme hatte, zeigte sie ihr ihren Geburtsplan, doch die Hebamme schien »ziemlich überrascht, daß ich es für nötig befunden hatte, meine Wünsche schriftlich festzuhalten, weil das meiste, worum ich gebeten hatte, in der Klinik üblich war«. Das ist Kathys Geburtsplan:

Ich möchte eine möglichst natürliche Geburt erleben, solange mein Leben und meine Gesundheit und die des Babys nicht gefährdet sind.

| | |
|---|---|
| Einlauf | Nein |
| Rasieren der Schamhaare | Nein |
| Künstliches Sprengen der Fruchtblase | Nur wenn nötig; bitte zuvor besprechen. |
| Geburtseinleitung | Nur wenn nötig; bitte zuvor besprechen. |
| Elektronische Herztonüberwachung | *Intern:* möglichst nur bei einer PDA. *Extern:* nicht andauernd; etwa jede halbe Stunde einige Minuten Überwachung sind völlig in Ordnung. |
| Stellung | Je nach Bedürfnis. Wahrscheinlich möchte ich umhergehen, zumindest am Anfang. |
| Schmerzmittel | Keine, wenn ich ohne auskomme. Wenn ich Dolantin bekomme, dann in einer Anfangsdosis von 50 mg und nach vorheriger Untersuchung des Muttermundes. PDA nur nach Gespräch. |
| Dammschnitt | Mir wäre es lieber, es ginge so langsam, daß das nicht nötig ist. Ein Riß ist mir lieber als ein Schnitt. Bitte erst darüber sprechen. |
| Geburt des Babys | Bitte gleich auf meinen Bauch. Ich möchte das Baby anlegen, wenn es saugen möchte. |
| Durchtrennen der Nabelschnur | Erst, wenn sie auspulsiert hat (frühestens). |
| Oxytozinspritze | Wäre mir lieber, wenn sie vermieden werden könnte; ansonsten erst nach Durchtrennen der Nabelschnur. |
| Freimachen der Atemwege | Wenn das Baby gut atmet, bitte nicht absaugen. |
| Geburtsumgebung | Bei oder kurz vor der Geburt bitte Licht dämpfen; bitte keinen unnötigen Lärm. |

| Kaiserschnitt | Wenn die Zeit ausreicht, eine PDA; mir ist klar, daß eine Vollnarkose nötig sein kann. Ich möchte gerne erst versuchsweise die Wehen beginnen lassen. Soweit ich weiß, bin ich gegen Penizillin nicht allergisch. |
|---|---|
| Ernährung | Nur Stillen, bei Bedarf Tag und Nacht. |

Mein Mann, Dave, kennt den Inhalt des Geburtsplans und kann bei Bedarf zu allen Gesichtspunkten befragt werden, falls ich im entsprechenden Augenblick dazu nicht in der Lage sein sollte!

Es war dann doch so, daß Kathy nicht alles bekam, worum sie im Geburtsplan gebeten hatte, doch das Verhältnis zu ihren Geburtshelfern war so gut und die Gespräche verliefen so offen, daß die Geburt aus ihrer Sicht genau so war, wie sie sich das gewünscht hatte. So beschreibt sie die Geburt:

»Um fünf Uhr morgens wachte ich auf und stellte fest, daß die Fruchtblase geplatzt war. Um halb sieben begannen die Wehen. Mir kamen die Abstände dazwischen sehr kurz vor, kürzer, als ich das zu diesem frühen Zeitpunkt erwartet hätte, etwa alle drei bis vier Minuten. Tiefe Atmung und Konzentration auf meinen übrigen Körper, besonders auf Schultern und Beine, halfen mir. Ich fuhr in die Klinik und wurde untersucht: 2 cm Eröffnung.
Ich wurde eine halbe Stunde lang an ein CTG angeschlossen. Die Hebamme brachte mir etwas Toast, Tee und Marmelade. Eine halbe Scheibe und eine halbe Tasse schaffte ich, mehr nicht. Irgendwann machte mein Körper dann deutlich, daß ein Einlauf überflüssig war, indem er sich oben und unten entleerte, deshalb unternahm ich keine weiteren Versuche zu frühstücken.
Ich trank durch einen Strohhalm Wasser – eine Gottesgabe. Ich konnte keine Tasse halten, Dave mußte das machen. Ich erinnere mich vage, daß ich Musik hörte – Haydn, Vivaldi. Ich wiegte mich mit den Wehen vor und zurück, ich fühlte mich wirklich nicht in der Lage umherzugehen, doch diese kleinen Bewegungen halfen. Kurz vor neun wollte ich Dolantin. Als ich untersucht wurde, hieß es, ich sei jetzt acht Zentimeter eröffnet, vielleicht könnte ich ohne auskommen. Diese Neuigkeit gab mir Auftrieb. Manchmal vergaß ich, in den Wehenpausen zu atmen. Dave merkte es und machte mich darauf aufmerksam. Ich erinnere mich, daß ich versuchte, mir auszurechnen, wie schnell meine Eröffnung pro Stunde voranging, wenn der Muttermund sich

in drei Stunden von zwei auf acht Zentimeter eröffnet hatte, damit ich ungefähr wußte, wie lange es noch bis zur vollständigen Eröffnung dauern würde. Doch dann gab ich es auf. Als ich sagte, daß ich jetzt etwas anderes spürte, eher ein Pressen, waren plötzlich alle da. Die Hebamme untersuchte mich und meinte, ich sei neuneinhalb Zentimeter eröffnet und es stünde noch ein Saum, der anschwellen würde. Sie schlug mir vor, mich umzudrehen und den Po in die Luft zu strecken, damit das Baby zurückrutschen und sich der Muttermund vollständig eröffnen konnte. Da mir das zu anstrengend war, meinte sie, sie würde es erst einmal anders versuchen, und bei der nächsten Wehe schob sie die Lippe über den Kopf des Babys, so daß um 11 Uhr die Austreibung voll im Gang war. Dave half mir in die Hocke. Ich stütze mich mit den Händen auf. Ich versuchte, mich an Daves Hals zu hängen, doch das war nicht so gut, also ging ich wieder auf alle Viere. Ich begann zwischen den Wehen heftig zu atmen, und als die Hebamme fragte, ob ich noch eine Wehe hätte, beruhigte ich mich. Die Wehenschmerzen waren vorüber. Statt dessen spürte ich jetzt den Schmerz, den das Dehnen der Haut verursachte. Irgendwann sagte ich: ›Das tut weh‹, und Dave meinte: ›Muß es ja‹, also machte ich weiter.

Als die Hebamme den Kopf kommen fühlte, bat sie mich, mich hinzusetzen, um das Ganze besser steuern zu können. Dave war auf meiner rechten Seite und half mir beim Pressen, links hielt ich mich an einem Griff fest. Anfangs hieß es, ich solle nur wenig pressen, und Dave übersetzte mir das in Ausdrücke, mit denen ich umgehen konnte, in einen Rhythmus: Pressen, Entspannen, Pressen, Entspannen. Dann hecheln, dann wieder Pressen, Entspannen. Dann: ›Sie können jetzt den Kopf des Babys berühren, wenn Sie möchten. Brauchen Sie einen Spiegel?‹ – ›Nein, danke.‹ Was für ein unglaubliches Gefühl, den Kopf zu berühren! In den Wehenpausen konnte ich mich völlig entspannen, und die aufrechtes Sitzhaltung mit angezogenen Knien half. Es dauerte mehrere Preßwehen, bis der Kopf geboren war. Danach, was für eine Erleichterung! Die Dehnung ließ sofort nach. Dann noch einmal Mithelfen bei den Schultern, und plötzlich ließ ich los, und das Baby lag auf meinem Bauch. Es war 11.25 Uhr.

Die Nabelschnur hörte sehr bald auf zu pulsieren und wurde abgeklemmt. Für die Geburt der Plazenta hätte ich mich lieber aufrichten und in die Hocke gehen sollen; vielleicht hätte man mich nicht so antreiben sollen. Aber allzu lange wollte ich das auch nicht aufschieben, deshalb einigten wir uns auf eine Oxytozinspritze. Bald darauf löste sich die Plazenta. Ich hatte in den Labien und der Scheide einen Riß ersten Grades; die Hebamme meinte, vielleicht käme ich ohne Nähen davon, rief jedoch für alle Fälle den Arzt, der entschied, daß der Riß genäht werden müsse, um gut zusammenwachsen zu können.

Nachher meinte die Hebamme, ich sei sehr entspannt gewesen und das habe bei der Geburt auf jeden Fall geholfen; deshalb sei der Riß auch so klein. Der Kopf des Babys war anscheinend ziemlich groß.

Um 13 Uhr waren wir in meinem Zimmer. Wie seltsam! Als ich das letzte Mal im Aufzug gewesen war, hatte ich Bob auf dem Arm getragen. Jetzt trug ich Michael.«

Sehen wir uns noch einmal Kathys Geburtsplan an. Fast alles war so, wie sie es gewünscht hatte. Zwar verlangte sie nach Dolantin, als die Wehen sehr heftig waren, doch die Hebamme, der klar war, wie sehr sie sich eine möglichst natürliche Geburt wünschte, machte ihr Mut, ohne dieses Medikament auszukommen, indem sie ihr sagte, wie weit sie schon eröffnet war. Kathy hatte gebeten, nur alle halbe Stunde ein paar Minuten lang ans CTG angeschlossen zu werden. Die Hebamme hielt es jedoch für besser, zu Beginn der Wehen eine halbe Stunde lang kontinuierlich die Herztöne zu messen, um sicherzugehen, das alles in Ordnung war, und dann die Herztöne des Babys mit einem Stethoskop abzuhören und auf elektronische Geräte zu verzichten. Um einen Dammschnitt zu vermeiden, arbeitete die Hebamme eng und sehr sorgfältig mit ihr zusammen, so daß die Geburt ganz langsam und sanft vor sich ging. Sie bekam nach Durchtrennen der Nabelschnur wehenverstärkende Mittel, weil sie es nicht mehr abwarten konnte, daß die Nachgeburt kam, doch wurde das erst gemacht, nachdem es besprochen worden war und Kathy zugestimmt hatte. Kathy findet, daß sich ihr Geburtsplan bewährt hat.

Ein großer Kritikpunkt an Geburtsplänen ist der, daß Frauen sich an einer Idealvorstellung orientieren und dann schockiert sind, wenn die Geburt schwierig ist oder Komplikationen auftreten. Deshalb ist es so wichtig, sich auch Gedanken für den Notfall zu machen, um mit überraschenden Situationen umgehen zu können. Julie und Philip hatten sich für eine Hausgeburt entschieden, und Julies Schwester Penny, selbst Hebamme, freute sich darauf, die Geburt zu betreuen. Als es dann soweit war, befand sich das Baby in der Steißlage, und nach einem ausführlichen Gespräch kamen sie zu dem Schluß, daß es sicherer sei, das Kind in einer Klinik zur Welt zu bringen, in der es eine Intensivstation für Neugeborene gab. Deshalb schrieb Julie ihren Geburtsplan folgendermaßen um:

## Geburtsplan

Wir sind natürlich sehr enttäuscht, daß wir die geplante Hausgeburt nun nicht verwirklichen können, doch ist uns klar, daß die Klinik der sicherste Ort für eine Steißgeburt ist. Die folgenden Punkte enthalten alles, was für uns zu einem idealen Ablauf gehören würde, und auch wenn uns bewußt ist, daß einige unserer Wünsche vielleicht nicht erfüllt werden können, möchten wir doch flexibel bleiben und in allen Geburtsphasen vorher gefragt werden, damit diese Geburt ein positives Erlebnis für uns wird.

### Vaginale Steißgeburt – Eröffnungsphase

1. Ich wünsche mir einen spontanen Geburtsbeginn und möchte keine Geburtseinleitung, es sei denn, daß das Baby gefährdet ist.
2. Ich möchte die Eröffnungsphase aktiv zu Hause verbringen, wobei meine Hebamme (meine Schwester) die Herztöne regelmäßig mit dem Dopton abhört. Wenn es keine Gründe für eine frühe Verlegung in die Klinik gibt, möchte ich zu Hause bleiben, bis die Geburt gut in Gang gekommen ist und der Muttermund sich zügig öffnet (aber natürlich auch nicht zu lange warten).
3. Sobald ich in der Klinik bin, möchte ich weiterhin von Philip (meinem Mann), Penny (meiner Schwester, einer frei praktizierenden Hebamme) und Sue (einer frei praktizierenden Hebamme, die sich meine Vorsorge mit Penny geteilt hat) betreut werden.
4. Ich möchte lieber, daß die Herztöne nicht kontinuierlich, sondern in gewissen Zeitabständen abgehört werden, und zwar nicht mit einer Kopfschwartenelektrode (außer es besteht die Gefahr, daß sich das Baby in einem schlechten Zustand befindet). Ich würde Telemetrie bevorzugen, damit ich mich weiterhin frei bewegen kann, um die normalen körperlichen Vorgänge zu unterstützen, die Schmerzen zu lindern usw.
5. Keine wehenverstärkenden Mittel, außer sie sind notwendig.
6. *PDA?* Lieber würde ich ohne auskommen, wenn ich gut zurechtkomme, doch ist mir klar, daß sie eine wertvolle Hilfe sein kann, falls ich bei der Geburt nicht entspannt bin.

### Austreibungsphase und Geburt

1. Besteht die Möglichkeit, daß ich nicht in der Rückenlage gebären muß? Ich würde gerne auf dem Geburtsbett aufrecht in einer für mich angenehmen Haltung gebären.
2. *Dammschnitt?* Ich hätte lieber *keinen*; falls er unbedingt sein muß, wäre mir ein medialer lieber.

3. *Zange?* Besteht die Möglichkeit, daß der Kopf ohne Zuhilfenahme der Zange geboren werden kann – nach der Mauriceau-Smellie-Veit-Methode?

## Nachgeburtsphase

1. Kein Syntometrin, außer es ist notwendig.
2. Solange das Baby nicht wiederbelebt werden muß, wäre es mir lieber, wenn die Nabelschnur erst durchtrennt wird, wenn ich die Plazenta in aufrechter Haltung geboren habe und das Kind an meiner Brust liegt.
3. Gegen eine orale Verabreichung von Vitamin K habe ich nichts einzuwenden.

## Kaiserschnitt

1. Möglichst mit PDA.
2. Anwesenheit von Philip und Penny zu meiner Unterstützung.
3. Ich möchte das Baby gleich anlegen, wenn es ihm gut geht.
4. Kann bei einer Vollnarkose Penny bitte bei mir bleiben, um anschließend mit mir darüber zu sprechen?
5. Wäre es bei einem geplanten Kaiserschnitt möglich, daß die Geburt normal beginnen kann und der Kaiserschnitt dann zu Beginn der Eröffnungsphase gemacht wird?

## Nach der Geburt

1. Ich möchte so bald wie möglich nach Hause, weil meine Schwester (Hebamme) die ganze Zeit über bei mir bleibt, um mich im Wochenbett zu betreuen.
2. Ich hätte das Baby gerne die ganze Zeit in meiner Nähe oder bei mir im Bett.
3. Ich möchte das Kind nach Bedarf voll stillen – bitte kein Wasser und keine Zuckerlösung geben.

Danke

Julie sagt, daß sie »große Angst« hatte, sobald sie an die Geburt dachte; es war »wie ein schlimmer Traum«. Sie war jedoch sehr erleichtert, als ein Ultraschall in der 38. Woche ergab, daß ihr Becken weit genug war, um das Baby vaginal zur Welt zu bringen. Sie war froh, daß sie in einer Klinik war, in der Föten in der Steißlage nicht automatisch mit Kaiserschnitt entbunden wurden. So erging es ihr, als die Geburt begann:

## Die Eröffnungsphase

*Samstag/Sonntag* – Leichte Wehen, deutliches Zeichnen. Sehr erleichtert, daß Penny aus London zurück ist und bei mir bleibt.
*Sonntag, 19 Uhr* – Die Wehen werden heftiger. Die Geburt beginnt wirklich. Ich esse eine ausgiebige Nudelmahlzeit und vergewissere mich, daß alles für die Klinik gepackt ist. Ich möchte Philip jetzt die ganze Zeit in meiner Nähe haben.
*21 Uhr* – Die Fruchtblase platzt. Ich rufe in der Klinik an. Wir sollen sofort kommen.
*22 Uhr* – Penny fährt mich und Philip in die Klinik, wo uns Kathy, die Hebamme, in Empfang nimmt. Vom ersten Augenblick an habe ich ein gutes Gefühl, in der Klinik zu sein. Ich gebe ihr den Geburtsplan. Sie ist großartig und gibt mir das Gefühl, daß alles möglich ist, zeigt uns das Geburtsbett, den Schaukelstuhl, um uns Mut zu machen. Die Wehen sind jetzt sehr stark und schmerzhaft und erfordern meine ganze Konzentration. Bei jeder Wehe muß ich mich an Philip festhalten.
*22.15* – Joanna, eine Hebamme mit homöopathischer Ausbildung, die uns auf die Geburt vorbereitet hat, kommt.
*22.30* – Wir begrüßen Dr. Livingstone, den Oberarzt. Gemeinsam gehen wir den Geburtsplan durch. Er reagiert sehr positiv, was für eine Erleichterung! Er kann sich zu diesem Zeitpunkt nicht festlegen, doch ist er einverstanden, das Baby an der Bettkante zu entbinden, es ohne Medikamente und Schmerzmittel zu versuchen und eine Zangengeburt möglichst zu vermeiden. Im wesentlichen sagt er: »Schauen wir, wie es läuft.« Seine Haltung und Einstellung lassen die Welt schon ganz anders aussehen. Er geht schlafen, und Kathy, Joanna, Philip und Penny bleiben bei mir, bis die Eröffnungsphase vorbei ist.
*23 Uhr bis Montag 6 Uhr* – Im Hintergrund spielt Musik, zumeist Mozart, und unterstützt von Philip, Penny und Joanna durchlebe ich die Eröffnungsphase und wechsele immer wieder die Haltung, sitze mal im Schaukelstuhl, mal auf dem Bett. Außer zu gelegentlichem Abhören zwischen 1 Uhr und 5 Uhr bin ich nicht an das CTG angeschlossen. Wenn es benutzt wird, hält Kathy es in der Hand, das ist wirklich nett von ihr, denn ich finde den Gürtel sehr unangenehm. In den Wehenpausen lutsche ich eiskaltes Wasser aus einem Schwamm und gelegentlich eine Glukosetablette. Joanna gibt mir homöopa-

thische Mittel. Ich versuche, nicht auf die Uhr zu schauen, denn die Eröffnung kommt mir endlos vor.

Auf dem Höhepunkt einer jeden Wehe unterstützen mich meine Freundinnen durch nahen Blickkontakt. Ich erinnere mich lebhaft an Pennys und Joannas starken und mitfühlenden Blick, der sagte: »Du schaffst es.«, »Du machst das großartig.« Und ich dachte: »Ich schaffe es nicht, ich möchte Schmerzmittel.« Ich frage verzweifelt: »Wie lange noch, wie viele Stunden noch?« Die Antwort ist ehrlich, aber nicht tröstlich, doch bin ich für ihre Aufrichtigkeit dankbar, weil ich ihnen so weiterhin vertrauen kann. Auf dem Höhepunkt einer Wehe hält Penny meinen Kopf, so habe ich einen Anker und komme mit den Wehen zurecht.

Ich spüre, wie ich völlig auf Philip, Penny und Joanna angewiesen bin, ich brauche ihre ganze Kraft, denke mir, wenn Philip jetzt schlapp macht, dann schaffe ich es nicht, doch er ist für mich da. Seine Kraft ist zuverlässig. Ich möchte weinen, aber ich weiß, daß ich stark sein muß.

Da ich keine Schmerzmittel bekommen habe, aktiviert mein Körper seine eigenen Schmerzabwehrstoffe – ich habe Halluzinationen und bin nicht mehr ganz da. Ich sehe vor mir an der Wand eine Tasse, die ständig größer und kleiner wird.

*6 Uhr* – Die Übergangsphase kommt. Das fühlt sich an wie das Ende der Welt – mir reicht es. Keine Pause von dem intensiven Schmerz. In diesem Moment kommt Kathy herein, untersucht mich und sagt, daß ich vollständig eröffnet bin. Penny und Joanna hüpfen vor Freude. Ich halte mich an Philip fest; er gibt mir weiterhin unvermindert Kraft.

## Die Austreibungsphase

*Montag, 6 Uhr bis 7.20 Uhr* – Ich möchte mich jetzt hinstellen. Wenn ich eine Wehe spüre, verschränke ich die Hände hinter Philips Nacken und presse im Stehen, sobald dieser überwältigende Drang kommt.

*6.30 Uhr* – Dr. Livingstone kommt und beschließt zur Überraschung aller, die Geburt so geschehen zu lassen, wie er uns vorfindet, im Stehen. Das Licht ist immer noch gedämpft. Er legt sich auf den Boden, zwischen meine Beine. Das ist die Phase, vor der ich am meisten Angst hatte und immer dachte, ich würde ihr nicht gewachsen sein. Zu meiner Verwunderung tut es nicht weh, doch ist das eine unbeschreibliche, überwältigende Empfindung des Geöffnetwerdens, so daß ich am liebsten jedesmal schreien würde, wenn ich presse. Ich habe weiterhin meine Hände in Philips Nacken verschränkt und laste mit meinem ganzen Gewicht auf ihm, wenn ich presse.

Penny kniet neben Dr. Livingstone auf dem Boden und sagt mir aufmunternd und beruhigend, was vor sich geht. »Der Fuß des Babys kommt jetzt.« Dr. Livingstone fragt, ob er uns das Geschlecht des Babys sagen soll und ob ich die Beine des Kindes halten möchte, wenn sie herauskommen, doch ich lehne das ab, weil ich mich nur auf das Mitschieben konzentrieren will und darauf, daß das Baby geboren wird. Noch kann ich nicht glauben und es für selbstverständlich halten, daß unser Kind völlig in Ordnung ist.

Es ist erstaunlich, die Beine des Babys aus mir herauskommen zu sehen. Ich erinnere mich, wie ich dachte: »Ich bin die vergangenen neun Monate schwanger gewesen, und jetzt kann ich sehen, daß da wirklich ein Kind in mir drinnen ist!« Dr. Livingstone holt mit seinen Händen sanft unser Baby – OHNE ZANGE und OHNE DAMMSCHNITT.

*7.20 Uhr –* Unsere Tochter ist geboren, unmittelbar gefolgt von der Plazenta, die auf Dr. Livingstones Kopf landet! (Er liegt immer noch am Boden.) Das Baby wird von dem überraschten und leicht besorgten Kinderarzt übernommen, doch es ist alles in Ordnung. Ich habe eine wunderschöne, gesunde Tochter. Dr. Livingstone ist genauso begeistert wie wir.

Ich gehe hinüber, um sie mir anzuschauen, wie sie da auf dem Untersuchungstisch des Kinderarztes liegt, mit offenen Augen, und ruhig und wach alles in sich aufnimmt. Sie ist so schön!

Ich empfinde so viel Liebe für Philip, Penny, Joanna, Kathy und Dr. Livingstone – und die überwältigende Liebe für Amy, unser Kind, die zu wunderbar ist um wirklich zu sein. Am Anfang will ich sie gar nicht in die Arme nehmen – ich bin ganz zittrig, deshalb bin ich froh, daß Philip sie zärtlich streichelt.

Ich bin stolz, daß ich keine Medikamente gegen Schmerzen genommen habe. Es ist wunderbar, wie sie sofort an meiner Brust saugt. Ich bin allen so dankbar! Mit der Zeit wird mir immer klarer, was Dr. Livingstone mir und meinem Baby durch sein mutiges und geschicktes Tun ermöglicht hat. Ich werde ihm immer dankbar dafür sein.

Weil ich keine Schmerzmittel bekommen habe und meine Geburt positiv und unkompliziert war, kann ich die Klinik nach fünf Stunden verlassen und nach Hause gehen, wo Penny mich noch zehn Tage im Wochenbett versorgen wird.

Auch wenn Ihre Schwangerschaft noch so unkompliziert verläuft, und auch wenn Sie unbedingt eine selbstbestimmte Geburt wünschen, ist es klug, die Möglichkeit eines Kaiserschnitts zu bedenken und sich zu überlegen, wie ein Geburtsplan für einen Kaiserschnitt aussehen könnte. In England endet bei jeder neunten Frau, in Amerika bei jeder vierten, in Deutschland bei jeder vierzehnten die Geburt mit einem

Kaiserschnitt. Manche Frauen möchten diese Möglichkeit nicht in Erwägung ziehen, weil sie meinen, daß sie sich auf diese Weise »erweichen« lassen und dann bereitwilliger glauben, daß ein Kaiserschnitt notwendig ist. Andererseits wird eine Frau, die nicht vorher überlegt hat, was sie möchte, wenn der Kaiserschnitt nun wirklich der sicherste Weg ist, ihr Baby auf die Welt zu bringen, leicht aus der Bahn geworfen; sie kann nicht mehr entschieden handeln und selbst Entscheidungen treffen. Hier der Geburtsplan einer Frau für den Fall eines Kaiserschnitts. Ihr eigener Plan kann völlig anders aussehen, doch die aufgeführten Punkte sind vielleicht auch für Sie bedenkenswert.

*Wünsche für eine Kaiserschnittgeburt*

Ich möchte gerne:
- den Geburtsbeginn abwarten, bevor ein Kaiserschnitt gemacht wird;
- alle Maßnahmen vorher besprechen;
- meinen Partner in der Vorbereitungszeit, bei der Narkose und der Geburt bei mir haben;
- daß die Schamhaare nur rasiert werden, soweit das nötig ist; Medikamente nur bekommen, nachdem ich darüber informiert worden bin;
- für die Operation eine PDA bekommen;
- daß mein Partner bei mir bleibt, falls ich eine Vollnarkose brauchen sollte, damit er das Baby gleich nach der Geburt im Arm halten kann;
- daß mir die Sicht nicht durch eine Abdeckung genommen wird;
- einen Spiegel, damit ich bei der Geburt zuschauen kann, wenn ich möchte;
- das Baby gleich nach der Geburt im Arm halten und es auf dem Entbindungsbett stillen;
- das Neugeborene die ganze Zeit bei mir behalten, es sei denn, es muß ins Säuglingszimmer;
- sofern ich wach bin, zunächst gefragt werden, bevor mein Baby ins Säuglingszimmer gebracht wird;
- daß mein Partner und mein Kind mit mir in das Aufwachzimmer kommen;
- sicher sein, daß das Kind keine künstliche Säuglingsmilch bekommt;
- nach Bedarf stillen;
- nicht ohne meinen Wunsch vom Baby getrennt werden;
- daß meine dreijährige Tochter mich so bald wie möglich besuchen und das Baby kennenlernen kann.

*Wenn das Baby krank ist*

Für den Fall, daß ein Kind auf die Säuglingsintensivstation muß, können Sie ebenfalls einen Plan machen, der zum Beispiel so aussehen könnte:

– Falls unser Kind auf die Säuglingsintensivstation muß, würden wir es sehr begrüßen, es jederzeit besuchen zu können.
– Wir möchten unser Baby gern berühren und möglichst im Arm halten.
– Es würde uns sehr helfen, wenn man uns genau erklärt, was mit dem Neugeborenen gemacht wird und welche Medikamente es bekommt.
– Da ich mein Baby nach Möglichkeit stillen will, möchte ich die Milch abpumpen und sicher sein können, daß mein Kind keine künstliche Säuglingsnahrung bekommt, wenn es nicht absolut notwendig ist.
– Wir würden über den Zustand unseres Babys gern ständig auf dem laufenden gehalten werden.
– Wenn unser Kind schwer krank ist und keine Hoffnung besteht, wünschen wir, daß alle Schläuche und anderen Geräte entfernt werden, so daß das Baby in unseren Armen sterben kann.
– Wenn unser Kind eine schwere Mißbildung hat, wünschen wir ein ausführliches Gespräch mit dem Kinderarzt, ehe eine Medikamentenbehandlung begonnen oder eine Operation gemacht wird, um zu überlegen, ob nicht intensive Zuwendung allein für das Baby besser wäre, und alle Möglichkeiten zu überdenken.

Sie haben vielleicht das Gefühl, daß es zuviel verlangt ist, sich über den Tod des Babys Gedanken zu machen. Manche Frauen glauben, die Wahrscheinlichkeit, daß ein befürchtetes Ereignis eintritt, könnte sich bereits dadurch vergrößern, daß man diese Möglichkeit überhaupt in Erwägung zieht. Es ist verständlich, daß wir solchen Gedanken nicht nachhängen wollen. Doch viele von uns befürchten insgeheim, sie könnten das Baby verlieren, und die Angst wird nur noch schlimmer, wenn man sich damit alleingelassen fühlt. Es kann als »geschmacklos« empfunden werden, solche Ängste zu äußern, hauptsächlich weil es andere aus ihrem Gleichmut aufrüttelt und ihnen Angst macht – vor allen denen, die Sie bei der Geburt betreuen. Wenn die Geburt sehr schlimm verläuft und das Kind stirbt – man darf nicht vergessen, daß selbst bei einem Höchstmaß an Versorgung vier von tausend Babys bei der Geburt sterben –, ist die Frau emotional zumeist völlig unvorbereitet. So kommt es, daß in ihrem Namen Maßnahmen eingeleitet werden, die sich sehr von dem unterscheiden, was sie sich in einem solchen Fall gewünscht hätte.

Auch wenn Sie keinen »Plan« machen, kann es hilfreich sein, dieses Thema mit Ihrem Partner oder einer anderen Vertrauensperson zu besprechen, so daß Sie sich zumindest bis zu einem gewissen Grad klar darüber werden, was geschehen sollte und wie weit Sie an der Entscheidung über die weiteren Schritte beteiligt sein möchten. Eine Frau hat sich dazu folgende Gedanken gemacht. Sie hat die Aufzeichnungen nicht Ihrem Arzt übergeben, hatte sie sie aber in ihrem Klinikkoffer, für den Fall, daß sie gebraucht würden:

*Wenn das Baby stirbt*

In dem sehr unwahrscheinlichen Fall, daß mein Kind bei der Geburt stirbt, möchte ich:
- es sehen und im Arm halten;
- ungestört eine Zeitlang mit dem Baby allein sein können;
- nicht auf einer Station mit Müttern von Neugeborenen sein;
- ein eigenes Zimmer mit einem Bett für meinen Partner haben;
- keine Tranquilizer oder Medikamente bekommen, die die Trauer dämpfen oder hinauszögern;
- mich um die Beerdigung selbst kümmern.

Über solche Möglichkeiten nachzudenken, schmerzliche Entscheidungen zu treffen und dem gesamten Geburtserlebnis offen und ehrlich gegenüberzustehen – all das hilft, Ihr Selbstbewußtsein zu stärken und Sie darauf vorzubereiten, Ihr Kind aktiv statt als passive Patientin zur Welt zu bringen. Und es wird Ihnen auf diese Weise gelingen, zum Kern des Lebens vorzudringen und zu einem neuen Bewußtsein und Verständnis Ihrer selbst und anderer zu gelangen.

# Nachwort

In diesem Buch geht es immer wieder um Wahlmöglichkeiten und Entscheidungen. Sie werden sicherlich festgestellt haben, daß es nicht damit getan ist, Vorlieben zu äußern, als würden Sie sich ein Menü aus der Speisekarte zusammenstellen. Wenn die Ärzte, Hebammen und Schwestern, die Sie betreuen, so zuvorkommend sind, daß Sie diesen Eindruck bekommen, dann ist es ratsam, sich darüber Gedanken zu machen, wer denn eigentlich die Speisekarte zusammengestellt hat, denn möglicherweise sind die angebotenen Wahlmöglichkeiten sehr eingeschränkt. Wenn Kliniken ihre eigenen Geburtspläne aufstellen, besteht die Gefahr, daß die Wahlmöglichkeiten in einer ganz bestimmten Form und Bandbreite angeboten werden. Überlegungen zu Themen, die in diesen Geburtsplänen gar nicht aufgeführt sind, werden auf diese Weise stillschweigend und sehr freundlich unterbunden, und angesichts einer scheinbar so liberalen Haltung seitens der Klinik kommen Sie sich anspruchsvoll vor, wenn Sie weitere Themen ansprechen und diskutieren möchten.

Wissen ist Macht. Doch die Schulmedizin verwehrt all denen den Zugang zum Wissen, die nicht dazugehören. Anfangs meinen Sie vielleicht, daß Sie nur möglichst viel über Schwangerschaft und Geburt in Erfahrung zu bringen und auf Grund dieser Informationen Entscheidungen zu treffen brauchen, doch sehr bald wird deutlich, daß die benötigten Informationen streng gehütete Geheimnisse sind. Besonders deutlich wird das, wenn wir festzustellen versuchen, was innerhalb einer Klinik vor sich geht. Wir bekommen nur häppchenweise jene Informationen, die uns von der Leitung eines Hauses zugestanden werden, und oft sind sie auch noch unzutreffend.

Informationen einholen bedeutet, sich Macht anzueignen. Es ist ein politischer Vorgang. Es bedeutet, sich mit anderen zusammenzutun, die ein ähnliches Interesse daran haben, gesellschaftliche Veränderungen zu bewirken.

Im Bemühen um Selbstbestimmung bei der Geburt – jenem biologischen Vorgang, der der Inbegriff für die Rolle der Frau als Mutter, fürsorglich Nährende und Hüterin des Hauses ist – werden Konformistinnen zu Nonkonformistinnen, Angepaßte zu Dissidentinnen, charmante, liebenswürdige, fügsame Frauen zu politischen Aktivistinnen.

Geburt bedeutet nicht nur ein optimales Baby hervorzubringen, ein Spitzenprodukt, wie viele Frauenärzte das meinen. Auch geht es nicht nur um das körperliche Wohlergehen der Mutter oder gar um ihre emotionale Erfüllung. Die Art und Weise wie Schwangerschaft und Geburt heutzutage erlebt werden lenkt unser Augenmerk auf politische Probleme, die sich entscheidend auf unser eigenes Leben, das unserer Kinder und all derer, die nach uns kommen, auswirken.

# *Anhang*

# Dank

Viele Freunde und Kollegen haben mir Ratschläge gegeben und mich zu neuen Gedanken angeregt, als ich über die Vor- und Nachteile der verschiedenen Maßnahmen bei der Vorsorge, über geburtshilfliche Eingriffe und die Erstellung von Geburtsplänen nachdachte. Besonders danke ich den vielen Frauen, die mit mir über ihre Geburtserfahrungen gesprochen haben, außerdem Dr. Michel Odent, Ian Chalmers, Arzt und Direktor der Abteilung für perinatale Epidemiologie in Oxford, Wendy Savage, Ärztin, Sally Inch, Hebamme und Krankenschwester, Caroline Flint, Hebamme und Krankenschwester und Cloe Fisher, ebenfalls Hebamme und Krankenschwester. Sehr dankbar bin ich Professor John Edwards, der es mir ermöglichte, Frauen bei den Beratungsgesprächen und der Amniozentese im John Radcliffe Hospital in Oxford zu begleiten. Dr. David Banta hat das gesamte Buch durchgesehen; ihm verdanke ich hilfreiche Bemerkungen und Vorschläge.

Ebenfalls danke ich Janet Balaskas für ihre Hinweise zur aktiven Geburt, die im sechsten Kapitel enthalten sind, Dr. Edith Lumley für die Idee, auf der die Aufstellung über Schwangerenvorsorge basiert, Penny Simkin für anregende Gespräche, die Konzeption für die Übersicht über Schwangerschaftsbeschwerden und die Fragen zu Schmerzmitteln, und Dr. David Chamberlain für sein Informationsmaterial über Forschungen in perinataler Psychologie, die zum Teil ins 14. Kapitel eingeflossen sind. Die »Open University«, eine Einrichtung für Erwachsenenbildung, hat mich in die Praxis von »Lernaktivitäten« eingeführt, die in den Text eingegangen sind und Frauen ermöglichen, das Gelesene ihren eigenen Erfahrungen gegenüberzustellen und die Informationen aus diesem Buch so zu nutzen, daß sie sich aktiv zwischen Alternativen entscheiden kann. Die Übersichtstabellen entsprechen denen, die ich beim Zusammenstellen des Kursmaterials entwickelt habe, und in den Texten werden einige Themen dieses Materials behandelt, wenn auch in anderer Form. Das Lehrmaterial der »Open University« umfaßt Lernpakete mit Arbeitsheften, Tonkassetten und Videobändern. Sie können über die »Open University« bezogen werden; die Adresse finden Sie auf S. 410.

Margaret Pearson und später Judith Schroeder haben mir mit ihrer kenntnisreichen Hilfe als Sekretärinnen zur Seite gestanden, und ich bin sehr dankbar, daß ich mich auf sie verlassen konnte.

Außerdem danke ich meinen Töchtern für ihre konstruktive Kritik und für sehr viele lebhafte Diskussionen.

# Anmerkungen

## 1 Geheimnisse um die Schwangerschaft lüften

1 Barbara Katz Rothmann, *The Tentative Pregnancy: Prenatal Diagnosis and the Future of Motherhood*, Viking, New York, 1986.

## 2 Die ersten Wochen

1 Barbara Pickard, »Vitamin B6 during pregnancy«, *Nutrition and Health*, 1, 1982, S. 78-84.
2 F.E. Hilton und R. Leitch, *The Physiology of Human Pregnancy*, Blackwell, Oxford, 1971[2].
3 K. Niswander und M. Gordon, *The Collaborative Perinatal Study: The Women and Their Pregnancies*, W.B. Saunders, Philadelphia, 1972.
4 »Vaginal bleeding in early pregnancy« (Leitartikel), *British Medical Journal*, 6, 1980, S. 470.

## 3 Schädliche Einflüsse und Ihre Gesundheit

1 *The Health Consequences of Smoking for Women: A Report of the Surgeon General*, US Department of Health, Education and Welfare, Washington DC, 1980.
2 K. Praeger u.a., »Smoking and drinking behavior before and during pregnancy of married mothers of live-born infants and still-born infants«, *Public Health Reports*, 99, 1984, S. 117-123.
3 N.R. Butler und E.D. Alberman (Hrsg.), *Perinatal Problems: The Second Report of the 1958 British Perinatal Mortality Survey*, Churchill Livingstone, Edinburgh, 1969.
4 M. Stjernfeldt u.a., »Maternal smoking during pregnancy and risk of childhood cancer«, *Lancet*, 1, 1986, S. 1350-1352.
5 N.R. Butler und H. Goldstein, »Smoking in pregnancy and subsequent child development«, *British Medical Journal*, 4, 1973, 573-5.

6   Peter C. Buchan, »Cigarette smoking in pregnancy and fetal hyperviscosity«, *British Medical Journal*, 286, 1983, S. 13-15.

7   M.B. Meyer und J.A. Tunascia, »Maternal smoking, pregnancy complications and perinatal mortality«, *American Journal of Obstetrics and Gynecology*, 128, 1977, S. 494.

8   D.O. Ho-Yen u.a., »Why smoke fewer cigarettes?«, *British Medical Journal*, 284, 1982, S. 1905-1907.

9   R. Olegard u.a., »Effects on the child of alcohol abuse during pregnancy«, *Acta Paediatrica Scandinavia*, 275, Supplement, Schweden, 1979, S. 112-121.

10  J.W. Hanson u.a., »Effects of moderate alcohol consumption during pregnancy on fetal growth and morphogenesis«, *Journal of Paediatrics*, 92:3, 1978, S. 457-460.

11  R.J. Sokol u.a., »Alcohol abuse during pregnancy: an epidemiologic study«, *Alcoholism Clinics in Experimental Research*, 4:2, 1980, S. 135-145.

12  J. Kline u.a., »Drinking during pregnancy and spontaneous abortion«, *Lancet*, 2, 1980, S. 176-180.

13  S. Harlap und P.H. Shiono, »Alcohol, smoking and incidence of spontaneous abortion in the first and second trimesters«, *Lancet*, 2, 1980, S. 173-176.

14  H.O. Rosett u.a., »Patterns of alcohol consumption and fetal development«, *Obstetrics and Gynecology*, 61:5, 1983, S. 539-546.

15  P.L. Doering und R.B. Stewart, »The extent and character of drug consumption during pregnancy«, *Journal of the American Medical Association*, 239, 1978, S. 843-846.

16  Yvonne Brackbill u.a., *Medication in Maternity*, University of Michigan Press, Ann Arbor, 1985.

17  ebda.

18  Bruce H. Wooley, »Herbal pharmacology and toxicology«, *Journal of Collegium Aesculatium*, Dezember 1983, S. 1-11.

19  R.K. Siegel, »Ginseng abuse syndrome – problems with the panacea«, *Journal of the American Medical Association*, 241, 1979, S. 1614-1615.

## 4 Entscheidung für eine gute Ernährung

1   Die Idee zu dieser Tabelle stammt von Phyllis S. Williams. »Time line for good perinatal nutrition«, *Sharing*, International Childbirth Education Association, III:i, 1981.

2 Madeleine H. Shearer, »Malnutrition in middle-class pregnant women«, *Birth and the Family Journal*, 7:1, Frühjahr 1980, S. 27-35.

3 A. Stewart Truswell, »Nutrition for pregnancy«, *British Medical Journal*, 291, 1985, S. 263-266.

4 John Dobbing Hrsg., *Prevention of Spina Bifida and Other Neural Tube Defects*, Academic Press, London, 1983.

5 K. Laurence u.a., »Increased risk of recurrence of pregnancies complicated by fatal neural tube defects in mothers receiving poor diets and possible benefit of dietary counselling«, *British Medical Journal*, 281, 1980, S. 1592-1594.

6 R.C. Goodlin u.a., »Clinical signs of normal plasma volume expansion during pregnancy«, *American Journal of Obstetrics and Gynecology*, 145, 1983, S. 1001-1009.

7 Thomas H. Brewer, *Metabolic Toxaemia of Late Pregnancy*, Keats Publishing Inc., New Canaan, 1982.

8 R. Collins u.a., »Overview of randomised trials of diuretics in pregnancy«, *British Medical Journal*, 290, 1985, S. 17-23.

9 A. Lechtig u.a., »Effect of food supplementation during pregnancy on birthweight«, *Pediatrics*, 56, 1975, S. 508-519.
   D. Rush u.a., »A randomised controlled trial of pre-natal nutritional supplementation in New York«, *Pediatrics*, 65, 1980, S. 685-697.

10 O.A.C. Viegas u.a., »Dietary protein energy supplementation of pregnant Asian mothers at Sorrento, Birmingham. I: Unselective during second and third trimesters«, *British Medical Journal*, 285, 1982, S. 589-591.

11 O.A.C. Viegas u.a., »Dietary protein energy supplementation of pregnant Asian mothers at Sorrento, Birmingham. II: Selective during third trimester only«, *British Medical Journal*, 285, 1982, S. 592-595.

## 5 Übungen

1 Susan L. Woodward, »How does strenuous maternal exercise affect the fetus? A review«, *Birth*, 8:1, 1981, S. 17-23.

2 J.F. Newhall, »Scubadiving in pregnancy«, *American Journal of Obstetrics and Gynecology*, 140, 1981, S. 893-894.

3 G. Turner und I. Unsworth, »Intrauterine bends?«, *Lancet*, 1, 1982, S. 905.

4 M.E. Bolton, »Scubadiving and fetal well-being«, *Undersea Biomedical Research*, 7, 1980, S. 183-189.

5   Frédérick Leboyer, *Weg des Lichts. Yoga für Schwangere*, Kösel, München, 1990; Neuauflage: Rowohlt TB, 1993.

6   C.A. Collins u.a., »Maternal and fetal responses to a maternal aerobic exercise program«, *American Journal of Obstetrics and Gynecology*, 145, 1983, S. 702.

7   Janet Balaskas, *Aktive Geburt*, Kösel, München, 1993.

8   Sheila Kitzinger, *Frauen als Mütter*, Kösel, München, 1980.

    R.J. Atwood, »Parturitional posture and related birth behaviour«, *Acta Obstetrica et Ginecologica Scandinavica*, 57, Supplement, Schweden, 1976, S. 1-25.

    R.W. Wertz und D.C. Wertz, *Lying In: A History of Childbirth in America*, Free Press, New York, 1977.

    G. Engelmann, *Labour among Primitive People*, St. Louis, 1882.

9   P. Dunn, »Obstetrics delivery today, for better or worse?«, *Lancet*, 1, 1976, S. 790-793.

    W.I. Hampton, »Practical considerations for the routine application of left lateral Sims' position for vaginal delivery«, *American Journal of Obstetrics and Gynecology*, 131, 1978, S. 129-133.

    M.A. Hugo, »A look at maternal positions during labour«, *Nurse Midwifery*, XXII, 1977, S. 26-27.

    Y.C. Lieu, »Effects of an upright position during labor«, *American Journal of Nursing*, 74, 1974, S. 2203-2205.

    C. Mendez-Bauer u.a., »Effects of standing position on spontaneous uterine contractility and other aspects of labor«, *Journal of Perinatal Medicine*, 3, 1975, S. 89-100.

    I.N. Mitre, »The influence of maternal position on duration of the active phase of labor«, *International Journal of Gynaecology and Obstetrics*, 12, 1974, S. 181-183.

10  A.M. Flynn und J. Kelly, »Continuous fetal monitoring in the ambulant patient in labour«, *British Medical Journal*, 2, 1976, S. 842-843.

## 6 Ihre Umwelt während der Schwangerschaft

1   W.R. Lee, »Working with visual display units«, *British Medical Journal*, 291, 1985, S. 989-991.

2   A. Kurpa u.a., »Birth defects and video display terminals«, *Lancet*, 2, 1984, S. 1339.

3   V.J. Bayne, »A trade union response to the allegations of reproductive hazards from VDUs«, in: B.G. Pearce (Hrsg.), *Allegations of Reproductive*

*Hazards from VDUs*, Humane Technology, Loughborough, 1984, S. 161-175.

4 L.D. Longo, »Environmental pollution and pregnancy: risks and uncertainties for the fetus and the infant«, *American Journal of Obstetrics and Gynecology*, 137, 1980, S. 162-173.

5 L.D. Longo, »The biological effects of carbon monoxide on the pregnant woman, fetus and newborn infant«, *American Journal of Obstetrics and Gynecology*, 129, 1977, S. 69.

6 Sheila McKechnie, »Reproductive hazards in employment: protect the fetus, yes, but not at the expense of the adult woman«, *Medical World*, 4. Juni 1981, S. 5.

7 K. Hemminki u.a., »Spontaneous abortions in hospital staff engaged in sterilizing instruments with chemical agents«, *British Medical Journal*, 285, 1982, S. 1461-1463.

## 7 Emotionale Veränderungen

1 R.R. Kumar und K. Robson, »Previous induced abortion and antenatal depression in primipara«, *Psychology and Medicine*, 8, 1978, S. 711-715.

2 Richard L. Naeye und Ellen C. Peters, »Causes and consequences of premature rupture of fetal membranes«, *Lancet*, 1, 1980, S. 192-194.

## 8 Welche Art von Vorsorge wünschen Sie sich?

1 Jean Donnison, *Midwives and Medical Men*, Heinemann Educational, London, 1977.
Margot Edwards und Mary Waldorf, *Reclaiming Birth*, The Crossing Press, New York, 1984, (Kapitel: »The midwife question«).
Margarita Artschwager Kay, *Anthropology of Human Birth*, F.A. Davis Company, Philadelphia, 1982.
Shelly Romalis (Hrsg.), *Childbirth Alternatives to Medical Control*, University of Texas Press, 1981.
Richard W. Wertz und Dorothy C. Wertz, *Lying In: A History of Childbirth in America*, The Free Press, New York, 1977.

2 Shirley Ardener Hrsg., *Defining Females*, Croom Helm, London, 1978.
Sheila Kitzinger, *Frauen als Mütter*, Kösel, München, 1980.
Carol P. MacCormack (Hrsg.), *Ethnography of Fertility and Birth*, Academic Press, London, 1982.

3 Sheila Kitzinger, *Frauen als Mütter*, a.a.O.

Sheila Kitzinger, »The social context of birth: some comparisons between childbirth in Jamaica and Britain«, in: Carol P. MacCormack (Hrsg.), *Ethnography of Fertility and Birth*, a.a.O.

4 Wendy D. Savage, »Antenatal care in Britain«, *Nursing*, 21, 1980, S. 909-911.

5 Siehe: Alison Macfarlane und Miranda Mugford, *Birth Counts: Statistics of Pregnancy and Childbirth*, HMSO, London, 1984.

6 *Infant and Perinatal Mortality 1980*, Office of Population Censuses and Surveys, London, 1982.

7 Aus einem Bericht im *Guardian* vom 13. September 1984.

8 Ann Oakley, *The Captured Womb: A History of the Medical Care of Pregnant Women*, Blackwell, Oxford, 1984.

9 ebda.

10 Marion H. Hall u.a., »Is routine antenatal care worth while?«, *Lancet*, 2, 1980, S. 78-80.

11 ebda.

12 Mary J. Houston und Lesley Page, *Midwifery: Practice and Research*, Churchill Livingstone, Edinburgh, 1988.

13 Gordon Bourne, *Pregnancy*, Pan, London, 1975.

14 Ann Oakley, *Women Confined: Towards a Sociology of Childbirth*, Martin Robertson, Oxford, 1980.
Hilary Graham, »Problems in antenatal care«, Vortrag anläßlich der DHSS/Child Poverty Action Group Conference – Aktionsgruppe gegen Kinderarmut, 1978.
Sally Macintyre, »Consumer reaction to present-day antenatal services«, in: Luke Zander und Geoffrey Chamberlain (Hrsg.), *Pregnancy Care for the 1980s*, Royal Society of Medicine und Macmillan, 1984.
Sheila Kitzinger, »What do women want?«, in: John Studd (Hrsg.), *The Management of Labour*, Blackwell Scientific Publications, Oxford, 1985.

15 Sarah Robinson, »Responsibilities of midwives and medical staff: findings from the National Survey«, *Midwives Chronicle*, März, 1985.

16 G. Chamberlain u.a., *British Births*, Heinemann, London, 1970.

17 ebda.

18 H.D. Kleinert u.a., »What is the value of home blood pressure measurement in patients with mild hypertension?«, *Hypertension*, 6, 1984, S. 574-578.

19 E. Brien u.a., »Blood pressure measurement«: current practice and future trends«, *British Medical Journal*, 290, 1985, S. 729-734.

20 R.M. Carey u.a., »The Charlottesville blood pressure survey: value of

repeated blood pressure measurements«, *Journal of the American Medical Association*, 236, 1972, S. 847-851.

21 Rory Collins u.a., »Overview of randomised trials of diuretics in pregnancy«, *British Medical Journal*, 290, 1985, S. 17-23.

22 J. Fidler u.a., »Randomised controlled comparative study of methyldopa and oxprenolol in treatment of hypertension in pregnancy«, *British Medical Journal*, 286, 1983, S. 1927- 1930.

23 M. Ounstead und C.W.G. Redman, Leserbrief, abgedruckt in *British Medical Journal*, 290, 1985, S. 1080.

24 Rory Collins u.a., »Overview of randomised trials of diurectics in pregnancy«, a.a.O.

## 9 Die Entscheidung für oder gegen besondere Untersuchungen

1 J. Murphy u.a., »Conservative management of pregnancy in diabetic women«, *British Medical Journal*, 288, 1984, S. 1203.

2 »Second Report of UK Collaborative Study on AFP in Relation to Neural Tube Defects«, *Lancet*, 2, 1979, S. 651-662.

3 J.B. Holton, »Assessment of fetal immaturity and prediction of respiratory distress syndrome«, in: A.C. Turnbull und F.P. Woodward (Hrsg.), *Prevention of Handicap through Antenatal Care*, Elsevier, Amsterdam, 1976.

4 B.N. Hibbard u.a., »Can we afford screening for neural tube defects? The South Wales experience«, *British Medical Journal*, 290, 1985, S. 293-295.

5 aus: J. Simpson, »Antenatal diagnosis of cytogenetic abnormalities«, *Seminars in Perinatology*, 4:3, 1980, S. 168.

6 aus: E.B. Hook und D.K. Cross, »Estimated rates of clinically significant cytogenetic abnormality (other than Down's syndrome)«, *American Journal of Human Genetics*, 31, 1979, S. 136a.

7 Prof. John Edwards, (persönliche Mitteilung).

8 Barbara Katz Rothmann hat das in ihrem Buch *The Tentative Pregnancy: Prenatal Diagnosis and the Future of Motherhood* (Viking, New York, 1986) sehr deutlich beschrieben.

9 Medical Research Council Working Party on Amniocentesis, »An assessment of the hazards of amniocentesis«, *British Journal of Obstetrics and Gynaecology*, 85, Supplement, 2, 1978.

10 L.N. Reece, »The estimation of fetal maturity by a new method of X-ray cephalometry: its bearing on clinical midwifery«, *Proceedings of the Royal*

*Society of Medicine*, 18. Januar 1935, S. 489-504; zitiert in: Ann Oakley, *The Captured Womb: A History of the Medical Care of Pregnant Women*, Blackwell, Oxford, 1984.

11 R.W.A. Salmond, »The uses and value of radiology in obstetrics«, in F.J. Browne (Hrsg.), *Antenatal and Postnatal Care*, Churchill, London, 1935; zitiert in: Ann Oakley, *The Captured Womb*, a.a.O.

12 Ann Oakley, *The Captured Womb*, a.a.O.

13 A. Stewart u.a., »Malignant disease in childhood and diagnostic irradiation in utero«, *Lancet*, 2, 1956, S. 447.

14 Doris Haire, »Fetal effects of ultrasound: a growing controversy«, *Journal of Nurse Midwifery*, 29:4, 1984.

15 H.F. Stewart und M.E. Stratmeyer, *An Overview of Ultrasound: Theory, Measurement, Medical Applications and Biological Effects*, HHS Publication FDA 82-8190, Bureau of Radiological Health, Food and Drug Administration, 1982.

16 American College of Obstetricians and Gynecologists, *Diagnostic Ultrasound in Obstetrics and Gynecology*, ACOG Technical Bulletin No. 63, 1981.
   Office of Technology Assessment, »Policy implications of the computed tomography (CT) scanner: an update«, *Research and Development of CT and other Diagnostic Imaging Technologies*, Washington DC, 1981.

17 M. Edwards und P. Simkin, *Obstetric Tests and Technology: A Consumer's Guide*, The Pennypress, Seattle, 1980.

18 American College of Obstetricians and Gynecologists, *Diagnostic Ultrasound*, a.a.O.

19 J.P. Neilson, S.P. Munjanja und C.R. Whitfield, »Screening for small-for-dates fetuses: a controlled trial«, *British Medical Journal*, 289, 1984, S. 1170-1182.

20 B. Bolsen, »Question of risk still hovers over routine prenatal use of ultrasound«, *Journal of the American Medical Association*, 247, 1982, S. 2195-2197.
   H.F. Stewart und M.E. Stratmeyer, *An Overview of Ultrasound*, a.a.O.

21 D. Liebeskind u.a., »Diagnostic ultrasound: effects on DNA and growth patterns of animal cells«, *Radiology*, 131:1, 1979, S. 177-184.

22 American College of Obstetricians and Gynecologists, *Diagnostic Ultrasound*, a.a.O.

23 Penny Simkin u.a., *Pregnancy, Childbirth and the Newborn*, Meadowbrook Press, Deephaven, 1984.
   International Childbirth Education Association, *Diagnostic Ultrasound in Obstetrics*, 1983.

24  National Institutes of Health, *Antenatal Diagnosis*, NIH Publication No. 79, US Department of Health, Education and Welfare, 1973.

25  R.E. Myers, »Maternal anxiety and fetal death«, in: L. Zichella und P. Pancheri (Hrsg.), *Psychoendoctrinology in Reproduction*, Elsevier, Amsterdam, 1979.

26  A. Grant und P. Mohide, »Screening and diagnostic tests in antenatal care«, in: M. Enken und I. Chalmers (Hrsg.), *Effectiveness and Satisfaction in Antenatal Care*, Spastics International, London, 1982.

27  Richard Hamilton, *The Herpes Book*, Houghton Mifflin, Boston, 1980.

28  Zane A. Brown, »Herpes update«, Vortrag anläßlich der Utah Perinatal Conference, Salt Lake City, Oktober 1985.

29  J.F. Pearson und J.B. Weaver, »Fetal activity and fetal wellbeing: an evaluation«, *British Medical Journal*, 1, 1976, S. 1305-1307.

30  R. Homburg u.a., »Management of patients with a live fetus and cessation of fetal movement«, *British Journal of Obstetrics and Gynaecology*, 87, 1980, S. 804-807.

## 10 Sagen Sie, was Sie sich wünschen

1  Helen Roberts, *Patient Patients*, Pandora Press, London, 1985.

2  Ann Oakley, *Women Confined: Towards a Society of Childbirth*, Martin Robertson, Oxford, 1980.

## 11 Der Geburtsplan

1  Harold Francis, »Obstetrics: a consumer oriented service? The case against«, *Maternal and Child Health*, 10:3, 1985, S. 69-72.

2  R.P. Lederman u.a., »The relationship of maternal anxiety, plasma catecholamines and plasma cortisol to progress in labour«, *American Journal of Obstetrics and Gynecology*, 132, 1973, S. 495.

3  Michael Klein, »Contracting for trust in family practice obstetrics«, *Canadian Family Physician*, 29, 1983, S. 2225- 2227.

4  R. Sosa u.a., »The effect of support on perinatal problems«, *New England Journal of Medicine*, 303, 1980, S. 597-600.

5  Sheila Kitzinger, *Frauen als Mütter*, Kösel, München, 1980.

6  S.V.D. Anderson, »Siblings at birth«, *Birth*, 6, 1979, S. 80-87.

7  R. Campbell u.a., »Perinatal mortality and place of delivery«, *Population Trends*, 20, 1982, S. 9-12.

8   R. Campbell u.a., »Statistics and policy making in the maternity servi-
    ces«, Vortrag bei einem Symposium der Royal Society of Medicine,
    Dezember 1984.

9   Iain Chalmers, National Perinatal Epidemiology Unit, Oxford, (persön-
    liche Mitteilung).

10  Marjorie Tew, »The case against hospital deliveries: the statistical evi-
    dence«, in: Sheila Kitzinger und John A. Davies (Hrsg.), *The Place of
    Birth*, Oxford University Press, 1978.
    Marjorie Tew, »Is home a safer place?«, *Health and Social Service Journal*,
    12. Septmeber 1980, S. 702-705.

11  F.J. Murphy u.a., »Planned and unplanned deliveries at home: implica-
    tions of a changing ratio«, *British Medical Journal*, 298, 1984, S. 1429-
    1432.

12  S.M.I. Damstra-Wijmenga, »Home confinement: the positive results in
    Holland«, *Journal of the Royal College of Practitioners*, 34, 1984, S. 425-30.

13  G.W. Taylor u.a., »How safe is general practitioner obstetrics?«, *Lancet*,
    2, 1980, S. 1287-1289.

14  Michael Klein u.a., »A comparison of low risk women booked for
    delivery in two different systems of care«, *British Journal of Obstetrics and
    Gynaecology*, 90, 1983, S. 118-122 und 123- 128.
    Michael Klein u.a., »Booking for maternity care: a comparison of two
    systems«, *Occasional Paper*, 31, Royal College of General Practitioners,
    1985.

15  R.C. Goodlin und I.B. Frederick, »Postpartum vulvar edema associated
    with the birthing chair«, *American Journal of Obstetrics and Gynecology*,
    146:3, 1984, S. 334.

## 12 Den Kontakt zum Baby herstellen

1   D. Purpura, »Consciousness«, *Behavior Today*, 2. Juni 1975, S. 494.

2   C.M. Nistretta und R.M. Bradley, »Taste in utero: theoretical conside-
    rations«, in: J.M. Weiffenbach (Hrsg.), *Taste and Development: the Genesis
    of Sweet Preference*, US Printing Office, Washington DC, 1977, S. 51-69.

3   K.C. Prett u.a., *The Behavior of the Newborn Infant*, Ohio State University
    Press, Columbus, 1930.

4   K.R. Kobre und L.R. Lipsitt, »A negative contrast effect in newborns«,
    *Journal of Experimental Child Psychology*, 14, 1972, S. 81-91.

5   C.K. Crook, »Taste perception in the newborn infant«, *Infant Behaviour
    and Development*, 1, 1978, S. 52-69.

6 R. Artal u.a., »Fetal response to sound«, *Contemporary Ob/Gyn*, 5, 1975.

7 M. Clements, »Observations on certain aspects of neonatal behaviour in response to auditory stimuli«, Vortrag anläßlich des 5. Internationalen Kongresses für psychosomatische Geburtshilfe und Gynäkologie, Rom, 1977.

8 R.G. Eisenberg, »Auditory behaviors in the human neonate«, *Journal of Auditory Research*, 5, 1965, S. 159-177.

9 D.B. Chamberlain, *Consciousness at Birth: A Review of the Empirical Evidence*, Chamberlain Communications, San Diego, 1983, S. 26-49.

10 W.S. Condon und I.W. Sander, »Neonate movement is synchronized with adult speech: interaction or participation and language acquisition«, *Science*, 183, 1974, S. 99-101.

11 N. Hack und M. Klaus, *The Amazing Newborn*, (Film), Vertrieb durch Ross Laboratories, Columbus, 1976.

12 A. DeCasper und W. Fifer, »Of human bonding: newborns prefer their mother's voices«, *Science*, 208, 1980, S. 1174-1176.

13 H. Truby und J. Lind, »Cry sounds of the newborn infant«, in J. Lind Hrsg., *Newborn Infant Cry Acta Paediatrica Scandinavia*, 163, Supplement, Schweden, 1965, S. 7-59.

14 M. Wertheimer, »Psychomotor coordination of auditory and visual space at birth«, *Science*, 134, 1961, S. 1692.

15 L. Salk, »The role of the heart beat in the relations between mother and infant«, *Scientific American*, Mai 1973, S. 24-29.

16 H.P. Roffwarg u.a., »Ontogenetic development of the human sleep-dream cycle«, *Science*, 152, 1966, S. 604-619.

17 A.B. Roberts u.a., »Fetal activity in 100 normal third trimester pregnancies«, *British Journal of Obstetrics and Gynaecology*, 87, 1980, S. 480-484.

18 D.B. Chamberlain, *Consciousness at Birth*, a.a.O.

E.E. Van Woerden Petal, »Distribution of movements within behavioural states of the human fetus«, Vortag anläßlich des Europäischen Kongresses für Perinatale Medizin, Dublin, 1984.

J.I.P. de Vries, »Incidence of specific movement patterns during the first half of gestation«, Vortrag anläßlich des Europäischen Kongresses für Perinatale Medizin, Dublin, 1984.

K. Maeda u.a., »New ultrasonic Doppler fetal actogram and the analysis of FHR changes related to fetal movement«, Vortrag anläßlich des Europäischen Kongresses für Perinatale Medizin, Dublin, 1984.

19 D.B. Chamberlain, *Consciousness at Birth*, a.a.O.

20  J.F. Pearson und J.B. Waever, »Fetal activity and fetal wellbeing: an evaluation«, *British Medical Journal*, 1, 1976, S. 1305-1307.

## 13 An der Schwelle zum Unbekannten

1   Clare M. Andrews, »Changing fetal position«, *Journal of Nurse Midwifery*, 25:1, 1980, S. 7-12.
2   G.R. Evaldson u.a., »Premature rupture of the membranes and ascending infection«, *British Journal of Obstetrics and Gynaecology*, 89, 1982, S. 793.
3   P. Duff u.a., »Management of premature rupture of membranes on unfavorable cervix in term pregnancy«, *Obstetrics and Gynecology*, 63, 1984, S. 69.
4   M.F. Shuttle u.a., »Management of premature rupture of membranes: the risk of vaginal examination to the infant«, *American Journal of Obstetrics and Gynecology* 146, 1983, S. 395.

## 15 Der Umgang mit dem Schmerz

1   John J. Bonica, »Labour pain«, in: Patrick D. Wall und Ronald Melzack (Hrsg.), *Textbook of Pain*, Churchill Livingstone, Edinburgh, 1984.
2   Bericht in der *Irish Medical Times*, 30. März 1984.
3   Grantly Dick-Read, *Der Weg zur natürlichen Geburt*, Hoffmann und Campe, Hamburg, 1973.
4   John J. Bonica, »Labour Pain«, a.a.O.
5   ebda.
6   B.M. Morgan u.a., »Epidural analgesia for uneventful labour«, *Anaesthesia*, 35, 1980, S. 57-60.
7   E. Tronick u.a., »Regional obstetric anesthesia and newborn behavior: effect over the first ten days of life«, *Pediatrics*, 58, 1976, S. 94-100.
8   J.F. Pearson und P. Davies, »The effect of continuous lumbar analgesia on the acid-base status of maternal arterial blood during the first stage of labour«, *Journal of Obstetrics and Gynaecology of the British Commonwealth*, 80, 1973, S. 218-224.
    J.F. Pearson und P. Davies, »The effect of continuous lumbar analgesia on the acid-base status of maternal arterial blood during the first stage of labour«, *Journal of Obstetrics and Gynaecology of the British Commonwealth*, 81, 1974, S. 971-974.

9   J.W.W. Studd u.a.,»The effect of lumbar epidural analgesia on the rate
    of cervical dilatation and the outcome of labour of spontaneous onset«,
    *British Journal of Obstetrics and Gynaecology*, 87, 1980, S. 1015-1021.
    J.S. Crawford,»The second thousand epidural blocks in an obstetric
    hospital practice«, *British Journal of Anaesthetics*, 44, 1972, S. 1277-1296.

10  I.J. Hoult u.a.,»Lumbar epidural analgesia in labour: relation to fetal
    malposition and instrumental delivery«, *British Medical Journal*, 1, 1977,
    S. 14-16.

11  J.S. Crawford,»The second thousand epidural blocks«, a.a.O.

12  E. Tronick u.a.,»Regional obstetric anesthesia«, a.a.O.

13  J.W. Scanion u.a.,»Neurobehavioral responses of newborn infants after
    maternal epidural anesthesia«, *Anesthesiology*, 40, 1974, S. 121-128.
    E. Tronick u.a.,»Regional obstetric anesthesia«, a.a.O.
    B.A. Liebermann u.a.,»The effect of maternally administered pethidine
    or bupivacaine on fetus and newborn«, *British Journal of Obstetrics and
    Gynaecology*, 86, 1979, S. 598-806.
    B.A. Liebermann u.a.,»The influence of maternal analgesia on neo-natal
    behaviour. II: Epidural bupivacaine«, *British Journal of Obstetrics and
    Gynaecology*, 88, 1981, S. 407-413.

14  Murray W. Enkin,»Commentary on ›Epidural Analgesia‹«, *ICEA Re-
    view*, 5, 1981, S. 2.

15  Wendy Savage, eine feministische Gynäkologin, in ihrer Zeugenaussage
    bei der Untersuchung von fünf Fällen, bei denen sie die Geburt geleitet
    hatte, (Februar 1986).

16  J.J. Bonica, *Obstetric Analgesia and Anaesthesia*, World Federation of
    Societies of Anaesthesiologists, Amsterdam, 1980[2].

17  Michel Odent, *Erfahrungen mit der sanften Geburt*, Kösel, München, 1986.

18  Gayle Peterson, *Birthing Normally: A Personal Growth Approach to Child-
    birth*, Mind/Body Press, Berkeley, 1981.
    Claudia Panuthos, *Transformation Through Birth*, Bergin & Garvey,
    South Hadley, 1984.
    Rahima Baldwin und Terra Palmarini, *Pregnant Feelings*, Celestial Arts,
    Berkeley, 1986.

19  Michel Odent, *Erfahrungen*, a.a.O.

20  Sheila Kitzinger, *Sexualität im Leben der Frau*, Beck/Biederstein, Mün-
    chen, 1986[2].
    Ina May Gaskin, *Spirituelle Hebammen. Faszinierende Geburtserlebnisse*,
    Hugendubel, 1989.
    Michel Odent, *Erfahrungen*, a.a.O.

21  Ronald Melzack,»Acupuncture and related forms of folk medicine«, in

Patrick D. Wall und Ronald Melzack Hrsg., *Textbook of Pain*, Churchill Livingstone, Edinburgh, 1984.

22 L. Augustinsson u.a., »Pain relief during delivery by transcutaneous electrical stimulation«, *Pain*, 4, 1977, S. 59-65.

23 W.S. Kroger, *Clinical and Experimental Hypnosis*, J.B. Lippincott, Philadelphia, 1977[2].
P. Stone und G.D. Burrows, »Hypnosis and obstetrics«, in: G.D. Burrows und L. Dennerstein (Hrsg.), *Handbook of Hypnosis and Psychosomatic Medicine*, Elsevier, Amsterdam, 1980.

24 Jeannine O'Brien Medvin, *Prenatal Yoga and Natural Birth*, Freestone Publishing Company, Monroe, 1974.
Ma Anand Gandha, *Yoga et Maternité*, EPI, Paris, 1979.

25 Barbara A.K. Porter, »Water and birth: the pros and the cons«, Leitartikel in: *ICEA News*, 23, 1984, S. 3.

26 Michel Odent, *Erfahrungen*, a.a.O.

## 16 Die ärztlich geleitete Geburt

1 Harold Francis, »Obstetrics: a consumer oriented service? The case against«, *Maternal and Child Health*, 10:3, 1985, S. 69.

2 K. O'Driscoll und D. Meagher, *Active Management of Labour*, W.B. Saunders, Eastborne, 1980.

3 K. O'Driscoll und D. Meagher, *Active Management*, a.a.O.

4 ebda.

5 Leitartikel des *British Journal of Obstetrics and Gynaecology*, 93, 1986, S. 105-108.

6 James Owen Drife, »Pre-term rupture of the membrane«, *British Medical Journal*, 285, 1982, S. 583.

7 Sheila Kitzinger, *The Complete Book of Pregnancy and Childbirth*, Knopf, New York, 1980.
Sheila Kitzinger, *Schwangerschaft und Geburt*, Kösel, München, 1992[7].

8 Roberto Caldeyro Barcia, »Some consequences of obstetrical interference«, *Birth and the Family Journal*, 2:2, 1975, S. 34-37.

9 H. David Banta und Steven B. Thacker, »Assessing the costs and benefits of electronic fetal monitoring«, *Obstetrical and Gynecological Survey*, 38:8, Supplement, 1979, S. 627-642.

10 G. Tutera und R.O. Newman, »Fetal monitoring: its effect on the perinatal mortality and Cesarean section rates and its complcations«, *American Journal of Obstetrics and Gynecology*, 122, 1975, S. 750-754.

11  D.M. Okada u.a., »Neonatal scalp abscess and fetal monitoring, factors associated with infection«, *American Journal of Obstetrics and Gynecology*, 129, 1977, S. 185-189.

12  G.S. Sykes u.a., »Fetal distress and the condition of newborn infants«, *British Medical Journal*, 287, 1983, S. 943-948.

13  P. Curzen u.a., »Reliability of cardiotocography in predicting baby's condition at birth«, *British Medical Journal*, 289, 1984, S. 1345-1347.

14  Dermot Macdonald u.a., »The Dublin randomised controlled trial of intrapartum electronic fetal heartrate monitoring«, Vortrag anläßlich des 23. British Congress of Obstetrics and Gynaecology, Birmingham, 1983.

15  R. Schwartz u.a., »Fetal heart rate in labors with intact and with ruptured membranes«, *Journal of Perinatal Medicine*, 1, 1973, S. 153-165.

    S.G. Gabbe u.a., »Umbilical cord compression associated with amniotomy«, *American Journal of Obstetrics and Gynecology*, 126, 1976, S. 353-355.

    M. Martel u.a., »Blood acid-base at birth in neonates from labors with early and late rupture of membranes«, *Jounral of Pediatrics*, 89, 1976, 963-967.

16  Aus- und Fortbildungsseminar für Hebammen, Birmingham, 1984.

17  Joseph DeLee, »The prophylactic forceps question«, *American Journal of Obstetrics and Gynecology*, 1:1, 1920, S. 34-44.

18  Robert F. Harrison und M. Brennan, »Fetal outcome after episiotomy or perineal tear«, Vortrag anläßlich des Europäischen Kongresses für Perinatale Medizin, Dublin, 1984.

19  Sheila Kitzinger mit Rhiannon Walters, *Some Women's Experience of Episiotomy*, National Childbirth Trust, London, 1981.

20  Jennifer Sleep u.a., »West Berkshire perineal management trial«, *British Medical Journal*, 289, 1984, S. 507-590.

21  Sheila Kitzinger und Penny Simkin, *Episiotomy and the Second Stage of Labor*, The Pennypress, Seattle, 1986[2].

22  *Cesarean Childbirth*, Bericht des Task Force Office of Research Reporting, National Institutes of Health Consensus Development, Bethesda, Maryland, 1980.

23  Shirley Huchcroft u.a., »Late results of cesarean and vaginal deliveries in cases of breech presentation«, *Canadian Medical Association Journal*, 125, 1982, S. 726-730.

## 17 Zeremonielle Handlungen bei der Geburt

1 I.E.P. Menzies, *The Functioning of Social Systems as a Defence against Anxiety*, Pamphlet 3, Tavistock Institute, 1981.

2 Joan Raphael Leff, »Fears and fantasies of childbirth«, *Pre and Peri-natal Psychology Association of North America Journal*, Frühjahr 1985, S. 14-18.

3 H. Kanton u.a., »The value of shaving the pudendal perineal area in delivery preparation«, *Obstetrics and Gynecology*, 25, 1965, S. 509.

4 Albert E. Long, »The unshaved perineum at parturition«, *American Journal of Obstetrics and Gynecology*, 99, 1967, S. 333-336.

5 Mona L. Romney, »Pre-delivery shaving: an unjustified assault?«, *Journal of Obstetrics and Gynaecology*, 1, 1980, S. 33-35.

6 »Preoperative depilation«, (Leitartikel), *Lancet*, 1, 1983, S. 1311.

7 Mona L. Romney und H. Gordon, »Is your enema really necessary?«, *British Medical Journal*, 282, 1981, S. 1268-1271.

8 R. Caldeyro-Barcia, »Physiological and psychological bases for the modern and humanised management of normal labor«, Scientific Publication 858, Latin American Center of Perinatology and Human Development, Montevideo, 1980.

9 T.J. McManus und A.A. Calder, »Upright posture and the efficiency of labour«, *Lancet*, 1, 1978, S. 72-74.

10 Morag A. Hunter und Delores Williams, »Mask wearing in the labour ward«, *Midwives' Chronicle*, 12, Januar 1985, S. 14.

11 »Behind the mask« Leitartikel, *Lancet*, 1, 1981, S. 197-198.

12 Penny Simkin u.a., *Pregnancy, Childbirth and the Newborn*, Meadowbrook Press, Deephaven, 1984.

13 G.M. Stirrat, *Obstetrics*, Grant McIntyre, London, 1981.

14 Sally Inch, »Management of the third stage of labour – another cascade of intervention?«, *Midwifery*, 1, 1985, S. 114-122.

15 »Should the cord be clamped?«, *World Medicine*, 28, Januar 1969.

16 Sally Inch, »Management«, a.a.O.

17 Frédérick Leboyer, *Geburt ohne Gewalt*, Kösel, München, 1992[7].

18 R. Rothenberg, »Opthalmia neonatorum due to Neisseria gonorrhoeae«, *Sexually Transmitted Diseases*, 6, 1979, S. 187-191.

## 18 Was bedeutet selbstbestimmt?

1 Kapitelüberschrift in: Diane Korte und Roberta Scaer, *A Good Birth, A Safe Birth*, Bantam, New York, 1984.

# Literatur

## Körperübungen

Balaskas, Janet, *Yoga für Schwangere. Übungsprogramm*, mit Tonkassetten, Kösel, 1992.

Dale, Barbara / Roeber, Johanna, *Gymnastik für Schwangerschaft und Geburt*, Ravensburger Buchverlag, 5. Aufl. 1992.

Kitzinger, Sheila, *Bereit zur Geburt. Das Übungsprogramm mit Tonkassette*, Kösel, 1986.

## Schwangerschaft und Geburt

Balaskas, Janet, *Aktive Geburt. Ein praktischer Ratgeber für junge Eltern*, Kösel, 1993.

Balaskas, Janet, *Natürliche Schwangerschaft. Massage, Ernährung, Naturheilverfahren, Yoga und Gymnastik*, Mosaik, 1991.

Kitzinger, Sheila, *Das Erlebnis der Geburt. Mütter und Väter berichten*, Kösel, 1992.

Kitzinger, Sheila, *Mutter werden über dreißig*, Bastei Lübbe, 1992.

Kitzinger, Sheila, *Natürliche Geburt. Ein Buch für Mütter und Väter*, Kösel, 7. Aufl. 1991.

Kitzinger, Sheila, *Schwangerschaft und Geburt. Das umfassende Handbuch für junge Eltern*, Kösel, 7. Aufl. 1992.

Kitzinger, Sheila, *Wie soll mein Kind geboren werden? Ein Ratgeber für Schwangere*, Kösel, 1986.

Kitzinger, Sheila / Bailey, Vicky, *Mein Schwangerschaftsbuch. Der persönliche Begleiter für alle Wochen der Schwangerschaft. Mit Informationen, praktischen Tips und Übungen*, Kösel, 2. Aufl. 1991.

Leboyer, Frédérick, *Geburt ohne Gewalt*, Kösel, 7. Aufl. 1992.

Odent, Michel, *Erfahrungen mit der sanften Geburt*, Kösel, 1986.

Wilberg Gerlinde, *Zeit für uns. Ein Buch über Schwangerschaft, Geburt und Kind*, Fischer TB, 13. Aufl. 1992.

## Hausgeburt und Hebammen

Davis, Elizabeth, *Hebammen-Handbuch. Ganzheitliche Schwangerschafts- und Geburtsbegleitung*, Kösel, 1992.

Garbrucker, Marianne, *Vom Abenteuer der Geburt. Die letzten Landhebammen erzählen*, Fischer TB, 5. Aufl. 1992.

Gaskin, Ina May, *Praktische Hebammen*, Papyrus Extra, 1983.

Gaskin, Ina May, *Spirituelle Hebammen. Faszinierende Geburtserlebnisse*, Hugendubel, 1989.

Kelm-Kahl, Inge, *Hausgeburt – besser für Mutter und Kind. Die neuen Erkenntnisse, die richtige Vorbereitung*, Rowohlt TB, 1990.

Pleiger, Doris / Egger, Eveline, *Geburt ist keine Krankheit. Hausgeburt ist auch eine Möglichkeit zu entbinden*, Wiener Frauenverlag, 1985.

## Kaiserschnitt

Bornemann, Reiner, *Kaiserschnitt – Operation und Geburt. Notwendigkeit, Durchführung und Folgen einer Schnittentbindung aus der Sicht betroffener Eltern*, Karoi, 1989.

Mühlratzer, Eva / Horkel, Wilhelm, *Kaiserschnitt. Ein praktischer und psychologischer Ratgeber*, Kösel, 2. Aufl. 1992.

## Partnerschaft

Bing, Elizabeth, *Sex während der Schwangerschaft*, Ullstein, 1979.

Kitzinger, Sheila, *Sexualität im Leben der Frau*, Biederstein, 2. Aufl. 1986.

## Stillen

Lothrop, Hannah, *Das Stillbuch*, Kösel, 18. Aufl. 1993.

Kitzinger, Sheila, *Alles über das Stillen. Das Standardwerk zum Thema Stillen*, Lübbe, 1990.

Kitzinger, Sheila, *Ich stille mein Baby. Informationen und praktische Anleitungen*, Kösel, 1989.

La Leche League, *Handbuch der stillenden Mutter*, Selbstverlag, 1986. (Bezugsquelle s. Adressen)

Berührung und Massage

Montagu, Ashley, *Körperkontakt. Die Bedeutung der Haut für die Entwicklung des Menschen*, Klett-Cotta, 7. Aufl. 1992.
Hilsberg, Regina, *Körpergefühl. Die Wurzeln der Kommunikation zwischen Eltern und Kind*, Rowohlt TB, 1985.

Weitere Literatur

Chamberlain, David, *Woran Babys sich erinnern*, Kösel, 2. Aufl. 1991.
Lothrop, Hannah, *Gute Hoffnung – jähes Ende. Ein Begleitbuch für Eltern, die ihr Baby verlieren, und alle, die sie unterstützen wollen*, Kösel, 2. Aufl. 1992.

# Adressen

## Geburtsvorbereitung

*Deutschland*

GfG – Gesellschaft für Geburtsvorbereitung Bundesverband e.V.
Dellestr. 5, 40627 Düsseldorf; Postfach 22 01 06, 40608 Düsseldorf,
Tel.: 02 11 / 25 26 07
(Informationen über Geburtsvorbereitungskurse, Anschriften von Geburts-
vorbereiterInnen der GfG; Informationen über Literatur und Medien im
Bereich rund um die Geburt; GfG-Rundbrief, erscheint viermal jährlich und
enthält Beiträge zu wichtigen Themen der Geburtsvorbereitung, Buchbespre-
chungen, Literaturhinweise und Fortbildungsangebote [Probeheft für DM
10,— auf Rechnung], Abo für DM 50,— im Jahr, kostenlos für Mitglieder –
Beitrag ab 1993 DM 100,— im Jahr; Fortbildung für alle Interessierte im
Bereich der Geburtsvorbereitung und Elternbegleitung; Ausbildung zur Geburtsvorbereiterin an acht Ausbildungsstätten in der Bundesrepublik Deutschland)

Sonne, Mond & Sterne
Mühlackerstr. 49, 75447 Diefenbach, Tel.: 070 43 / 55 56
(Fortbildungen für Hebammen, Krankengymnastinnen und Geburtsvorberei-
terinnen auf anthropologischer Grundlage; Förderung der menschengemäßen
Geburt; Projekt Familienhebamme; Geburtshäuser; Seminare etc.)

*Österreich*

Eltern-Kind-Zentrum Salzburg
Herrengasse 30/1, 5020 Salzburg, Tel.: 06 62 / 842 59 15 66
(Geburtsvorbereitung; Mutter-Kind-Gruppen u.a.)

Weitere Eltern-Kind-Zentren in Linz, Steyr, Klagenfurt, Bregenz, Innsbruck,
Graz, Mödling, Feldkirch, Wien.

Hebammenzentrum, Verein freier Hebammen
Lazarettgasse 6/2/1, 1090 Wien, Tel.: 02 22 / 408 80 22
(Geburtsvorbereitung; Elternberatung; das Buch *Frauen brauchen Hebammen*
über den ersten österreichischen Hebammenkongreß und die Arbeit von Hebammen in Österreich kann hier bezogen werden)

*Schweiz*
Ausbildung in Geburtsvorbereitung
Hertensteinstr. 29, 6004 Luzern, Tel.: 041 / 52 90 15
(allgemeine Kurse für jede/n Interessierte/n, nicht nur für Hebammen; Adressen aller hier ausgebildeten und diplomierten Geburtsvorbereiterinnen sind
erhältlich)


**Stillgruppen**

*Deutschland*
Arbeitsgemeinschaft Freier Stillgruppen (AFS), Bundesverband e.V.
Postfach 31 11 12, 76141 Karlsruhe
(Anfragen werden an die ca. 800 Ortsgruppen weitergeleitet; Informationen
über nahegelegene Stillgruppen; monatlicher Rundbrief [Abo] mit Broschüren
zu verschiedenen Themen, z.B. Stillen von Frühgeborenen, nach Kaiserschnitt, bei Zwillingen, Ernährungsratgeber für Stillende, Beikost etc.)

La Leche Liga Deutschland e.V., Postfach 96, 81214 München
(Die Zentralstelle in Deutschland verschickt die LLL- Stillinformationsmappe
gegen frankierten, selbstadressierten Umschlag sowie DM 5,—; das LLL-
Handbuch für die stillende Mutter [Neuausgabe 1986, DM 29,80] ist ebenfalls
über die Zentralstellen erhältlich. Auf Wunsch leiten die Zentralstellen Briefe
umgehend an die nächstliegende LLL-Gruppe zur Beantwortung weiter.)

*Österreich*
LLL-Österreich, Postfach, 6500 Landeck (s. Deutschland)

*Schweiz*
LLL-Schweiz, Postfach 197, 8053 Zürich, Tel.: 01 / 910 96 59
(s. Deutschland)

# Hebammenverbände

*Deutschland*

Bund Deutscher Hebammen e.V. (BDH)
Postfach 17 24, 76006 Karlsruhe, Tel.: 07 21 / 264 97/98

Bund freiberuflicher Hebammen Deutschlands e.V., BfHD, Geschäftsstelle
Freiheitsstr. 11, 41352 Korschenbroich, Tel.: 021 61 / 64 85 77

Adressen von Hebammen in Ihrer Gegend erfahren Sie vom örtlichen Gesundheitsamt.

*Österreich*

Hebammenverband, c/o Dorothea Rüb
Rosensteingasse 82/1, 1170 Wien, Tel.: 02 22/ 450 25 29

*Schweiz*

Schweizerischer Hebammen-Verband, Zentralsekretariat
Flurstr. 26, 3000 Bern 22, Tel.: 031 / 332 63 40
(vermittelt Adressen der Sektionen in den einzelnen Kantonen, der Weiterbildungs-, Zeitungs- und Unterstützungskommissionen sowie ein Adreßverzeichnis aller freiberuflichen Hebammen mit Tätigkeitsauflistung; veranstaltet und informiert über Weiterbildungsangebote und Kurse; in Vorbereitung sind z.Z. eine spezifische Geburtsvorbereitungsausbildung für Hebammen sowie ein neues Verbandsleitbild)

# Selbsthilfegruppen

*Deutschland*

Nationale Kontakt- und Informationsstelle zur Anregung und Unterstützung von Selbsthilfegruppen
Albrecht-Achilles-Str. 65, 10709 Berlin, Tel.: 030 / 892 66 02
(Infos zur Gründung von Selbsthilfegruppen gegen Rückporto von DM 2,—
in Briefmarken)

Selbsthilfegruppe für emotionale Gesundheit, EA-Emotions Anonymous,
E.A.-Kontaktstelle Deutschland
Katzbachstr. 33, 10965 Berlin, Tel.: 030 / 786 79 84
(Selbsthilfegruppe für Menschen mit emotionalen Problemen oder in Krisen; vermittelt Kontaktadressen in anderen Städten)

*Schweiz*
Emotions Anonymous, E.A.-Kontaktstelle Schweiz
Postfach 228, 4016 Basel, Tel.: 061 / 25 56 80
(s. Deutschland)

## Geburtshäuser

*Deutschland*
Maureen Armonies, Hebamme – Geburtshilfe-Praxis
Berliner Str. 21, 10715 Berlin, Tel.: 030 / 87 86 03

Geburtshaus für eine selbstbestimmte Geburt e.V.
Geburtshaus am Klausener Platz
Klausener Platz 19, 14059 Berlin, Tel.: 030 / 325 68 09

Geburtshaus am Arnimplatz
Paul-Robeson-Str. 37, 10439 Berlin, Tel.: 030 / 609 76 81

Hebammenpraxis
Zingsterstr. 2, 13051 Berlin, Tel.: 030 / 976 55 80 (Karin Blinde)
oder 030 / 645 82 43 (Marion Kublick)

Geburtshaus Hamburg e.V.
Am Felde 2, 22765 Hamburg, Tel.: 040 / 390 11 28

Geburtshaus (Angela Lindow)
Sophienstr. 15, 23560 Lübeck, Tel.: 04 51 / 79 13 30 oder 79 18 40

Hebammenpraxis, Parkallee 25, 28209 Bremen, Tel.: 04 21 / 34 80 01

Geburtshaus und Hebammenpraxis
Kampstr. 26, 31141 Hildesheim, Tel.: 051 21 / 93 11 25

IRIS-Regenbogenzentrum
Schleiermacherstr. 39, 06114 Halle/Saale, Tel.: 03 45 / 254 63

Geburtshaus und Praxisgemeinschaft, Hebammenpraxis
Am Berg 9, 49143 Schledehausen, Tel.: 054 02 / 75 11 Q

Ambulante Geburtspraxis Dr. med. Bernd Goos
Klingenhaben 2-4, 48336 Sassenberg, Tel.: 025 83 / 884

Zentrum für Geburtsvorbereitung und Elternschaft e.v.
Hertinger Str. 47, 59423 Unna, Tel.: 023 03 / 126 30 (Mo.-Fr.
10 - 12 Uhr)

Geburtshaus Frankfurt
Ginnheimer Hohl 14/H, 60431 Frankfurt, Tel.: 069 / 59 17 00

Bewußte Geburt und Elternschaft e.v.
Entbindungshaus »In den Brunnengärten«, Dorothea Heidorn
Zum Bahnhof 28, 35394 Gießen, Tel.: 06 41 / 422 21

Kölner Geburtshaus e.V.
Cranachstr. 21, 50733 Köln, Tel.: 02 21 / 72 44 48;
ab 1.11.93: Stammheimer Str. 23, 50735 Köln, Tel.: 02 21 / 76 92 22

Entbindungsheim Haarburger
Aaraustr. 29, 72762 Reutlingen, Tel.: 071 21 / 23 90 23

Beratungsstelle für Schwangerschaftshilfe und Geburtenregelung
Bodenbacher Str. 100, 01277 Dresden, Tel.: 03 51 / 236 11 89

*Österreich*
Geburtshaus Nußdorf
Heiligenstädter Str. 217, 1190 Wien, Tel.: 02 22 / 37 49 37

*Schweiz*
Gebärstätte und Hebammenpraxis
Unterwartweg 21, 4132 Muttenz; ab April 94: Tel.: 061 / 461 47 11


## Eltern- und Familienberatung

*Deutschland*
Arbeitskreis Eltern werden – Eltern sein e.V.
Talstr. 56, 79102 Freiburg, Tel.: 07 61 / 738 33 Q oder 70 69 60

Beratung alleinstehender Mütter und Schwangerer e.V., (BAMS e.V.)
c/o Petra Marek
Pfarrgase 17, 69121 Heidelberg, Tel.: 062 21 / 41 19 04 Q

Beratungsstelle für Geburt und Eltern-Sein e.V.
Dorfackerstr. 12, 72074 Tübingen-Lustnau, Tel.: 070 71 / 839 27

Beratungsstelle für Schwangerschaftshilfe und Geburtenregelung
Bodenbacher Str. 100, 01277 Dresden, Tel.: 03 51 / 236 11 89

Bewußte Geburt und Elternschaft e.V.
Diezstr. 6, 35390 Gießen, Tel.: 06 41 / 348 93

Bundesverband Neue Erziehung e.V.
Am Schützenhof 4, 53119 Bonn, Tel.: 02 28 / 66 40 55
(Stellt Kontakte zwischen Eltern und schon bestehenden Elterngruppen am jeweiligen Ort her. Hilft bei der Bildung von Elterngruppen und unterstützt mit Informationsmaterial praktische Initiativen.)

Deutsche Liga für das Kind in Familie und Gesellschaft (Initiative gegen frühkindliche Deprivation) e.V.
Dyroffstr. 12, 53113 Bonn-Bad Godesberg, Fax: 02 28 / 26 45 15
(Setzt sich für humanitäre Erziehung und Humanisierung von Geburt und Wochenbett ein, verschickt Stillbroschüren und Poster an Gruppen und Krankenhäuser.)

Elterninitiativgruppe intensiv behandelter Frühgeborener
Familie Tappermann
Flurgasse 17, 41569 Rommerskirchen, Tel.: 021 83 / 51 00

Gesellschaft zur Erforschung des plötzlichen Säuglingstods Deutschland e.V. (GEPS)
Kleinbachstr. 18, 76227 Karlsruhe; Postfach 41 02 62, 76202 Karlsruhe, Tel.: 07 21 / 40 65 30

Initiative Regenbogen »Glücklose Schwangerschaft e.V.«
Rosenstr. 9, 73550 Waldstetten, Tel.: 071 71 / 417 13

Interessensgemeinschaft Tagesmütter
Bundesverband für Eltern, Pflegeeltern und Tagesmütter e.V.
Bödekerstr. 85, 30161 Hannover, Tel.: 05 11 / 62 33 02
(Vermittelt Kontaktadressen in Ihrer Nähe, die Sie beraten, wenn Sie wieder berufstätig sein wollen oder müssen und eine Tagesmutter für Ihr Kind brauchen. Bitte DM 2,— in Briefmarken beilegen.)

IRIS-Regenbogenzentrum, Kontakt- und Beratungsstelle
Schleiermacherstr. 39, 06114 Halle/Saale, Tel.: 03 45 / 269 89

Katholische Bundesarbeitsgemeinschaft für Beratung e.v.
Kaiserstr. 163, 53113 Bonn, Tel.: 02 28 / 103-309

Kiebitz Familienzentrum
Karl-Tauchnitz-Str. 3, 04107 Leipzig, Tel.: 03 41 / 29 18 14

Kuratorium Behindertes Kind e.v.
Melanchthonstr. 25, 42281 Wuppertal, Tel.: 02 02 / 25 05 60

Netzwerk Geburt und Familie e.v., Soziales Netz rund um die Geburt –
Familienpflege und Sozialpädagogische Familienhilfe
Häberlstr. 17, Rgb., 80337 München, Tel.: 089 / 53 20 76 oder 53 76 33

Notmütterdienst Familien- u. Altenhilfe e.V.
Sophienstr. 28, 60487 Frankfurt, Tel.: 069 / 77 66 11

Pro Familia, Deutsche Gesellschaft für Familienplanung, Sexualpädagogik und
Sexualberatung e.v., Bundesverband
Stresemannallee 3, 60596 Frankfurt, Tel.: 069 / 63 90 02

Verband alleinstehender Mütter und Väter e.v. (VAMV)
Von-Groote- Platz 20, 53173 Bonn, Tel.: 02 28 / 35 29 95
(Verschickt die Broschüre »So schaffe ich es allein«. Die Adressen der Lan-
desverbände bitte dort erfragen. Adressierten Rückumschlag und Porto beilegen.)

*Österreich*
Nanaya – Beratungsstelle für natürliche Geburt und Leben mit Kindern
Zollergasse 37, 1070 Wien, Tel.: 02 22 / 93 17 11

»Neues Leben« – Verein zur Förderung der natürlichen und humanen
Geburt e.V.
Raschbach 2, 4861 Aurach, Tel.: 076 62 / 42 20

»TAG« – Therapie Alternative Gänserndorf
Weingartengasse 9, 2230 Gänserndorf, Tel.: 022 82 / 58 57

Verein für natürliche selbstbestimmte Geburt und Leben mit Kindern
Bahnstr. 11-13, 2230 Gänsernsdorf, Tel.: 022 82 / 31 90

Zentrum für Geburt und Elternschaft, Irene Hocher
Rosensteingasse 82, 1170 Wien, Tel.: 02 22 / 45 96 49

*Schweiz*
Interessengemeinschaft natürliche Geburt, c/o Ruth Grand
Goethestr. 20, 9008 St. Gallen, Tel.: 071 / 25 17 59

Verein zur Förderung vielfältiger Gebärmöglichkeiten
Nicole Christen-Leuenberger
Brambergrain 3, 6004 Luzern, Tel.: 041 / 51 62 19

## Weitere nützliche Adressen

Courage e.V. – Verein für Frauen, c/o Sabine Kage
St.-Veit- Str. 26, 95362 Kupferberg, Tel.: 092 27 / 48 85

FrauenGesundheitsZentrum e.V.
Neuhofstr. 32 H, 60318 Frankfurt, Tel.: 069 / 59 17 00

Initiative Frauengesundheitszentrum e.V.
Nymphenburger Str. 38, 80335 München, Tel.: 089 / 129 11 95

## Bezugsquellen

*Tonkassette: Intrauterine Geräusche*

Die Kassette *The Loving Touch* Babymassage von Ruth Rice, auf deren Rückseite die Geräusche aufgenommen sind, die das Kind im Mutterleib hört, ist
erhältlich über:
Netzwerk Geburt und Familie e.V. (s. Eltern- und Familienberatung)

*Video: Die Känguruhmethode*

Das Videoband *Wenn Du zu früh geboren wirst – die Känguruhmethode*, 35 Minuten, von Saskia van Rees und Richard des Leeuw (Richard des Leeuw führte im Herbst 1985 die Känguruhmethode in der Amsterdamer Universitätsklinik ein), DM 120,—, ist erhältlich über:
Vinzenz Pallotti Hospital, c/o Sekretariat der geburtshilflichen Abteilung 51429 Bensberg, Tel.: 022 04 / 413 00 und 413 01

Sekretariat Stichting Lichaamstaal Nederland
Scheyvenhofweg 12, NL-6093 PR Heythuysen, Tel.: 049 54 / 17 35


*»Open University«*

Das Lehrmaterial der »Open University« umfaßt Lernpakete mit Arbeitsheften, Tonkassetten und Videobändern zu den Themen *Getting Ready for Pregnancy* und *Understanding Pregnancy and Birth*.
Erhältlich über:
LMSO, Centre for Continuing Education, The Open University
PO Box 188, Milton Keynes MK3 6HW, England

# Register

411

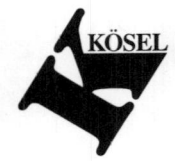
KÖSEL

Sheila Kitzinger
## Das Erlebnis der Geburt
Mütter und Väter berichten
Aus dem Englischen von Vivian Weigert
238 Seiten. Gebunden

Eltern, die ein Kind erwarten, haben tausend Fragen, Hoffnungen und Ängste und wollen von anderen wissen, wie sie die Geburt erlebt haben.

Sheila Kitzinger hat 21 faszinierende Geburtserlebnisse ausgewählt und kommentiert. Daneben geht sie ausführlich auf die Schwangerschaft und die erste Zeit nach der Geburt ein und zeigt, wie die jungen Eltern und das Baby dieses entscheidende Lebensereignis erfahren.

**Ein eindrucksvolles Buch, das junge Eltern bestärkt, ihren eigenen Gefühlen zu vertrauen!**